K. Rother (Hrsg.) · Komplement

KOMPLEMENT

Biochemie und Pathologie

Mit Beiträgen von
Prof. Dr. U. Hadding (Mainz),
Prof. Dr. K. Rother und Dr. G. Till (Heidelberg)

Herausgegeben von
Prof. Dr. Klaus Rother
Heidelberg

Mit 116 Abbildungen und 23 Tabellen

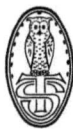

DR. DIETRICH STEINKOPFF VERLAG
DARMSTADT 1974

Anschrift der Verfasser:

Prof. Dr. *U. Hadding*, Univ.-Institut für Medizinische Mikrobiologie,
6500 Mainz, Augustusplatz

Prof. Dr. *K. Rother*, Univ.-Institut für Immunologie und Serologie,
6900 Heidelberg, Voss-Str. 2

Dr. *G. Till*, Univ.-Institut für Immunologie und Serologie,
6900 Heidelberg, Voss-Str. 2

Alle Rechte vorbehalten (insbesondere des Nachdrucks und der Übersetzung)

Kein Teil dieses Buches darf in irgendeiner Form (durch Photokopie, Xerographie, Mikrofilm, unter Verwendung elektronischer Systeme oder ein anderes Reproduktionsverfahren) ohne schriftliche Genehmigung des Verlages reproduziert werden. Bei Herstellung einzelner Vervielfältigungsstücke des Werkes oder von Teilen des Werkes ist nach § 54 Abs. 2 URG eine Vergütung an den Verlag zu entrichten, über deren Höhe der Verlag Auskunft erteilt.

© 1974 by Dr. Dietrich Steinkopff Verlag, Darmstadt

ISBN-13: 978-3-7985-0389-2 e-ISBN-13: 978-3-642-72310-0
DOI: 10.1007/978-3-642-72310-0

Preface

A long time ago, my teacher *Michael Heidelberger* described the study of complement as a black art. Since then, the introduction of chemical methods has opened the way to precise and objective investigation of the complement system, transmuting alchemy to science. The individual components of complement have been isolated in reasonably pure form, their intricate interactions have been unraveled, and their manifold activities as mediators of immunity and allergy have been delineated. These advances derive from the efforts of numerous investigators in many countries and were facilitated through the vast expansion of support of biomedical research during the past two decades. Today, complement is no longer a laboratory curiosity but represents a subject of intense interest to many students of biology and medicine.

Numerous immunology books have been published in recent years, reflecting the rapid growth of this field, but the present work occupies a unique position as the only comprehensive modern text on complement. By integrating the chemical and biological aspects of the subject, and through craftmanship of a high order, this readable text offers much to the expert as well as beginner. Its broad coverage, clarity and thorough bibliographies make it a valuable source on the diverse activities of complement, including those mediated by the properdin pathway. As immunologists continue their search for better means of controlling microbial infections, allergic disorders, autoimmune diseases, and rejection of transplants, this impressive book will play its part toward achievement of these goals.

Baltimore, Maryland
December 1, 1973

Manfred M. Mayer

INHALT

Preface. By Prof. Dr. *Manfred M. Mayer*, Baltimore V

Einleitung. Von *U. Hadding, K. Rother* und *G. Till* 1

I. Komplement und Komplement-Reaktion. Von *U. Hadding* 3

    A. Das Komplement-System 3

        1. Stadien der Komplementforschung 3

        2. Definition und Nomenklatur des Komplement-Systems 4
        Literatur 6

        3. Gewebliche Herkunft der Komplementkomponenten 8
            a) Synthese von C1 8
            b) Synthese von C2 8
            c) Synthese von C4 9
            d) Synthese von C3 11
            e) Synthese von C5 11
            f) Synthese von C6 12
            g) Synthese von C8 12
            h) Synthese von C9 12
            Literatur 12

        4. Physikochemische und immunologische Eigenschaften der Komponenten . . 13
            a) Reinigungsverfahren und Reinheitskriterien 13
            b) Charakterisierung der einzelnen Komponenten 14
            Die erste Komponente: C1 (14) — Die Untereinheit C1q (16) — Die Untereinheit C1r (18) — Die Untereinheit C1s (18) — Literatur (19) — Die vierte Komponente: C4 (20) — Literatur (22) — Die zweite Komponente: C2 (23) — Literatur (24) — Die dritte Komponente: C3 (25) — Literatur (27) — Die fünfte Komponente: C5 (28) — Die sechste Komponente: C6 (29) — Die siebente Komponente: C7 (29) — Die achte Komponente: C8 (30) — Die neunte Komponente: C9 (31) — Literatur (31)

        5. Die Aktivierung des C-Systems durch die erste Komponente (C1) . . . 33
            a) Aktivierung durch Antigen-Antikörper-Komplexe 33
            b) Die C1-Aktivierung durch verschiedene Immunoglobulin-Klassen . . . 34
            Literatur 35

    B. Der Ablauf der Komplement-Reaktion bei der Immunhämolyse 36

        1. Die Bindung und Aktivierung von C1 37
            a) Die Reaktion des makromolekularen C1 37
            b) Komplexbildung zwischen C1q und Gammaglobulin 38
            c) Intramolekulare Aktivierung von C1s 38
            Literatur 39

        2. Die Bildung von C3-Konvertase (C42) aus der vierten (C4) und der zweiten (C2) Komponente 40
            a) Spaltung von C4 durch C1 40

Inhalt

- b) Spaltung von C2 durch C1 42
- c) Die C3-Konvertase 43
- d) Bindung von C4 und C2 an EAC1 44
- Literatur 45

3. *Die Reaktion der dritten Komponente: C3* 46
   - a) Spaltung von C3 durch C42 46
   - b) Die Bindung von C3b an EAC142 48
   - c) Die C3-abhängige Peptidase 51
   - Literatur 52

4. *Die Reaktion der fünften Komponente: C5* 52
   - a) Spaltung von C5 durch C3-Peptidase 52
   - b) Bindung von C5 an EAC1423 53
   - Literatur 56

5. *Die Entstehung der stabilen C7-Reaktivität* 57
   - a) Die Bindung der sechsten (C6) und siebenten (C7) Komponente 57
   - b) Überlegungen zur Steuerung der C-Reaktion 60
   - Literatur 60

6. *Membranschädigung durch die achte (C8) und neunte (C9) Komponente* . . 61
   - a) Die Relation der zytolytischen Potenzen von C8 und C9 61
   - b) Mechanismen der Membranschädigung 62
   - c) Elektronenoptische Befunde 66
   - Literatur 67

7. *Komplement-Aktivierung. Klärung des Begriffes* 69

C. Direkte Aktivierung von C3 (der sog. Nebenschluß) 71

1. *Direkte Aktivierung von C3* 71
   - a) Aktivierung durch Enzyme 72
   - b) Das C3-Aktivator-System 73
   - c) Die Beziehung des C3-Proaktivators zum Properdinsystem . . . 74
   - d) Interaktion von Polysachariden, Zymosan und Endotoxin mit dem C3-Aktivator-System 75
   - e) Interaktion von Immunglobulinen mit dem C3-Aktivator-System . . . 77

2. *Isolierte Aktivierung von C3 bei chronischer Glomerulonephritis?* . . . 78
3. *Eine neue funktionelle Gliederung des C-Systems* 79
4. *Anhang: Antikörper-unabhängige Aktivierung von C1* 79
   - Literatur 80

D. Inhibitoren und Inaktivatoren des C-Systems 84

1. *Der C1-Inaktivator* 84
2. *Ein C4-Inaktivator* 85
3. *C2-Zerfallsbeschleuniger* 85
4. *Der C3-Inaktivator* 86
5. *Der C6-Inaktivator* 86
6. *Spezies-bedingte Inkompatibilitäten* 87
   - Literatur 87

E. Messung von Komplement-Komponenten 88
   1. Protein-Messung 89
   2. Immun-chemische Bestimmung 89
   3. Aktivitäts-Messung 89
   4. Korrelation von Aktivität und Protein 91
   Literatur 91

II. Biologische Funktionen und Pathologie. Von *K. Rother* und *G. Till* . . . 94

Einführung 94

F. Biologische Aktivitäten der Intermediär-Reaktionen des Komplementes . . 94
   1. Die erste Komponente: C1 94
      a) Steigerung der Gefäßpermeabilität 94
         Literatur 97
   2. Die vierte Komponente: C4 97
      a) Virusneutralisation 97
         Literatur 99
      b) Immunadhärenz 100
         Literatur 101
      c) Immunkonglutination 101
         Literatur 102
      d) Serotonin-Freisetzung 102
         Literatur 102
   3. Die zweite Komponente: C2 103
      a) Kininähnliche Aktivität 103
         Literatur 103
   4. Die dritte Komponente: C3 104
      a) Vorbemerkungen 104
         Literatur 105
      b) Immunadhärenz 105
         Literatur 112
      c) Immunopsonisierung 113
         Literatur 124
      d) Konglutination 126
         Literatur 130
      e) Immunkonglutination 132
         Literatur 136
      f) Retraktion und Lyse geronnenen Bluts 137
         Literatur 139
      g) Freisetzung vasoaktiver Amine aus Kaninchenthrombozyten 139
         Literatur 142
      h) Anaphylatoxinähnliche Aktivität 143
         Literatur 149

	i) Chemotaktische Komplementfunktionen	151
	Literatur	158
	j) Leukozyten-mobilisierender Faktor	159
	Literatur	162
5.	*Die fünfte Komponente: C5*	162
	a) Opsonisierung	162
	Literatur	165
	b) Anaphylatoxin	165
	Literatur	173
	c) Chemotaxis	175
	Literatur	180
6.	*Die sechste Komponente: C6*	181
	a) Gerinnungsstörung bei C6-Mangel	181
	Literatur	182
7.	*Die siebente Komponente: C7*	182
	a) Chemotaxis durch C567-Komplexe	182
	Literatur	188
8.	*Die achte Komponente: C8*	189
	a) Lyse C-besetzter Erythrozyten durch Monozyten und Lymphozyten	189
	Literatur	191
	b) Aktivierung des fibrinolytischen Systems	191
9.	*Die neunte Komponente: C9*	191
	a) Immunbakterizidie	192
	Literatur	204
	b) Immunvirolyse	207
	Literatur	208
	c) Zytotoxizität	208
	Literatur	210

G. In vivo-Störungen des Komplement-Systems 210

1.	*Störungen beim Menschen*	210
	a) Erniedrigte Gesamt-Aktivität	210
	Literatur	211
	b) Erniedrigte C1-Aktivität	211
	Literatur	213
	c) Hereditäres angioneurotisches Ödem Fehlen des C1-Esterase-Inaktivators	213
	Literatur	217
	d) Verbrauchsmangel von C4	218
	Literatur	219
	e) Minderproduktion von C2	219
	Literatur	221
	f) Störungen von C3	221
	Literatur	224

g) Opsonische C5-Insuffizienz 225
   Literatur 225
2. *Komplement-defekte Tiere* 225
   a) C-defekte Meerschweinchen 226
      aa) Fehlen des dritten Stückes 226
          Literatur 227
      ab) Fehlen der vierten Komponente 228
          Literatur 231
   b) C5-defekte Mäuse 231
      Literatur 235
   c) C6-defekte Kaninchen 235
      Literatur 239

H. **Einige immunpathologische Aspekte des Komplements** 240
   1. *Abwehr bakterieller Infektionen* 240
      Literatur 243
   2. *Arthus-Reaktion* 244
      Literatur 249
   3. *Experimentelle Glomerulonephritis durch Antikörper gegen Niere* 250
      Literatur 261
   4. *Abstoßung von Transplantaten* 263
      a) Xenotransplantation 263
      b) Allotransplantation 265
      Literatur 272

I. **Immunsuppression durch C-Ausschaltung** 274
   Literatur 277

Sachverzeichnis 278

Einleitung

Das Serum-Komplement(C)-System ist vielen Ärzten und Biologen nur als ein Prinzip bekannt, welches bei der *Wassermann*schen Reaktion antikörperbesetzte Erythrozyten zur Lyse bringt. Tatsächlich ist dies aber nur ein kleiner Ausschnitt der vielfältigen biologischen Funktionen, die das System in vivo oder in vitro auszuüben vermag. In einer stürmischen, geradezu explosionsartigen Entwicklung ist in den letzten zehn Jahren eine Fülle von Einzeltatsachen erarbeitet worden, die das System als ein wichtiges Mediatorsystem bei so verschiedenen Immunreaktionen wie Infektabwehr oder Entzündung erscheinen lassen. Neueste Befunde über die Mitwirkung von Faktoren des C-Systems auch bei der Einleitung von Gerinnungsvorgängen und in der Pathogenese auch nichtimmunologischer Entzündungsreaktionen haben den Rahmen der Immunologie gesprengt. Sie machen das C zu einem Mediatorsystem von allgemein pathologischer Bedeutung.

Die nur geringe Verbreitung der neuen Kenntnisse hat ihre Ursache sicherlich in der schnellen Entwicklung selbst. Es kommt aber auch hinzu, daß sich nach wie vor das hämolytische System als die technisch am leichtesten zugängliche Untersuchungsmethode behauptet hat und daß durch die im Vordergrund stehende Hämolyse die breite biologische Bedeutung etwas verdeckt wird. Soweit eine biologische Bedeutung erkannt wurde, ist sie ferner durch das Auftauchen von Tierstämmen mit angeborenem Fehlen von C-Faktoren oft wieder ins Zwielicht gerückt worden. Kaninchen-Seren z. B., denen der für die Vermittlung der Chemotaxis von Leukozyten wichtige Faktor C6 fehlte, erwiesen sich chemotaktischer Leistung sehr wohl als fähig. Erst die weitere Nachprüfung ergab dann die Existenz mehrerer, parallel zu chemotaktischer Funktion führender Wege. Tatsächlich ist gerade mit Hilfe der „Defekttiere" die komplexe und komplizierte Mitwirkung des C-Systems bei Immunreaktionen erst richtig klar geworden. Schließlich macht auch die weite Streuung der Publikationen eine Zusammenschau schwierig. C-Literatur findet sich unter so unterschiedlichen Titeln wie „Anaphylatoxin", „Nephritis-Pathogenese" oder „Bakterizidie".

Hier soll der Versuch unternommen werden, die Biochemie der C-Reaktion und ihre biologische Bedeutung im Zusammenhang darzustellen.

Mit besonderem Vergnügen müssen die Autoren beobachten, daß sich mit der biologischen Bedeutung auch die historischen Grenzen ausdehnen. Die Entdeckung des C-Systems wurde während vieler Jahrzehnte auf *Buchner* (1889) zurückgeführt, der in seiner Arbeit „Über die bakterientödtende Wirkung des zellenfreien Blutserums" die bakterizide Funktion des Serums fand. Als unmittelbare geistige Vorgänger wurden *Nuttal* (1888) und *Fodor* (1886; 1887) angesehen, die die bakterizide Funktion zwar auch schon gefunden und untersucht hatten, die aber eine Trennung des Blutes in Zellen und Plasma noch nicht durchführten. Nun sind neuerdings (*Rapp* und *Borsos*, 1970) noch ältere geistige Wurzeln freigelegt worden.

Grohmann hatte in Dorpat schon 1884 die wachstumhemmende Wirkung des zellenfreien Blutplasmas gegenüber Bacillus anthracis und Schimmelpilzen festgestellt. Aber wiederum noch vor ihm hatten *Traube* und *Gscheidlen* (1875) vor der Schlesischen Gesellschaft für Vaterländische Cultur zu Breslau „über Fäulniß und den Widerstand der lebenden Organismen gegen dieselbe" berichtet, wobei sie feststellten, daß das „circulierende Blut die Fähigkeit besitzt, Fäulnisbacterien unwirksam zu machen".

Nimmt man jetzt mit unseren amerikanischen Freunden in Kauf, daß selbst *Grohmann* und erst recht frühere Forscher im Hinblick auf das C-System „möglicherweise die Bedeutung ihrer Befunde nicht erfaßt hatten" (*Rapp* und *Borsos*, 1970), so lassen sich die geistigen Ursprünge nunmehr noch über weit größere Zeiträume zurückverfolgen. Die Vorstellung von der heilenden Wirkung des Blutes gegenüber Erkrankungen, deren infektiösen Charakter wir heute kennen, reicht in graue Vorzeit zurück und es mag dabei offenbleiben, wie weit sich magische Vorstellungen und beobachtende Empirie verbunden haben. In der Limburgischen Handschrift „De sanguine destillato virtutes duodecim" (14. Jahrhundert, Köln) sowie in einer ab 1400 greifbaren pseudoarnaldischen Epistel „De sanguine" werden Blutbestandteile als hilfreich gegen verschiedene Arten von Fieber aufgeführt (Zitiert nach *G. Keil*, 1971). Und noch weit früher finden wir schon im Reich der Pharaonen den Fleischverband, mit dem die alten Ägypter offene Wunden verbanden. Sie scheinen ihn aufgrund ihres empirischen Wissens seiner heilenden Wirkung wegen verordnet zu haben, die möglicherweise unter anderem, wie *Buchheim* (1958) schreibt, auf einer „geringgradigen passiven Immunisierung" (gegen die Lokalinfektion) beruht haben könnte. Aber auch hier läßt sich die historische Grenze noch immer nicht ziehen.

Der auf Seite 1 reproduzierte assyrische Keilschrift-Text (*Thompson* 1923) ist ein Rezept für die Behandlung infizierter Fußwunden: „wenn die Krankheit aus dem Fuße des Menschen herausbricht und wie ein eitriges Geschwür reißt (?) ... reibst du (ihn) mit Blut ... ein und er wird gesund werden" *). Das Wissen um die heilende Wirkung des Blutes läßt sich, wie man sieht, bis auf unbekannte assyrische Ärzte zu Niniveh in die Mittes des 1. Jahrtausends v. Chr. zurückverfolgen.

U. Hadding, K. Rother, G. Till

Literatur

Buchheim, L., Der „Fleischverband" im alten Ägypten. Sudhoffs Archiv 42, 97 (1958). — *Buchner, H.*, Über die bakterientödtende Wirkung des zellenfreien Blutserums. Zbl. Bakteriol. 5, 817; 6, 1 (1889). — *v. Fodor, J.*, Neuere Versuche mit Injektion von Bakterien in die Venen. Dtsch. med. Wschr. 12, 617 (1886). — *v. Fodor, J.*, Die Fähigkeit des Blutes Bakterien zu vernichten. Dtsch. med. Wschr. 13, 745 (1887). — *Grohmann, W.*, Über die Einwirkung des zellenfreien Blutplasma auf einige pflanzliche Microorganismen (Schimmel-Sproß-Pathogene und nicht pathogene Spaltpilze). Inaug. Diss. (Dorpat 1884). — *Nuttall, G.*, Experimente über die bakterienfeindlichen Einflüsse des thierischen Körpers. Z. Hyg. 4, 353 (1888). — *Rapp, H. J.* and *T. Borsos*, Molecular basis of complement action (New York 1970). — *Thompsen, R. C.*, Assyrian Medical Text (London 1923) pl. 74, 1 Kol. III, 13 + 15. — *Traube, M.* und *Gscheidlen*, Über Fäulnis und den Widerstand der lebenden Organismen gegen dieselbe. In: Zweiundfünfzigster Jahres-Bericht der Schlesischen Gesellschaft für Vaterländische Cultur (Breslau 1875).

---

*) Herrn Prof. Dr. *E. Köcher*, Berlin, herzlichen Dank für den Nachweis und die Erst-Übersetzung des Textes.

I. Komplement und Komplement-Reaktion

Von U. Hadding

A. Das Komplement-System

1. Stadien der Komplementforschung

Das C-System soll im folgenden unter verschiedenen Gesichtspunkten wie Reaktionskinetik oder Proteinchemie betrachtet werden. Diese Gesichtspunkte sind leichter zu verstehen, wenn man ihre historische Entwicklung kennt. Je nach den technischen Möglichkeiten war der eine Erkenntnisweg eher begehbar als der andere.

Im großen und ganzen läßt sich sagen, daß die ersten Einblicke in die Komplexität des Systems durch mehr oder weniger zufällige, wenn auch hinsichtlich der Komponenten selektive Ausschaltung von Einzelfaktoren gewonnen wurden. *Ferrata* (1907) und *Brand* (1907) trennten Komplement in mindestens zwei Faktoren auf. Sie dialysierten frisches Serum gegen Wasser, was zur Ausfällung der Euglobuline führte. Der Überstand (Pseudoglobuline) und das wieder in Lösung gebrachte Präzipitat wurden dann im Hämolyseversuch getestet (A2; E3). Beide Ansätze blieben negativ, obwohl die gemeinsame Testung von Eu- und Pseudoglobulinen volle Wirkung ergab. Beide Faktoren waren also nötig. Später zeigte sich, daß mit den Erythrozyten nach dem Antikörper zunächst das gelöste Präzipitat und dann der Überstand reagierten. Eine Vertauschung der Sequenz bewirkte keine Lyse. Die Euglobuline erhielten daher den Namen „Mittelstück" und die Pseudoglobuline die Bezeichnung „Endstück". Beide Namen sind heute nicht mehr gebräuchlich. Das Verfahren der selektiven Ausschaltung führte später auch zur Aufdeckung der dritten (*Ritz* 1912, *Coca* 1914) und der vierten Komponente (*Gordon*, *Whitehead* und *Wormall* 1926). Wenn auch unbestimmte Hinweise auf die Komplexität der dritten Komponente (C3) ebenfalls noch durch Inaktivierungsverfahren gewonnen wurden (*Da Costa Cruz* und *De Azedevo Penna* 1932), so waren diese Verfahren hinsichtlich ihrer heuristischen Möglichkeiten in diesem Stadium begrenzt. Für über 30 Jahre blieb die Erkenntnis auf diesem Niveau stehen. Die Methode der selektiven Ausschaltung von Einzelfaktoren ist heute eines unter vielen technischen Hilfsmitteln.

Eine neue Ära der C-Forschung wurde durch die bahnbrechenden Arbeiten von *M. M. Mayer* eingeleitet (*Mayer*, *Croft* und *Gray* 1948, Übersichten: *Mayer* 1961a, b). Er und seine Schule übertrugen in den fünfziger Jahren kinetische Methoden der Enzymanalyse auf die Erforschung des C-Systems. Dieser Schritt hat sich als außerordentlich fruchtbar erwiesen. Neben Einblicken in die Reaktionseigenheiten des Systems und insbesondere in die sequentielle Reaktion der Einzelfaktoren ließ sich mittels der neuen Verfahren auch prüfen, ob eine gegebene Reaktion auf zwei Partner zurückzuführen war, oder ob nicht ein komplexerer Vorgang unter Mitwirkung mehrerer Einzelfaktoren vorlag. Der bis dahin als C3 beschriebene Faktor wurde zum „klassischen C3" und ließ sich in sechs Einzelkomponenten (C3, C5, C6, C7, C8 und C9) aufgliedern (*Nelson*, *Jensen*, *Gigli* und *Tamura* 1966; *Klein* und *Wellensiek* 1965; *Wellensiek* und *Klein* 1965; *Rapp* 1958).

Durch die kinetische Analyse wurde — ebenfalls in den fünfziger Jahren — die C-Reaktion auch der mathematischen Analyse zugänglich. Diese besondere Betrachtungsweise hat zur stöchiometrischen Behandlung der Reaktion verschiedener Einzelkomponenten geführt, als deren Ergebnis eine quantitative Theorie der Reaktion auf molekularer Basis entwickelt wurde. Am Ende steht die viel diskutierte Ein-Treffertheorie (E3) (one-hit-theory, Übersichten: *Mayer* 1961 a, b; *Rapp* und *Borsos* 1970).

Eine weitere entscheidende Phase ist mit dem Namen *Müller-Eberhard* verknüpft (Übersichten: 1968 a, b; 1969 a, b; 1971). Dieser Autor und seine Arbeitsgruppe wandten die modernen Methoden der Proteinchemie auf die Analyse der C-Faktoren an. Es gelang ihnen die Aktivitäten der Faktoren definierten Proteinen zuzuordnen, die sich reinigen und nach physikochemischen Kriterien charakterisieren ließen. Sämtliche C-Faktoren des menschlichen Serum sind heute in gereinigter Form erhalten worden. Die physikochemische Isolierung der C-Komponenten hat sich für klare Aussagen als so unumgänglich erwiesen, daß Funktionsanalysen ohne vorhergehende proteinchemische Reinigung der Komponenten nicht mehr denkbar sind. Dies gilt insbesondere auch für die Untersuchung der biologischen Aktivitäten der Spaltprodukte von C-Faktoren, wie sie im zweiten Teil behandelt werden. Gereinigte Komponenten können ferner mit radioaktiven Isotopen markiert werden, wodurch ein weiterer neuer Experimentalbereich erschlossen wurde. Die Betrachtungsweisen und Methoden der kinetischen Analyse, der Treffertheorie sowie der Proteinchemie werden in der modernen C-Forschung gleichermaßen berücksichtigt und eingesetzt.

2. Definition und Nomenklatur des Komplement-Systems

Komplement (C) wird als Funktion definiert. C vermag antikörper-besetzte Zellmembranen zu perforieren. Unter verschiedenen antikörper-besetzten Zellen sind Erythrozyten die technisch am leichtesten zugänglichen. Die Lyse von antikörper-besetzten Hammelerythrozyten ist daher zum allgemein akzeptierten Bezugssystem geworden. **C wird demnach als eine Aktivität definiert, die antikörper-besetzte Erythrozyten unter Standardbedingungen zu lysieren vermag. Sie beruht auf der sequentiellen Reaktion von neun Einzelkomponenten (C1–C9). Die Komponenten sind definierte Serumproteine.** Unter biochemischen Gesichtspunkten erscheint der Lysevorgang überwiegend als eine Sequenz von Enzymreaktionen.

Wir werden im II. Teil sehen, daß die hämolytische Funktion nur geringe biologische Relevanz besitzt. Neuentdeckte Funktionen des gesamten Systems oder bestimmter Einzelkomponenten (z. B. Förderung der Phagozytose) oder von deren Spaltprodukten (z. B. Chemotaxis) sind wesentlich wichtiger. Um so entschlossener muß aber dennoch an der Hämolyse als Bezugssystem festgehalten werden. Nur sie bietet die sichere Grundlage auf die hinsichtlich der Definition biologischer Aktivitäten und hinsichtlich deren Quantitierung zurückgekehrt werden kann.

Besondere Schwierigkeiten bereitete früher die Nomenklatur. Die aus historischen Gründen bedingte, zum Teil widersprüchliche, zum Teil sich überschneidende Bezeichnung der Einzelkomponenten ist erst durch die Nomenklatur-Konvention der WHO (s. Tab. 1) ausgeräumt worden. Nachdem erkannt worden war, daß C sich nicht auf einen einzigen Serumbestandteil zurückführen ließ, sondern ein System von Faktoren darstellte, begann man diese Faktoren zu numerieren. Es waren zunächst vier Aktivitäten erkannt worden: C1, C2, C3 und C4. Bei näherer Analyse durch *Ueno* (1938) stellte sich dann heraus, daß diese Faktoren in einer definierten Reihenfolge reagieren und keiner seinen Platz mit einem anderen vertauschen kann. Nach C1 reagiert C4 und dann erst C2 und C3, so daß die Sequenzformel nicht einfach numerisch fortschreitet, sondern lautet: C1–C4–C2–C3 usw.

Tab. 1.

WHO	C1	C4	C2	C3	C5	C6	C7	C8	C9
Miami	C1	C4	C2	C3c	C3b	C3e	C3f	C3a	C3d
Mainz	C1	C4	C2	C3a	C3b	C3α	C3β	C3c	C3d
					←——— klassisches C3 ———→				
		β1E		β1C	β1F				

Die vierte Zeile gibt die elektrophoretischen Wanderungsgeschwindigkeiten an.

Komponenten vom

hu = human — Menschen
gp = guinea pig — Meerschweinchen
rab = rabbit — Kaninchen
bov = bovine — Rind

Etwa seit 1960 begannen dann parallel und unabhängig voneinander die bereits erwähnten Arbeitsgruppen um *Nelson, Müller-Eberhard* und *Klein* das bis dahin als einheitlich betrachtete klassische C3 weiter aufzuschlüsseln. Dies führte zu einem Nomenklatur-Wirrwarr, der schließlich durch eine Konvention der WHO bereinigt wurde: „Nomenclature of complement" Bull. World Heath Org. *39*, 935–938 (1968); Immunochemistry *7*, 137–142 (1970). Eine numerisch fortlaufende Benennung der neuentdeckten Faktoren wurde eingeführt. Sie entspricht der jeweiligen Position in der Reaktionssequenz. Demnach lautet die vollständige Reaktionskette

C1–C4–C2–C3–C5–C6–C7–C8–C9.

Eine Besonderheit stellt die erste Komponente dar, sie besteht aus einem Komplex mit den Untereinheiten C1q, C1r und C1s (die ihrerseits wieder als charakteristische Proteine isoliert werden können). Daher kommt es, daß das Komplementsystem zwar aus 11 Proteinen, aber nur neun Komponenten besteht.

Bruchstücke von Faktoren erhalten neben der Komponentenzahl der Muttersubstanz kleine Buchstaben als Kennzeichen, z. B. wird C3 in C3a und C3b gespalten. (Früher wurde der Zusatz „a" als Abkürzung für „aktiv" gebraucht und hatte damit eine völlig andere Bedeutung.) Ist eine Komponente nach ihrer Aktivierung Träger einer definierten enzymatischen oder biologischen Aktivität, so wird die Komponentenziffer mit einem Strich versehen. Die native erste Komponente wird als C1 bezeichnet, liegt sie dagegen in aktivierter und enzymatisch wirksamer Form vor, so trägt sie die Bezeichnung $\overline{C1}$*) wie z. B. im zellgebundenen Zustand: EAC1.

Gebräuchliche Abkürzungen
(WHO-Nomenklatur)

E	Erythrozyt (wenn nicht anders bezeichnet vom Schaf)
A	Antikörper („Amboceptor", wenn nicht anders bezeichnet vom Kaninchen)
EA	Ak-besetzter Erythrozyt
C	Komplement
C1, C2 .. C9	Komplementkomponenten

---

*) Aus satztechnischen Gründen wird im folgenden die aktivitätsbezogene Schreibweise der Intermediärkomplexe durch *Kursivschrift* dargestellt. Sie weicht also von der im internationalen Schrifttum üblichen ab. Hier wird die Enzymaktivität nicht durch Kursiv gedruckte Ziffern sondern durch Überstreichen der Ziffern ($\overline{C1}$) ausgedrückt.

Cn   beliebige Komponente (n ≦ 9)
Cna, b, c ...   Komponentenbruchstücke
C*n*   Komponente mit enzymatischer oder biologischer Aktivität
EAC14235   Intermediärkomplex, der durch die ersten fünf Komponenten gebildet worden ist.
EAC*1 4b2a 3b5b*   Ausführliche, aktivitätsbezogene Schreibweise desselben Intermeditärkomplexes.
EAC1–5   Abgekürzte Schreibweise. Die letzten drei Schreibweisen können synonym benutzt werden.
S   Im englischen Schrifttum für „site": Stelle der Komplementeinwirkung, auch im Sinne von reaktiver Gruppe z. B. SAC142 = C2 reaktive Stelle.

Damit dem Leser auch ältere Arbeiten verständlich sind, wird hier ein Nomenklaturschlüssel der früher wichtigsten gebräuchlichen Bezeichnungen gegeben.

Literatur

Brand, E., Über das Verhalten der Komplemente bei der Dialyse. Berlin. Klin. Wschr. **44**, 1075 (1907). — *Coca, A. F.*, A study of the anticomplementary action of yeast, of certain bacteria and of cobra venom. Z. Immunitätsforsch. **21**, 604 (1914). — *Da Costa Cruz, J.* and *H. de Azevedo Penna*, Constitution of alexin and mechanism of specific haemolysis. Mem. Inst. Oswaldo Cruz **26**, 124 (1932). — *Ferrata, A.*, Die Unwirksamkeit der komplexen Hämolysine in salzfreien Lösungen und ihre Ursache. Berlin. Klin. Wschr. **44**, 366 (1907). — *Gordon, J., H. R. Whitehead* and *A. Wormall*, The action of ammonia on complement. The fourth component. J. Biochem. **20**, 1028 (1926). — *Klein, P. G.* and *H. J. Wellensiek*, Multiple Nature of the third component of guinea-pig complement. I. Separation and characterization of three factors a, b and c, essential for haemolysis. Immunology **8**, 590 (1965). — *Mayer, M. M., C. C. Croft* and *M. Gray*, Kinetic studies on immune hemolysis. I. A method. J. Exp. Med. **88**, 427 (1948). — *Nelson, R. A., J. Jensen, I. Gigli* and *N. Tamura*, Methods for the separation, purification and measurement of nine components of hemolytic complement in guinea-pig serum. Immunochemistry **3**, 111 (1966). — *Rapp, H. J.*, Mechanism of immune hemolysis: Recognition of two steps in the conversion of EAC 142 to E^x. Science **127**, 234 (1958). — *Ritz, H.*, Über die Wirkung des Cobragiftes auf die Komplemente. Z. Immunitätsforsch. **13**, 62 (1912). — *Ueno, S.*, Studien über die Komponenten des Komplementes I und II. Jap. J. med. Sci. VII. Social Med. Hyg. **2**, 201 (1938); **2**, 225 (1938). — *Wellensiek, H. J.* and *P. G. Klein*, Multiple Nature of the third component of guinea-pig complement. II. Separation and description of two additional factors β and d; Preparation and characterization of four intermediate products. Immunology **8**, 604 (1965).

Übersichten in zeitlicher Reihenfolge

Doerr, R., Das Komplement. In: Die Immunitätsforschung. Ergebnisse und Probleme in Einzeldarstellungen. Band II. (Wien 1947). — *Osler, A. G.*, Function of the complement system. Advan. Immunol. **1**, 131 (1961). — *Mayer, M. M.*, Complement and complement fixation. In: Kabat, E. A. and Mayer, M. M. Experimental Immunochemistry, ed. 2, p. 133 (Springfield, Ill. 1961 a). — *Mayer, M. M.*, Development of the one-hit theory of immune hemolysis. In: Heidelberger, M. and Plescia, O. J. eds. Immunochemical Approaches to Problems in Microbiology. p. 268 (New Brunswick, N. J. 1961 b). — Complement: Ciba Foundation Symposium G. E. W. Wolstenholme, J. Knight, eds. (London 1965). Immunchemie: 15. Colloqu. d. Ges. f. Physiol. Chemie (1965) (Berlin, Heidelberg, New York 1965); a) *Fischer, H.*, Übersicht und aktuelle Probleme, p. 284. b) *Müller-Eberhard, H. J.*, Chemie der Komplement-Faktoren, p. 309. c) *Klein, P.*, Faktorenanalyse der dritten Komplementkomponente, p. 330. — *Klein, P. G.* and *H. J. Wellensiek*, Complement: Hemolytic function and chemical properties. Int. Rev. exp. Pathology **4**, 245 (1965). — *Nelson, R. A.*, The role of complement in immune phenomena. In: The Inflammatory Process. *B. W. Zweifach, R. T. MacCluskey* and *L. H. Grant*, eds. p. 819 (New York 1965). — *Nelson, R. A., J. Jensen, I. Gigli* and *N. Tamura*, Methods for the separation, purification and measurement of nine components of hemolytic complement in guinea-pig serum. Immunochemistry **3**, 111 (1966). — *Gewurz, H., J. Finstad, L. H. Muschel* and *R. A. Good*, Phylogenetic inquiry into the origins of the complement system. In: Phylogenetic approaches to immunity; *Smith, Miescher, Good* eds., p. 105 (Gainesville, Fla., USA 1966). — *Polley, M. J.* and *H. J. Müller-Eberhard*, Chemistry and Mechanism of Action of Complement. Progr. Hemat. **5**, 1 (1966). — *Rapp, H. J.*, and *T. Borsos*, Complement Research; Fundamental and Applied. J. Amer. med. Ass. **198**, 1347 (1966). — Complement: Prot. biol. Fluids **15**, 383 (1967). — *Cooper, N. R.* and *B. J. Fogel*, Complement in normal and disease processes. J. Pediat. **70**, 982 (1967) — *Klein, P.*, Struktur und Funktion des Komplementsystems. Bibl. haemat. **27**, 62 (1967). — *Gewurz, H., R. J. Pickering, D. S. Clark, A. R. Page, J. Finstad* and *R. A. Good*, The complement system in the prevention, mediation and diagnosis of disease, and its usefulness in determination of immunopathogenetic mechanisms. In: Immunologic deficiency diseases in Man. (*Good, R. A., Bergsma, D.*, eds.) Birth Defects Original Article Series **4**, No. 1 (1968). — *Klein, P.*, Das Komplementsystem: Modellvorstellung und biologische Wertigkeit. Allergie- und Immunitätsforschung Vol. II, 143 (1968). — *Müller-Eberhard, H. J.*, Chemistry and Reaction Mechanism of Complement. Adv. Immunol. **8**, 1 (1968a). — *Müller-Eberhard, H. J.*, The possible use of complement for the detection of cell surface antigens. Cancer Res. **28**, 1357 (1968 b). — *Müller-Eberhard, H. J., V. A. Bokisch* and *D. B. Budzko*, The molecular basis of the biological functions of complement. Excerpta Medica International Congress Series No. 162. Allergology, **1968**, 379. — *Schur, P. H.* and *K. F. Austen*, Complement in human disease. Ann. Rev. Med. **19**, 1 (1968). — *Müller-Eberhard, H. J.*, Complement. Ann. Rev. Biochem. **38**, 389 (1969 a). — *Müller-Eberhard, H. J.*, The serum complement system. In: Textbook of Immunopathology. Eds. *P. A. Miescher* and *H. J. Müller-Eberhard*. Vol. 1, 33 (New York and London 1969 b). — *Riethmüller, G.*, Zur Pathophysiologie und Klinik des Komplements. Klin. Wschr. **47**, 1 (1969). — A Discussion on triggered enzyme systems in blood plasma. E. Complement. F. The relation of complement to other systems. Proc. Roy. Soc. B. **173**, 371 (1969). — *Rapp, H. J.* and *T. Borsos*, Molecular basis of complement action. Appleton, Century-Crofts (New York, 1970). — *Mayer, M. M.*, Highlights of complement research during the past twenty-five years. Immunochemistry **7**, 485 (1970). — *Vroon, D. H., D. R. Schultz* and *R. M. Zarco*, The separation of nine components and two inactivators of components of complement in human serum. Immunochemistry **7**, 43 (1970). — *Klein, P.* und *U. Hadding*, Neuere Erkenntnisse der Komplementforschung. Arzneim.-Forsch. **20**, 167 (1970). — *Wellensiek, H. J.*, Das Komplement-System. Verh. Dtsch. Ges. Pathol. **54**, 37 (Stuttgart 1970). — *Müller-Eberhard, H. J.*, Biochemistry of complement. Progress in Immunology p. 553 (Basel 1971). B. Amos ed., Academic Press New York and London. — *Schultz, D. R.*, The complement system. Monographs in Allergy 6 (Basel, London, New York 1971). — *Hadding, U.*, Das Komplement: Vermittlungssystem für humorale Abwehrleistung und allergische Entzündung. Hautarzt **23**, 1 (1972).

Fortschritte auf dem Gebiet der C-Forschung wurden in Zweijahresabständen auf C-Workshops diskutiert. Die Verhandlungen wurden jeweils in Kurzfassungen publiziert.

Kurzfassungen von Vorträgen
1. Complement Workshop I. Science **141**, 738 (1963). 2. Complement Workshop II. Immunochemistry **3**, 495 (1966). 3. Complement Workshop III. J. Immunol. **101**, 810 (1968). 4. Int. Komplement Symposion. Z. med. Mikrobiol. Immunol. **155**, 93 (1969). 5. USA — Japan Complement Seminar. J. Immunol. **102**, 1336 (1969). 6. Complement Workshop IV. J. Immunol. **107**, 309 (1971).

3. Gewebliche Herkunft der Komplementkomponenten

Die Frage nach dem Syntheseort der C-Faktoren wurde schon zu Beginn dieses Jahrhunderts gestellt. Vor allem suchte man nach einer Korrelation zwischen der Synthese von Immunglobulinen (Antikörpern) und der Synthese von C, da C zunächst nur als „immunologische Exekutive" verstanden wurde, die den Antikörpern Hilfsdienste zu leisten hatte. Obwohl in der Zwischenzeit von *Gewurz, Pickering, Christian, Snyderman, Mergenhagen* und *Good* (1968) sowie *Kohler* und *Müller-Eberhard* (1969) Befunde über eine signifikante Verringerung von C1q bei Patienten mit gestörter Immunglobulinsynthese vorgelegt worden sind, ist die Frage nach der Beziehung zwischen dem Immunglobulin- und dem C-System noch nicht befriedigend beantwortet.

Die Erforschung der Syntheseorte soll im übrigen weiteren Aufschluß über die Natur des Komplementsystems geben sowie die Frage beantworten, ob z. B. aus den Veränderungen der Serumkonzentration eines einzelnen Komplementfaktors diagnostische Rückschlüsse auf das synthetisierende Organ oder Gewebesystem möglich sind. Als besonders schwierig erwies sich bei allen Versuchen in dieser Richtung die Unterscheidung zwischen echter Neusynthese und bloßer Freisetzung vorgebildeter C-Faktoren. Dieses Problem wurde schließlich von der Arbeitsgruppe um *Thorbecke* gelöst. *Hochwald, Thorbecke* und *Asofsky* (1961) sowie *Asofsky* und *Thorbecke* (1961) führten zunächst eine neue Technik zum *in vitro* Nachweis der Synthese von Serumproteinen durch Gewebe ein. In diesem Verfahren werden C^{14}-markierte Aminosäuren Gewebekulturen angeboten, und später die Kulturflüssigkeit mit Hilfe der Immunoelektrophorese analysiert. Die Neusynthese wird durch Einbau von radioaktiven Aminosäuren in die Komponenten erkannt (Autoradiographie nach Immunoelektrophorese), während die Identität des synthetisierten Produktes durch spezifische Antikörper gesichert wird.

Mit Hilfe der Markierungstechnik kann nun zwar eine Neusynthese von Proteinen gesichert werden, und auch die Identifizierung des Proteins gelang aufgrund seiner antigenen Eigenschaften. Die Erfassung einer Komplementkomponente als Antigen erlaubt aber noch keinerlei Rückschlüsse auf den Funktionszustand des Moleküls. Vor allem läßt sich die Frage nicht beantworten, ob der synthetisierte C-Faktor hämolytisch aktiv ist. Erst der parallele Nachweis von Neusynthese und hämolytischer Aktivität kann als vollständiger Beweis akzeptiert werden. Alle diese Kriterien sind aber nur in wenigen Arbeiten erfüllt.

a) Synthese von C1

Bei Meerschweinchen wurde hämolytisch aktives C1 in Dünndarmabschnitten gebildet (Abb. 1). Die Komponente enthielt C^{14}-markiertes Lysin, ihre Produktion konnte durch Actinomycin D und Puromycin blockiert werden (*Colten, Borsos* und *Rapp* 1966). Die Methodik wurde von *Colten, Gordon, Rapp* und *Borsos* (1968) so verfeinert, daß jetzt die einzelnen synthetisierenden Zellen erkannt und identifiziert werden konnten. Es gelang nämlich, die für den Antikörper-Nachweis benutzte Jerne-Technik (*Jerne* und *Nordin* 1963; *Jerne, Nordin* und *Henry* 1963) entsprechend abzuwandeln: Zellsuspensionen wurden zu einem Gemisch aus Nährmedium, Agarose und EAC4 hinzugefügt und dann inkubiert. Später wurden C2, sowie C-EDTA dazugegeben. Die Synthese einer aktiven Komplementkomponente läßt sich an der Entstehung von hämolytischen Plaques ablesen. Ein Beispiel ist

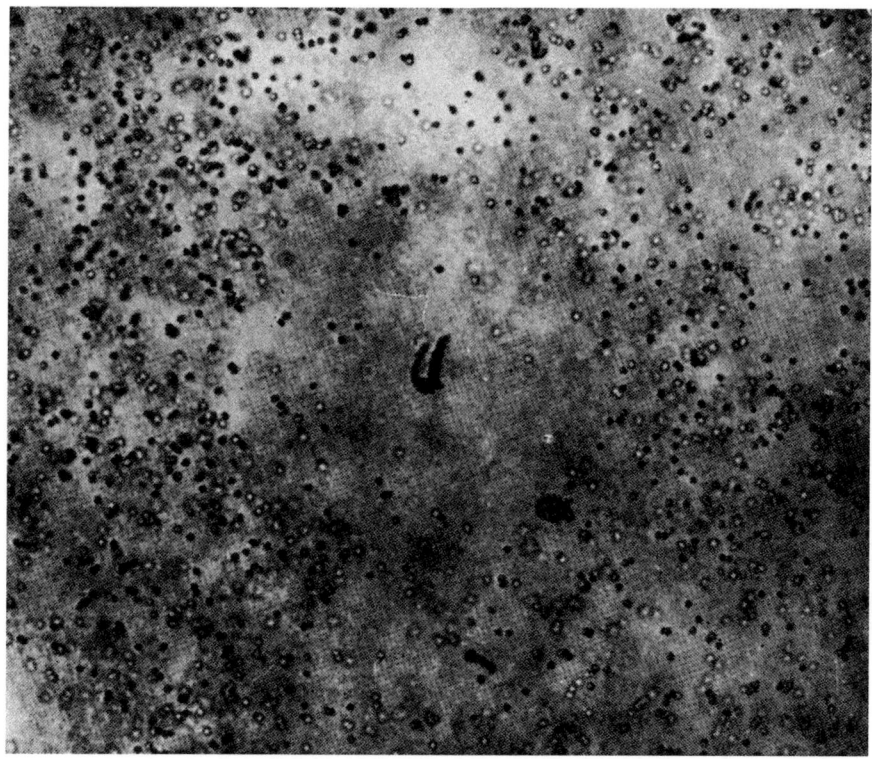

Abb. 1. Nachweis der C1-Synthese in Form eines hämolytischen Plaques. In der Mitte liegen zwei synthetisierende Epithelzellen des Dünndarms. (Vergr. 1 : 160; nach *Colten, Gordon, Rapp* und *Borsos*, 1968)

in Abb. 2 wiedergegeben. Die zur C1-Synthese befähigten Zellen waren Zylinderepithel aus dem Dünndarm des Meerschweinchens. Von derselben Autorengruppe wurde für humanes C1 Colon und Ileum als Syntheseort erkannt (*Colten, Gordon, Borsos* und *Rapp* 1968).

b) Synthese von C2

Milzgewebe vom Meerschweinchen ist in der Lage C2 zu synthetisieren (*Rubin, Borsos, Rapp* und *Colten* 1971). Diese Autoren fanden zusätzlich eine geringe C2-Produktion durch Gewebekulturen von Lunge, Lymphknoten, Knochenmark und Peritonealexsudat-Zellen. In einer früheren Arbeit wurden als Syntheseorte für C2 Knochenmarkszellen, Milzzellen und Lebergewebe angegeben (*Siboo* und *Vas* 1965). Diese Arbeit entspricht allerdings nicht mehr den heutigen methodischen Anforderungen, eine Überprüfung wäre wünschenswert.

c) Synthese von C4

Hämolytisch aktives C4 wurde durch mononukleäre Zellen des Meerschweinchens gebildet (*Littleton, Kessler* und *Burkholder* 1970). Die Synthese von C4 in der

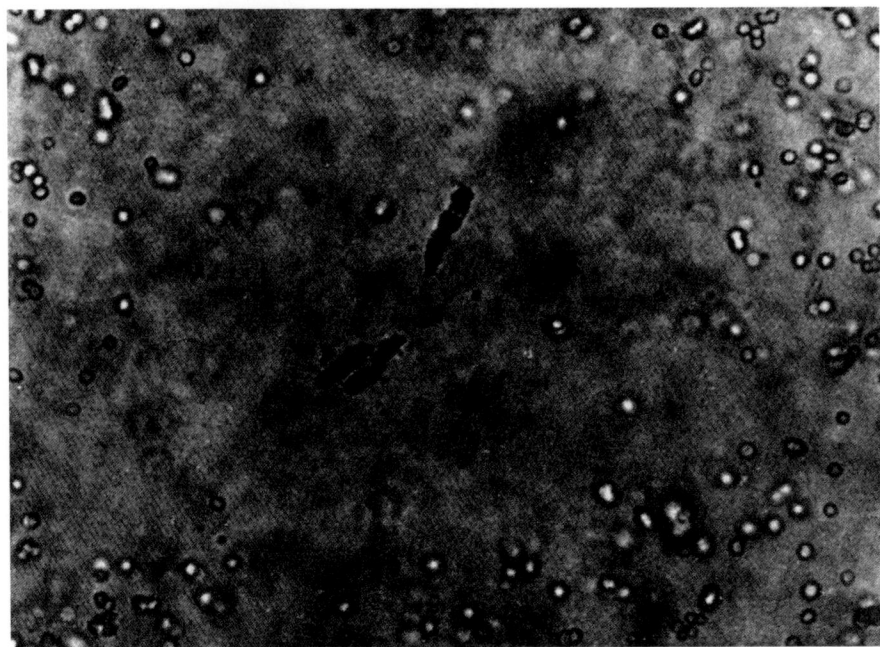

Abb. 2. Hämolytischer Plaque (Vergr. 1:300) verursacht durch C1-Synthese von drei Epithelzellen des Dünndarms. (Nach *Colten, Gordon, Rapp* und *Borsos*, 1968)

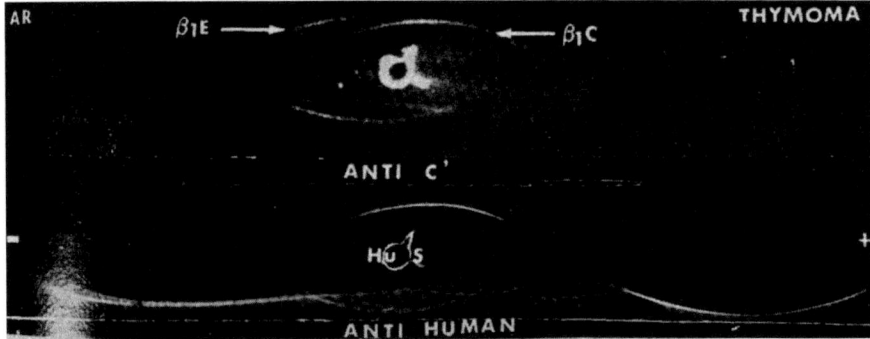

Abb. 3. Nachweis der Synthese von C3 (β1c) sowie C4 (β1E) durch Epitheliom-Zellen eines Thymus-Tumors. (Immunoelektrophorese mit nachfolgender Autoradiographie; nach *Stecher* und *Thorbecke*, 1967c)

Leber des Meerschweinchens wurde von *Jensen* (1969) nachgewiesen. Das gesamte C4 im Serum soll nach diesen Ergebnissen in 24—48 Stunden gebildet werden können. Eine Epitheliom-Zellkultur, die einem Thymustumor entstammte, war ebenfalls in der Lage C4 (β1E) zu synthetisieren Abb. 3 (*Stecher* und *Thorbecke* 1967 a, b, c). Ebenso sollen Knochenmarkszellen in der Lage sein C4 zu produzieren (*Siboo* und *Vas* 1965).

Beim Meerschweinchen können C2 und C4 auch von ein und derselben Peritonealzelle synthetisiert werden. Es handelt sich dabei um große mononukleäre Zellen. (*Wyatt, Colten* und *Borsos* 1972).

Durch Analyse der C4-Phänotypen (A4b) bei Neugeborenen und deren Müttern ließ sich beweisen, daß C4 nicht placentagängig ist und bereits im Fötus synthetisiert wird. (*Bach, Ruddy, Macharen* und *Austen* 1971).

d) *Synthese von C3*

Die Synthese von C3 (β1C-Protein) wurde für Mäusemilz, menschliche Lymphknoten, Knochenmark und Ileum nachgewiesen (*Hochwald, Thorbecke* und *Asofsky* 1961, *Asofsky* und *Thorbecke* 1961). Bei Affen ließ sich C3-Synthese ebenfalls in Milz, Lymphknoten und Knochenmark nachweisen. Die Technik wurde weiter ausgebaut und konnte schließlich auf einzelne definierte Zelltypen angewandt werden (*Thorbecke, Hochwald, Furth, Müller-Eberhard* und *Jacobson* 1965, *Stecher* und *Thorbecke* 1967 a, b, c). Makrophagen produzieren C3 bei folgenden Spezies: Ratte, Maus, Kaninchen, Meerschweinchen, Affe. Besonders aufschlußreich war eine Epitheliom-Zellkultur, die einem Thymustumor entstammte. Von diesen Zellen wurde in hohem Ausmaß C3 (β1C) als auch C4 (β1E) synthetisiert (Abb. 3). Eine keimfreie Aufzucht der Versuchstiere erbrachte keinen Unterschied zu den konventionell gehaltenen Vergleichstieren: Alle lymphatischen Gewebe synthetisierten C3; eine Korrelation mit der Bildung von Immunglobulinen ergab sich nicht (*Stecher* und *Thorbecke* 1967 d).

Die neue Möglichkeit, C3 aufgrund seiner Allotypen (A4b) exakt identifizieren zu können, erlaubte *Propp* und *Alper* 1968 die fötale Synthese von humanem C3 zu demonstrieren, das sich als nicht placentagängig erwies. Bei einer Homo-Transplantation der Leber ergab sich, daß der C3-Phänotyp des Empfängers, nämlich $FS_{0,6}$ nach der Transplantation verschwand und der C3-Phänotyp des Spenders, SS, auftrat. Dieser Befund liefert einen weiteren Beweis für die Synthese dieser Komponente in der Leber (*Alper, Johnson, Birtch* und *Moore* 1969).

e) *Synthese von C5*

Eine sehr elegante Methode zum Nachweis der Synthese von C5 in der Maus wurde von *Phillips, Rother, Rother* und *Thorbecke* (1969) ausgearbeitet. Diese Autoren machten sich einen genetisch-fixierten C5-Defekt (G2) zunutze, der bei bestimmten Mäuse-Inzuchtstämmen vorkommt. Solche C5-defekten Mäuse wurden röntgenbestrahlt und dann mit Knochenmark von normalen C5-produzierenden Mäusen (allo- und syngenetisch) rekonstituiert. Bei diesen so behandelten Tieren trat hämolytische C5-Aktivität im Serum auf, während sich das entsprechende, aus historischen Gründen MuB1 genannte Antigen nicht erfassen ließ.

Weiterhin wurden von den Mäuse-Chimären *in vitro* Leber- und Milz-Gewebe auf die Fähigkeit untersucht, C^{14}-markierte Aminosäuren in C5 (MuB1) einzubauen. Mit den kombinierten Methoden von Immunoelektrophorese und Autoradiographie gelang der Nachweis einer C5-Synthese durch Milzgewebe. Zusammenfassend läßt sich sagen, daß im Knochenmark vorhandene Zellen zur Synthese von C5 befähigt sind. Diese Zellen siedeln sich in einem bestrahlten Empfänger-Tier vorwiegend in der Milz an.

f) Synthese von C6

Gewebekulturen aus normaler Kaninchen-Leber waren in der Lage, aktives C6 zu bilden, ebenso wie Zellkulturen eines Hepatoms (H4 IIEC3) (*Rother, Thorbecke, Stecher-Levin, Hurlimann* und *Rother* 1968, *Rother, Rother, Phillips, Goetze* und *Thorbecke* 1968).

g) Synthese von C8

Bei Schweinen wurde die Synthese von C8 in folgenden Organen nachgewiesen: Niere, Milz, Leber, Lungen sowie wahrscheinlich auch Intestinum (*Geiger, Day* und *Good* 1972).

h) Synthese von C9

Das bei C6 erwähnte Hepatom war ebenfalls zur Synthese von C9 befähigt. An einem anderen Rattenhepatom (MH1C1) wurde ebenfalls die Synthese von C9 nachgewiesen (*Rommel, Goldlust, Bancroft, Mayer* und *Tashjiman* 1970). Unter dem Einfluß von Stoffwechselinhibitoren wurde auch die Synthese von C9 blockiert.

Zusammenfassend läßt sich sagen, daß es keinen ausschließlichen Syntheseort im Sinne eines anatomischen Organs für C-Faktoren gibt. Es fällt auf, daß das lymphoretikuläre Gewebe in starkem Maße beteiligt ist. Diese Befunde sollten im Auge behalten werden, wenn sogenannte C-unabhängige rein zelluläre Mechanismen, z. B. die der Zytotoxizität diskutiert werden (*Perlmann, Perlmann, Müller-Eberhard* und *Manni* 1969).

Literatur

Alper, C. A., A. M. Johnson, A. G. Birtsch and *F. E. Moore,* Human C3: Evidence for the liver as the primary site of synthesis. Science **163**, 286—288 (1969). — *Asofsky, R.* and *G. J. Thorbecke,* Sites of formation of immune globulins and of a component of C3. II. Production of immunoelectrophoretically identified serum proteins by human and monkey tissues in vitro. J. exp. Med. **114**, 471—483 (1961). — *Bach, S., S. Ruddy, J. A. Macharen* and *K. F. Austen,* Electrophoretic polymorphism of the fourth component of human complement (C 4) in paired maternal and foetal plasma. Immunology **21**, 869 (1971). — *Colten ,H .R., T. Borsos* and *H. J. Rapp,* In vitro synthesis of the first component of complement by guinea pig small intestine. Proc. Nat. Acad. Sci. **56**, 1158 (1966). — *Colten, H. R., J. M. Gordon, H. J. Rapp* and *T. Borsos,* Synthesis of the first component of guinea pig complement by columnar epithelial cells of the small intestine. J. Immunol. **100**, 788 (1968). — *Colten, H. R., J. M. Gordon, T. Borsos* and *H. J. Rapp,* Synthesis of the first component of human complement in vitro. J. exp. Med. **128**, 595 (1968). — *Geiger, H., N. Day* and *R. A. Good,* Ontogenetic development and synthesis of hemolytic C8 by piglet tissues. J. Immunol. **108**, 1092 (1972). — *Gewurz, H., R. J. Pickering, C. L. Christian, R. Snyderman, S. E. Mergenhagen* and *R. A. Good,* Decreased C1q protein concentration and agglutinating activity in agammaglobulinemia syndromes: An inborn error reflected in the complement system. Clin. exp. Immunol. **3**, 437 (1968). — *Hochwald, G. M., G. J. Thorbecke* and *R. Asofsky,* Sites of formation of immune globulins and of a component of C3. I. A new technique for the demonstration of the synthesis of individual serum proteins by tissues in vitro. J. exp. Med. **114**, 459 (1961). — *Jensen, J. A.,* In vitro synthesis of C4 by guinea pig liver. Fed. Proc. **28**, 497 (1969). — *Jerne, N.* and

A. A. Nordin, Plaque formation in agar by single antibody producing cells. Science **140**, 405 (1963). — *Jerne, N. K., A. A. Nordin* and *C. Henry,* The agar plaque technique for recognizing antibody-producing cells. In: *Amos* and *Koprowski* conference on cell-bound antibodies. pp. 109—122 (Philadelphia 1963). — *Kohler, P. F.* and *H. J. Müller-Eberhard,* Complement-Immunoglobulin relation: Deficiency of C1q associated with impaired immunoglobulin G synthesis. Science **163**, 474 (1969). — *Littleton, C., D. Kessler* and *P. M. Burkholder,* Cellular basis for synthesis of the fourth component of guinea pig complement as determined by a haemolytic plaque technique. Immunology **18**, 693 (1970). — *Perlmann, P., H. Perlmann, H. J. Müller-Eberhard* and *J. A. Manni,* Cytotoxic effects of leucocytes triggered by complement bound to target cells. Science **163**, 937 (1969). — *Phillips, M. E., U. A. Rother, K. O. Rother* and *G. J. Thorbecke,* Studies on the serum proteins of chimeras. III. Detection of donor-type C5 in allogeneic and congenic post irradiation chimeras. Immunology **17**, 315 (1969). — *Propp, R. P.* and *C. A. Alper,* C3 synthesis in the human fetus and lack of transplacental passage. Science **162**, 672 (1968). — *Rommel, F. A., M. B. Goldlust, F. C. Bancroft, M. M. Mayer* and *A. H. Tashjian,* Synthesis of the ninth component of complement by a clonal strain of rat hepatoma cells. J. Immunol. **105**, 396 (1970). — *Rother, K., U. Rother, M. E. Phillips, O. Goetze* and *J. G. Thorbecke,* Further studies on sites of production of C-components. J. Immunol. **101**, 814 (1968). — *Rother, U., G. J. Thorbecke, V. J. Stecher-Levin, J. Hurlimann* and *K. Rother,* Formation of C6 by rabbit liver tissue in vitro. Immunology **14**, 649 (1968). — *Rubin, D. J., T. Borsos, H. J. Rapp* and *H. R. Colten,* Synthesis of the second component of guinea pig complement in vitro. J. Immun. **106**, 295 (1971). — *Siboo, R.* and *S. I. Vas,* Studies on in vitro antibody production. III. Production of complement. Canad. J. Microbiol. **11**, 415 (1965). — *Stecher, V. J.* and *G. J. Thorbecke,* Sites of synthesis of serum proteins. I. Serum proteins produced by macrophages in vitro. J. Immunol. **99**, 643 (1967 a). — *Stecher, V. J.* and *G. J. Thorbecke,* Sites of synthesis of serum proteins. II. Medium requirements for serum protein production by rat macrophages. J. Immunol. **99**, 653 (1967 b). — *Stecher, V. J.* and *G. J. Thorbecke,* Sites of synthesis of serum proteins. III. Production of β1c, β1E and transferrin by primate and rodent cell lines. J. Immunol. **99**, 660 (1967 c). — *Stecher, V. J.* and *G. J. Thorbecke,* β1c and immune globulin formation in vitro by tissues from germ-free and conventional rodents of various ages. Immunology **12**, 475—487 (1967 d). — *Thorbecke, G. J., G. M. Hochwald, R. V. Furth, H. J. Müller-Eberhard* and *E. B. Jacobson,* Problems in determining the sites of synthesis of complement components. In: Ciba Foundation Symposium on Complement; *G. E. W. Wolstenholme* and *J. Knight* eds., p. 99—119 (London 1965). — *Wyatt, H. V., H. R. Colten* and *T. Borsos,* Production of the second (C2) and fourth (C4) components of guinea pig complement by single peritoneal cells: Evidence that one cell may produce both components. J. Immunol. **108**, 1609 (1972).

4. Physikochemische und immunologische Eigenschaften der Komponenten

a) Reinigungsverfahren und Reinheitskriterien

Die Reindarstellung der C-Faktoren ist die Voraussetzung für ihre Charakterisierung und die Aufklärung ihrer Reaktionsweise. Die Präparation von C-Faktoren bereitet aber große Mühe und führt zudem meist nur zu minimalen Ausbeuten. Solche präparativen Arbeiten sind schon aus technischen Gründen nur in wenigen Laboratorien möglich. Je nach Fragestellung einer geplanten Untersuchung lohnt es daher zu prüfen, welcher Reinheitsgrad der Präparate wirklich erforderlich ist. In vielen Fällen kann man auf eine proteinchemische Reinigung verzichten und sich mit funktionell reinen Komponenten begnügen. Eine Komponente gilt als funktionell rein, wenn in dem Präparat nur die entsprechende hämolytische Aktivität nachgewiesen werden kann unabhängig von evtl. noch vorhandenen Begleitproteinen.

Die Isolierungsverfahren basieren auf den modernen Methoden der Proteinchemie. Dabei nehmen Ionenaustauscher (DEAE- und CM-Zellulose, Ca- und Mg-Hydroxyl-Apatit) sowie Gelfiltration, z. B. an Sephadex, einen breiten Raum ein. Weiter kommen hinzu verschiedene Fällungsverfahren, Ultrazentrifugation sowie präparative Elektrophorese auf unterschiedlichen Trägermedien (Pevikon, Stärkegel, Agar, Polyacrylamidgel). Vereinzelt werden auch Elektrofokusierung, Immunadsorption sowie funktionsspezifische Anlagerung und Wiederabsprengung angewandt. Die Isolierungsverfahren bestehen meistens in der Kombination mehrerer Trennmethoden, die sich auf verschiedene Eigenschaften des Moleküls beziehen wie z. B. die elektrische Ladung und die Größe.

Auf eine Darstellung der einzelnen Reinigungsverfahren wird verzichtet; anstelle dessen werden bei der Beschreibung der Einzelkomponenten Literaturhinweise gegeben. Folgende Übersichten (Lit. zu A2) enthalten Arbeitsgänge und technische Details zur Präparation jeweils aller neun C-Komponenten: *Nelson, Jensen, Gigli* und *Tamura* 1966; *Müller-Eberhard* 1968a; *Rapp* und *Borsos* 1970; *Vroon, Schultz* und *Zarco* 1970; *Schultz* 1971.

Wann ist eine Komponente proteinchemisch rein? Die Frage nach den Reinheitskriterien hat viel Streit entfacht. Sie kann nur formal beantwortet werden: Eine C-Komponente liegt in reiner Form vor, wenn mit den jeweils empfindlichsten Methoden bei hoher Konzentration ein einheitliches Protein nachgewiesen wird, das Träger der gesuchten Aktivität ist. Als ideale Kriterien wird man heute eine Kombination aus Einheitlichkeit in der Polyacrylamidgel-Elektrophorese und als Immunogen sowie die vollständige Umsetzbarkeit innerhalb der Reaktionssequenz fordern. Auf die problematische Relation zwischen Protein und Aktivität wird im Abschnitt E eingegangen.

b) Charakterisierung der einzelnen Komponenten

Die erste Komponente: C1

Die Komponente besteht aus drei Unterkomponenten, soll aber zunächst in der komplexen makromolekularen Form betrachtet werden. Sie ist hitzelabil (*Müller-Eberhard* und *Kunkel* 1961, *Okuda* und *Tachibana* 1971) und verhält sich als Euglobulin. Daher läßt sich C1 aus Serum bei einem pH von 5,6 und einer Leitfähigkeit von 1,5 mS*) ausfällen (*Nelson* 1965).

Tamura und *Nelson* (1968) präparierten C1 unter anderem durch Fällung bei pH 7,5 und einer Ionenstärke von 0,04. Durch Gelfiltration von C1 an Sephadex G 200 zeigten diese Autoren, daß C1 nicht ausschließlich in makromolekularer Form vorliegt, sondern dissoziieren kann. Bei physiologischer Ionenstärke (μ) von 0,15 fanden *Naff, Pensky* und *Lepow* (1964) für hämolytisch aktives C1 eine Sedimentationskonstante von 18—19 S. Diesem Wert entspricht ein Molekulargewicht

---

*) Eine 0,01 M NaCl-Lösung hat bei 20° C die Leitfähigkeit von 1mS (Milli-Siemens). Im englischen Schrifttum findet sich die Bezeichnung Milli-mhO, entstanden aus der Umkehrung von Ohm = Widerstand zu mhO = Leitfähigkeit. Die häufige Schreibweise mmhos mit Plural-s verwirrt. Im Übrigen hat sich auch die inkorrekte Gleichsetzung von Leitfähigkeit mit Ionenstärke eingebürgert. Vgl. dazu *Netter* (1959).

von 900000 bis 1000000. Erhöht man die Ionenstärke, z. B. auf 0,9, so kommt es zur Dissoziation von C1 in etwa gleichgroße Untereinheiten von ca. 4 S. Dieser Vorgang führt zu einem reversiblen Verlust der hämolytischen Aktivität. Die genaue Anzahl und Natur der 4S-Untereinheiten ist nicht bekannt. Sie lassen sich aber durch Erniedrigung der Ionenstärke erneut zu wirksamem C1 reaggregieren und können somit nicht denaturiert sein. Die 18S- und die 4S-Form von C1 stellen die Extremwerte dar. Je nach Ionenstärke des Milieus wurden auch Zwischenformen gefunden. Die Sedimentationskonstante von C1 ist demnach eine Funktion der Ionenstärke und verhält sich bei deren Ansteigen umgekehrt proportional (*Colten, Borsos* und *Rapp* 1968 a und b). Die eigenartige Reaktion des C1-Moleküls auf Änderungen der Ionenstärke wurde von *Colten, Borsos, Bond* und *Rapp* (1969) zu einem sehr eleganten und effektiven Reinigungsverfahren ausgebaut. Es beruht auf zonaler Ultrazentrifugation bei verschiedenen Ionenstärken (Abb. 4).

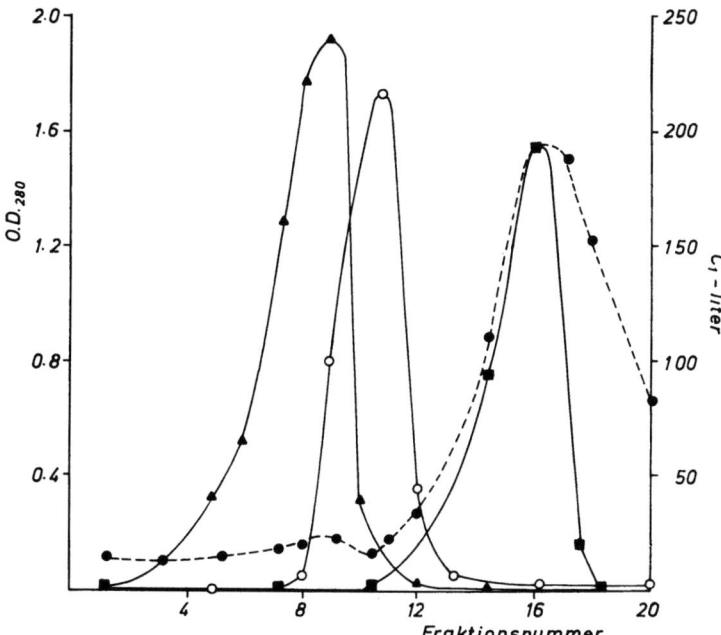

Abb. 4. Ultrazentrifugation von Meerschweinchenserum bei verschiedenen Ionenstärken. Die C1-Aktivität ist wiedergegeben nach Zentrifugation bei $\mu=0,065$ (▲), bei $\mu=0,15$ (○) und bei $\mu = 0,90$ (■). Die gestrichelte Linie gibt die optische Dichte bei 280 mµ und $\mu = 0,15$ wieder. (Nach *Colten, Borsos* und *Rapp*, 1968b)

Eine effiziente Zwei-Schritt-Methode zur spezifischen Reinigung des makromolekularen C1 wurde von *Wunderlich* und *Ringelmann* (1972) beschrieben.

Der C1-Komlex vom Menschen ließ sich auch mit anderen Methoden zerlegen, *Lepow, Naff, Todd, Pensky* und *Hinz* (1963) untersuchten den Einfluß von Natrium-Äthylendiamintetraazetat (EDTA), eines Chelatbildners für zweiwertige Kationen. Die EDTA-Behandlung führte zum Zerfall des C1 in drei Bestandteile, die chromatographisch mittels DEAE-Zellulose getrennt werden konnten. Die Untereinheiten wurden nach der Reihenfolge ihrer Elution als C1q, C1r und C1s bezeichnet. Auch Meerschweinchen C1 läßt sich durch EDTA (0,05 M) in die erwähnten Untereinheiten zerlegen (*Sassano, Colten, Borsos* und *Rapp* 1972). Man nimmt an, daß Ca^{++}-Ionen für den Zusammenhalt der drei Bestandteile des makromolekularen C1 verantwortlich sind und daß dieser Ligand durch die EDTA-Behandlung entzogen wurde (*Lepow, Naff* und *Pensky* 1965). Das Verhältnis der durch EDTA gewonnenen Untereinheiten zu den durch Erhöhung der Ionenstärke erzeugten ist unklar. Man kann jedoch annehmen, daß bei 0,9 µ gefundene 4S-Untereinheiten ihrerseits Bestandteile von C1q oder C1r sind. Hierfür sprechen besonders ein Vergleich der S-Werte sowie die Befunde von *Yonemasu* und *Stroud* (1971), die C1q durch 0,5 M Harnstoff in kleinere Einheiten auflösen konnten mit Molekulargewichten von 40–60 000. Auf die Dissoziierbarkeit von C1q durch Mercaptoäthanol und Harnstoff in Untereinheiten hatte *Müller-Eberhard* bereits 1968 hingewiesen. *Opferkuch* (1967) wies durch Anwendung verschiedener Inaktivierungsmöglichkeiten von Meerschweinchen-C1 mit anschließenden Rekombinationsversuchen den Aufbau dieser Komponente aus mindestens fünf Untereinheiten nach. Eine genaue Zuordnung auch dieser Einheiten zu den bislang beschriebenen ist noch nicht erfolgt. Außer durch Rekombinationsversuche bei der hämolytischen Testung besteht auch die Möglichkeit, das C1-Molekül aufgrund seiner Antigendeterminanten nachzuweisen. Herstellungsmethoden für Antiserum gegen makromolekulares C1 wurden von *Okuda* und *Tachibana* (1971) beschrieben.

Die Untereinheit C1q

Die Untereinheit C1q ist identisch mit einem zuvor schon von *Müller-Eberhard* und *Kunkel* (1961) isoliertem und als 11S-Protein bezeichneten Serumeiweiß. Dieses Protein ist hitzelabil und besitzt als stark basisches Eiweiß die elektrophoretische Wanderungsgeschwindigkeit eines γ-Globulins. Es präzipitiert aggregiertes γ-Globulin in Gegenwart von EDTA, ein Befund der auch von *Taranta, Weiß* und *Franklin* (1961) erhoben wurde. Anhand dieser Eigenschaften wurde C1q im Kaninchen- und Meerschweinchen-Serum nachgewiesen (*Barbaro* 1963). Zum Nachweis des C1q kann man auch dessen Immunogenität benutzen. Mittels Antiseren gegen C1q ließ sich dessen Funktion blockieren und auf diese Weise die Notwendigkeit des Moleküls bei der Immunhämolyse nachweisen (*Morse* und *Christian* 1964). *Yonemasu* und *Stroud* (1971) haben für C1q eine Reinigungsmethode mit 40–60 % Ausbeute beschrieben. Diese Methode basiert auf der Präzipitation von C1q in Gegenwart von verschiedenen Chelatbildnern bei niedriger Ionenstärke. Das Molekulargewicht wurde über die relative Wanderungsgeschwindigkeit im Polyacrylamidgel mit 387 600 ± 10 790 errechnet, ein Wert, der mit dem früher von *Müller-Eberhard* (1968, 1969) schon als 400 000 ermittelten gut übereinstimmt. Unterschiedlich wird dagegen die Zusammensetzung beschrieben, während *Müller-Eberhard* einen Kohlehydratanteil von 17 % fand, konnten *Yonemasu, Stroud, Niedermeier* und *Butler* (1971) nur 7,7 % nachweisen. Diese Autoren ermittelten die vollständige chemische Zusammensetzung von C1q im Hinblick auf Aminosäuren und Kohlehydrate. Die Zusammensetzung war für ein Serumprotein ungewöhnlich, da Hydroxyprolin und Hydroxylysin, sowie 580 Glycin-Reste pro Mol gefunden wurden. Insgesamt kann man sagen, daß C1q ähnlich wie Protein aus Basalmembranen oder wie Kollagen aufgebaut ist. Die Arbeit von *Yonemasu* und *Stroud* (1971) enthält im übrigen detaillierte Angaben zur Gewinnung eines monospezifischen Antiserums gegen C1q.

Nach *Müller-Eberhard* (1971) ist C1q aus 5 bis 6 nicht kovalentgebundenen Untereinheiten (MG: 67 000) aufgebaut. Die Bindungsvalenz des intakten C1q für IgG betrug 5 bis 6, so daß sich für jede Untereinheit eine Bindungsstelle für IgG annehmen läßt. *Yonemasu* und *Stroud* (1972) konnten dagegen C1q in zwei Untereinheiten dissoziieren: I (MG: 60 000) und II (MG: 42 000). Durch intensive Reduktion und Alkylierung ließ sich die Untereinheit I in I-1 (MG: 29 000) und I-2 (MG: 27 000) -Ketten aufgliedern, während II in II-3 Einheiten (MG: 22 000) aufgespalten wurde. Das molare Verhältnis von I zu II war ca. 3 : 1, während die kleineren Einheiten I-1, I-2 und II-3 sich wie 3 : 3 : 2 verhielten. Demnach soll intaktes C1q vom Menschen aus acht nichtkovalent gebundene Einheiten, nämlich 6 × I und 2 × II zusammengesetzt sein, die wiederum aus 16 noch kleineren Einheiten bestehen: 6 × I-1, 6 × I-2 und 4 × II-3. Paare dieser letzteren Einheiten werden jeweils durch Disulfidbrücken zusammengehalten.

In Abb. 5 ist eine elektronenoptische Aufnahme von C1q wiedergegeben. *Svehag* und *Bloth* (1970) interpretieren ihre Bilder im Sinne von fünf Untereinheiten, die

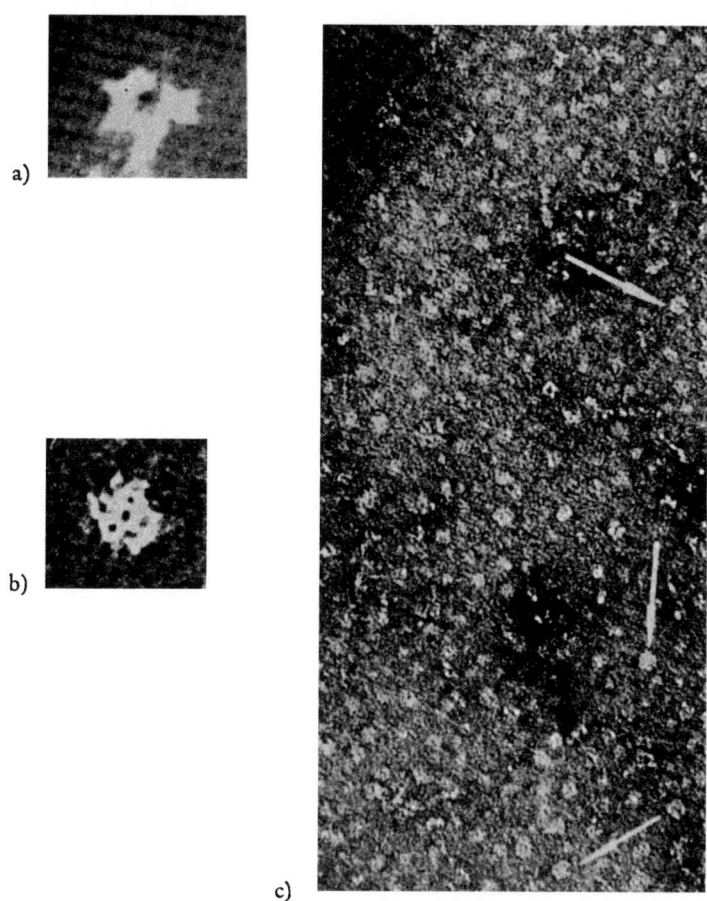

Abb. 5. Elektronenoptische Darstellung von humanem C1q. a) Eine Untereinheit (1.450,000 ×); b) Ein teilweise aufgerissenes C1q-Molekül (600.000 ×); c) Mit 0,5 % Glutaraldehyd fixierte C1q-Präparation (140,000 ×; nach *Svehag* und *Bloth*, 1970)

symmetrisch um eine zentrale fünfseitige Einheit angeordnet sind. Die morphologische Analyse wurde von *Shelton, Yonemasu* und *Stroud* (1972) noch weiter getrieben. Diese Autoren fanden im intakten Molekül sechs distale Untereinheiten, die über sechs schmälere Verbindungsstränge mit der zentralen Untereinheit verknüpft waren. Sowohl die zentralen wie die distalen Untereinheiten ließen noch weitere Aufteilungen erkennen. Der Gesamtdurchmesser von C1q betrug 350 Å.

Die Untereinheit C1r

Von den molekularen Parametern des C1r (*Lepow, Naff, Todd, Pensky* und *Hinz* 1963) sind die Sedimentationskonstante von 7S und die elektrophoretische Wanderungsgeschwindigkeit im β-Bereich bekannt. Das Molekulargewicht wird mit 168 000 angegeben (*De Bracco* und *Stroud* 1971).

Nach Untersuchungen von *Naff* und *Ratnoff* (1968) ist C1r eine Protease, die beim Ablauf der C-Sequenz C1s aktiviert. Die Enzymnatur von C1r wurde durch seine Spaltwirkung gegenüber synthetischen Aminosäureestern, wie z. B. N-Azetyl-arginin-methylester (AAMe) bewiesen. Weitere Befunde deuten darauf hin, daß C1r mindestens zwei aktive Zentren haben muß, einmal das bereits erwähnte proteolytische und sodann ein weiteres, das der Bindung und Reaktion von C1q dient. Die aktivierende Spaltwirkung von C1r auf C1s ist durch geringe Mengen des Antikoagulans Liquoid blockierbar. Während die antikomplementäre Wirkung des Antikoagulans Liquoid schon lange bekannt war (*Klein* 1956, *Klein* und *Lange* 1956), gelang *Naff* und *Ratnoff* (1968) der Nachweis, daß dieser Einfluß auf einer Blockade der aktivierenden Spaltwirkung des C1r gegenüber C1s beruht.

Die Untereinheit C1s

Schon frühzeitig ist für die hämolytische Funktion des C1-Komplexes ein Enzymmechanismus vermutet worden (*Levine* 1955, *Becker* 1956). Die Annahme beruhte auf der Hemmbarkeit durch Diisopropylfluorophosphat (DFP). Den direkten Beweis erbrachten Arbeiten von *Lepow, Ratnoff, Rosen* und *Pillemer* (1956) sowie *Ratnoff* und *Lepow* (1957), in denen der Umsatz von künstlichen Substraten durch eine aus dem komplexen C1 gewonnene Esterase beschrieben wurde. Die C1-Esterase (C1s) war demnach in der Lage, p-Toluensulfonyl-L-Argininmethylester (TAMe) und N-Azetyl-L-Tyrosinäthylester (ATE) zu zerlegen. Die Enzymaktivität von C1s kann durch spezifische Antikörper gehemmt werden (*Lepow* 1963, *Haines* und *Lepow* 1964c). C1s wurde gereinigt (*Lepow, Naff, Todd, Pensky* und *Hinz* 1963) und eingehend untersucht. Die Sedimentationskonstante beträgt 4S und die elektrophoretische Wanderungsgeschwindigkeit ist die eines α_2-Globulins (*Haines* und *Lepow* 1964a). Das Molekulargewicht liegt nach *Nagaki* und *Stroud* (1968) zwischen 110 000 und 120 000. Dieselben Autoren zeigten 1969 mit Hilfe eines spezifischen Antiserums gegen C1s, daß die C1-Esterase in ihrer aktivierten Form elektrophoretisch schneller wandert als in ihrer Proesterase-Form. Dieser Befund kann als Hinweis dafür gewertet werden, daß der Aktivierungsvorgang des C1s durch die C1r-Protease zu einer Strukturänderung des C1s-Moleküls führt. Ob bei diesem Vorgang ein niedermolekulares Spaltprodukt freigesetzt wird, ist noch unbekannt. Bei neueren enzymatischen Untersuchungen der C1-Esterase konnte nachgewiesen werden, daß sowohl die natürlichen Substrate C2 und C4 als auch das künstliche Substrat Tame sich wechselseitig kompetitiv hemmen können (*Röllinghoff, Wagner* und *Ringelmann* 1969, *Wagner, Röllinghoff* und *Ringelmann* 1969).

Die Untereinheit C1s liegt im nativen makromolekularen C1 als Proesterase vor. Durch die Reaktion von C1 mit Immunkomplexen wird das Proenzym in die Esterase umgewandelt, die in Form von aktiviertem *C1* die C-Sequenz durch Umsatz von C4 und C2 in Bewegung setzt (*Becker* 1959, 1960, *Haines* und *Lepow* 1964 b, *Müller-Eberhard* und *Lepow* 1965).

Literatur

Barbaro, J. F., Demonstration of a hemolytically active 11S component of rabbit, guinea pig and human serum by means of antigen-antibody precipitates. Nature **199**, 819 (1963). — *Becker, E. L.*, Concerning the mechanism of complement action. V. The early steps in immune hemolysis. J. Immunol. **84**, 299 (1960). — *Becker, E. L.*, Concerning the mechanism of complement action. IV. The properties of the activated first component of guinea pig complement. J. Immunol. **82**, 43 (1959). — *Becker, E. L.*, Concerning the mechanism of complement action. I. Inhibition of complement activity by diisopropyl fluorophosphate. J. Immunol. **77**, 462 (1956). — *Colten, H. R., T. Borsos, H. E. Bond* and *H. J. Rapp*, Purification of the first component of complement by zonal ultrazentrifugation and of the second by electrofocusing. J. Immunol. **102**, 1336 (1969). — *Colten, H. R., T. Borsos* and *H. J. Rapp*, Reversible loss of activity of the first component of complement (C'1) as a function of ionic strength. J. Immunol. **100**, 799 (1968 a). — *Colten, H. R., T. Borsos* and *H. J. Rapp*, Ultrazentrifugation of the first component of complement: effects of ionic strength. J. Immunol. **100**, 808 (1968 b). — *de Bracco, M.* and *R. M. Stroud*, Human C1r, purification and assay based on its linking role. J. Immunol. **107**, 310 (1971). — *Haines, A. L.* and *I. H. Lepow*, Studies on human C1-esterase. I. Purification and enzymatic properties. J. Immunol. **92**, 456 (1964 a). — *Haines, A. L.* and *I. H. Lepow*, Studies on human C1-esterase. II. Function of purified C1-esterase in the human complement system. J. Immunol. **92**, 468 (1964 b). — *Haines, A. L.* and *I. H. Lepow*, Studies on human C1-esterase. III. Effect of rabbit anti-C1-esterase on enzymatic and complement activities. J. Immunol. **92**, 479 (1964 c). — *Klein, P.*, Untersuchungen über den Angriffspunkt von gerinnungshemmenden Stoffen am Komplement. Z. Hyg. Infektionskrankh. **142**, 457 (1956). — *Klein, P.* und *A. Lange:* Über die Reaktivierung von Komplement nach Vergiftung durch hochmolekulare Antikoagulantien. Z. Hyg. Infektionskrankh. **142**, 445 (1956). — *Lepow, I. H., O. D. Ratnoff, F. S. Rosen* and *L. Pillemer*, Observations on a proesterase associated with partially purified first component of human complement. Proc. Soc. Exp. Biol. Med. **92**, 32 (1956). — *Lepow, I. H.*, Studies on antibodies to human C1-esterase. Ann. N. Y. Acad. Sci. **103**, 829 (1963). — *Lepow, I. H., G. B. Naff, E. W. Todd, J. Pensky* and *C. F. Hinz*, Chromatographic resolution of the first component of human complement into three activities. J. exp. Med. **117**, 983 (1963). — *Lepow, I. H., G. B. Naff* and *J. Pensky*, Mechanisms of activation of C1 and inhibition of C1-esterase. In "Ciba Found. Symp., Complement" (*G. E. W. Wolstenholme* and *J. Knight*, eds.) Churchill, London p. 74 (1965). — *Levine, L.*, Inhibition of immune hemolysis by diisopropyl fluorophosphate. Biochim. Biophys. Acta **18**, 283 (1955). — *Morse, J. H.* and *C. L. Christian*, Immunological studies of the 11S protein component of the human complement system. J. exp. Med. **119**, 195 (1964). — *Müller-Eberhard, H. J.*, Biochemistry of complement. Progress in Immunology p. 553 (1971). *B. Amos* ed., Academic Press New York and London. — *Müller-Eberhard, H. J.*, Complement. Ann. Rev. Biochem. **38**, 389 (1969). — *Müller-Eberhard, H. J.*, Chemistry and Reaction Mechanism of Complement. Advan. Immunol. **8**, 1 (1968). — *Müller-Eberhard, H. J.* and *I. H. Lepow*, C'1 esterase effect on activity and physicochemical properties of the fourth component of complement. J. exp. Med. **121**, 819 (1965). — *Müller-Eberhard, H. J.* and *H. G. Kunkel*, Isolation of a thermolabile serum protein which precipitates γ-Globulin aggregates and participates in immune hemolysis. Proc. Soc. Exp. Biol. Med. **106**, 291 (1961). — *Naff, G. B., J. Pensky* and *I. H. Lepow*, The macromolecular nature of the first component of human complement. J. exp. Med. **119**, 593 (1964). — *Naff, G. B.* and *O. D. Ratnoff*, The enzymatic nature of C'1r. Conversion of C'1s to C'1 esterase and digestion of amino acid esters by C'1r. J. exp. Med. **128**, 571 (1968). — *Nagaki, K.* and *R. M. Stroud*, Studies on active C1s; purification and correlation of hemolytic and esterase activity. J. Immunol. **101**, 810 (1968). — *Nagaki, K.* and *R. M. Stroud*, Specific antisera to C1s: Detection of different electrophoretic species of C1s. J. Immunol. **103**, 141 (1969). — *Nelson, R. A.*, The role of complement in immune phenomena. In: The Inflammatory Process. *B. W. Zweifach, R. T. McCluskey, L. H. Grant* eds., p. 819 (New York 1965). — *Netter, H.*, Theoretische Biochemie (Berlin, Göttingen, Heidelberg 1959). — *Opferkuch, W.*, Physical and functional properties of guinea pig C'1. Prot. biol. Fluids **15**, 459 (1967). — *Okuda, T.* and *T. Tachibana*, Specific antibody against the first component of guinea pig complement. J. Immunol. **106**, 564 (1971). — *Ratnoff, O. D.* and *I. H. Lepow*, Some properties of an esterase derived from preparations of the first component of complement. J. exp. Med. **106**, 327 (1957). — *Röllinghoff, M., H. Wagner* und *R. Ringelmann*, Charakterisierung der C1-Esterase und ihrer Substrate. Hoppe-Seylers Z. physiol. Chem. **350**, 1180 (1969). — *Sassano, F. G., H. R. Colten, T. Borsos* and *H. J. Rapp*, Resolution of the first component of guinea pig complement into three subunits, C1q, C1r and C1s, and their hybridization with human C1 subunits. Immunochemistry **9**, 405 (1972). — *Shelton, E., K. Yonemasu* and *R. M. Stroud*, Ultrastructure of the human complement component, C1q. Proc. Nat. Acad. Sci. USA **69**, 65 (1972). — *Svehag, S. E.* and *B. Bloth*, The ultrastructure of human C1q. Acta path. microbiol. scand. B **78**, 260 (1970). — *Tamura, N.* and *R. A. Nelson*, The purification and reactivity of the first component of complement from guinea pig, human and canine sera. J. Immunol. **101**, 1333 (1968). — *Taranta, A., H. S. Weiss* and *E. C. Franklin*, Precipitating factor for aggregated γ-Globulin in normal human sera. Nature **189**, 239 (1961). — *Wagner, H., M. Röllinghoff* und *R. Ringelmann*, Die kompetitive Hemmung der C1-Esterase. Hoppe-Seylers Z. physiol. Chem. **350**, 1180 (1969). — *Wunderlich, R.* und *R. Ringelmann*, Eine Methode zur spezifischen Reinigung der ersten Komplementkomponente C1. Med. Microbiol. Immunol. **157**, 120 (1972). — *Yonemasu, K.* and *R. M. Stroud*, Structural studies on human C1q: Non-covalent and covalent subunits. Immunochemistry **9**, 545 (1972). — *Yonemasu, K.* and *S. Stroud*, C1q: Rapid purification method for preparation of mono specific antisera and for biochemical studies. J. Immunol. **106**, 304 (1971). — *Yonemasu, K., R. M. Stroud, W. Niedermeier* and *W. T. Butler*, Chemical studies on C1q; a modulator of immunoglobulin biology. Biochem. Biophys. Res. Commun. **43**, 1388 (1971).

Die vierte Komponente: C4

Humanes C4 wurde von *Müller-Eberhard* und *Biro* (1963) gereinigt. Die Komponente erhielt wegen ihrer Wanderungsgeschwindigkeit im elektrischen Feld zunächst den Namen β1E-Globulin. Die Sedimentationskonstante ($S^0_{20,w}$) beträgt 10,0 S. Das Molekulargewicht wurde mit 230000 angegeben. Der Kohlenhydratgehalt von C4 beträgt 14 %, die sich aus Hexose, Hexosamin und Neuraminsäure zusammensetzen. Die Analyse der Aminosäuren zeigte keine Besonderheiten (*Müller-Eberhard* 1968). Eine ähnliche Reinigungsmöglichkeit haben *Inai, Hiramatsu* und *Nagaki* (1967) und *Hiramatsu, Nagaki, Inai* und *Tanabe* (1967) beschrieben. Mit dem Endprodukt wurde ein Antiserum gegen C4 gewonnen, das die immunoelektrophoretische Identifizierung von C4 auch im Serum ermöglichte (Abb. 6). *Haupt, Heide* und *Schwick* (1970) konnten die Reinigung bis zur Kristallisation vorantreiben, doch mußte bei diesem Verfahren der Verlust der hämolytischen Aktivität in Kauf genommen werden (Abb. 7). Auch aus Meerschweinchenserum wurde C4 isoliert (*Nelson, Jensen, Gigli* und *Tamura* 1966, *Inai, Hiramatsu* und *Nagaki* 1967, *Röllinghoff* und *Ringelmann* 1969).

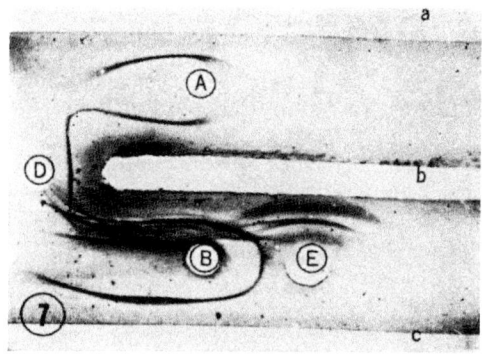

Abb. 6. Darstellung von C4 und C3 in Humanserum. Gereinigtes C4 wurde bei A und Humanserum, bei B vor der Elektrophorese aufgetragen. Nach der Elektrophorese wurden die Präzipitate entwickelt mit a) und b) Antihumanserum, c) und E Anti-C3-Serum sowie gereinigtes C4 in D. (Nach *Hiramatsu, Nagaki, Inai* und *Tanabe*, 1967)

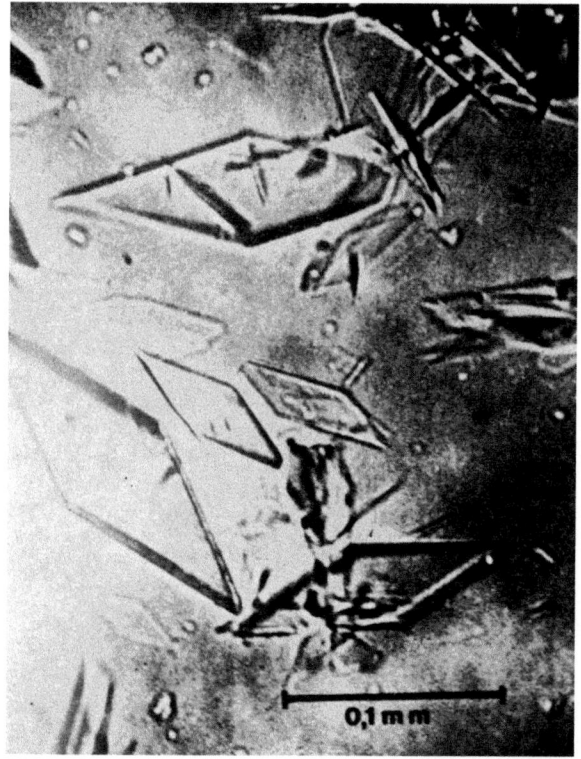

Abb. 7. Schnell kristallisiertes humanes C4 (nach *Haupt, Heide* und *Schwick*, 1970).

Die hämolytische C4-Aktivität wird durch Ammoniak (*Gordon, Whitehead* und *Wormall* 1926), durch KCNS (*Dalmasso* und *Müller-Eberhardt* 1966) sowie durch Hydrazin zerstört (*Ecker, Pillemer* und *Seifter* 1943, *Seifter, Katchalski* und *Harkness* 1963). Nach vollständiger Inaktivierung durch Hydrazin wandert C4 im elektrischen Feld deutlich langsamer als die native Komponente. Die Sedimentationskonstante vermindert sich durch Hydrazinbehandlung auf 9,4S (*Müller-Eberhard* und *Biro* 1963).

Gereinigtes menschliches C4 erwies sich als uneinheitlich (*Rosenfeld, Ruddy* und *Austen* 1969, *Bach, Ruddy, Macharen* und *Austen* 1971). Zum Nachweis des Polymorphimus wurde die gekreuzte Antigen-Antikörper-Elektrophorese nach *Laurell* (1965) benutzt. Bislang wurden 10 Phänotypen gefunden, die sich aus den C4-Subtypen A, A_1, C, C_w und deren Kombinationen zusammensetzen. In Abb. 8 sind diese Befunde zusammengefaßt.

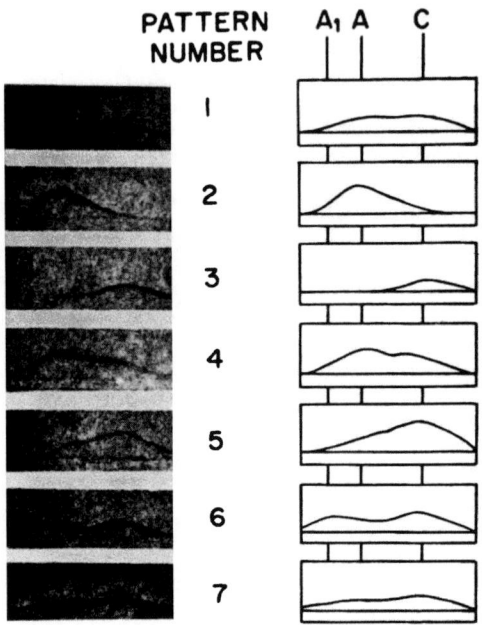

Abb. 8. Demonstration von C4 Subtypen mit Hilfe der gekreuzten Antigen-Antikörper-Elektrophorese. Die Anode ist links, rechts eine schematische Wiedergabe. (Nach *Rosenfeld, Ruddy* und *Austen*, 1969)

Literatur

Bach, S., S. Ruddy, J. A. Macharen and *K. F. Austen*, Electrophoretic polymorphism of the fourth component of human complement (C4) in paired maternal and foetal plasmas. Immunology 21, 869 (1971). — *Dalmasso, A. P.* and *H. J. Müller-Eberhard*, Hemolytic activity of lipoprotein-depleted serum and the effect of certain anions on complement. J. Immunol. 97, 680 (1966). — *Ecker, E. E., L. Pillemer* and *S. Seifter*, Immunochemical studies on human serum. I. Human complement and its components. J. Immunol. 47, 181 (1943). — *Gordon, J., H. R. Whitehead* and *A. Wormall*, The action of ammonia on complement. The fourth component. J. Biochem. 20, 1028 (1926). — *Haupt, H., K. Heide* und *H. G. Schwick*, Isolierung und Kristallisation von β1E-Globulin aus Humanserum. Klin. Wschr. 48, 550 (1970). — *Hiramatsu, S., K. Nagaki, S. Inai* and *S. Tanabe*, Immunoelectrophoretic studies on β1E-globulin in human serum. Biken J. 10, 175 (1967). — *Inai, S., S. Hiramatsu* and *K. Nagaki*, Separation of C4 from C1 inactivator and purification of both substances. Biken J. 10, 155 (1967). — *Laurell, C. B.*, Antigen-antibody crossed electrophoresis. Analyt. Biochem. **10**, 358 (1965). — *Müller-Eberhard, H. J.* and *C. E. Biro*, Isolation and description of the fourth component of human complement. J. Exp. Med. **118**, 447 (1963). — *Müller-Eberhard, H. J.*, Chemistry and reaction mechanism of complement. Advan. Immunol. **8**, 1 (1968). — *Nelson, R. A., J. Jensen, I. Gigli* and *N. Tamura*, Methods for the separation, purification and measurement of nine components of hemolytic complement in guinea-pig serum. Immunochemistry **3**, 111 (1966). — *Röllinghoff, M.* and *R. Ringelmann*, Characterization of the purified fourth component of guinea pig complement. Prot. Biol. Fluids **17**, 315 (1969). — *Rosenfeld, S. I., S. Ruddy* and *K. F. Austen*, Structural polymorphism of the fourth component of human complement. J. Clin. Invest. **48**, 2283 (1969). — *Seifter, S., E. Katchalski* and *D. M. Harkness*, Effects of hydroxylamine on complement. Fed. Proc. **22**, 612 (1963).

Die zweite Komponente: C2

Die Präparation von C2 gelang erstmals 1961 *(Borsos, Rapp* und *Cook)*, wobei Meerschweinchenserum als Ausgangsmaterial benutzt wurde. Diese Präparate waren frei von C1 und C4, enthielten aber noch andere Komponenten und Serumproteine. *Stroud, Mayer, Miller* und *McKenzie* (1966) geben als physikochemische Parameter von C2 ein Molekulargewicht von 130 000 und eine Sedimentationskonstante von 5,5S an. Die Diffusionskonstante (D) wurde mit $3{,}9 \times 10^{-7}$ cm²/sec. berechnet. *Borsos* und *Rapp* (1965) fanden ein Molekulargewicht von 150 000, das durch Gelfiltration an Sephadex nach der Methode von *Andrews* (1965) ermittelt worden war. Über die funktionelle Reinigung hinaus haben *Wagner* und *Röllinghoff* (1970) eine Isolierung von C2 nach proteinchemischen Kriterien durchgeführt. Das gereinigte Protein wanderte als β1-Globulin (Molekulargewicht 130 000; 5,4S). Als Reinheitskriterien dienten die analytische Polyacrylamidgel-Elektrophorese, die Immunoelektrophorese sowie die vollständige Spaltbarkeit des C2 durch aktiviertes C1. Als normale Serumkonzentration wurde 25—30 µg/ml errechnet.

Eine weitere Methode der C2-Reinigung wurde von *Mayer, Miller* und *Shin* (1970) mitgeteilt. Es wird die Eigenschaft des nativen C2 ausgenutzt, sich spontan und reversibel an EAC4 anzulagern *(Sitomer, Stroud* und *Mayer* 1966). Als Ausgangsmaterial bei dieser Reinigung dienten die bereits erwähnten C2-Präparationen von *Borsos, Rapp* und *Cook* (1961). Nach einer Adsorption des vorgereinigten C2 an EAC4 bei einer Ionenstärke von 0,0686; pH 8,5 und 25—30° C in Gegenwart von 0,002 M $MgCl_2$; 0,003 M $CaCl_2$ erfolgte die Elution aus dem gewaschenen EAC42-Komplex bei einer Ionenstärke von 0,147; pH 6,5 und 0° C. Das Präparat zeigte gute hämolytische Aktivität.

Auch aus menschlichem Serum wurde C2 gereinigt *(Polley* und *Müller-Eberhard* 1968). Als molekulare Parameter werden angegeben: 5,2S; D $4{,}0 \times 10^{-7}$ cm²/sec. Unter Annahme eines partiell spezifischen Volumens für C2 von 0,73 wurde aus diesen Daten ein Molekulargewicht von 117 000 berechnet sowie ein f/fo-Wert von 1,6 *(Wyman* und *Ingalls* 1943). Die Konzentration im Serum beträgt 26 µg/ml *(Cooper, Polley* und *Müller-Eberhard* 1970) was dem oben genannten Wert für Meerschweinchenserum entspricht.

Die hämolytische Aktivität und die Stabilität von humanem C2 kann durch Behandlung mit Jod auf das Zehnfache gesteigert werden (Abb. 9), *(Polley* und *Müller-Eberhard* 1967). Es wird angenommen, daß diesem Effekt eine Reaktion des Jods mit einer SH-Gruppe des C2-Moleküls zugrunde liegt im Sinne einer Oxidation. Auf das Vorhandensein kritischer SH-Gruppen in C2 ist früher schon auf der Grundlage ihrer Inaktivierung mit p-Hydroxymercuribenzoat geschlossen

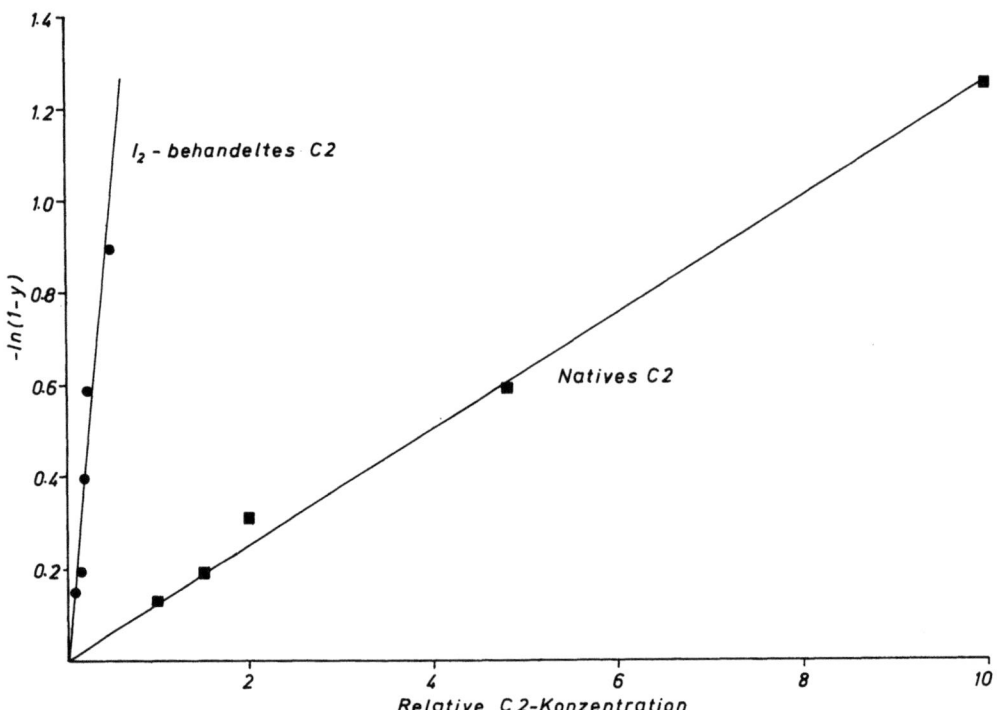

Abb. 9. Dosis-Wirkungsexperiment mit nativem sowie Jod-behandeltem C2. Die Aktivität ist ausgedrückt als durchschnittliche Zahl der C2a-Reaktivitäten pro Zelle. (Nach *Polley* und *Müller-Eberhard*, 1967)

worden (*Leon* 1965). Die Anzahl der freien SH-Gruppen wurde auf zwei geschätzt (*Polley* und *Müller-Eberhard* 1969). Mit Jod behandeltes C2 wird als $^{oxy}C2$ bezeichnet.

Literatur

Andrews, P., The gel-filtration behavior of proteins related to their molecular weights over a wide range. Biochem. J. **96**, 595 (1965). — *Borsos, T.* and *H. J. Rapp*, Estimation of molecular size of complement components by Sephadex chromatography. J. Immunol. **94**, 510 (1965). — *Borsos, T., H. J. Rapp* and *C. T. Cook*, Studies on the second component of complement. III. Separation of the second component from guinea pig serum by chromatography on cellulose derivatives. J. Immunol. **87**, 330 (1961). — *Cooper, N. R., M. J. Polley* and *H. J. Müller-Eberhard*, The second component of human complement (C2): Quantitative molecular analysis of its reaction in immune hemolysis. Immunochemistry **7**, 341 (1970) — *Leon, M. A.*, Complement: Inactivation of second component by hydroxymercuribenzoate. Science **147**, 1034 (1965). — *Mayer, M. M., J. A. Miller* and *H. S. Shin*, A specific method for purification of the second component of guinea pig complement and a chemical evaluation of the one-hit theory. J. Immunol. **105**, 327 (1970). — *Polley, M. J.* and *H. J. Müller-Eberhard*, The role of protein bound sulfur in the reactions of C2, C3 and C5 of human complement. Z. med. Mikrobiol. u. Immunol. **155**, 98 (1969). — *Polley, M. J.* and *H. J. Müller-Eberhard*, The second component of human complement: Its isolation, fragmentation by C'1 esterase, and incorporation into C'3 convertase. J. exp. Med. **128**, 533 (1968). — *Polley, M. J.* and *H. J. Müller-Eberhard*, Enhancement of the hemolytic activity of the second component of human complement by oxidation. J. exp. Med. **126**, 1013

(1967). — *Sitomer, G., R. M. Stroud* and *M. M. Mayer*, Reversible adsorption of C2 by EAC4: Role of Mg^{++}, enumeration of competent SAC'4, two step nature of C'2a fixation and estimation of its efficiency. Immunochemistry 3, 57 (1966). — *Stroud, R. M., M. M. Mayer, J. A. Miller* and *A. T. McKenzie*, C2a^d, an inactive derivative of C2 released during decay of EAC4, 2a. Immunochemistry 3, 163 (1966). — *Wagner, H.* and *M. Röllinghoff*, C2 — The second component of guinea pig complement: Purification and physicochemical characterization. Immunochemistry 7, 977 (1970). — *Wyman, J. Jr.* and *E. N. Ingalls*, A nomographic representation of certain properties of the proteins. J. Biol. Chem. 147, 297 (1943).

Die dritte Komponente: C3

Humanes C3 wurde 1960 von *Müller-Eberhard, Nilsson* und *Aronson* gereinigt und wegen seiner Wanderungsgeschwindigkeit in der Immunoelektrophorese als β1c-Protein bezeichnet. Die Sedimentationskonstante dieser Komponente (S^0_{20w}) wurde mit 9,5S und das Molekulargewicht mit 240 000 bestimmt (*Müller-Eberhard* und *Nilsson* 1960). Mit einer anderen Methodik wurde dagegen ein Molekulargewicht von 185 000 gefunden (*Budzko, Bokisch* und *Müller-Eberhard* 1971). Das Molekül enthält eine Disulfid-Brücke, deren Reduktion zu SH-Gruppen die hämolytische Aktivität nicht verändert. Dagegen verringert die Blockade der freigelegten Sulfhydryl-Gruppen mit p-Chloromercuribenzoat (p-CMB) die C3-Aktivität (*Polley* und *Müller-Eberhard* 1969).

Über die Reinigung von C3 aus Meerschweinchenserum liegen eine Reihe älterer Berichte vor (*Linscott* und *Cochrane* 1964, *Klein* und *Wellensiek* 1965), sowie neuere Beschreibungen proteinchemischer Verfahren mit hoher Leistungsfähigkeit (*Yonemasu* und *Inoue* 1968, *Bitter-Suermann, Hadding, Melchert* und *Wellensiek* 1970). Nach *Shin* und *Mayer* (1968) hat Meerschweinchen-C3 ein Molekulargewicht von 180 000 und eine Sedimentationskonstante von 7,4S, wohingegen *Nelson, Jensen, Gigli* und *Tamura* (1966), 8,2 angeben.

Obwohl die folgende immunchemische Charakterisierung bisher nur beim humanen C3 durchgeführt wurde, kann aus allgemeinen Überlegungen angenommen werden, daß sie sich in Zukunft auch für das Meerschweinchen und andere Spezies bestätigen wird. Nach *West, Davis, Forristal, Herbst* und *Spitzer* (1966) besitzt natives C3 die **antigenen Determinanten** A, B und D. Die Determinante B verschwindet, wenn C3 in der C-Reaktionskette in C3a und C3b gespalten wird (*Pondman, Hannema* und *Wolters* 1971). Humanes C3b trägt die Determinanten A und D. Sie gehen auch nach Inaktivierung des Bruchstückes in C3bi nicht verloren. Mit Hilfe der leistungsfähigen Acrylamidgel-Immunoelektrophorese haben *Spitzer, Stitzel, Pauling, Davis* und *West* (1971) eine andere Verteilung der antigenen Determinanten gefunden, was möglicherweise damit zusammenhängt, daß das C3 durch Immunkomplexe im Vollserum umgesetzt wurde. Die Autoren fanden das Konversionsprodukt C3c (B3a) als Träger der A-Determinante und C3d als Träger von D. Das Bruchstück C3b wurde nicht nachweisbar. Vermutlich handelt es sich bei C3c und C3d um Produkte der weiteren Aufspaltung von C3b.

Alterung von Serum, Hydrazin- oder Ammoniakbehandlung führen ebenfalls zum Verlust der antigenen B-Determinante. Es treten schließlich die beiden Endprodukte β1A (Molekulargewicht 150 000) und α2D (Molekulargewicht 70 000) auf, die durch ihre elektrophoretische Wanderung sowie die Determinanten A im ersten und D im zweiten Fall gekennzeichnet sind (*West, Winter, Forristal* und *Davis* 1968, *Müller-Eberhard* und *Nilsson* 1960, *Wolters, DenHartog, Mulder* und *Pondman* 1969). Die Bruchstücke C3c und C3d lassen sich von β1A bzw. α2D elektrophoretisch unterscheiden. Das Vorhandensein gleicher antigener Determinanten weist aber darauf hin, daß analoge Teile des Muttermoleküls in C3c und β1A sowie in C3d und α2D enthalten sein müssen. Das C3-Antigenmosaik ist in der folgenden Tabelle zusammengefaßt:

Molekül:	C3(β1c)	C3i (C3a·C3b)	C3a	C3b	C3c	C3d	β1A	α2D
Determinanten:	A, B, D	A, B, D	B	A, D	A	D	A	D

Die Konzentration von C3 im Humanserum beträgt nach *Kohler* und *Müller-Eberhard* (1967) $1,23 \pm 0,26$ mg/ml. *Petz, Fink, Letsky, Fudenberg* und *Müller-Eberhard* (1968) fanden bei Studien mit ^{125}J markiertem humanem C3 einen Normbereich von 1,00—1,87 mg/ml Serum bei einem Mittelwert von 1,43. Für gesunde Versuchspersonen berechnet diese Autorengruppe einen mittleren partiellen C3-Katabolismus von 2,12 %/o pro Stunde bei einem Normbereich von 1,56—2,68 %/o. Zwei Drittel des C3 befanden sich durchschnittlich intravaskulär. Inaktiviertes C3 (C3bi; B3b) wird dagegen sehr schnell mit 37 %/h aus der Zirkulation entfernt.

Ähnlich wie für C4 besteht für humanes C3 ein genetisch fixierter **Polymorphismus**. Ein erster Hinweis wurde von *Wieme, Demeulenaere* und *Segers* (1967); *Wieme* und *Demeulenaere* (1967); sowie *Wieme* und *Segers* (1968) gegeben. *Alper, Propp* und *Watson* (1968) sowie *Alper, Johnson, Birch* und *Moore* (1969) legten umfassendere Befunde vor. Danach sind bis jetzt sieben Allele für C3 bekannt, deren Produkte durch Unterschiede in der elektrophoretischen Wanderungsgeschwindigkeit differenziert werden können. Die Allele werden benannt als C3S und C3F (S = Abkürzung von „slow", F von „fast") mit den selteneren Allotypen

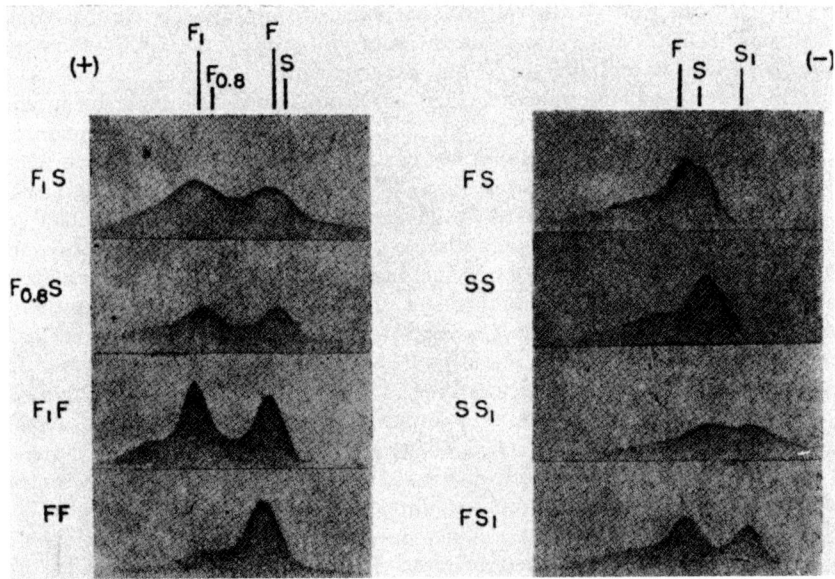

Abb. 10. Gekreuzte Antigen-Antikörper-Elektrophorese von acht C3-Phänotypen. Die Positionen der Maxima sind oben angegeben; die Typenbezeichnung steht links. (Nach *Alper, Propp* und *Watson*, 1968)

F_1; $F_{0,8}$; $F_{0,5}$; $S_{0,6}$ und S_1. Die Vererbung erfolgt wahrscheinlich codominant autosomal. Von den 15 erwarteten phänotypischen Kombinationen sind bis jetzt acht nachgewiesen worden (Abb. 10).

Nahezu gleichzeitig und unabhängig von den erwähnten Arbeiten erschien ein Bericht von *Azen* und *Smithies* (1968), in dem ebenfalls ein Polymorphismus von C3 beschrieben wurde. Diese Autoren beobachteten sechs Phänotypen, deren Vererbung von vier codominanten Allelen in einem autosomalen Gen-Locus kontrolliert wird. Die Allele wurden mit $C3^1$, $C3^2$, $C3^3$ und $C3^4$ bezeichnet und die Phänotypen mit C3 1–1, 1–2, 1–3, 1–4, 2–2 usw. Diese Nomenklatur ist z. B. auch bei den Haptoglobinen gebräuchlich. Die Allele $C3^1$, $C3^2$ und $C3^3$ von *Azen* und *Smithies* entsprechen C3F, C3S und $C3S_{0,6}$ in der Bezeichnung von *Alper, Johnson, Birtch* und *Moore* (1969). Ein C3-Polymorphimus wurde auch beim Rhesus-Affen beschrieben (*Alper, Robin* und *Refetoff* 1971). Von *Colten* und *Alper* (1972) wurden mehrere C3-Varianten auf ihre hämolytische Aktivität geprüft. Sie erwiesen sich als gleichwertig.

Als Anhang noch einige methodische Hinweise: Antiseren gegen C3, unter anderem auch gegen C3 von der Maus lassen sich unter Ausnutzung der C3-Bindung an Zymosan-Partikel leicht herstellen (*Mardiney* und *Müller-Eberhard* 1965). Ein in der Ziege gegen gereinigtes C3 vom Meerschweinchen erzeugtes Antiserum reagierte stark mit C3 von der Maus. Sowohl Agglutination von EAC1–3 (C5-defektes Mausserum) als auch Präzipitation von C3 in der Immunoelektrophorese ließen sich nachweisen (*Bitter-Suermann* unveröffentlichte Befunde).

Angaben über Kaninchen-C3 finden sich bei *Propp* und *Alper* (1969). Die Konversion des Kaninchen-C3 gelang mittels Ag-Ak-Komplexen, Hydrazin, Zymosan oder einfacher Lagerung. Die Ergebnisse stimmen im Prinzip mit den für Human-C3 erhobenen Befunden überein, wenn auch bis zu neun Bruchstücke nachgewiesen werden konnten.

Das auch gegen C4 wirksame Hydrazin führt ebenfalls zur Inaktivierung von C3. Durch Behandlung mit 0,02 M Hydrazin für 60 min. bei 37° C kann C3 sowohl im Serum als auch in gereinigtem Zustand seiner Funktion beraubt werden (*Taylor* und *Leon* 1959, *Müller-Eberhard* 1961). Auch die Anionen der Salze NaBr, KJ oder KSCN können C3 inaktivieren und dabei dessen physikochemische Eigenschaften ändern. Diese Inaktivierung erfaßt sowohl das gereinigte Protein als auch C3 im Serum (*Dalmasso* und *Müller-Eberhard* 1966).

Literatur

Alper, C. A., N. I. Robin and *S. Refetoff*, Genetic polymorphism in rhesus C3 and Gc globulin. J. Immunol. 107, 96 (1971). — *Alper, C. A., A. M. Johnson, A. G. Birtch* and *F. D. Moore*, Human C3: Evidence for the liver as the primary site of synthesis. Science 163, 286 (1969). — *Alper, C. A., R. P. Propp* and *L. Watson*, Genetic polymorphism of the third component of human complement (C3). J. Clin. Invest. 47, 2181 (1968). — *Azen, E. A.* and *O. Smithies*, Genetic polymorphism of C3 (β1c globulin) in human serum. Science 162, 905 (1968). — *Bitter-Suermann, D., U. Hadding, F. Melchert* and *H. J. Wellensiek*, Independent and consecutive action of C5, C6 and C7 in immune hemolysis. I. Preparation of EAC1–5 with purified guinea pig C3 and C5. Immunochemistry 7, 955 (1970). — *Budzko, D. B., V. A. Bokisch* and *H. J. Müller-Eberhard*, A fragment of the third component of human complement with anaphylatoxin activity. Biochemistry 10, 1166 (1971). — *Colten, H. R.* and *C. A. Alper*, Hemolytic efficiencies of genetic variants of human C3. J. Immunol. 108, 1184 (1972). — *Dalmasso, A. P.* and *H. J. Müller-Eberhard*, Hemolytic activity of lipoprotein-depleted serum and the effect of certain anions on complement. J. Immunol. 97, 680 (1966). — *Klein, P. G.* and *H. J. Wellensiek*, Multiple nature of the third component of guinea pig complement. I. Separation and characterization of three factors a, b and c, essential for haemolysis. Immunology 8, 590 (1965). — *Kohler, P. F.* and *H. J. Müller-Eberhard*, Immunochemical quantitation of the third, fourth and fifth components of human complement. Concentration in the serum of healthy adults. J. Immunol. 99, 1211 (1967). — *Linscott, W. D.* and *C. G. Cochrane*, Guinea pig β1c-globulin: its relationship to the third component of complement and its alteration following interaction with immune complexes. J. Immunol. 93, 972 (1964). — *Mardiney, M. R. Jr.* and *H. J. Müller-Eberhard*, Mouse β1c-globulin: production of antiserum and characterization in the complement reaction. J. Immunol. 94, 877 (1965). — *Müller-Eberhard, H. J.*, Isolation and description of proteins related to the human complement system. Acta Soc. Med. Upsal. 66, 152 (1961). — *Müller-Eberhard, H. J.* and *U. Nilsson*, Relation of a β1-glycoprotein of human serum to the complement system. J. Exp. Med. 111, 217 (1960). — *Müller-Eberhard, H. J., U. Nilsson* and *T. Aronsson*, Isolation and characterization of two β1-glycoproteins of human serum. J. Exp. Med. 111, 201 (1960). — *Nelson, R. A., J. Jensen, I. Gigli* and *N. Tamura*, Methods for the separation, purification and measurement of nine components of hemolytic complement in guinea-pig serum. Immunochemistry 3, 111 (1966). — *Petz, L. D., D. J. Fink, E. A. Letsky, H. H. Fudenberg* and *H. J. Müller-Eberhard*, In vitro metabolism of complement. I. Metabolism of the third component (C3) in acquired hemolytic anemia. J. Clin. Invest. 47, 2469 (1968). — *Polley, M. J.* and *H. J. Müller-Eberhard*, The role of protein bound sulfur in the reactions of C2, C3 and C5 of human complement. Z. Med. Mikrobiol. Immunol. 155, 98 (1969). — *Pondman, K. W., A. Hannema* and *G. Wolters*, C3-consumption in immune reactions. J. Immunol. 107, 314 (1971). — *Propp, R. P.* and *C. A. Alper*, Rabbit C3: isolation and characterization of reactions in vitro and during in vivo antigen-antibody interaction. Immunology 17, 695 (1969). — *Shin, H. S.* and *M. M. Mayer*, The third component of the guinea pig complement system. I. Purification and characterization. Biochemistry 7, 2991 (1968). — *Spitzer, R. E., A. E. Stitzel, V. L. Pauling, N. C. Davis* and *C. D. West*, The antigenic and molecular alterations of C3 in the fluid phase during an immune reaction in normal human serum. Demonstration of a new conversion product, C3x. J. Exp. Med. 134, 656 (1971). — *Taylor, A. B.* and *M. A. Leon*, Kinetics of human complement. IV. Kinetics of the inactivation of the C3-complex by hydrazine. J. Immunol. 83, 284 (1959). — *West, C. D., S. Winter, J. Forristal* and *N. C. Davis*, Effect of aging of serum on consumption of antibody by β1c-globulin determinants; evidence for circulating breakdown products in glomerulonephritis. Clin. Exp. Immunol. 3, 1 (1968). — *West, C. D., N. C. Davis, J. Forristal, J. Herbst* and *R. Spitzer*, Antigenic determinants of β1c- and β1G-globulins. J. Immunol. 96, 650 (1966). — *Wieme, R. J., L. Demeulenaere* and *J. Segers*, Familial occurence of electrophoretic C3 variants in man. Prot. Biol. Fluids 15, 499 (1967). — *Wieme, R. J.* and *L. Demeulenaere*, Genetically determined electrophoretic variant of the human complement component C3. Nature 214, 1042 (1967). — *Wieme, R. J.* and *J. Segers*, Genetic polymorphism of the complement component C3 in a Bantu population. Nature 220, 176 (1968). — *Wolters, G., W. den Hartog, M. Mulder* and *K. W. Pondman*, Relationship of antigenic determinants of C3 globulin in vaso-active fragments derived from C3. Z. Med. Mikrobiol. u. Immunol. 155, 97 (1969). — *Yonemasu, K.* and *K. Inoue*, Studies on the third component (C3) of guinea pig complement. I. Purification and characterization. Biken J. 11, 169 (1968).

Die fünfte Komponente: C5

Aus Meerschweinchenserum ließ sich funktionell gereinigtes C5 gewinnen. Nach *Nelson, Jensen, Gigli* und *Tamura* (1966) hat C5 eine Sedimentationskonstante von 7,6S. Proteinchemisch reine Präparate wurden von *Bitter-Suermann, Hadding, Melchert* und *Wellensiek* (1970) sowie von *Cook, Shin, Mayer* und *Laudenslayer* (1971) hergestellt. Die zweite Autorengruppe gibt ein Molekulargewicht von

180 000 an und eine Sedimentationskonstante von 7,8S. Dagegen fanden *König, Bitter-Suermann, Dierich* und *Hadding* (1971) 8,3S bei einem Molekulargewicht von 205 000. Das C5 stellt ein β-Globulin dar und kann durch Erhitzen auf 62°C bei pH 8,5 zerstört werden (*Klein* und *Wellensiek* 1965, *Wellensiek* und *Klein* 1965). Ebenso führen Zymosan oder Kobragift zu einer Inaktivierung von C5 im Serum. Dieser Inaktivierungsprozeß bezieht allerdings C3 ein und ist ausführlich im Abschnitt C beschrieben.

Humanes C5 liegt im Serum in einer Konzentration von 75 µg/ml vor (*Kohler* und *Müller-Eberhard* 1967). Es wurde von *Nilsson* und *Müller-Eberhard* (1965) sowie *Nilsson, Tomar* und *Taylor* (1972) proteinchemisch gereinigt. Die Sedimentationskonstante beträgt 8,7S. Im elektrischen Feld wandert C5 als schnelles β-Globulin. Es enthält 19 % Kohlenhydrate, die hauptsächlich aus Hexose und Hexosamin bestehen (*Müller-Eberhard* 1968). *Nilsson* und *Heym* (1969) fanden 3,1 g Hexose pro 100 g Protein und einem $E\frac{1\%}{280}$ Wert (1 cm) von 11,3 und geben in der gleichen Arbeit auch die an sich unauffällige Aminosäurezusammensetzung von C5 an. Die Komponente ließ sich in zwei Polypeptiketten zerlegen mit einem MG von 83 000 bzw. 123 000 (*Nilsson, Tomar* und *Taylor* 1972). *Polley* und *Müller-Eberhard* (1969) wiesen zwei Sulfhydryl-Gruppen pro C5-Molekül nach. Ihre Blockade mit p-CMB führte zum Verlust von 95 % der hämolytischen Aktivität. Ebenso zerstört die Behandlung von C5 mit 1M KCNS die Aktivität dieser Komponente (*Dalmasso* und *Müller-Eberhard* 1966).

Die sechste Komponente: C6

Aus Meerschweinchenserum wurde C6 in funktionell reiner Form von *Inoue* und *Nelson* (1965) sowie *Nelson, Jensen, Gigli* und *Tamura* (1966) isoliert. *Nelson* (1967) gibt die Sedimentationskonstante mit 5,6S an. Von *König, Bitter-Suermann, Dierich* und *Hadding* (1971) ist das Molekulargewicht mit 130 000 bestimmt worden.

Humanes C6 wurde von *Arroyave* und *Müller-Eberhard* (1971) proteinchemisch gereinigt. Die Komponente stellt ein $β_2$-Globulin dar mit einem Molekulargewicht von 95 000 und einer Sedimentationskonstante von 5,7S. Die Serumkonzentration wurde mit 60 µg/ml angegeben. Dagegen fanden *Tedesco* und *Lachmann* (1971) 11 µg/ml für Humanserum und 35 µg/ml für Kaninchenserum.

Die siebente Komponente: C7

C7 wurde zuerst aus Meerschweinchenserum dargestellt (*Inoue* und *Nelsson* 1966; *Klein* und *Wellensiek* 1965; *Wellensiek* und *Klein* 1965). Die Sedimentationskonstante wurde mit 5,0—5,2S ermittelt (*Nelson, Jensen, Gigli* und *Tamura* 1966; *Nelsson* 1967), bei einem Molekulargewicht um 130 000 (*König, Bitter-Suermann, Dierich* und *Hadding* 1971). Der Wert stimmt gut mit dem Molekulargewicht für humanes C7 überein, der mit 140 000 angegeben wurde, obwohl hier die Sedimentationskonstante mit 7,5S etwas höher lag (*Thompson* und *Lachmann* 1970).

Funktionell reines C7 wurde auch aus Humanserum dargestellt (*Nilsson* 1967; *Nilsson* und *Müller-Eberhard* 1967; *Müller-Eberhard* 1968; *Vroon, Schulz* und *Zarco* 1970). Das Molekulargewicht wird von *Mayumi* (1970) mit 130 000 angegeben, die Sedimentationskonstante mit 5,3S. Im elektrischen Feld wandert es als β-Globulin (*Nilsson* und *Müller-Eberhard* 1966). Die hämolytische Funktion von C7 bleibt auch nach Erhitzen auf 56° C erhalten.

Eine Mitteilung über Lipase-Aktivität von C7 (*Simard, Lener-Netsch* und *Del Age* 1969) ist bisher nicht bestätigt worden.

Die achte Komponente: C8

Auch C8 wurde zunächst aus Meerschweinchenserum dargestellt und funktionell gereinigt (*Klein* und *Wellensiek* 1965; *Wellensiek* und *Klein* 1965; *Nelson, Jensen, Gigli* und *Tamura* 1966; *Schultz* und *Zarco* 1970). Die Sedimentationskonstante wurde von *Nelson* (1967) mit 7,8S angegeben, während *König, Bitter-Suermann, Dierich* und *Hadding* (1971) 8,5 S fanden bei einem Molekulargewicht von 150 000.

In proteinchemisch reiner Form wurde C8 aus Humanserum dargestellt (*Manni* und *Müller-Eberhard* 1969). Es hatte eine Sedimentationskonstante von ebenfalls 8,5S und ein Molekulargewicht von 153 000. Die elektrophoretische Wanderungsgeschwindigkeit war die eines γ1-Globulins. Abb. 11 zeigt eine immunologische Analyse im Doppel-Diffusionstest nach Ouchterlony. C8 erwies sich als hitzelabil. Man kann den Faktor auch teilinaktivieren. Die Aufbewahrung von Meerschweinchen-C8 bei 2° C und einer Ionenstärke von 0,04 bei pH 7,5 führte zum Verlust der hämolytischen Aktivität, ebenso wie Behandlung mit Trypsin in geringen Konzentrationen (*Stolfi* 1970). Das so behandelte C8 wurde als „C8-Analog" bezeichnet. Es soll sich noch an EAC1–7 binden können und auch C9 verbrauchen ohne aber hämolytisch wirksam zu werden.

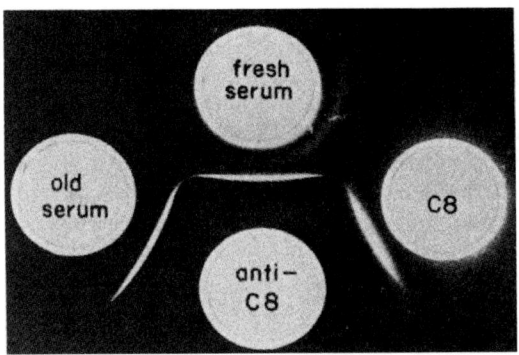

Abb. 11. Immunologischer Nachweis von C8 im Doppeldiffusionstest nach Ouchterlony. Gereinigtes C8 (50 μg) wurde mit C8 in frischem Serum sowie mit C8 in Serum, das einen Monat bei 4° C gehalten worden war, verglichen. (Nach *Manni* und *Müller-Eberhard*, 1969)

Funktionell reines C8 vom Menschen und vom Meerschweinchen konnte durch Behandlung mit 2×10^{-3}M EDTA inaktiviert werden. Zusammen mit weiteren Ergebnissen wurde von den Autoren (*Schultz* und *Zarco* 1970) angenommen, daß bei dieser Art der Inaktivierung eine Zerstörung der für die Reaktion mit C7 verantwortlichen Bindungsstelle des C8-Moleküls stattfindet.

Die neunte Komponente: C9

Bei Arbeiten an Meerschweinchen-C stießen *Nishioka* und *Linscott* (*Nishioka* und *Linscott* 1963; *Linscott* und *Nishioka* 1963) auf eine neue Komponente: C9. Sie wurde in funktionell reiner Form aus Meerschweinchenserum gewonnen (*Klein* und *Wellensiek* 1965; *Wellensiek* und *Klein* 1965; *Nelson, Jensen, Gigli* und *Tamura* 1966; *Inoue, Mori* und *Yonemasu* 1967; *Tamura* und *Shimada* 1971). Die physikochemischen Parameter, 4,5–4,7S und ein Molekulargewicht von 80 000 (*Nelson* 1967; *König, Bitter-Suermann, Dierich* und *Hadding* 1971) stimmen gut mit den Werten des C9 aus Humanserum überein. Auch zur Erkennung dieser Komponente hat sich ein monospezifisches Antiserum herstellen lassen (*Tamura* und *Shimada* 1971).

Humanes C9 (Abb. 12) erwies sich nach proteinchemischer Reinigung (*Hadding, Müller-Eberhard* und *Dalmasso* 1966; *Hadding* und *Müller-Eberhard* 1969) als ein α-Globulin mit einer Sedimentationskonstanten von 4,5S und einem Molekulargewicht von 79 000. Als Serumkonzentration wurden ca. 10 µg/ml berechnet. Behandlung des isolierten C9 mit Hydrazin, Parachloromercuribenzoat oder Mercaptoäthanol beeinflußte die Aktivität nicht. Pronase oder Oxidation mit Kaliummetaperiodat dagegen zerstörten die hämolytische Aktivität von C9 vollständig (*Hadding* und *Müller-Eberhard* 1969).

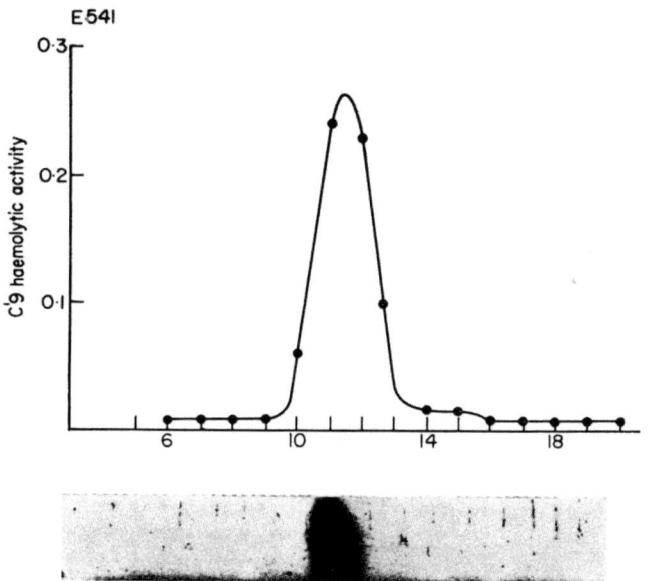

Abb. 12. Korrelation der hämolytischen Aktivität von humanem C9 mit der Position des isolierten Proteins in einer analytischen Polyacrylamidgel-Elektrophorese. Das Gel ist nach der Elektrophorese längs geteilt worden; eine Hälfte wurde gefärbt, die andere wurde in 2 mm Stücke zerschnitten, eluiert und auf C9-Aktivität getestet. (Nach *Hadding* und *Müller-Eberhard*, 1969)

Literatur zu C5, C6, C7, C8 und C9

Arroyave, C. M. and *H. J. Müller-Eberhard*, Isolation of the sixth component of complement from human serum. Immunochemistry 8, 995 (1971). — *Bitter-Suermann, D.*,

U. Hadding, F. Melchert and *H. J. Wellensiek*, Independent and consecutive action of C5, C6 and C7 in immune hemolysis. I. Preparation of EAC1–5 with purified guinea pig C3 and C5. Immunochemistry 7, 955 (1970). — *Cook, C. T., H. S. Shin, M. M. Mayer* and *K. A. Laudenslayer*, The fifth component of the guinea pig complement system. I. Purification and characterization. J. Immun. 106, 467 (1971). — *Dalmasso, A. P.* and *H. J. Müller-Eberhard*, Hemolytic activity of lipoprotein-depleted serum and the effect of certain anions on complement. J. Immunol. 97, 680 (1966). — *Hadding, U.* and *H. J. Müller-Eberhard*, The ninth component of human complement: Isolation, description and mode of action. Immunology 16, 719 (1969). — *Hadding, U., H. J. Müller-Eberhard* and *A. P. Dalmasso*, Isolation of the terminal component of human complement. Fed. Proc. 25, 485 (1966). — *Inoue, K., T. Mori* and *K. Yonemasu*, Studies on the C3d of guinea pig complement. Biken J. 10, 143 (1967). — *Inoue, K.* and *R. A. Nelson*, The isolation and characterization of a ninth component of hemolytic complement, C3f. J. Immunol. 96, 386 (1966). — *Inoue, K.* and *R. A. Nelson*, The isolation and characterization of a new component of hemolytic complement, C3e. J. Immunol. 95, 355 (1965). — *Klein, P. G.* and *H. J. Wellensiek*, Multiple nature of the third component of guinea pig complement. I. Separation and characterization of three factors a, b and c, essential for haemolysis. Immunology 8, 590 (1965). — *König, W., D. Bitter-Suermann, M. Dierich* and *U. Hadding*, Physicochemical characterization of the fifth (C5), sixth (C6), seventh (C7), eighth (C8) and ninth (C9) component of guinea pig complement. Eur. J. Immunol. 1, 372 (1971). — *Kohler, P. F.* and *H. J. Müller-Eberhard*, Immunochemical quantitation of the third, fourth and fifth components of human complement. Concentration in the serum of healthy adults. J. Immunol. 99, 1211 (1967). — *Linscott, W. D.* and *K. Nishioka*, Components of guinea pig complement. II. Separation of serum fractions essential for immune hemolysis. J. Exp. Med. 118, 795 (1963). — *Manni, J. A.* and *H. J. Müller-Eberhard*, The eighth component of human complement (C8): Isolation, characterization, and hemolytic efficiency. J. Exp. Med. 130, 1145 (1969). — *Mayumi, M.*, Studies on the seventh component of complement: the mode of action of C7. Japan. J. Exp. Med. 40, 433 (1970). — *Müller-Eberhard, H. J.*, Chemistry and reaction mechanism of complement. Advan. Immunol. 8, 1 (1968). — *Nelson, R. A. jr.*, Proteins of the complement system and their biological function. Prot. Biol. Fluids 15, 385 (1967). — *Nelson, R. A., J. Jensen, I. Gigli* and *N. Tamura*, Methods for the separation, purification and measurement of nine components of hemolytic complement in guinea pig serum. Immunochemistry 3, 111 (1966). — *Nilsson, U. R., R. H. Tomar* and *F. B. Taylor*, Additional studies on human C5: Development of a modified purification method and characterization of the purified product by polyacrylamide gel electrophoresis. Immunochemistry 9, 709 (1972). — *Nilsson, U.* and *G. Heym*, Studies on the chemical nature of the fifth component of human complement (C5). Fed. Proc. 28, 818 (1969). — *Nilsson, U.*, Separation and partial purification of the sixth, seventh and eighth components of human haemolytic complement. Acta path. microbiol. scand. 70, 469 (1967). — *Nilsson, U. R.* and *H. J. Müller-Eberhard*, Studies on the mode of action of the fifth, sixth and seventh component of human complement in immune haemolysis. Immunology 13, 101 (1967). — *Nilsson, U.* and *H. J. Müller-Eberhard*, Requirement of C3, C5, C6 and C7 for the formation of a thermostable intermediate complex between sheep erythrocytes and human complement. Immunochemistry 3, 500 (1966). — *Nilsson, U. R.*, and *H. J. Müller-Eberhard*, Isolation of β_1F globulin from human serum and its characterization as the fifth component of complement. J. Exp. Med. 122, 277 (1965). — *Nishioka, K.* and *W. D. Linscott*, Components of guinea pig complement. I. Separation of a serum fraction essential for immune hemolysis and immune-adherence. J. Exp. Med. 118, 767 (1963). — *Polley, M. J.* and *H. J. Müller-Eberhard*, The role of protein bound sulfur in the reactions of C2, C3 and C5 of human complement. Z. med. Mikrobiol. u. Immunol. 155, 98 (1969). — *Schultz, D. R.* and *R. M. Zarco*, Inhibition of the eighth component of complement (C8) by ethylendiaminetetraacetate (EDTA). J. Immunol. 104, 279 (1970). — *Simard, J., G. Lehner-Netsch* et *J. M. del Age*, Activité lipasique de C7. Rev. Canad. Biol. 28, 229 (1969). — *Stolfi, R. L.*, An analoque of guinea pig C8: in vitro generation and inhibitory activity. J. Immunol. 104, 1212 (1970). — *Tamura, N.* and *A. Shimada*, The ninth component of guinea-pig complement. Isolation and identification as an $α_2$-globulin. Immunology 20, 415 (1971). — *Tedesco, F.* and *P. J. Lachmann*, The quantitation of C6 in rabbit and human sera. Clin. Exp. Immunol. 9, 359 (1971). — *Thompson R. A.* and *P. J. Lachmann*, Reactive Lysis: The complement-mediated lysis of unsensitized cells. I. The characterization of the indicator factor and its identification as C7. J. Exp. Med. 131, 629 (1970). — *Vroon, D. H., D. R. Schultz* and *R. M. Zarco*, The separation of nine components and two inactivators of components of complement in human serum. Immunochemistry 7, 43 (1970). — *Wellensiek, H. J.* and *P. G. Klein*, Multiple nature of the third component of guinea-pig complement. II. Separation and description of two additional factors β and d; preparation and characterization of four intermediate products. Immunology 8, 604 (1965).

5. Die Aktivierung des C-Systems durch die erste Komponente (C1)

a) Aktivierung durch Antigen-Antikörper-Komplexe

Die potentiellen Reaktionspartner Ak und C sind normalerweise gemeinsam im Blut vorhanden, ohne miteinander zu reagieren. Sie liegen physiologischerweise in einem prä-aktiven Zustand vor. Erst nach Reaktion mit dem Ag gewinnt der Ak im Verband des Ag-Ak-Komplexes die Fähigkeit, die C-Reaktionskette in Gang zu setzen. Die entscheidende Qualitätsänderung des Ak ist nicht aufgeklärt. Man kann aber davon ausgehen, daß das Gesamtgefüge (Konformation) des Ak eine Veränderung im Sinne einer Verformung erfahren hat. Auf der schweren Kette (H-chain) und zwar vorwiegend im Fc-Stück des γ-Globulins treten dabei Strukturelemente in Erscheinung, die in nativem Zustand nicht verfügbar sind (*Amiraian* und *Leikhim* 1961; *Taranta* und *Franklin* 1961; *Ishizaka, Ishizaka* und *Sugahara* 1962). Mit der Konformationsänderung des Fc-Stückes geht die Fähigkeit des Ak einher, mit der Komponente C1 (B1b) unter Bindung zu reagieren. Isolierte Fc-Fragmente des γG1-Globulins vermochten C1 ebenso gut zu binden, wie das vollständige Antikörper-Molekül (*Augener, Grey, Cooper* und *Müller-Eberhard* (1971). Auf dem Fc-Stück ließ sich die Stelle der C-Bindung noch näher bestimmen. Die

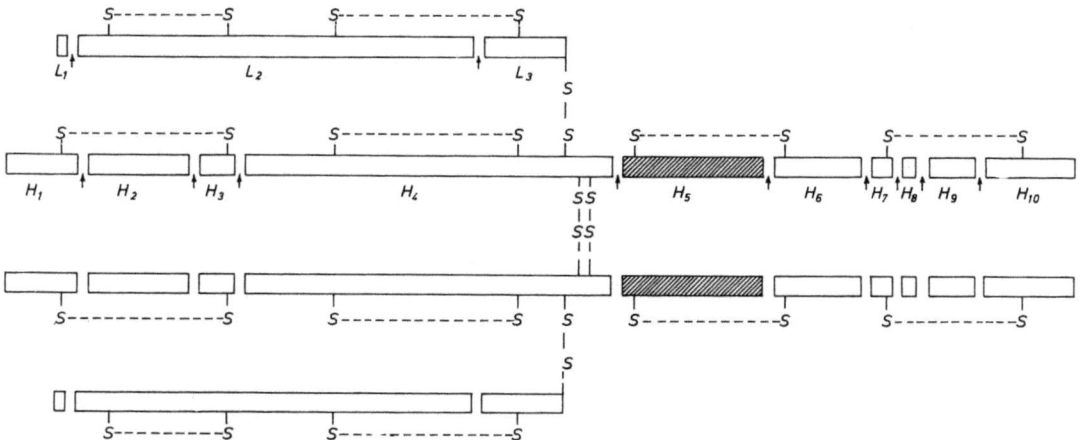

Abb. 13. Schematische Darstellung des MOPC 173γG 2a Immunoglobulins mit Angabe seiner CNBr-Bruchstücke. Die Pfeile zeigen die Stellen der CNBr-Spaltung an. Das C-bindende Fragment H5 ist dunkel markiert. (Nach *Kehoe* und *Fougereau*, 1969)

aktive Stelle konnte auf einem Peptid lokalisiert werden (H5-Bruchstück), dessen Position im Ak-Molekül auf Abb. 13 dargestellt ist (*Kehoe* und *Fougereau* 1969). Diese Ergebnisse müssen zunächst noch vorsichtig bewertet werden, da die C-Bindung durch γ-Globulin-Fragmente nur bedingt mit dem Verhalten des intakten Moleküls verglichen werden kann. Die C-bindenden Eigenschaften von IgM und IgG lassen sich durch Behandlung mit Mercaptoäthanol weitgehend zerstören (*Wiedermann, Miescher* und *Franklin* 1963; *Wiedermann, Ovary* und *Miescher* 1964), was von *Schur* und *Christian* (1964) auf Zerstörung von Disulfid-Brücken zurückgeführt wurde. Bei der Spaltung einer SS-Brücke zwischen den H-Ketten fällt das C-Bindungsvermögen auf etwa 30 % des nativen Moleküls ab. Der Befund sowie die weiter oben erwähnte Konformationsänderung müssen als Hinweis dafür dienen, daß die Fähigkeit zur C-Aktivierung nicht ausschließlich in der Primärstruktur des γ-Globulins zu suchen ist

Die C1-Aktivierung ist der auslösende Vorgang für die sukzessive Reaktion aller übrigen C-Komponenten. Man muß sich aber davor hüten, den Ablauf der C-Sequenz und die Bindung oder den Verbrauch der einzelnen Komponenten als sequenzielle Reaktion anzusehen, in die etwa alle Faktoren streng stöchiometrisch einbezogen werden.

b) Die C1-Aktivierung durch verschiedene Immunglobulin-Klassen

Nicht jede Ag-Ak-Reaktion muß zwangsläufig zu den eben geschilderten Aktivierungsvorgängen führen. Ob es zur Reaktion mit C1 kommt, hängt zunächst von der Ak-Klasse ab. Als C-bindend haben sich Ak der Klassen IgM (19S) und IgG (7S) erwiesen, und zwar unabhängig von ihrer jeweiligen Ag-Spezifizität. Die anderen Ak-Klassen (IgA, IgD, IgE) können in der hier beschriebenen Weise nicht mit C reagieren (vgl. aber C1e) (*Ishizaka, Salmon* und *Fudenberg* 1966; *Stanworth* 1969; *Hiramatsu, Tsuyuguchi* und *Inai* 1969; *Ishizaka, Ishizaka* und *Lee* 1970).

Quantitative Untersuchungen zur C-Bindungsfähigkeit von Immunglobulinen sind bisher nur an Erythrozyten durchgeführt worden. Ein einziges IgM-Molekül, das sich mit seinem homologen Antigen an einer Zelloberfläche gebunden hat, reicht aus, um ein Molekül C1 zu binden (*Borsos* und *Rapp* 1965). Diese Relation wurde durch mathematische Analyse von Dosis-Wirkungs-Beziehungen ermittelt. Zu dem gleichen Ergebnis kamen *Humphrey* und *Dourmashkin* (1965) bei Korrelation der Zahl pro Zelle gebundener Ak mit der Zahl elektronenmikroskopisch nachweisbarer Läsionen (B6c). Anders dagegen ist es bei den IgG-Molekülen. Erst wenn zwei IgG-Moleküle dicht nebeneinander an der Zelloberfläche gebunden vorliegen, erlangen sie die Fähigkeit, C1 zu aktivieren (*Ishizaka, Ishizaka, Borsos* und *Rapp* 1966; *Borsos, Colten, Spalter, Rogentine* und *Rapp* 1968). Das Entstehen solcher „IgG-Zwillinge" ist ein statistisch zufälliger und konzentrationsabhängiger Prozeß. Die C1-Aktivierung durch IgG ist von der durch IgM nicht prinzipiell verschieden. Man kann mit *Rosse, Rapp* und *Borsos* (1967) annehmen, daß im IgM-Molekül zwei benachbarte der fünf Fc-Paare bei der C-Bindung und Aktivierung zusammenwirken, und daß somit innerhalb des IgM-Moleküls schon primär eine räumliche Konstellation vorliegt, wie sie im Falle der IgG-Globuline erst sekundär mit Bildung der „Zwillinge" erreicht wird. Hierzu muß ein Bericht über Kaninchen-IgG nicht unbedingt im Widerspruch stehen. Ein Molekül erwies sich als ausreichend, um C1 zu binden (*Frank* und *Gaither* 1970a). Man kann diesen

Antikörper als ein Mittelding zwischen IgG und IgM ansehen, was zur Postulierung einer neuen IgG-Subklasse beim Kaninchen geführt hat.

Abgesehen von den quantitativen bestehen aber zwischen IgM und IgG noch andere Unterschiede. Die Effektivität ihrer C1-Bindung ist unterschiedlich. Erhöhte Temperatur (37° C) fördert die C1-Bindung durch IgM-Ak, während IgG-Ak derselben Spezifität bei 4° C mehr C1 binden als bei 37° C (*Colten, Borsos* und *Rapp* 1967; *Stollar* und *Sandberg* 1966; *Sandberg* und *Stollar* 1966; *Frank* und *Gaither* 1970 b).

Die Klassen der C-bindenden Ak scheinen im übrigen hinsichtlich ihrer Fähigkeit, C1 zu aktivieren, noch heterogen zu sein. Aus im einzelnen noch unbekannten Gründen ist nicht jedes IgM-Molekül zur Reaktion mit C befähigt (*Humphrey* und *Dourmashkin* 1965; *Rapp* und *Borsos* 1966; *Borsos, Colten, Spalter, Rogentine* und *Rapp* 1968; *Hoyer, Borsos, Rapp* und *Vannier* 1968; *Plotz, Colten* und *Talal* 1968).

Wurde zur Bildung eines Ag-Ak-Komplexes ein Ag gewählt, das Bestandteil einer Zelloberfläche ist, so sind die IgM-Ak in der C1-Bindung effizienter als die IgG-Ak. Dieses Verhältnis kehrt sich um, wenn Ag-Ak-Aggregate mit löslichem Antigen benutzt werden (*Ishizaka, Tada* und *Ishizaka* 1968). Aus dem oben über die IgG-„Zwillinge" gesagten ergibt sich, daß auch das Verteilungsmuster des Ag bei der C-Aktivierung an Zelloberflächen von Bedeutung ist. IgG-„Zwillinge" können sich nur bilden, wenn die Ag-Verteilung auf der Oberfläche genügend dicht ist (*Möller* und *Möller* 1962). Das Fehlen dieser Voraussetzung ist nach Auffassung mancher Autoren (*Polley* und *Mollison* 1961; *Stratton* 1961; *Adinolfi, Polley, Hunter* und *Mollison* 1962) die Ursache für das Unvermögen von Rh-Ak C zu binden und den betroffenen Erythrozyten zu lysieren. Während man mit lediglich 5 000—30 000 D-Rezeptoren pro Zelle rechnet (*Rochna* und *Hughes-Jones* 1965; *Masouredis* 1960; *Boursnell, Coombs* und *Rizk* 1953), besitzt der für die C-Testung allgemein benutzte Hammel-Erythrozyt mindestens 600 000 Forssman-Determinanten pro Zelle (*Humphrey* und *Dourmashkin* 1965).

Literatur

Adinolfi, M., M. J. Polley, D. A. Hunter and *P. L. Mollison*, Classification of blood-group antibodies as β_2M or gamma-globulin. Immunology 5, 566 (1962). — *Amiraian, K.* and *E. J. Leikhim*, Interaction of fragment III of rabbit gamma-globulin and guinea pig complement. Proc. Soc. Exp. Biol. Med. 108, 454 (1961). — *Augener, W., H. M. Grey, N. R. Cooper* and *H. J. Müller-Eberhard*, The reaction of monomeric and aggregated immunoglobulins with C1. Immunochemistry 8, 1011 (1971). — *Borsos, T.* and *H. J. Rapp*, Complement fixation on cell surfaces by 19S and 7S antibodies. Science 150, 505 (1965). — *Borsos, T., H. R. Colten, J. S. Spalter, N. Rogentine* and *H. J. Rapp*, The C1a fixation and transfer test: examples of its applicability to the detection and enumeration of antigens and antibodies at cell surfaces. J. Immunol. 101, 392 (1968). — *Boursnell, J. C., R. R. A. Coombs* and *V. Rizk*, Studies with marked antisera. Quantitative studies with antisera marked with iodine ^{131} isotope and their corresponding red-cell antigens. Biochem. J. 55, 745 (1953). — *Colten, H. R., T. Borsos* and *H. J. Rapp*, Complement fixation by different classes of immunoglobulins: The effect of temperature. Prot. Biol. Fluids 15, 471 (1967). — *Frank, M. M.* and *T. A. Gaither*, Complement fixation by a single molecule of γG hemolysin. J. Immunol. 104, 1458 (1970a). — *Frank, M. M.* and *T. A. Gaither*, The effect of temperature on the reactivity of guinea-pig complement with γG and γM haemolytic antibodies. Immunology 19, 967 (1970b). — *Hiramatsu, S., I. Tsuyuguchi* and *S. Inai*, Lack of binding of complement by IgD. Biken J. 12, 43 (1969). — *Hoyer, L. W., T. Borsos, H. J. Rapp* and *W. E. Vannier*, Heterogeneity of rabbit IgM antibody as detected by C'1a fixation. J. exp. Med. 127, 589 (1968). — *Humphrey, J. H.* and *R. R. Dourmashkin*, Electron microscope studies of immune cell lysis. In: Ciba Foundation Symposium on Complement G. E. W. Wolstenholme and J. Knight, eds. J. and A. Churchill, London, p. 175 (1965). — *Ishizaka, K., T. Ishizaka* and *T. Sugahara,* Biological activity of soluble antigen-antibody complexes. II Role of an Antibody fragment in the induction of biological activities. J. Immunol. **88,** 690 (1962). — *Ishizaka, K., T. Ishizaka, T. Borsos* and *H. J. Rapp,* C'1 fixation by human isoagglutinins: Fixation of C1 by γG and γM but not by γA antibody. J. Immun. **97,** 716 (1966). — *Ishizaka, K., T. Ishizaka* and *E. M. Lee,* Biologic function of the Fc-fragments of E myeloma protein. Immunochemistry **7,** 687 (1970). — *Ishizaka, T., T. Tada* and *K. Ishizaka,* Fixation of C' and C1a by rabbit γG und γM antibodies with particulate and soluble antigens. J. Immun. **100,** 1145 (1968). — *Ishizaka, T., K. Ishizaka, S. Salmon* and *H. Fudenberg,* Biologic activities of aggregated immunoglobulins of different classes. Fed. Proc. **25,** 489 (1966). — *Kehoe, J. M.* and *M. Fougereau,* Immunoglobulin peptide with complement fixing activity. Nature **224,** 1212 (1969). — *Masouredis, S. P.,* Relationship between $R_{Ho}(D)$ genotype and quantity of I^{131} anti $R_{Ho}(D)$ bound to red cells. J. Clin. Invest. **39,** 1450 (1960). — *Möller, E.* and *G. J. Möller,* Quantitative studies of the sensitivity of normal and neoplastic mouse cells to the cytotoxic action of isoantibodies. J. exp. Med. **115,** 527 (1962). — *Plotz, P. H., H. Colten* and *N. Talal,* Mouse macroglobulin antibody to sheep erythrocytes: A non-complement-fixing type. J. Immun. **100,** 752 (1968). — *Polley, M. J.* and *P. L. Mollison,* The role of complement in the detection of blood group antibodies; special reference to the antiglobulin test. Transfusion **1,** 9 (1961). — *H. J. Rapp* and *T. Borsos,* Forssman antigen and antibody: preparation of water soluble antigen and measurement of antibody concentration by precipitin analysis, by C'1a fixation and by hemolytic activity. J. Immun. **96,** 913 (1966). — *Rochna, E. M.* and *N. L. Hughes-Jones,* The use of purified I^{125}-labelled anti-γ-globulin in the determination of the number of D-antigen sites, on red cells of different phenotypes. Vox Sanguinis **10,** 675 (1965). — *Rosse, W. F., H. J. Rapp* and *T. Borsos,* Structural characteristics of hemolytic antibodies as determined by the effects of ionizing radiation. J. Immunol. **98,** 1190 (1967). — *Sandberg, A. L.* and *B. D. Stollar,* Comparisons of antibodies reating with DNA II. Rabbit antibodies induced by nucleosid-protein conjugates. J. Immunol. **96,** 764 (1966). — *Schur, P. H.* and *G. D. Christian,* The role of disulfide bonds in the complement-fixing and precipitating properties of 7S rabbit and sheep antibodies. J. exp. Med. **120,** 531 (1964). — *Stanworth, D. R.,* IgE and reaginic antibodies. Proc. roy. Soc. Med. **62,** 971 (1969). — *Stollard, B. D.* and *A. L. Sandberg,* Comparisons of antibodies reacting with DNA: I. Systemic lupus erythematosus sera and rabbit antibodies induced by DNA-methylated bovine serum albumin complexes. J. Immunol. **96,** 755 (1966). — *Stratton, F.,* Complement-fixing blood group antibodies with special reference to the nature of anti-Le^a. Nature **190,** 240 (1961). — *Taranta, A.* and *E. C. Franklin,* Complement fixation by antibody fragments. Science **134,** 1981 (1961). — *Wiedermann, G., P. A. Miescher* and *E. C. Franklin,* Effect of mercaptoethanol on complement binding ability of human 7S gamma-globulin. Proc. Soc. Exp. Biol. Med. **113,** 609 (1963). — *Wiedermann, G., Z. Ovary* and *P. A. Miescher,* Influence of mercaptoethanol treatment on skin sensitizing and complement binding ability of 7S anti-dinitrophenol-bovine gamma-globulin antibody. Proc. Soc. Exp. Biol. Med. **116,** 448 (1964).

B. Der Ablauf der Komplement-Reaktion bei der Immunhämolyse

Im folgenden sollen die einzelnen Reaktionsschritte des C-Systems anhand der Immunhämolyse beschrieben werden. Aus Gründen der modellhaften Vereinfachung sind die Formeln und Reaktionen mit dem Blick auf nur *eine* Zelle dargestellt, und zwar so, als liefen sie wiederum an einer einzigen Stelle des sensibilisierten Erythrozyten (EA) ab, während sich diese Vorgänge in Wirklichkeit an vielen Stellen mit zum Teil erheblicher Phasenverschiebung abspielen. Es handelt sich also um eine schematische Vereinfachung einer komplizierten Dynamik.

Bei der Betrachtung eines solchen *in vitro* Modells darf nie vergessen werden, daß es sich um eine künstliche Isolierung und Vereinfachung von Vorgängen handelt, die *in vivo* noch weit komplexer sind. Die Verbindung mit anderen funktionellen Systemen wie Blutgerinnung, Kallikrein-Kinin-System, reticuloendotheliales System etc. muß des leichteren Verständnisses wegen zunächst unberücksichtigt bleiben. Bei der Darstellung der Immunhämolyse, wie es hier geschieht, sind ebenso alle physiologischen Gegenregulationen und Bremswirkungen durch Inhibitoren (D), durch Immunkonglutinin (F4e) und durch spontanen Aktivitätsverfall beiseite gelassen worden. Diese Steuerungsmöglichkeiten des Organismus zur Limitierung der C-Aktivität sind noch weitgehend unbekannt. Sie müssen aber sehr effektiv sein, da autokatalytische Kettenreaktionen unter Einbeziehung allen verfügbaren C eines Organismus bisher nicht beobachtet worden sind. Das Problem wird in (B 7; D; F4e) diskutiert.

1. Die Bindung und Aktivierung von C1

a) Die Reaktion des makromolekularen C1

Der erste Schritt bei der Immunhämolyse ist die Reaktion des komplexen C1 mit den Fc-Teilen von Antikörpern auf der sensibilisierten Zelle. Hierzu sind Ca^{++}-Ionen erforderlich (*Levine, Osler* und *Mayer* 1953), welche auf der einen Seite die Dissoziation von C1 in seine Untereinheiten verhindern, so daß es in seiner makromolekularen Form gebunden werden kann (*Lepow, Naff Todd, Pensky* und *Hinz* 1963). Andererseits spielt Ca^{++} noch eine Rolle bei der Bindung des C1 an EA (*Laporte, Hardre, de Looze* und *Sillard* 1957). Bei dieser letzten Reaktion kann es durch andere zweiwertige Kationen wie Zn^{++}, Sr^{++}, Cd^{++} oder Mg^{++} ersetzt werden (*Wirtz* und *Becker* 1961).

Physiologischerweise liegt C1 im Hinblick auf seine gegenüber C4 und C2 wirksame Esterase (s. unten) in einer enzymatisch inaktiven Form vor. Dagegen ist der C1q-Anteil stets bindungsbereit und bedarf keiner Aktivierung. Das Vorliegen von nativem C1 als Proenzym hatte *Becker* (1956 a, b) bereits an der Unempfindlichkeit von Serum C1 gegenüber DFP geschlossen, während aktiviertes C$\overline{1}$ in zellgebundener Form durch diese Substanz gehemmt wurde.

C1 wird zunächst in seiner Nativ-Form an EA gebunden, und dieser Vorgang läuft auch bei niedrigeren Temperaturen ab. Die nachfolgende Aktivierung des Proenzyms, wobei C1 in C$\overline{1}$ übergeht mit Erwerb der Fähigkeit auf C4 und C2 einzuwirken, ist temperaturabhängig (*Borsos, Rapp* und *Walz* 1964). Auch nach *Lepow, Naff* und *Pensky* (1965) verläuft der Aktierungsprozeß von C1 in zwei Schritten. Der erste stellte sich als langsamer spontaner Vorgang dar, während der zweite als schnelle autokatalytische Reaktion angesehen wird. Die Festigkeit der Bindung zwischen C$\overline{1}$ und EA hängt von der Ionenstärke und der Temperatur ab (*Rapp* und *Borsos* 1963, *Colten, Borsos* und *Rapp* 1967, *Linscott* 1969). Bei physiologischer Ionenstärke von 0,15 dissoziiert C$\overline{1}$ sehr leicht ab und kann so von einer Bindungsstelle zur anderen springen, was durch Erniedrigung der Ionenstärke verhindert werden kann. Dieser „C$\overline{1}$-Transfer" ist nicht nur an der Zelloberfläche möglich, sondern kann auch zwischen den Zellen stattfinden. *Borsos* und *Rapp* (1963, 1965 a) haben aufgrund der Transferierbarkeit von C$\overline{1}$ einen neuen Test für diese Komponente entwickelt, der auch zur Bestimmung von Antigen- oder Antikörperkonzentrationen auf der Zelloberfläche dienen kann (*Borsos* und *Rapp* 1965 b, *Borsos, Colten, Spalter, Rogentine* und *Rapp* 1968).

b) Komplexbildung zwischen C1q und γ-Globulin

Was letztlich den Anstoß zur Aktivierung des C1 gibt, liegt noch weitgehend im Dunkeln. Es muß jedenfalls mit einer noch unbekannten Besonderheit der Bindung des C1q-Anteiles an den Ag-Ak-Komplex in Zusammenhang stehen. Erste Hinweise auf die Natur dieses Bindungsvorganges sind vielleicht aus Beobachtungen über die Rezeptoren für C1q an nativem γ-Globulin abzuleiten. Die Fähigkeit von C1q mit löslichen Ag-Ak-Komplexen oder γ-Globulinaggregaten Präzipitate zu bilden, hatte ursprünglich sogar zur Entdeckung der zunächst als 11S-Protein bezeichneten Untereinheit C1q geführt (*Müller-Eberhard* und *Kunkel* 1961, *Taranta, Weiss* und *Franklin* 1961, *Barbaro* 1963). Die vermutete Komplexbildung zwischen C1q und nativem γ-Globulin selbst in der flüssigen Phase konnte von *Müller-Eberhard* und *Calcott* (1966) sowie *Müller-Eberhard, Hadding* und *Calcott* (1967) mit Hilfe der analytischen Ultrazentrifuge demonstriert werden. Die Sedimentationsgeschwindigkeit des reversiblen Komplexes nahm mit steigender γ-Globulin-Konzentration bis auf 15S zu. Bei diesem Wert steht ein C1q-Molekül mit durchschnittlich vier Molekülen γG-Globulin in Verbindung. Man muß demnach C1q mindestens vier Bindungsstellen oder Valenzen zuschreiben. Weiterhin ließ sich Komplexbildung zwischen IgM-Globulin und C1q nachweisen, nicht aber mit IgA-Globulin oder Albumin. *McKenzie, Creery, Heh* (1971) untersuchten neuerdings die Reaktion von C1q mit IgM von Patienten mit Makroglobulinämie (*Waldenström*). Da die molare Bindungsreaktion zwischen IgM und C1q 1:1 betrug, schlossen die Autoren auf eine Fünfwertigkeit des C1q.

Um die Region des γ-Globulin-Moleküls näher zu bestimmen, die mit C1q reagiert, wurden verschiedene Ketten oder Molekülfragmente auf ihre Fähigkeit zur Komplexbildung untersucht. C1q reagierte nicht mit leichten Ketten (L-Ketten) vom Kappa-Typ und auch nicht mit dem F(ab)$_2$-Fragment eines γG-Globulins, dagegen aber mit schweren Ketten (H-Ketten), die von bestimmten Kranken isoliert worden waren (*Franklin, Löwenstein, Bigelow* und *Meltzer* 1964, *Osserman* und *Takatsuki* 1964). Durch diese Befunde wird die Bindungsstelle für C1q auf dem Fc-Stück der H-Kette lokalisiert. Innerhalb der verschiedenen H-Ketten-Typen besteht allerdings eine unterschiedliche Bindungsaffinität zu C1q. Myelomproteine vom Typ γG1 und γG3 reagieren stark mit C1q, γG2 schwächer und γG4 kaum (*Müller-Eberhard, Hadding* und *Calcott* 1967). Die Bindung des C1q läßt sich im übrigen durch Caragenin blockieren (*Müller-Eberhard* 1968) was wohl die Ursache der schon länger bekannten Hemmung von C1 durch diese Substanz ausmacht (*Borsos, Rapp* und *Crisler* 1965).

Im Gegensatz zur Ca^{++}-Abhängigkeit des komplexen C1 ist die Bindung des C1q unabhängig von der Gegenwart dieser Kationen. Auch in Anwesenheit von EDTA verbindet sich C1q mit γ-Globulin (*Morse* und *Christian* 1964, *Hinz* und *Mollner* 1963, *Müller-Eberhard* 1961). Die Bindung von C1q ist die Voraussetzung für das Auftreten hämolytischer C1-Reaktivität an der Zelle. C1q stellt das Bindeglied zwischen den Ag-Ak-Komplexen und dem C-System dar.

c) Intramolekulare Aktivierung von C1s

Von *Loos, Borsos* und *Rapp* (1972) konnte ein intramolekularer Aktivierungsschritt nach der Bindung von C1 aber vor dem Auftreten der C1-Aktivität nachgewiesen werden, dem wahrscheinlich eine Reaktion des C1q zu Grunde liegt.

Vermutlich treten dabei Gefügeänderungen auf, die eine Aktivierung von C1r zur Folge haben. *Naff* und *Ratnoff* (1968) haben gezeigt, daß C1r als Enzym mit Protease-Aktivität in der Lage ist, die Proesterase C1s zur C*1*-Esterase zu aktivieren. Einzelheiten der innermolekularen Vorgänge sind noch nicht bekannt. Wenn wir heute von der hämolytischen C*1*-Aktivität sprechen, bezieht sich dies immer auf die Esterase-Aktivität des C1s.

Literatur

Barbaro, J. F., Demonstration of a hemolytically active 11S component of rabbit, guinea pig and human serum by means of antigen-antibody precipitates. Nature **199**, 819 (1963). — *Becker, E. L.*, Concerning the mechanism of complement action. I. Inhibition of complement activity by diisopropyl fluorophosphate. J. Immunol. **77**, 462 (1956 a). — *Becker, E. L.*, Concerning the mechanism of complement action. II. The nature of the first component of guinea pig complement. J. Immunol. **77**, 469 (1956 b). — *Borsos, T., H. R. Colten, J. S. Spalter, N. Rogentine* and *H. J. Rapp*, The C1a fixation and transfer test: examples of its applicability to the detection and enumeration of antigens and antibodies at cell surfaces. J. Immun. **101**, 392 (1968). — *Borsos, T.* and *H. J. Rapp*, Hemolysin titration based on fixation of the activated first component of complement: Evidence that one molecule of hemolysin suffices to sensitize an erythrocyte. J. Immunol. **95**, 559 (1965 a). — *Borsos, T.* and *H. J. Rapp*, Complement fixation on cell surfaces by 19S and 7S antibodies. Science **150**, 505 (1965 b). — *Borsos, T., H. J. Rapp* and *C. Crisler*, The interaction between carrageenan and the first component of complement. J. Immun. **94**, 662 (1965). — *Borsos, T., H. J. Rapp* and *U. L. Walz*, Action of the first component of complement. Activation of C1 to C1a in the hemolytic system. J. Immunol. **92**, 108 (1964). — *Borsos, T.* and *H. J. Rapp*, Chromatographic separation of the first component of complement and its assay on a molecular basis. J. Immunol. **91**, 851 (1963). — *Colten, H. R., T. Borsos* and *H. J. Rapp*, Complement fixation by different classes of immunoglobulins: The effect of temperature. Prot. Biol. Fluids **15**, 471 (1967). — *Franklin, E. C., J. Löwenstein, B. Bigelow* and *M. Meltzer*, Heavy chain disease — A new disorder of serum γ-globulins. Amer. J. Med. **37**, 332 (1964). — *Hinz, C. F.* and *A. M. Mollner*, Studies on immune hemolysis. III. Role of 11S component in initiating the *Donath-Landsteiner* reaction. J. Immunol. **91**, 512 (1963). — *Laporte, R., L. Hardre de Looze* and *R. Sillard*, Contribution à l'étude du complement. II. Premiers stades de l'action hemolytique du complement. Rôle particulier du premier composant. Ann. Inst. Pasteur **92**, 15 (1957). — *Lepow, I. H., G. B. Naff, E. W. Todd, J. Pensky* and *C. F. Hinz*, Chromatographic resolution of the first component of human complement into three activities. J. exp. Med. **117**, 983 (1963). — *Lepow, I. H., G. B. Naff* and *J. Pensky*, Mechanisms of activation of C1 and inhibition of C1-esterase. In "Ciba Found. Symp., Complement" (G. E. W. Wolstenholme and J. Knight, eds.) p. 74 (London 1965). — *Levine, L., A. G. Osler* and *M. M. Mayer*, Studies on the role of Ca^{++} and Mg^{++} in complement fixation and immune hemolysis. III. The respective roles of Ca^{++} and Mg^{++} in immune hemolysis. J. Immun. **71**, 374 (1953). — *Linscott, W. D.*, The effect of ionic strength, temperature and antibody class and avidity on fixation and transfer of the first component of complement. J. Immun. **102**, 993 (1969). — *Loos, M., T. Borsos* and *H. J. Rapp*, Activation of the first component of complement. Evidence for an internal activation step. J. Immunol. **108**, 683 (1972). — *MacKenzie, M. R., N. Creery* and *M. Heh*, The interaction of human IgM and C1q. J. Immunol. **106**, 65 (1971). — *Morse, J. H.* and *C. L. Christian*, Immunological studies of the 11S protein component of the human complement system. J. exp. Med. **119**, 195 (1964). — *Müller-Eberhard, H. J.*, Chemistry and Reaction mechanism of complement. Advan. Immunol. **8**, 1 (1968). — *Müller-Eberhard, H. J., U. Hadding* and *M. A. Calcott*, Current problems in complement research. In: Immunopathology, Fifth International Symposium (Grabar, P., Miescher, P. A., eds.) Schwabe u. Co., p. 179 (1967). — *Müller-Eberhard, H. J.* and *M. A. Calcott*, Interaction between C1q and γG globulin. Immunochemistry 3, 500 (1966). — *Müller-Eberhard, H. J.* and *H. G. Kunkel,* Isolation of a thermolabile serum protein which precipitates γ-globulin aggregates and participates in immune hemolysis. Proc. Soc. Exp. Biol. Med. 106, 291 (1961). — *Müller-Eberhard, H. J.,* Isolation and description of proteins related to the human complement system. Acta Soc. Med. Upsal. 66, 152 (1961). — *Naff, G. B.* and *O. D. Ratnoff,* The enzymatic nature of C'1r. Conversion of C'1s to C'1 esterase and digestion of amino acid esters by C'1r. J. exp. Med. 128, 571 (1968). — *Ossermann, E. F.* and *K. Takatsuki,* Clinical and immunochemical studies of four cases of heavy chain disease. Amer. J. Med. 37, 351 (1964). — *Rapp, H. J.* and *T. Borsos,* Effects of low ionic strength on immune hemolysis. J. Immun. 91, 826 (1963). — *Taranta, A., H. S. Weiss* and *E. C. Franklin,* Precipitating factor for aggregated γ-globulin in normal human sera. Nature 189, 239 (1961). — *Wirtz, G. H.* and *E. L. Becker,* Studies on the reaction between the sensitized erythrocyte and the first component of complement. Immunology 4, 473 (1961).

2. Die Bildung von C3-Konvertase (C42) aus der vierten (C4) und der zweiten (C2) Komponente

Im folgenden Abschnitt werden die Reaktionen C1, C4 und C2 als funktionelle Einheit zusammengefaßt, da sie zur Bildung des C42-Enzyms führen, das C3 aktiviert. Diese Aktivierung ist mit Konversion des C3 zu einer elektrophoretisch schneller wandernden Form verbunden, so daß die C42-Enzym-Aktivität auch als C3-Konvertase bezeichnet worden ist. (*Müller-Eberhard, Polley* und *Calcott* 1967).

a) Spaltung von C4 durch C1

In nativem Zustand ist C4 inaktiv. Erst die Einwirkung von *C1* (EAC*1*) auf C4 führt zu seiner Bindungsfähigkeit an EAC1 („Aktivierung") und damit zur Weiterführung der Reaktionssequenz. Die Bindung von gereinigtem C4 an EAC1 erwies sich als eine Funktion von zellständiger, aktivierter C1-Esterase (*Müller-Eberhard* und *Biro* 1963). Die Anlagerungsfähigkeit des C4 besteht nur kurzfristig. Wird *C1* einer C4-Quelle (z. B. Serum) in Abwesenheit von Erythrozyten als Rezeptoren zugesetzt, so geht mit der Anlagerungsfähigkeit auch die hämolytische Aktivität von C4 schnell verloren (*Lepow, Ratnoff, Rosen* und *Pillemer* 1956, *Haines* und *Lepow* 1964 a, b). Dies ließ sich auch unter Zuhilfenahme eines zell- und serumfreien Systems untersuchen (*Müller-Eberhard* und *Lepow* 1965, *Budzko* und *Müller-Eberhard* 1970, *Patrick, Taubman* und *Lepow* 1970). Wie aus Abb. 14 zu entnehmen ist, führt die Interaktion von freiem C1s mit C4 zur Spaltung des C4-Moleküls. Es entstehen die Spaltprodukte C4a und C4b. Die Hauptmasse des ursprünglichen Moleküls ist im C4b enthalten, das über zwei Bindungsstellen verfügt. Die eine dient der Anheftung an Rezeptoren von Zelloberflächen oder Antikörpern, die andere hat selbst Rezeptorfunktionen für C2. Trifft C4b nicht auf passende Rezeptoren, so geht eine seiner Bindungsfähigkeiten schnell verloren. Übrig bleibt ein hämolytisch inaktives Produkt, C4bi, an welches C2 sich zwar noch binden kann, welches selbst aber mit Zelloberflächen nicht mehr reagieren kann (*Müller-Eberhard* 1969). Das Spaltprodukt C4a wurde von *Budzko* und *Müller-Eberhard* (1970) durch Gelfiltration an Sephadex G-100 und durch präparative Polyacrylamid-Gelelektrophorese bei sauren pH-Bedingungen isoliert. Sein Molekulargewicht betrug 15 500, wohingegen *Patrick, Taubman* und *Lepow* — wenn auch mit weniger empfindlichen Methoden — 8 600 ermittelten. Die Analyse

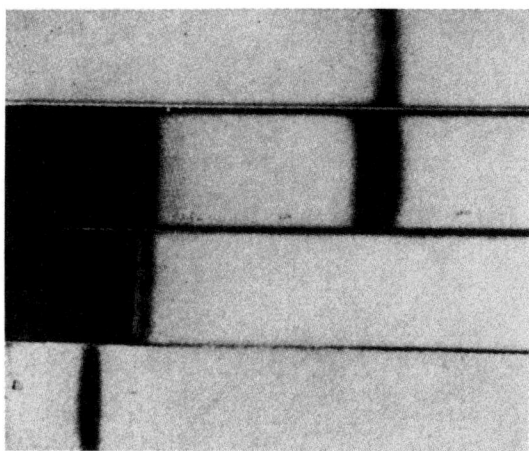

Abb. 14. Nachweis der Spaltung von C4 durch C1s mit Demonstration von C4a in Polyacrylamidgel bei pH 4,5 (Anode ist links). a) 10 µg C4a isoliert durch Gelfiltration. b) 300 µg C4 nach Behandlung mit 1 % C1s für 10 Min. bei 37° C. c) 300 µg natives C4. d) 25 µg C4 analysiert bei pH 8,3; Anode ist rechts. (Nach *Budzko* und *Müller-Eberhard*, 1970).

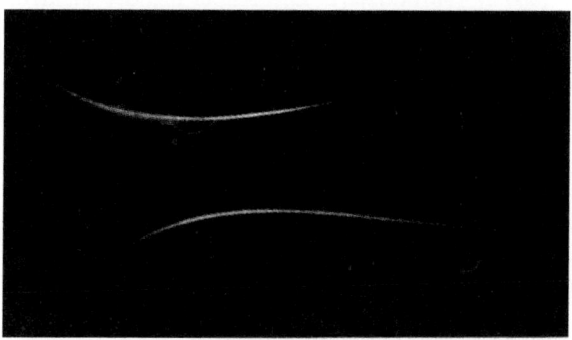

Abb. 15. Nachweis der veränderten Wanderungsgeschwindigkeit von C4 (β1E) nach Behandlung mit C1s. Das untere Präzipitat entspricht dem größeren Bruchstück C4b. Die Anode ist rechts. (Nach *Müller-Eberhard* und *Lepow*, 1965)

der Aminosäurenzusammensetzung (*Budzko* und *Müller-Eberhard* 1970) ergab, daß C4a eine durchschnittlich höhere Konzentration an basischen Aminosäureresten und Cystein enthält als das native C4. Das Spaltprodukt C4b wandert im elektrischen Feld schneller als C4 (Abb. 15). Die Sedimentationskonstante vermindert sich von 10 auf 9,4S.

Folgendes Schema gibt die Reaktion wieder:

$$(1)\ C4 \xrightarrow[\text{pH 7,4}]{C1} C4a \cdot C4b\ (\text{Komplex})$$

$$(2)\ C4a \cdot C4b \xrightarrow{H^+} C4a + C4b$$

b) Spaltung von C2 durch C1

Außer dem C4 wird auch C2 durch die Esterasewirkung des C*1* zerlegt. Zunächst war aufgefallen (*Lepow, Ratnoff* und *Pillemer* 1956), daß in Abwesenheit von C4 die Inkubation von C2 mit C*1* zum Verlust der hämolytischen Aktivität von C2 führte. Die Zerstörung der C2-Aktivität durch die C1-Esterase ließ sich kompetitiv durch p-Tosyl-1-argininmethylester (TAMe) hemmen (*Stroud, Austen* und *Mayer* 1965), was auf Substratkonkurrenz zwischen dem synthetischen TAMe und C2 beruht.

Auf *Mayer* (*Rapp* und *Borsos* eds. 1963) geht die Hypothese zurück, daß die C*1*-Einwirkung C2 unter Abtrennung eines Bruchstückes spaltet und daß der Spaltvorgang mit der hämolytischen C2-Funktion verbunden ist. Tatsächlich bleibt nach C1-Einwirkung ein verkleinertes C2-Molekül übrig (76–83 000 gegenüber 115–117 000 Molekulargewicht), welches sich an EAC14 zu binden vermag und als C2a bezeichnet wurde.

Das postulierte kleinere Bruchstück (C2b) konnte bisher noch nicht aufgefunden werden (*Stroud, Mayer, Miller* und *McKenzie* 1966, *Mayer, Shin* und *Miller* 1967, *Miller* und *Mayer* 1968). Diese Befunde wurden für humanes C2 von *Polley* und *Müller-Eberhard* (1968) bestätigt und auch an Meerschweinchen-C2 durch *Wagner* und *Röllinghoff* (1970) reproduziert. Die Änderung der elektrophoretischen Beweglichkeit nach Einwirken von C1s auf C2 ist in der Abb. 16 wiedergegeben. Zusammenfassend läßt sich schreiben:

$$C2 \xrightarrow{C\mathit{1}} C2a + C2b$$

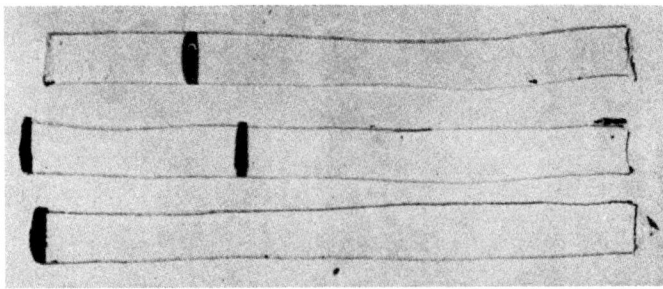

Abb. 16. Demonstration der Spaltwirkung von C*1* auf C2 in einer Polyacrylamid-Elektrophorese. Die Anode ist rechts. A: Gereinigtes C2. B: Mischung von C*1* und C2, die vor dem Lauf 30 Min. bei 30° C inkubiert worden ist. C: Gereinigtes C1. (Nach *Wagner* und *Röllinghoff*, 1970)

Aus historischen Gründen wird der größere und bindungsfähige Molekülteil des C2 als C2a bezeichnet im Gegensatz zu der Situation bei den übrigen Komponenten. Die Bindungsfähigkeit von C2a ist kurzlebig. Die Spaltung von C2 muß demnach als eine Reaktion gedeutet werden, die C2a nur für eine kurze Zeitspanne in einen aktivierten Zustand versetzt. Die genauere Korrelation zwischen der Bindungsfähigkeit von C2a und der enzymatischen Aktivität der C3-Konvertase (C*42*), ist noch unbekannt.

c) Die C3-Konvertase

Natives C2 neigt in Gegenwart von Mg^{++} zur spontanen und reversiblen Adsorption an EAC4 (*Sitomer, Stroud* und *Mayer* 1966). Ein analoges Verhalten zeigten auch gereinigtes C4 und C2. Die spontane und reversible Komplexbildung wird durch niedere Ionenstärke oder alkalisches pH noch gefördert. Die Sedimentationskonstante solcher reversiblen Komplexe betrug 13S gegenüber 5,5S für C2 und 10S für C4. Bei dieser reversiblen und von Bedingungen des Milieus abhängigen Interaktion wird keinerlei enzymatische Aktivität generiert (*Müller-Eberhard, Polley* und *Calcott* 1967). Erst wenn zu einem (C42)-Komplex oder auch zu den Einzelkomponenten C4 und C2 das enzymatisch aktive C1s hinzugefügt wird, kommt es zu der bereits beschriebenen Spaltung der Komponenten in C4a + C4b sowie C2a + C2b. Das C4b-Bruchstück stellt den Rezeptor für C2a dar, das sich in Gegenwart von Mg^{++} fest daran bindet. Den Nachweis für diese Rezeptorfunktion des C4b erbrachten *Müller-Eberhard, Polley* und *Calcott* (1967) durch Versuche, bei denen sie C4 und C2 in verschiedener Reihenfolge mit C1 interagieren ließen: Die Inkubation von C1 mit C4 oder mit C2 allein, führte ebensowenig zur Entstehung von C3-umsetzender Aktivität, wie die Inkubation von C1 mit C4 in Gegenwart von C2a + C2b. Wirkt dagegen C1 in Gegenwart von C4a + C4b auf C2 ein, so trifft das entstehende Spaltprodukt C2a sofort auf seinen Rezeptor C4b und es entsteht C3-Konvertase. Hieraus läßt sich schließen, daß der C2-Rezeptor des C4b über längere Zeit stabil ist, während die entsprechende Haftstelle an C2a sehr schnell ihre Reaktivität einbüßt. Der Einbau von C2a in die C3-Konvertase (*C4b2a*) wurde von *Polley* und *Müller-Eberhard* (1968) darüber hinaus anhand von radioaktiv markierten Komponenten bewiesen.

Das C42-Enzym hat bei 37° C eine Halbwertszeit von etwa 10 min. Wird hingegen zur Generierung der C3-Konvertase ^{oxy}C2 benutzt (A4b), so steigt dieser Wert auf 150—200 min. Die Entstehung der C3-Konvertase läßt sich schematisch folgendermaßen darstellen:

$$(1) \quad C4 \xrightarrow{C1} C4a + C4b$$

$$C2 \xrightarrow{C1} C2a + C2b$$

$$C4b + C2a \xrightarrow{Mg^{++}} C4b2a$$

oder: $(2) \quad C4 + C2 \longleftrightarrow (C4 \cdot 2) \xrightarrow[Mg^{++}]{C1} C4b2a + C4a + C2b$

vereinfacht: $(3) \quad C4 + C2 \xrightarrow[Mg^{++}]{C1} C42$

Die C3-Konvertase stellt in verschiedener Hinsicht eine Besonderheit dar. Im Serum finden sich zwei verschiedene Proteine, die beide erst durch ein und dasselbe Enzym (C1-Esterase) gespalten werden müssen, um zu einer neuen enzymatischen Aktivität (*C42*) zusammentreten zu können.

d) Bindung von C4 und C2 an EAC1

Analog dem eben Geschilderten verläuft auch die C4- und die C2-Aktivierung bei der Immunhämolyse. EAC*1* spaltet C4. Danach bindet sich ein geringer Prozentsatz der anfallenden C4b-Bruchstücke an die Erythrozytenoberfläche (*Müller-Eberhard* und *Lepow* 1965, *Harboe* 1964) und ein weiterer an die Antikörpermoleküle (*Willoughby* und *Mayer* 1965, *Müller-Eberhard* und *Lepow* 1965, *Chan* und *Cebra* 1966). Zellen im Stadium EAC*1*4b können durch Antiseren gegen C1 oder gegen C4 agglutiniert und in ihrer weiteren Reaktion funktionell gehemmt werden (*Klein* und *Burkholder* 1960, *Müller-Eberhard* und *Biro* 1963, *Harboe, Müller-Eberhard, Fudenberg, Polley* und *Mollison* 1963).

Ein großer Teil von C4b wird nicht gebunden und verbleibt inaktiv in der flüssigen Phase (*Cooper* und *Müller-Eberhard* 1967, 1968). Die C4-Bindung läßt sich formelhaft wiedergeben:

$$\text{EAC}\mathit{1} + \text{C4} \longleftrightarrow \text{EAC}\mathit{1}\text{4b} + \text{C4a}.$$

Mit besonderen Methoden ließ sich innerhalb der C*1*4b-Reaktivitäten eine gewisse funktionelle Heterogenität feststellen (*Borsos, Rapp* und *Colten* 1970).

Das C2-Molekül lagert sich in Gegenwart von Mg^{++} zunächst in nativem Zustand an EAC*1*4b an und wird erst dann von C*1* gespalten (*Sitomer, Stroud* und *Mayer* 1966). Das C2a-Bruchstück vereinigt sich nun mit C4b und führt so zur Bildung der C3-Konvertase. Diese Vorgänge wurden zunächst von *Stroud, Austen* und *Mayer* (1965) mit den Methoden der klassischen Enzymkinetik erarbeitet und später durch quantitative Aussagen ergänzt (*Cooper, Polley* und *Müller-Eberhard* 1970).

Die Bindung von C2a an EAC*1*4b ließ sich weiterhin durch dreierlei Versuchsergebnisse stützen (*Mayer* und *Miller* 1965): (1) EAC*1*42 ließen sich mit einem Antiserum gegen C2 agglutinieren. (2) Der Titer eines Antiserums gegen C2 wurde durch Absorption mit EAC*1*42 verringert, und (3) konnte die Aktivität einer Zelle im Stadium EAC*1*42 durch Antiserum gegen C2 gehemmt werden. Um ein einziges zellgebundenes C*1* können sich bis zu sechs C3-Konvertase-Moleküle gruppieren (*Opferkuch, Rapp, Colten* und *Borsos* 1971). Eine Zusammenballung solcher gleicher Aktivitäten wird auch mit dem englischen Ausdruck „cluster" bezeichnet.

Das Intermediärprodukt EAC*1*42 ist nicht stabil (*Mayer, Levine, Rapp* und *Marucci* 1954, *Borsos, Rapp* und *Mayer* 1961a, b). Unter Freisetzung von hämolytisch inaktivem C2a^d (d = „decay" = Zerfall) fällt die Zelle in das Stadium EAC*1*4b zurück (*Stroud, Mayer, Miller* und *McKenzie* 1966). In wieweit ein erst kürzlich von *Opferkuch, Loos* und *Borsos* (1971) beschriebener „decay accelerating factor" hierbei eine Rolle spielt, kann zurzeit noch nicht entschieden werden.

Nach Bildung der C3-Konvertase ist die Funktion von C*1* erfüllt. Diese Komponente ist jetzt für den weiteren Ablauf der Immunhämolyse entbehrlich und kann sogar durch EDTA aus dem Intermediärprodukt ECA*1*42 ohne Beeinflussung der C*4*2-Aktivität entfernt werden. Kommt es nach Entfernung des C*1* außerdem noch zum Zerfall des C2, so liegt schließlich das Stadium EAC4b vor, aus ihm kann durch Zugabe von C1 und C2 erneut die C3-Konvertase aufgebaut werden (*Borsos* und *Rapp* 1967). Die Reaktionen sind im folgenden Schema zusammengefaßt:

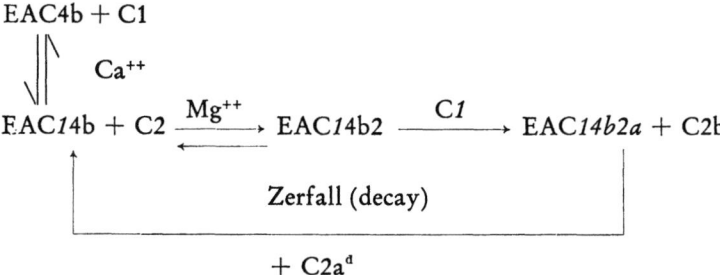

Literatur

Borsos, T., H. J. Rapp and *H. R. Colten*, Immune hemolysis and the functional properties of the second (C2) and fourth (C4) components of complement. I. Functional differences among C4 sites on cell surfaces. J. Immunol. **105**, 1439 (1970). — *Borsos, T.* and *H. J. Rapp*, Immune hemolysis: A simplified method for the preparation of EAC4 with guinea pig or with human complement. J. Immunol. **99**, 263 (1967). — *Borsos, T., H. J. Rapp* and *M. M. Mayer*, Studies on the second component of complement. I. The reaction betweeen EAC′1,4 and C′2: Evidence on the single site mechanism of immune hemolysis and determination of C′2 on a molecular basis. J. Immunol. **87**, 310 (1961 a). — *Borsos, T., H. J. Rapp* and *M. M. Mayer*, Studies on the second component of complement. II. The nature of the decay of EAC′1, 4, 2. J. Immunol. **87**, 326 (1961 b). — *Budzko, D. B.* and *H. J. Müller-Eberhard*, Cleavage of the fourth component of human complement (C4) by C1 esterase: Isolation and characterization of the low molecular weight product. Immunochemistry **7**, 227 (1970). — *Chan, P. C. Y.* and *J. J. Cebra*, Studies on the fourth component of guinea pig serum. Immunochemistry **3**, 496 (1966). — *Cooper, N. R., M. J. Polley* and *H. J. Müller-Eberhard*, The second component of human complement (C2): Quantitative molecular analysis of its reaction in immune hemolysis. Immunochemistry **7**, 341 (1970). — *Cooper, N. R.* and *H. J. Müller-Eberhard*, Molecular measurement of the fourth component of human complement: A comparison of effective molecule titrations with protein chemical methods. Prot. Biol. Fluids **15**, 453 (1967). — *Cooper, N. R.* and *H. J. Müller-Eberhard*, A comparison of methods for the molecular quantitation of the fourth component of human complement. Immunochemistry **5**, 155 (1968). — *Haines, A. L.* and *I. H. Lepow*, Studies on human C1-esterase. I. Purification and enzymatic properties. J. Immunol. **92**, 456 (1964 a). — *Haines, A. L.* and *I. H. Lepow*, Studies on human C1-esterase. II. Function of purified C1-esterase in the human complement system. J. Immunol. **92**, 468 (1964 b). — *Harboe, M.*, Interaction between I^{131} trace-labelled cold agglutinins, complement and red cells. Brit. J. Haematol. **10**, 339 (1964). — *Harboe, M., H. J. Müller-Eberhard, H. H. Fudenberg, M. J. Polley* and *P. L. Mollison*, Identification of the components of complement participating in the antiglobulin reaction. Immunology **6**, 412 (1963). — *Klein, P. G.* and *P. M. Burkholder*, Studies on the antigenic properties of complement. II. Analysis of specific agglutinins against certain components of guinea pig complement fixed on sensitized sheep erythrocytes. J. exp. Med. **111**, 107 (1960). — *Lepow, I. H., O. D. Ratnoff, F. S. Rosen* and *L. Pillemer*, Observations on a proesterase associated with partially purified first component of human complement. Proc. Soc. Exp. Biol. Med. **92**, 32 (1956). — *Lepow, I. H., O. D. Ratnoff* and *L. Pillemer*, Elution of an esterase from antigen antibody aggregates treated with human complement. Proc. Soc. Exp. Biol. Med. **92**, 111 (1956). — *Mayer, M. M., H. S. Shin* and *J. A. Miller*, Fragmentation of guinea pig complement components C2 and C3c. Prot. Biol. Fluids **15**, 411 (1967). — *Mayer, M. M.* and *J. A. Miller*, Inhibition of guinea pig C2 by rabbit antibody. Quantitative measurement of inhibition, discrimination between immune inhibition and complement fixation, specificity of inhibition and demonstration of uptake of C2 by EAC1a, 4. Immunochemistry **2**, 71 (1965). — *Mayer, M. M.* (*H. J. Rapp* and *T. Borsos* eds.),

Complement and hemolysis. Science **141**, 738 (1963). — *Mayer, M. M., L. Levine, H. J. Rapp* and *A. A. Marucci*, Kinetic studies on immune hemolysis. VII. Decay of EAC142, fixation of C3, and other factors influencing the hemolytic action of complement. J. Immunol. **73**, 443 (1954). — *Miller, J. A.* and *M. M. Mayer*, On the cleavage of C2 by C1a: Immunological and physical comparison of C2a^d and C2i. Proc. Soc. Exp. Biol. Med. **129**, 127 (1968). — *Müller-Eberhard, H. J.*, Complement. Ann. Rev. Biochem. **38**, 389 (1969). — *Müller-Eberhard, H. J., M. J. Polley* and *M. A. Calcott*, Formation and functional significance of a molecular complex derived from the second and the fourth component of human complement. J. Exp. Med. **125**, 359 (1967). — *Müller-Eberhard, H. J.* and *I. H. Lepow*, C'1 esterase effect on activity and physicochemical properties of the fourth component of complement. J. Exp. Med. **121**, 819 (1965). — *Müller-Eberhard, H. J.* and *C. E. Biro*, Isolation and description of the fourth component of human complement. J. Exp. Med. **118**, 447 (1963). — *Opferkuch, W., H. J. Rapp, H. R. Colten* and *T. Borsos*, Immune hemolysis and the functional properties of the second (C2) and fourth (C4) components of complement. II. Clustering of effective C42 complexes at individual hemolytic sites. J. Immunol. **106**, 407 (1971). — *Opferkuch, W., M. Loos* and *T. Borsos*, Isolation and characterization of a factor from human and guinea pig serum that accelerates the decay of SAC142. J. Immunol. **107**, 313 (1971). — *Patrick, R. A., S. B. Taubman* and *I. H. Lepow*, Cleavage of the fourth component of human complement (C4) by activated C1s. Immunochemistry **7**, 217 (1970). — *Folley, M. J.* and *H. J. Müller-Eberhard*, The second component of human complement: Its isolation, fragmentation by C'1 esterase, and incorporation into C'3 convertase. J. Exp. Med. **128**, 533 (1968). — *Sitomer, G., R. M. Stroud* and *M. M. Mayer*, Reversible adsorption of C2 by EAC4: Role of Mg^{++}, enumeration of competent SAC'4, two step nature of C'2a fixation and estimation of its efficiency. Immunochemistry **3**, 57 (1966). — *Stroud, R. M., M. M. Mayer, J. A. Miller* and *A. T. McKenzie*, C2a^d, an inactive derivative of C2 released during decay of EAC4, 2a. Immunochemistry **3**, 163 (1966). — *Stroud, R. M., K. F. Austen* and *M. M. Mayer*, Catalysis of C2 fixation by C1a. Reaction kinetics, competitive inhibition by TAMe, and transferase hypothesis of the enzymatic action of C1a on C2, one of its natural substrates. Immunochemistry **2**, 219 (1965). — *Wagner, H.* and *M. Röllinghoff*, C2 — The second component of guinea pig complement: Purification and physicochemical characterization. Immunochemistry **7**, 977 (1970). — *Willoughby, W. F.* and *M. M. Mayer*, Antibody-complement complexes. Science **150**, 907 (1965).

3. Die Reaktion der dritten Komponente: C3

a) Spaltung von C3 durch C42

Bei der Spaltung von C3 durch die Konvertase ist es belanglos, ob das C42-Enzym in der flüssigen Phase oder in zellgebundener Form vorliegt. Der Spaltungsvorgang zeigt die wesentlichen Merkmale einer Enzym-Reaktion. Der Umsatz von C3 durch C42 entspricht einer Michaelis-Menten-Kinetik mit einer V_{max} von etwa 3000 Molekülen C3 pro C42-Enzym/min bei 25° C (*Shin* und *Mayer* 1968). Das Verschwinden von C3 aus der flüssigen Phase und das dazu parallele Auftauchen von hämolytisch aktivem C3 an der Zelle sind in Abb. 17 dargestellt. Die entstehenden Spaltprodukte weisen im elektrischen Feld im Vergleich zum Mutter-Molekül eine beschleunigte Wanderungsgeschwindigkeit auf, was in Abb. 18 dargestellt ist. Ein kleineres Bruchstück wird als C3a und das größere als C3b bezeichnet. Diese Bruchstücke sind zunächst als lose Komplexe (C3a · C3b) vereinigt, die früher C3i genannt wurden. Im sauren pH-Bereich kommt es aber rasch zur Dissoziation (*Müller-Eberhard, Polley* und *Calcott* 1967, *Dias Da Silva, Eisele*

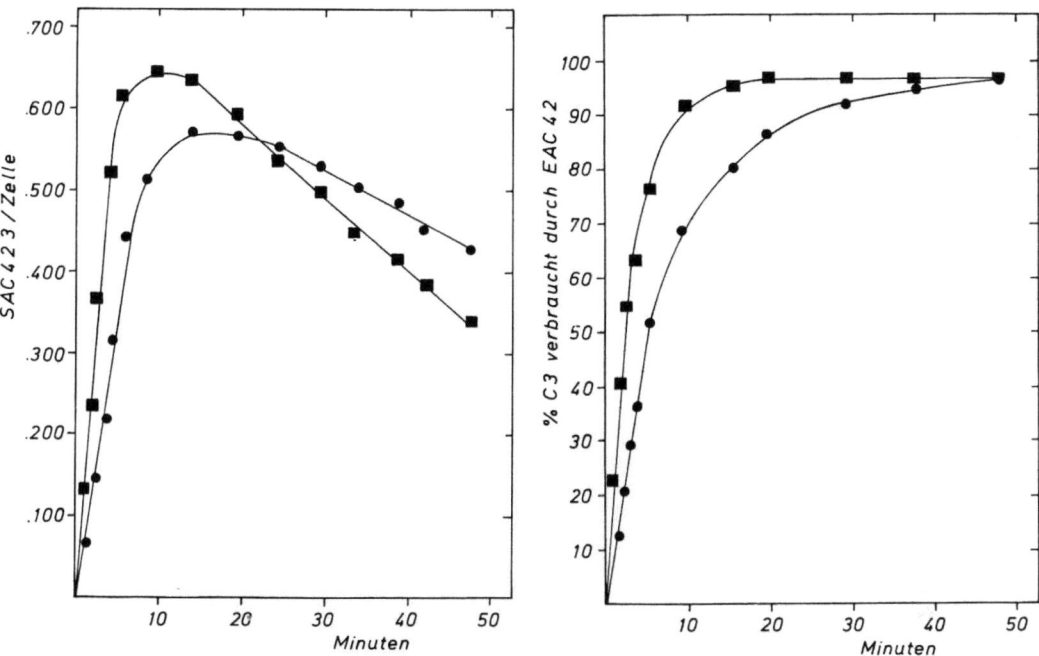

Abb. 17. Parallele Wiedergabe der Entstehung von SAC423 (links) sowie des Verbrauchs von C3 (rechts) als Funktion der Zeit und der EAC42-Konzentration. ■ — ■ = 7,7 × 10⁷ EAC42/ml ● — ● = 3,85 × 10⁷ EAC42/ml. (Nach *Shin* und *Mayer*, 1968)

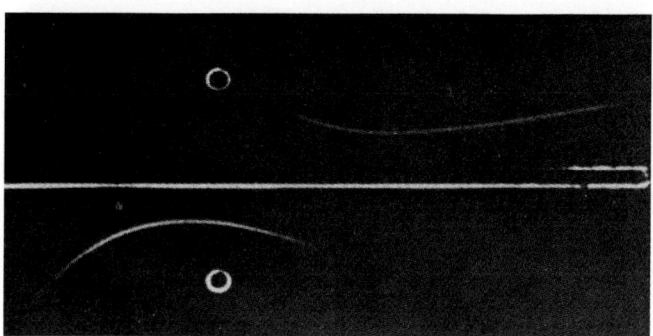

Abb. 18. Immunoelektrophoretischer Nachweis der Konversion (Spaltung) von humanem C3 durch EAC142. Die Anode ist links. (Nach *Müller-Eberhard, Dalmasso* und *Calcott*, 1966)

und *Lepow* 1967). Das C3a-Fragment, welches vermutlich N-terminal von C3 abgespalten wird, wurde von *Bokisch, Müller-Eberhard* und *Cochrane* (1969) isoliert und charakterisiert. Es hat ein Molekulargewicht von etwa 7 000 und trägt die antigene B-Determinante (A4b). Bei der chemischen Analyse fanden *Budzko, Bokisch* und *Müller-Eberhard* (1971) als N-terminale Aminosäure Serin und an Carboxyl-terminaler Stelle Arginin. Das C3a ist ein stark basisches Peptid, in dem das Verhältnis von basischen zu sauren Aminosäuren 1,33 : 1 beträgt.

In Abweichung von dem bisher dargelegten konnten *Spitzer, Stitzel, Pauling, Davis* und *West* (1971) zwar C3a, nicht aber C3b finden, stattdessen fanden sie kleinere Bruchstücke, die sie als C3c und C3d bezeichneten. Außer durch die kleineren Molekulargewichte von 151 000 und 27 000 unterschieden sich C3c und C3d vom C3b auch durch das Fehlen einer antigenen Determinante (A4b). Die unterschiedlichen Befunde könnten darauf beruhen, daß C3b hier durch die Einwirkung löslicher Ag-Ak-Komplexe auf Vollserum entstanden war und daß außer der Konvertase noch andere nicht näher bekannte Faktoren auf C3 einwirkten. Mit dieser Interpretation stehen Befunde von *Bokisch, Müller-Eberhard* und *Cochrane* (1969) im Einklang, die gereinigtes C3b erst durch die Einwirkung von Trypsin oder anderen Serum-Enzymen wie Thrombin und Plasmin in C3c und C3d zerlegen konnten (Abb. 19). Dieser Vorgang läuft vermutlich unter Serum- oder *in vivo*-Bedingungen ständig ab.

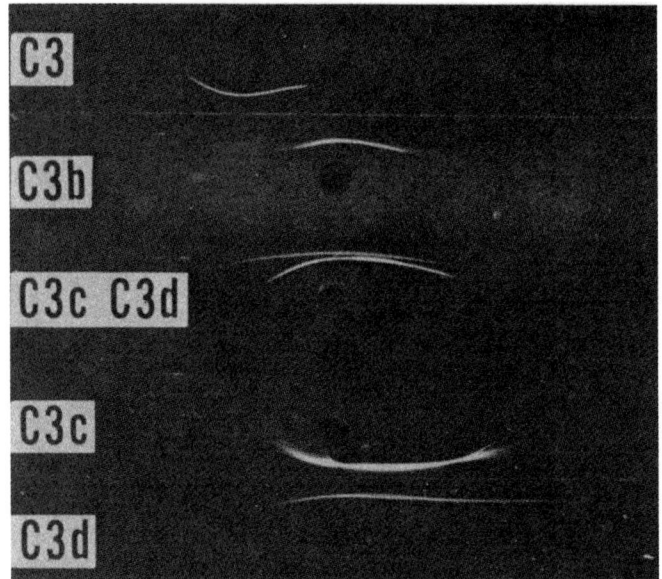

Abb. 19. Immunoelektrophoretischer Nachweis der Fragmente C3b, C3c und C3d. Die Spaltprodukte wurden durch Trypsinbehandlung gewonnen. Die Anode ist rechts. (Nach *Bokisch, Müller-Eberhard* und *Cochrane*, 1969)

Die Zerlegbarkeit des C3 in vier Bruchstücke ist früher schon von *Mayer, Shin* und *Miller* (1967) beobachtet worden, doch ist eine Zuordnung zu den heutigen C3a, C3b, C3c und C3d-Fragmenten schwierig. In Tab. 2 sind die physikochemischen Parameter der C3-Fragmente zusammengefaßt.

b) Die Bindung von C3b an EAC142

Die Spaltung des C3 führt zur Entstehung von C3b, das für kurze Zeit aktiviert, d. h. bindungsfähig ist. Begegnet C3b während seines aktivierten Zustandes keinem passenden Rezeptor, so verfällt die Bindungsfähigkeit und das Bruchstück verbleibt

Tab. 2. Molekulare Parameter von C3 und C3-Bruchstücken
(nach *Bokisch*, *Müller-Eberhard* und *Cochrane*, 1969)

Bruchstück	s	D	Molekulargewicht	
			Berechnet von s und D	Archibald Methode
Natives C3	9.5	3.6*	235 000	180 000
C3a	1.1		8 700**	7 000
C3b	9.0***	3.6*	223 000	
C3c	6.7***	4.0*	151 000	
C3d	2.6***	8.6*	27 000	

* Sephadex G200 Filtration
** Bestimmt mit einer kalibrierten Sephadex G100 Säule
*** Ultrazentrifugation im Sucrose-Dichtegradienten

als hämolytisch inaktives C3bi in der flüssigen Phase. Dieses Schicksal erleiden bis zu 90 % der C3-Moleküle.

Die Bindung von C3b an die Zelle ist eine Funktion der Anzahl der C42-Enzyme pro Zelle (*Pondman* und *Peetoom* 1964, *Müller-Eberhard*, *Dalmasso* und *Calcott* 1966, *Inoue* und *Yonemasu* 1968). Darüberhinaus hat sich erwiesen, daß mit der

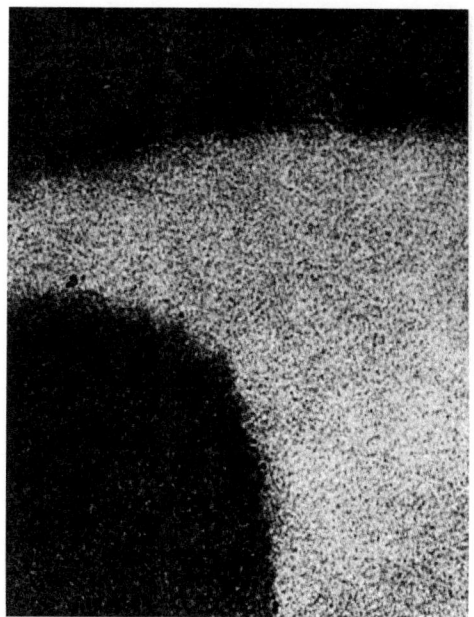 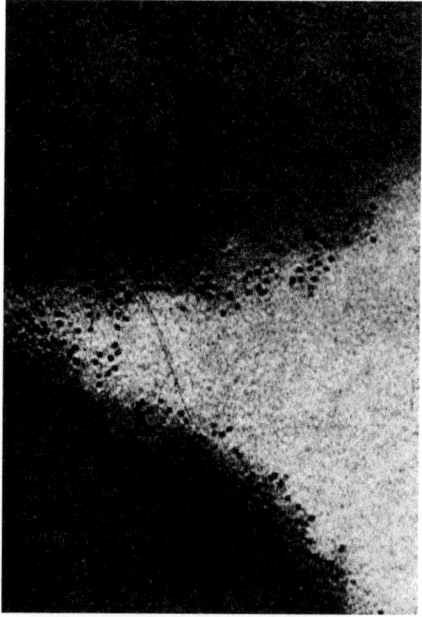

Abb. 20. Lokalisation von C4 (links) und C3 (rechts) an der Außenseite von quergeschnittenen Schafserythrozyten. Die Zellen sind vorher mit Antikörper C1, C4, C2 und C3 inkubiert worden. Der Nachweis der C-Komponente erfolgte mit Hilfe von Ferritin-markierten spezifischen Antikörpern. (Nach *Müller-Eberhard*, *Nilsson*, *Dalmasso*, *Polley* und *Calcott*, Arch. Path. *82*, 205—217 [1966])

C3b-Bindung ein entscheidender Quantitätssprung stattfindet, der außerordentlich wichtige biologische Konsequenzen nach sich zieht, worauf im zweiten Teil (F4) eingegangen wird. *Müller-Eberhard* hat mit Hilfe von radioaktiv markiertem C3 zeigen können, daß ein einziges zellständiges C42-Enzym die Bindung von mehreren Hundert C3b-Molekülen bewirkt (Abb. 20). Mit einer immunchemischen Testmethode haben *Borsos* und *Leonard* (1971) diese Ergebnisse erneut bestätigt. Aber nur ein Teil des gebundenen C3b ist vermutlich in der Lage, die hämolytische Reaktion weiterzuführen, d. h. eine EAC1423-Reaktivität zu bilden, die auf C5 einwirkt. Für C3b existieren demnach drei Reaktionsmöglichkeiten: a) Verfall in der flüssigen Phase zu C3bi gegebenenfalls mit nachfolgender Spaltung in C3c und C3d. b) Bindung an die Zelloberfläche in hämolytisch unwirksamer aber biologisch effektiver Form. c) Bindung in hämolytisch wirksamer Form, was vermutlich von der räumlichen Beziehung zur C3-Konvertase abhängt.

Die Lokalisation sowie das quantitative Verhältnis von C3b zu C42 an der Erythrozytenoberfläche wurde von *Mardiney, Müller-Eberhard* und *Feldman* (1968) elektronenoptisch durch Einsatz von Ferritin-markierten Antikörpern dargestellt (Abb. 21). Schon aus dem erwähnten quantitativen Verhältnis von gebundenem C3b zum C42-Enzym ist ersichtlich, daß die Zellmembran über eine große Anzahl von Rezeptoren für C3b verfügen muß. *Müller-Eberhard* hat in den zitierten Arbeiten nachgewiesen, daß weder Antikörper noch C1 für die Bindung

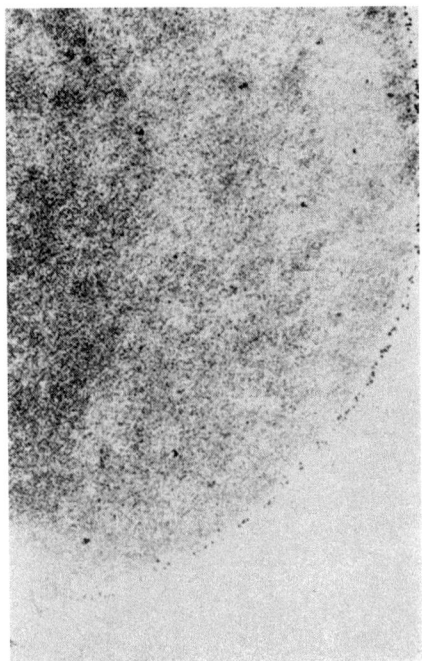
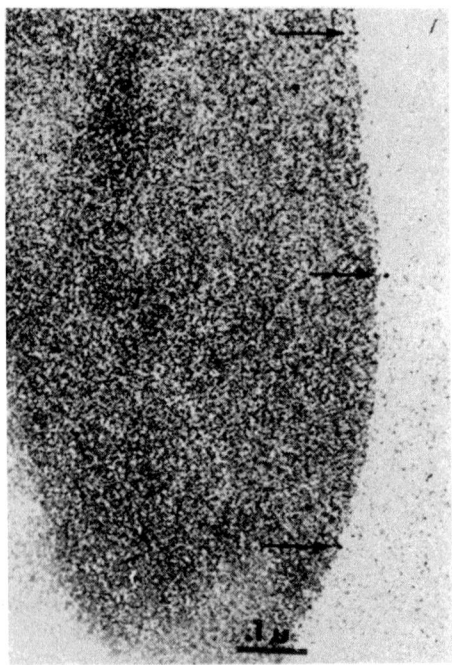

Abb. 21. Linke Hälfte: Ausschnitt eines Erythrozyten im Stadium EAC1423 mit durchschnittlich 450 Molekülen C4 und 100 000 spezifisch gebundenen Molekülen C3. Der Nachweis erfolgte mit Ferritin-markiertem Anti-C3. Die Vergrößerung beträgt 1 : 118,000. Rechte Hälfte: Teil eines Kontrollerythrozyten, der lediglich mit C3 inkubiert und dann gewaschen worden war. Die Vergrößerung beträgt 1 : 95 000. (Nach *Mardiney, Müller-Eberhard* und *Feldman*, 1968)

von C3b erforderlich sind, doch schließt dieser Befund die Möglichkeit einer Bindung an die Antikörper nicht aus. *Leddy, Bakemeier* und *Vaughan* (1965) haben die Bindung von C3 an humane Antikörper vom Typ der Kälteagglutinine bewiesen. Ob die Bindung von C3b an die Zellmembran oder aber die an ein Antikörper-Molekül für die weiter Funktion dieser Komponente entscheidend ist, konnte bisher noch nicht geklärt werden. Die Reaktionen von C3 lassen sich formelmäßig zusammenfassen:

(1) In der flüssigen Phase

$$C3 \xrightarrow{C4b2a} C3a \cdot C3b \text{ (Komplex)}$$

$$C3a \cdot C3b \xrightarrow{H^+} C3a + C3b$$

$$C3b \xrightarrow{\text{Serum-Enzyme}} C3c + C3d$$

(2) An der Zelloberfläche

$$C3 \xrightarrow{EAC14b2a} C3a + C3b$$

$$EAC14b2a + C3b \dashrightarrow EAC14b2a3b + C3bi$$

(3) bzw.

$$C3 \xrightarrow{EAC42} EAC423$$

Sind die C3b-Moleküle einmal angelagert, so bleiben sie entsprechend ihrer direkten Fixierung an der Zellmembran dort auch dann haften, wenn die zu ihrer Fixierung notwendigen Vorstufen (C2- und C1-Reaktivität) zerfallen sind. EAC14b3b-Zellen lassen sich durch ein Antiserum gegen C3 noch gut agglutinieren und besitzen auch viele sonstige von C3 abhängige biologische Aktivitäten (F4), wenn auch ihre hämolytische Aktivität fraglich ist. Der Verlust von C1 und C2 — sei es durch spontanen Zerfall, sei es durch EDTA-Behandlung — würde solche Zellen in den Zustand EAC4b3b versetzen mit ähnlichen Eigenschaften wie die EAC14b3b.

c) Die C3-abhängige Peptidase

Der C3-Schritt in der C-Reaktionssequenz konnte durch aromatische Aminosäuren kompetitiv gehemmt werden (*Basch* 1965). *Cooper* und *Becker* (1967) sowie *Cooper* (1967) bauten diese Befunde weiter aus und demonstrierten die enzymatische Hydrolyse von Glyzyl-L-Tyrosin durch EAC*1423*. Diese Peptidase-Aktivität erwies sich als Funktion von zellgebundenem C3 und eines niedermolekularen Kofaktors. Bis zu einer Beladung mit 100 C3b-Molekülen ging die Peptidase-Aktivität der C3b-Konzentration auf den Zellen parallel, doch darüber hinaus nicht mehr. Möglicherweise kann diese Tatsache dahingehend interpretiert werden, daß eine bestimmte räumliche Anordnung zwischen C3b und C*42* erforderlich ist, um Peptidase-Aktivität zu generieren (*Müller-Eberhard* 1969). Ob die

Peptidase-Aktivität identisch ist mit der hämolytischen Wirksamkeit von C3b läßt sich zur Zeit noch nicht beantworten. Die umstrittene Enzym-Aktivität wird im Zusammenhang mit der Immunadhärenz (F4b) weiter diskutiert.

Literatur

Basch, R. S., Inhibition of the third component of the complement system by derivatives of aromatic amino acids. J. Immunol. **94**, 629 (1965). — *Bokisch, V. A., H. J. Müller-Eberhard* and *C. G. Cochrane*, Isolation of a fragment (C3a) of the third component of human complement containing anaphylatoxin and chemotactic activity and description of an anaphylatoxin inactivator of human serum. J. Exp. Med. **129**, 1109 (1969). — *Borsos, T.* and *E. Leonard*, Detection of bound C3 by a new immunochemical method. J. Immunol. **107**, 766 (1971). — *Budzko, D. B., V. A. Bokisch* and *H. J. Müller-Eberhard*, A fragment of the third component of human complement with anaphylatoxin activity. Biochemistry **10**, 1166 (1971). — *Cooper, N. R.* and *E. L. Becker*, Complement associated peptidase activity of guinea pig serum. I. Role of complement components. J. Immunol. **98**, 119 (1967). — *Cooper, N. R.*, Complement associated peptidase activity of guinea pig serum. II. Role of a low molecular weight enhancing factor. J. Immunol. **98**, 132 (1967). — *Dias da Silva, W., J. V. Eisele* and *I. H. Lepow*, Complement as a mediator of inflammation. III. Purification of the activity with anaphylatoxin properties by interaction of the first four components of complement and its identification as a cleavage product of C3. J. Exp. Med. **126**, 1027 (1967). — *Inoue, K.* and *K. Yonemasu*, Studies on the third component (C3) of guinea pig complement. II. Decay and generation of SAC 1a, 4, 2a, 3. Biken J. **11**, 181 (1968). — *Leddy, J. P., R. F. Bakemeier* and *J. H. Vaughan*, Fixation of complement components to autoantibody eluted from human RBC. J. Clin. Invest. **44**, 1066 (1965). — *Mardiney, M. R., H. J. Müller-Eberhard* and *J. D. Feldman*, Ultrastructural localization of the third and fourth components of complement on complement-cell complexes. Amer. J. Path. **53**, 253 (1968). — *Mayer, M. M., H. S. Shin* and *J. A. Miller*, Fragmentation of guinea pig complement components C2 and C3c. Prot. Biol. Fluids **15**, 411 (1967). — *Müller-Eberhard, H. J.*, Complement. Ann. Rev. Biochem. **38**, 389 (1969). — *Müller-Eberhard, H. J., M. J. Polley* and *M. A. Calcott*, Formation and functional significance of a molecular complex derived from the second and the fourth component of human complement. J. Exp. Med. **125**, 359 (1967). — *Müller-Eberhard, H. J., A. P. Dalmasso* and *M. A. Calcott*, The reaction mechanism of β1c-globulin (C3) in immune hemolysis. J. Exp. Med. **123**, 33 (1966). — *Pondman, K. W.* and *F. Peetoom*, The significance of the antigen-antibody complement reaction. IV. The transformation of β1c-globulin into β1A-globulin. Immunochemistry **1**, 65 (1964). — *Shin, H. S.* and *M. M. Mayer*, The third component of the guinea pig complement system. II. Kinetic study of the reaction of EAC4, 2a with guinea pig C3. Enzymatic nature of C3 consumption, multiphasic character of fixation, and hemolytic titration of C3. Biochemistry **7**, 2997 (1968). — *Spitzer, R. E., A. E. Stitzel, V. L. Pauling, N. C. Davis* and *C. D. West*, The antigenic and molecular alterations of C3 in the fluid phase during an immune reaction in normal human serum. Demonstration of a new conversion product, C3x. J. exp. Med. **134**, 656 (1971).

4. Die Reaktion der fünften Komponente (C5)

a) Spaltung von C5 durch C3-Peptidase

Die Interaktion von EAC1423 mit nativem C5 führt zur Spaltung in C5a und C5b. Das kleinere Spaltprodukt C5a wurde ursprünglich aufgrund seiner Anaphylatoxin-Aktivität (F5b) entdeckt (*Jensen* 1967; *Cochrane* und *Müller-*

Eberhard 1968). Für Meerschweinchen-C5 (7,8S) konnten die Spaltprodukte auch physikochemisch charakterisiert werden: C5b hat demnach eine Sedimentationskonstante von 7,4 und C5a von 1,5S (*Shin, Pickering, Mayer* und *Cook* 1968; *Shin, Snyderman, Friedman, Mellors* und *Mayer* 1968). Das 1,5S-Bruchstück mit einem Molekulargewicht von etwa 15 000 zeigte sowohl Anaphylatoxin- als auch leukotaktische Eigenschaften (F5).

Die Spaltung von C5 durch EAC13 in definierte Bruchstücke entspricht dem Konzept der sukzessiven enzymatischen Aktivierung der Einzelkomponenten in der Reaktionskette. Nach den bisher vorliegenden Befunden kommt für den C5-Umsatz die im vorigen Abschnitt beschriebene C3-Peptidase in Frage. Zellgebundenes C2 und C3 werden als Voraussetzung zur Bildung einer EAC1-5-Reaktivität angesehen. Der Umsatz von C5 kann durch N-acetyl-L-tyrosyl-ethylester blockiert werden (*Shin, Pickering* und *Mayer* 1971 a, b).

b) Bindung von C5 an EAC1423

Die lang diskutierte Frage, ob sich auch C5 ähnlich wie die vorhergehenden Komponenten binden kann, ist inzwischen positiv beantwortet worden. Die Existenz eines EAC1—5 Intermediärkomplexes wurde für C5 vom Meerschweinchen, vom Kaninchen (*Inoue* und *Nelson* 1965; *Bitter-Suermann, Hadding, Melchert* und *Wellensiek* 1969; *Hadding, Bitter-Suermann* und *Wellensiek* 1969) und vom Menschen nachgewiesen (*Cooper* 1969 a; *Cooper* und *Müller-Eberhard* 1968, 1970).

Mit einem funktionell reinen C5-Präparat aus Meerschweinchenserum war es bei niedriger Ionenstärke (0,074) und 30° C gelungen, C5 an EAC1423-Zellen anzulagern. Die C5-Reaktivität wies dabei eine Halbwertzeit von 16 Minuten auf (*Inoue* und *Nelson* 1965). Die Existenz dieses EAC1—5 Komplexes wurde aber bezweifelt. Zum ersten hatten *Inoue* und *Nelson* die Anlagerung des C5 unter unphysiologischer Ionenstärke erreicht; weiterhin war in der Zwischenzeit eine gewisse Skepsis gegenüber den nur funktionell reinen Präparaten und den damit gewonnenen Resultaten aufgekommen und drittens hatten *Nilsson* und *Müller-Eberhard* (1967) um die gleiche Zeit ihr Konzept einer funktionellen Einheit (functional unit) von C5, C6 und C7 entwickelt, nach dem diese drei Komponenten nur in Form eines trimolekularen Proteinkomplexes hämolytisch aktiv werden könnten. Es schien daher fraglich, ob C5 wirklich für sich allein mit EAC1—3 reagieren kann. Diese Zweifel sind aber inzwischen ausgeräumt worden. Die Bindung von proteinchemisch reinem Meerschweinchen-C5 an EAC1—3 ließ sich auch bei physiologischer Ionenstärke und 37° C nachweisen (*Bitter-Suermann, Hadding, Melchert* und *Wellensiek* 1969, 1970; *Hadding, Bitter-Suermann* und *Wellensiek* 1969, 1970). Die Bildung von EAC1—5 ist temperaturabhängig und nach 2 Minuten abgeschlossen. Die C5-Reaktivität der Zelle zerfällt bei 37° C mit einer Halbwertzeit von 12,5 Minuten. Auch mit C5 vom Kaninchen kann man EAC1—5 aufbauen (*Hadding, Bitter-Suermann* und *Wellensiek* 1970). In diesem Fall beträgt die Halbwertzeit der C5-Reaktivität bei 37° C 22 Minuten (Abb. 22). In diesem raschen Aktivitätsverfall mag einer der Gründe liegen, warum sich der EAC1—5 Intermediärkomplex so lange dem eindeutigen Nachweis hat entziehen können.

Die für menschliches C5 erhobenen Befunde (*Cooper* 1969 a; *Cooper* und *Müller-Eberhard* 1968, 1970) stimmten mit den für Meerschweinchen-C5 erhobenen im wesentlichen überein, bei einer mit 2,3 Minuten noch kürzeren Halbwertzeit der

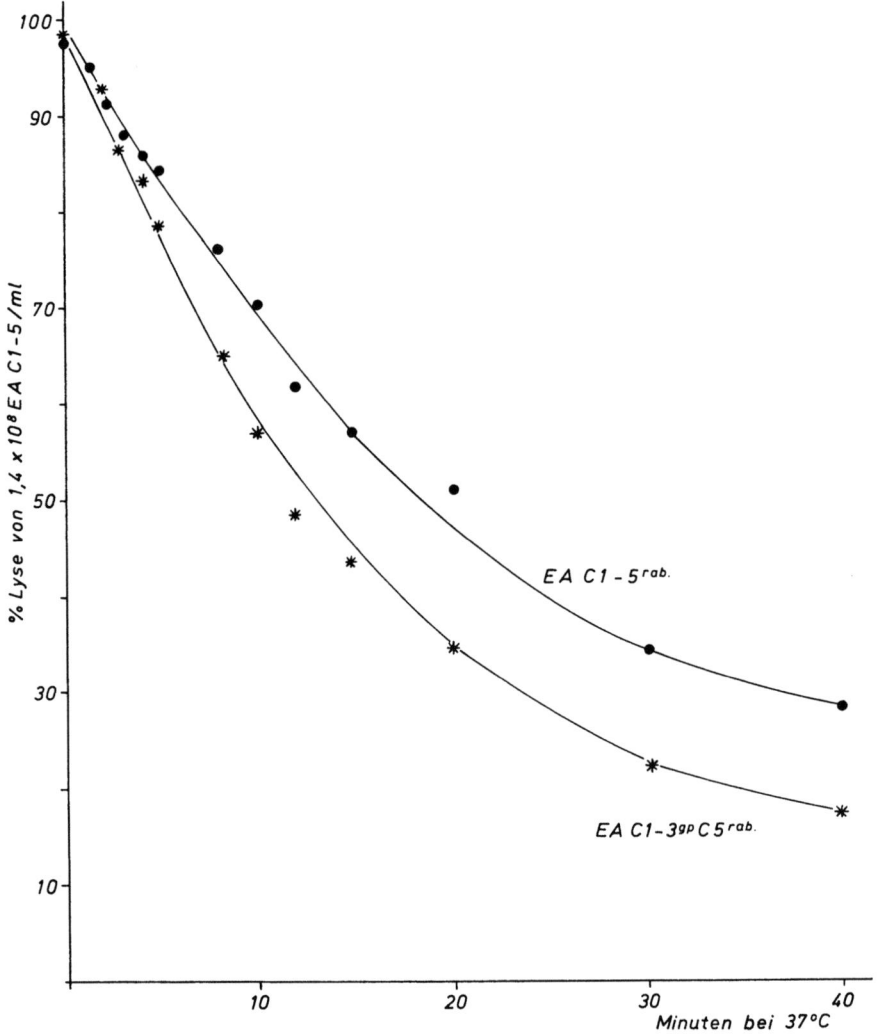

Abb. 22. Vergleich der Zerfallszeit von EAC1—5^{rab} mit derjenigen von EAC1—3^{gp}5^{rab}. (Nach *Hadding*, *Bitter-Suermann* und *Wellensiek*, 1970)

zellgebundenen C5-Funktion. Die Bindung von radioaktiv markiertem C5 (^{125}J) an EAC1423 war sowohl von der Zahl der C42-, wie auch der C423-reaktiven Gruppen pro Zelle abhängig. Eine zehnfache Steigerung der Zahl der C42-Gruppen erbrachte einen vierfachen Anstieg der C5-Aufnahme; die zehnfache Vermehrung der C3-Moleküle führte zu einer Verdreifachung der C5-Aufnahme. Abb. 23 zeigt den zeitlich parallelen Anstieg von zellgebundenem ^{125}J-C5 und der hämolytischen C5-Reaktivität der Zelle. Da C5 nach Aktivierung einerseits rasch aus der flüssigen Phase verschwand, andererseits aber nie mehr als 4% des angebotenen markierten C5 auf den Zellen nachweisbar wurden, muß der Großteil des C5 mit dem C423-Enzym reagiert haben ohne sich an zellständige Rezeptoren zu binden. Ungebun-

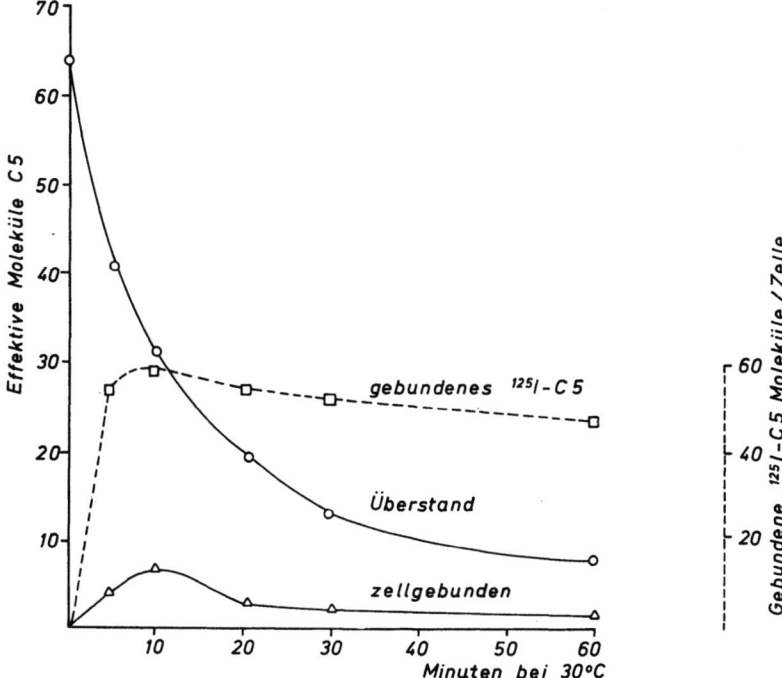

Abb. 23. Korrelation der Bindung von C5 mit dem Auftreten von hämolytisch aktiven C5-sites sowie dem Verschwinden von C5 aus der flüssigen Phase. (Nach *Cooper* und *Müller-Eberhard*, 1970)

dene Moleküle büßen ihre Aktivität schnell ein und verbleiben in der flüssigen Phase als C5bi. Die Situation ist analog zum C3- und C4-Umsatz.

Ungelöst ist nach wie vor die Frage, welche Vorgänge dem Verfall der C5-Reaktivität an der Zelle zugrunde liegen. Zwei Möglichkeiten wurden erwogen: Einmal könnte C5 nach seiner Bindung in sehr kurzer Zeit von der Zelle dissoziieren; zum anderen wurde postuliert, daß die C2-Zerfallsrate (D3) den Verlust der C5-Aktivität insofern steuere, als der Zerfall der C2-Aktivität auf noch unbekannte Weise den Zerfall auch der C5-Aktivität nach sich ziehe (*Shin, Pickering* und *Mayer* 1971a). Beiden Auffassungen wurde von *Cooper* und *Müller-Eberhard* (1970) widersprochen. Wie aus Abb. 24 ersichtlich, bleibt ^{125}J-C5 über Stunden ohne Dissoziation an die Zelle gebunden. Zum anderen blieb der schnelle Verlust der hämolytischen Aktivität von C5 auch dann unbeeinflußt, wenn statt des schnell zerfallenden nativen C2 oxydiertes C2 benutzt wurde, welches an der Zelloberfläche im Gegensatz zum nicht oxydierten C2 über etwa 30 Minuten stabil bleibt. Man muß also die Ursache für den Reaktivitätsverfall des C5 wohl in Eigenheiten des C5-Moleküls selbst suchen.

Zusammenfassend läßt sich heute die C5-Reaktion wie folgt formulieren:

$$C5 \xrightarrow{EAC1\ 4b2a3b} C5a + C5b$$

$$EAC1\ 4b2a3b + C5b \longrightarrow EAC1\ 4b2a3b5b + C5bi$$

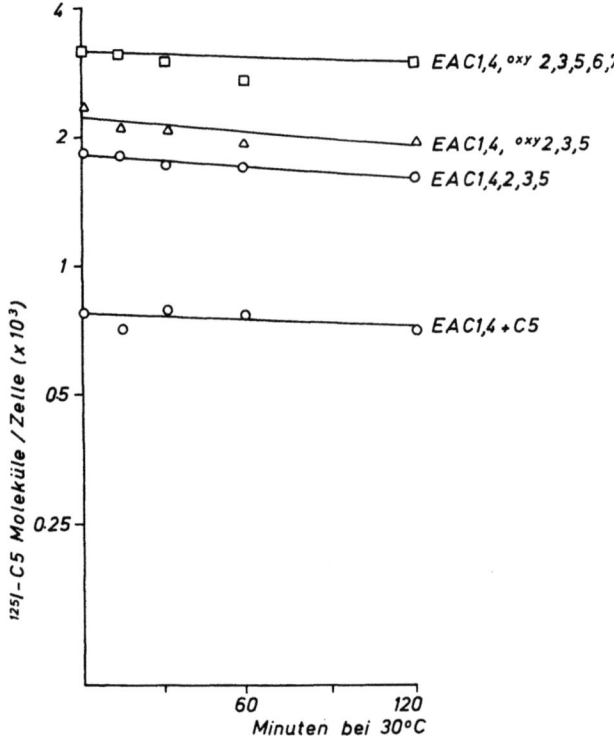

Abb. 24. Untersuchung über die Abdissoziation von C5 bei verschiedenen Intermediärkomplexen. Unter anderem wurden Zellen getestet, die unspezifisch C5 angelagert hatten (EAC14+C5). Der Verlust von gebundenem C5 während zwei Stunden ist minimal. (Nach *Cooper* und *Müller-Eberhard*, 1970)

Schließlich sei noch eine Eigenheit des nativen C5-Moleküls erwähnt. In nativem Zustand kann sich C5 an E, EAC1, EAC14 und alle folgenden Intermediärkomplexe anlagern, ohne aktiviert worden sein (*Cooper* und *Müller-Eberhard* 1970). Dieses native C5 haftet relativ fest an den Zellen, kann aber von EAC1—3 als C5-Quelle benutzt werden.

Literatur

Bitter-Suermann, D., U. Hadding, F. Melchert and *H. J. Wellensiek,* Studies on the independent and consecutive reaction of guinea pig C5, C6 and C7 at physiological ionic strength. I. Preparation of EAC 1—5 with purified C3 and C5. Z. med. Mikrobiol. Immunol. 155, 101 (1969). — *Bitter-Suermann, D., U. Hadding, F. Melchert* and *H. J. Wellensiek,* Independent and consecutive action of C5, C6 and C7 in immune hemolysis. I. Preparation of EAC1—5 with purified guinea pig C3 and C5. Immunochemistry 7, 955 (1970). — *Cochrane, C. G.* and *H. J. Müller-Eberhard,* The derivation of two distinct anaphylatoxin activities from the third and fifth components of human complement. J. Exp. Med. 127, 371 (1968). — *Cooper, N. R.,* Studies on the reaction mechanism of human C5. Fed. Proc. 28, 818 (1969 a). — *Cooper, N. R.* and *H. J. Müller-Eberhard,* Molecular analysis of the reaction of human C5. J. Immun. 101, 813 (1968). — *Cooper, N. R.* and *H. J. Müller-Eberhard,* The reaction mechanism of human C5 in immune hemolysis. J. exp. Med. 132, 775—793 (1970). — *Hadding, U., D. Bitter-Suermann* and *H. J. Wellensiek,* Studies on the independent and consecutive reaction of guinea pig C5,

C6 and C7 at physiological ionic strength. II. Formation and decay of the intermediate complexes EAC1—5, EAC1—6. Z. med. Mikrobiol. Immunol. 155, 101 (1969). — *Hadding, U., D. Bitter-Suermann, H. J. Wellensiek*, Independent and consecutive action of C5, C6 and C7 in immune hemolysis. II. Formation and decay of the intermediate complexes EAC1—5 and EAC1—7. Immunochemistry 7, 967 (1970). — *Inoue, K.* and *R. A. Nelson*, The isolation and characterisation of a new component of hemolytic complement, C3e. J. Immun. 95, 355—367 (1965). — *Jensen, J.*, Anaphylatoxin in its relation to the complement system. Science 155, 1122 (1967). — *Nilsson, U. R.* and *H. J. Müller-Eberhard*, Studies on the mode of action of the fifth, sixth and seventh component of human complement in immune hemolysis. Immunology 13, 101—117 (1967).— *Shin, H. S., R. J. Pickering, M. M. Mayer* and *C. T. Cook*, Guinea pig C5. J. Immun. 101, 813 (1968). — *Shin, H. S., R. Snyderman, E. Friedman, A. Mellors* and *M. M. Mayer*, Chemotactic and anaphylatoxin fragment cleaved from the fifth component of guinea pig complement. Science 162, 361 (1968). — *Shin, H. S., R. J. Pickering* and *M. M. Mayer*, The fifth component of the guinea pig complement system. II. Mechanism of SAC1, 423, 5b formation and C5 consumption by EAC1, 423. J. Immun. 106, 473 (1971 a). — *Shin, H. S., R. J. Pickering* and *M. M. Mayer*, The fifth component of the guinea pig complement system. III. Dissociation and transfer of C5b, and the probable site of C5b fixation. J. Immun. 106, 480 (1971 b).

5. Die Entstehung der stabilen C7-Reaktivität

a) Die Bindung der sechsten (C6) und siebenten (C7) Komponente

Ebenso wie C5 können auch C6 und C7 unabhängig voneinander direkt mit dem jeweils vorhergehenden Intermediärprodukt reagieren (*Inoue* und *Nelson* 1965; *Hadding, Bitter-Suermann* und *Wellensiek* 1970). Mit der Anlagerung jeder weiteren Komponente gewinnen die Intermediärkomplexe an Stabilität. So hat EAC1—5 bei 37° C eine Halbwertzeit von 13 Minuten, EAC1—6 von bereits 60 Minuten und EAC1—7 von mehreren Stunden (Abb. 25) (*Hadding, Bitter-Suermann* und *Wellensiek* 1970). Die EAC1—7-Reaktivität wird daher als „hitzestabil" bezeichnet. Bei der Reaktion mit EAC1—6 verschwindet C7 aus der flüssigen Phase. Die Bindung der Komponente an EAC1—6 ließ sich durch den Nachweis von ^{125}J-markiertem C7 an Testzellen sichern (*Mayumi, Shimada* und *Sekine* 1969, *Mayumi* 1970).

Wenn auch C5, C6 und C7 unabhängig voneinander reagieren können, so bleibt doch auffällig, daß die Einzelschritte nicht sehr effektiv sind. Werden z. B. bestimmte Mengen von C5, C6 und C7 gleichzeitig einer EAC1—3-Zelle angeboten, so führt das zu einer weit höheren Ausbeute an C7-Reaktivität, als wenn die gleichen Mengen sukzessive Komponente nach Komponente zur Reaktion gebracht werden (Abb. 26). Die an sich kurzlebige C5-Reaktivität (s. oben) wurde durch C6 und mehr noch durch C6 und C7 stabilisiert. Daneben scheint aber auch bereits die Bindung des C5 durch Gegenwart von C6 und C7 begünstigt zu werden. Die höhere hämolytische Effizienz von C5, C6 und C7 bei gleichzeitiger Reaktionsmöglichkeit führte zur Formulierung der „functional unit hypothesis", nach der die Komponenten als Einheit reagieren sollen. Wesentlich gestützt wurde diese Hypothese durch den Nachweis einer reversiblen Komplexbildung zwischen den erwähnten Komponenten in der flüssigen Phase (*Nilsson* und *Müller-Eberhard* 1966, 1967).

Für eine enge funktionelle Verknüpfung der Komponenten C5—C7 spricht auch der Nachweis von EC567-Zellen (*Götze* und *Müller-Eberhard* 1969, 1970). Dieses Intermediärprodukt ließ sich durch Einwirkung von $C4^{oxy}2$ (A4b) auf C5, C6

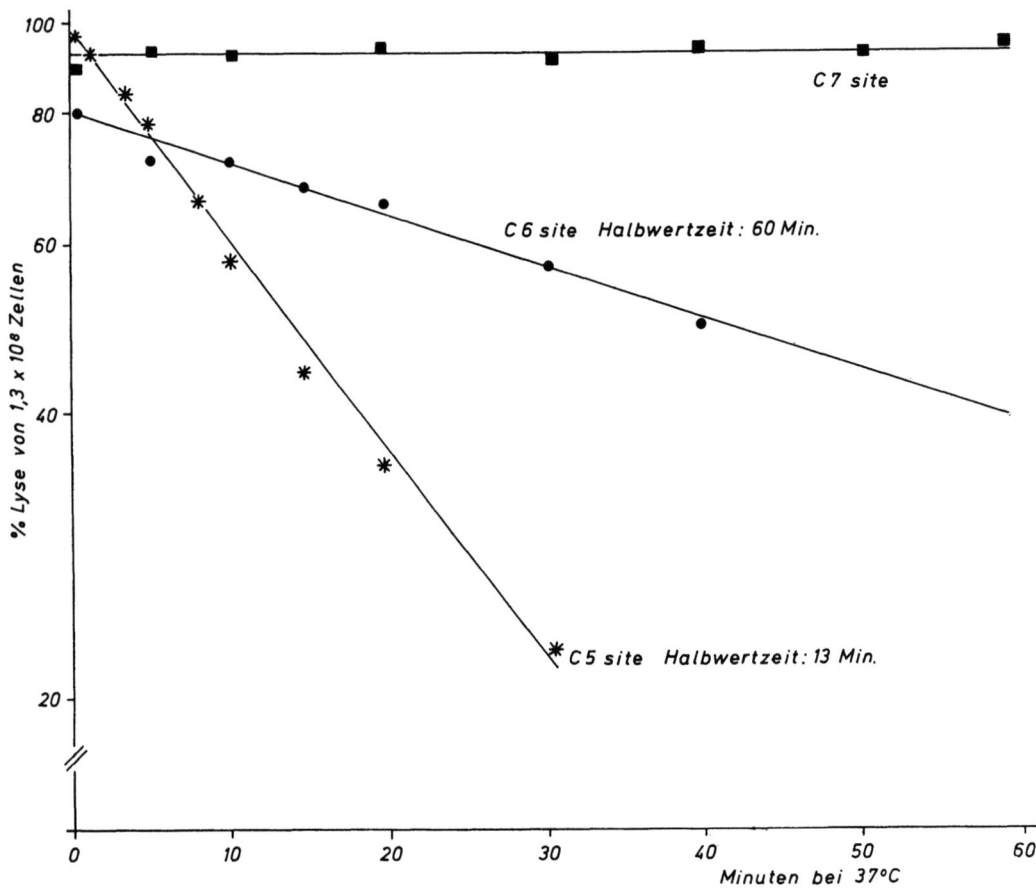

Abb. 25. Zerfallszeiten der hämolytischen Aktivität von EAC1—5, EAC1—6 und EAC1—7 in halblogarithmischer Darstellung. (Nach *Hadding, Bitter-Suermann* und *Wellensiek*, 1970)

und C7 in Gegenwart von C3 und E herstellen. Aktiviertes C567 lagerte sich an E an. Solche EAC5—7-Zellen lassen sich durch Zugabe von C8 und C9 lysieren. Ein sicherer Hinweis auf zellgebundenes C5 an den EC5—7 wurde sowohl durch Agglutination der Zellen mit einem monospezifischen Antiserum gegen C5 erbracht als auch durch Nachweis von zellgebundenem ^{125}J-markiertem C5.

Auch ein C56-Komplex läßt sich herstellen. Er entstand in C7-freiem Serum durch Zusatz von Zymosan. Wurde später noch C7 hinzugegeben, so bildete sich in der flüssigen Phase ein C567-Komplex, der sich wie oben beschrieben an native Zellen binden konnte. Der freie C567-Komplex hat bei 37° C eine Halbwertzeit von 30 Sekunden, was im Gegensatz steht zur Stabilität der C7-Reaktivität in der Form von EAC1—7 (*Thompson* und *Lachmann* 1970; *Lachmann* und *Thompson* 1970; *Lachmann, Kay* und *Thompson* 1970). Die Entstehung des C567-Komplexes wurde neuerdings von *Goldmann, Ruddy* und *Austen* (1972) untersucht. Die Komplexbildung erwies sich als temperaturabhängig und verlief optimal bei pH 6,0 und einer Ionenstärke von 0,065. Die Halbwertzeit der hämolytischen Aktivität be-

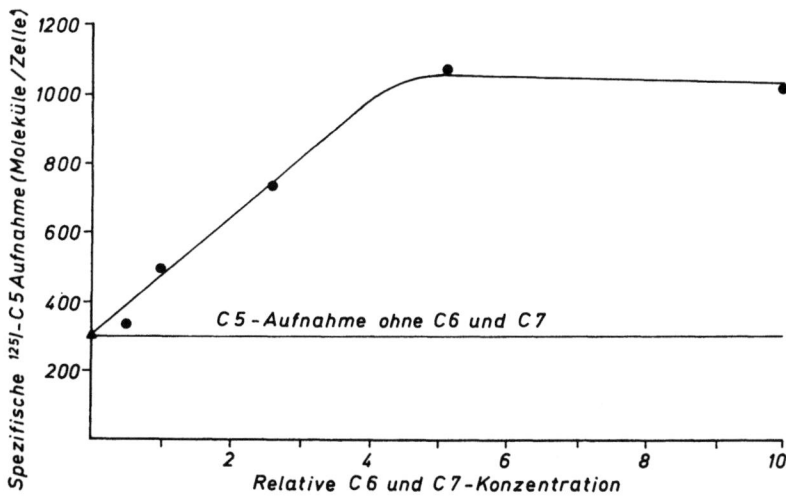

Abb. 26. Einfluß von C6 und C7 auf die Bindung von ^{125}J-C5. Steigende Mengen von C6 und C7 wurden einer Mischung von ^{125}J-C5 und EAC14^{oxy}23 angeboten. Die C5 Aufnahme wurde nach einer Inkubation von 60 Min. bei 37° C bestimmt. (Nach *Cooper* und *Müller-Eberhard*, 1970)

trug 5 Std. bei 0° C und weniger als 2 Min. bei 30° C. Ein einziger C567-Komplex pro Zelle erwies sich als ausreichend zur Lyse durch C8 und C9. *Kolb, Haxby, Arroyave* und *Müller-Eberhard* (1972) wiesen mit Hilfe von radioaktiven Komponenten die equimolare Bindung von C5, C6 und C7 an EAC1—3 nach, was ein 1:1:1 Verhältnis von C5:C6:C7 in den erwähnten Komplexen nahelegt. Es wird angenommen, daß der trimolekulare Komplex die Bindungsstelle für ein Molekül C8 darstellt.

Zusammenfassend läßt sich feststellen, daß wir die Reaktionen von C6 und C7 bei weitem noch nicht so gut überblicken, wie die der vorhergehenden Komponenten. Man kann sagen, daß C5, C6 und C7 zwar unabhängig voneinander reagieren können, daß sie aber eine Tendenz zur Komplexbildung zeigen, die eine nahezu gleichzeitige Reaktion der Komponenten mit hoher biologischer Effizienz ermöglicht. Spaltprodukte, die evtl. bei der Aktivierung dieser Komponenten entstehen, sind bisher noch nicht beschrieben worden.

(1) EAC1—3 + C5 $\longrightarrow$ EAC1—5
     EAC1—5 + C6 $\longrightarrow$ EAC1—6
     EAC1—6 + C7 $\longrightarrow$ EAC1—7

oder

(2) C5 + C6 + C7 $\longrightarrow$ (C5 · C6 · C7) Komplex
     EAC1—3 + (C5 · C6 · C7) $\longrightarrow$ EAC1—7

(3) E + C3 + (C5 · C6 · C7) $\xrightarrow{C42}$ EC567

b) Überlegungen zur Steuerung der C-Reaktion

Die im Vergleich zur Labilität der vorhergehenden Intermediärprodukte auffällige Stabilität des EAC1—7-Komplexes hat Anlaß zu Spekulationen über eine mögliche biologische Bedeutung der Stabilität und darüber hinaus ganz allgemein des Verhaltens der Intermediärkomplexe gegeben. Zunächst wurde in der Labilität der Intermediärprodukte eine notwendige Schutzfunktion für den Organismus vermutet. Nur infolge des raschen Zerfalls der Reaktivität bleibt — so lautet die Hypothese — eine explosionsartige Ausdehnung der Reaktion mit allen Folgen der Selbstzerstörung aus. Folgte man dieser Überlegung, so müßte man nach Aufdeckung der Stabilität des EAG1—7 weiter spekulieren, daß es bei den nunmehr in der Sequenz reagierenden Komponenten eher darauf ankomme, die Reaktion in Gang zu halten. Wenige vereinzelte C7-Reaktivitäten wären demnach in der Lage, C8 und C9 über Stunden umzusetzen, mit der möglichen Folge von Membranzerstörungen im engeren Umkreis.

Abgesehen von der Fragwürdigkeit dieser Spekulation ist die Vorstellung in dieser einfachen Form aber auch aus anderen Gründen nicht zu halten. Man muß sich bei der Übertragung der C-Reaktion auf die Verhältnisse *in vivo* immer darüber im klaren sein, daß wir im vorhergehenden stets nur die Weiterführung der Reaktionssequenz im Auge hatten. Tatsächlich hat sich jedoch bei vielen Intermediärschritten für *in vivo*-Bedingungen zeigen lassen, daß es sich jeweils um ein System von weiterführenden, blockierenden und solchen Reaktionen handelt, die die Reaktionspartner destruieren. Unsere Vorstellungen über die Steuerungsvorgänge bei den Reaktionen *in vivo* sind daher noch sehr beschränkt.

Schließlich ist auch die Bezeichnung Stabilität fraglich. Die Bezeichnung „stabile C7-Reaktivität" bezieht sich auf Hitzestabilität (heat stability) und beruht auf Konvention. Unter „Hitze" wird im Falle von EAC1—7 eine Temperatur von 37°C verstanden; dagegen gibt es hinsichtlich der Zeitdauer noch keine Übereinkunft, ab wann ein Intermediärprodukt als stabil anzusehen ist. Im übrigen wird die Stabilität außer durch die Temperatur natürlich noch von anderen Faktoren beeinflußt, wie z. B. durch das pH, die Eiweißkonzentration des Milieus und vor allem die Ionenstärke.

Literatur

Götze, O. and *H. J. Müller-Eberhard*, Lysis of erythrocytes by complement in the absence of antibody. J. Exp. Med. **132**, 898 (1970). — *Götze, O.* and *H. J. Müller-Eberhard*, Mechanism of lysis of non-sensitized cells by complement. Fed. Proc. **28**, 818 (1969). — *Goldman, J. N., S. Ruddy* and *K. F. Austen*, Reaction mechanism of nascent C567 (reactive lysis). I. Reaction characteristics for production of E C567 and lysis by C8 and C9. J. Immunol. **109**, 353 (1972). — *Hadding, U., D. Bitter-Suermann* and *H. J. Wellensiek*, Independent and consecutive action of C5, C6 and C7 in immune hemolysis. II. Formation and decay of the intermediate complexes EAC1—5 and EAC1—6. Immunochemistry **7**, 967 (1970). — *Inoue, K.* and *R. A. Nelson*, The isolation and characterization of a new component of hemolytic complement, C3e. J. Immunol. **95**, 355 (1965). — *Kolb, W. P., J. A. Haxby, C. M. Arroyave* and *H. J. Müller-Eberhard*, Molecular analysis of the membrane attack mechanism of complement. J. exp. Med. **135**, 549 (1972). — *Lachmann, P. J., A. B. Kay* and *R. A. Thompson*, The chemotactic activity for neutrophil and eosinophil leucocytes of the trimolecular complex of the fifth, sixth and seventh components of human complement (C567) prepared in free solution by the "reactive lysis" procedure. Immunology **19**, 895 (1970). — *Lachmann, P. J.* and *R. A. Thompson*, Reactive lysis: The complement-mediated lysis of unsensitized cells. II. The characterization of activated reactor as C56 and the participation of C8 and C9. J. exp. Med. **131**, 643 (1970). — *Mayumi, M.*, Studies on the seventh component of complement: the mode of action of C7. Japan. J. Exp. Med. **40**, 433 (1970). — *Mayumi, M., K. Shimada* and *T. Sekine*, Studies on the seventh component (C7) of complement. J. Immunol. **102**, 1342 (1969). — *Nilsson, H. R.* and *H. J. Müller-Eberhard*, Studies on the mode of action of the fifth, sixth and seventh component of human complement in immune hemolysis. Immunology **13**, 101 (1967). — *Nilsson, U.* and *H. J. Müller-Eberhard*, Requirement of C3, C5, C6 and C7 for the formation of a thermostable intermediate complex between sheep erythrocytes and human complement. Immunochemistry **3**, 500 (1966). — *Thompson, R. A.* and *P. J. Lachmann*, Reactive lysis: The complement-mediated lysis of unsensitized cells. I. The characterization of the indicator factor and its identification as C7. J. exp. Med. **131**, 629 (1970).

6. Membranschädigung durch die achte (C8) und neunte (C9) Komponente

a) Die Relation der zytolytischen Potenzen von C8 und C9

Der Mechanismus der Membranschädigung durch C ist weitgehend unbekannt. Insbesondere ist noch unklar, ob C8 oder C9 die eigentliche lytische Wirkung entfaltet. Wie so oft in solchen Fällen, scheinen sich auch hier beide Meinungen nicht gegenseitig auszuschließen, sondern jede für sich einen Teil der wirklichen Verhältnisse wiederzugeben, insbesondere da die beiden nativen Komponenten in der flüssigen Phase eine spontane Tendenz zur Bildung von (C8—C9)-Komplexen aufweisen (*Haxby* und *Kolb* 1972).

Nach der Reaktion von EAC1—7 mit C8 fiel auf, daß auch ohne Beteiligung von C9 ein Großteil der Zellen langsam lysierte (*Stolfi* 1967, 1968). Wurden EAC1—7 außer C8 auch mit C9 inkubiert, so erfolgte eine schnelle Hämolyse aller Zellen. Bei kinetischer Analyse der beiden lytischen Vorgänge ergab sich eine flache Reaktionskurve für die C8-abhängige Lyse, während die durch C8 und C9 ausgelöste eine steile Kurve (= schnelle Reaktion) ergab. Die Unterschiede der Kinetik veranlaßten *Stolfi*, den beiden Lysevorgängen zwei unterschiedliche Reaktionsmechanismen zuzuschreiben, eine Auffassung, die inzwischen wieder aufgegeben werden mußte. Zunächst war es nicht gerechtfertigt, einen derart weitgehenden Schluß allein aus der unterschiedlichen Steilheit zweier kinetischer Kurven zu ziehen. Tatsächlich läßt sich bei der Reaktion von EAC1—7 mit C8 und C9 allein durch quantitative Reaktionen des C9 jeder beliebige Kurvenverlauf einrichten (Abb. 27). Ferner erwies sich die durch C8 vermittelte Hämolyse als mediumabhängig. Der lytische Effekt von C8 wurde in einem gelatinehaltigen Veronalpuffer (pH 7,5; 0,15 M NaCl) erreicht. Der hämolytische Effekt des C8 verschwand bei Verwendung einer 1:2 Verdünnung dieses Puffers mit 5%iger Glykoselösung (*Schultz* 1971). Ähnliche Befunde wurden auch mit humanem C8 erhoben *Hadding* und *Müller-Eberhard* 1967, 1969; *Manni* und *Müller-Eberhard* 1969). Dem müssen Ergebnisse im Meerschweinchensystem nicht unbedingt widersprechen. Hier wurde eine lytische Aktivität von hochgereinigtem C8 nicht gefunden (*Bitter-Suermann* und *Hadding* 1970; *Hadding, Bitter-Suermann* und *König* 1970). Dies könnte auf quantitative Ursachen zurückgehen. Auch *Schultz* (1971) vermochte 5×10^{-7} EAC1—7 mit 5 Einheiten C8 nicht zu lysieren, während der weitere Zusatz von C9 70% Lyse erbrachte. Wurde aber die gleiche Zellmenge mit 50 Einheiten C8 inkubiert, so lysierten auch in Abwesenheit von C9 40% der Zellen. Auch

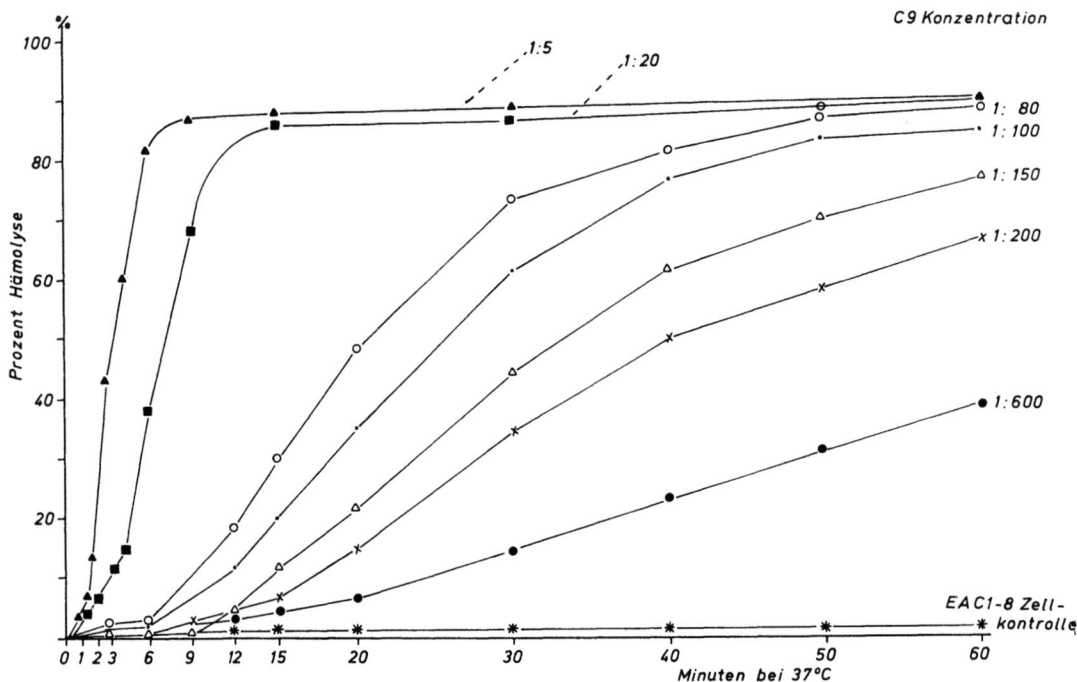

Abb. 27. Einfluß der C9-Konzentration auf den kinetischen Ablauf der Reaktion EAC1–8 + C9. Die Zellkonzentration betrug $1{,}2 \times 10^8$/ml und die C8-Beladung 3 SFU/Zelle. Das C9-Präparat enthielt $1{,}3 \times 10^{10}$ SFU/ml. (Nach *Bitter-Suermann* und *Hadding*, 1970)

hier führte der Zusatz von C9 zur vollständigen Lyse aller Zellen. Diese quantitativen Unterschiede ließen sich noch genauer präzisieren: Während 1–2 Moleküle C8 zur Vorbereitung einer Zelle für die Lyse durch C9 ausreichen (*Manni* und *Müller-Eberhard* 1969; *Bitter-Suermann* und *Hadding* 1970), so ist 10–30 mal mehr C8 erforderlich, um in Abwesenheit von C9 auch nur die Hälfte der Zellen zu zerstören (*Schultz* 1971; *Tamura, Shimada* und *Chang* 1972).

Alles dies' legt die Annahme eines Zusammenwirkens von C8 und C9 nahe. Man kann sich vorstellen, daß C8 zwar vielleicht auch allein zu geringen Schäden führen kann, daß es aber der zusätzlichen Wirkung von C9 bedarf, um die C8-Reaktivität zur vollen hämolytischen Wirksamkeit zu führen. Hierbei muß zunächst offenbleiben, ob der Vorgang eine Aktivierung von C8 durch C9 (oder umgekehrt) darstellt, oder ob eine gemeinsame Funktion etwa in Analogie zu dem C42-Enzym gebildet wird.

b) Mechanismen der Membranschädigung

Mit dem EAC1–7-Komplex geht C8 eine Bindung ein, was sich durch Agglutination solcher Zellen mittels eines Antiserums gegen C8 nachweisen ließ. Durch Gegenwart von Anti-C8-Serum wurde sowohl die Bindung von C8 an EAC1–7 verhindert als auch die Reaktivität vorgebildeter EAC1–8 mit C9 verringert

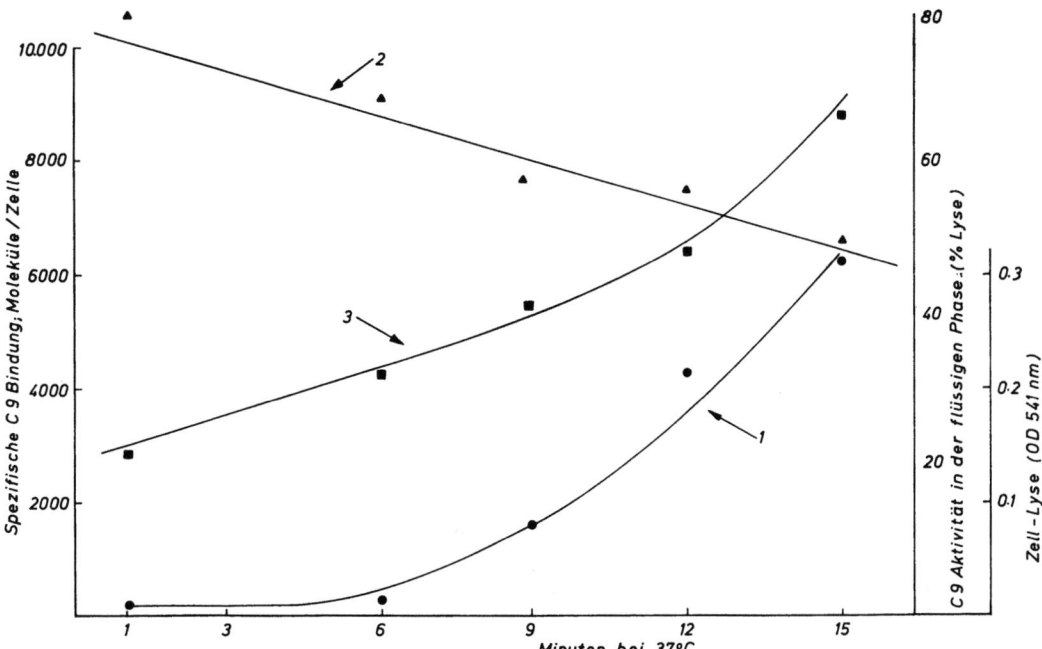

Abb. 28. Kinetische Analyse der C9-Reaktion mit EAC1—8. Es ergibt sich eine Korrelation von Zell-Lyse (Kurve 1) mit dem Verschwinden der hämolytischen C9-Aktivität aus der flüssigen Phase (Kurve 2) sowie der spezifischen Bindung von ^{131}J-C9 durch die Zellen (Kurve 3). (Nach *Hadding* und *Müller-Eberhard*, 1969)

(*Tamura* und *Shimada* 1969). Die C9-Reaktion geht mit spezifischer Bindung an den EAC1—8-Komplex einher, was mittels radioaktiv-markiertem C9 belegt werden konnte (Abb. 28) (*Hadding* und *Müller-Eberhard* 1969). Der Bindung an der Zelle entspricht ein C9-Schwund aus der flüssigen Phase (*Inoue, Mori* und *Yonemasu* 1967; *Rommel* und *Mayer* 1971).

$$EAC1-8 + C9 \longrightarrow EAC1-9.$$

Von *Kolb, Haxby, Arroyave* und *Müller-Eberhard* (1972) ließ sich zeigen, daß ein trimolekularer C567-Komplex die Bindungsstelle für ein Molekül C8 bereitstellt, und daß durch die Bindung von C8 Anlagerungsräume für C9 entstehen. Ein C5678-Aggregat kann bis zu sechs Molekülen C9 binden, wird aber schon mit drei Molekülen C9 lytisch wirksam. Von den erwähnten Autoren wird angenommen, daß sich die Komponenten C6 bis C9 ohne vorherige Spaltung zusammenlagern und daß nicht eine einzelne Komponente, sondern das C56789-Aggregat insgesamt (MG: 10^6) die Membranzerstörung ins Werk setzt.

Im Stadium EAC1—9 sind die Zellen noch nicht lysiert, sind aber irreversibel geschädigt und werden auch als E* bezeichnet (*Mayer* und *Levine* 1954). Die Steigerung der zytolytischen Potenz von C8 durch C9 ist oben schon beschrieben worden. Ein erster Einblick in den Mechanismus dieser Wirkung erlaubten Untersuchungen, bei denen C9 durch Fe^{++}-Chelatbildner ersetzt wurde. Die C9-Wirkung konnte durch 1,10-Phenanthrolin (*Hadding* und *Müller-Eberhard* 1967; *Müller-*

Eberhard, Hadding und *Calcott* 1967) oder Bipyridin (*Hadding* und *Müller-Eberhard* 1969) imitiert werden. Befunde, die teils bestätigt (*Thompson* und *Lachmann* 1970), teils nicht reproduziert werden konnten (*Götze, Haupt* und *Fischer* 1968).

Unübersichtlich ist noch die Hemmwirkung des Cu-Chlorophyllin auf die Reaktion EAC1–8 + C9. Cu-Chlorophyllin ist als C-Inhibitor seit längerem bekannt (*Büsing* 1957; *Sindo, Haga, Fujii* und *Nishioka* 1965; *Fujii, Suzuki, Hirose, Goto, Ishibashi, Haga* und *Sindo* 1966). Getestet an Faktoren aus Schweine-C, scheint es C9 zu blockieren (*Götze, Haupt* und *Fischer* 1967, 1968), doch konnte dieser Befund für C9 vom Meerschweinchen nicht bestätigt werden (*Okada, Nishioka* und *Sindo* 1969).

Während sich die lytische Funktion des C9 vor dessen Reaktion durch ein Antiserum blockieren läßt, gelingt dies nicht mehr, wenn C9 mit der EAC-1-8-Zelle reagiert hat (*Rommel* und *Mayer* 1971). Nach der Entstehung von EAC1–9 ist ein Stadium erreicht, das C-unabhängig ist. Von nun ab laufen innerhalb der Membran Prozesse ab, deren Natur weitgehend unbekannt ist. Es dürfte sich um Enzym-Reaktionen handeln, doch ist man über erste Hinweise auf die Natur der Vorgänge noch nicht hinaus gekommen. Der Zerfall von E* in Hb + Stromata ließ sich in drei Stadien unterteilen (*Frank, Rapp* und *Borsos* 1964, 1965; *Hoffmann* und *McKenzie* 1964; *Green, Barrow* und *Goldberg* 1959). Ein erster Reaktionsschritt ist temperaturabhängig und läuft auch in Gegenwart von 0,09 M EDTA ab. Da sich C9 in Gegenwart von 0,09 M EDTA an EAC1–8 binden kann (*Hadding* und *Müller-Eberhard* 1969), ist nicht ganz sicher, wie weit sich diese Phase mit der C9-Reaktion überschneidet, wenn sie nicht sogar mit ihr gleichzusetzen ist. Eine für Vitamin A beschriebene Hemmwirkung (*Major, Westfall* und *Wirtz* 1969; *Orynich* und *Wirtz* 1971) soll in dieser Phase wirksam werden.

Eine zweite Phase führt zum „aktivierten E*", sie ist zwar temperaturunabhängig, ist aber durch EDTA hemmbar (*Frank, Rapp* und *Borsos* 1964). Eine dritte Phase führt schließlich ebenfalls temperaturunabhängig zum „lädierten E*". Er ist durch Mikroperforationen der Membran gekennzeichnet, die am Austritt niedermolekularer Bestandteile des Zellinhaltes erkennbar werden (*Green, Barrow* und *Goldberg* 1959). Die Umwandlung des „aktivierten E*" zum „lädierten E*" ließ sich durch Uranyl-Ionen hemmen (*Miyama, Kogami, Yamada, Yamada* und *Kashiba* (1968), wobei angenommen wird, daß die Hemmung auf Blockierung einer membranständigen ATPase zurückzuführen ist (*Miyama, Kogami* und *Kashiba* 1969). Aber auch der lädierte Erythrozyt ist noch nicht mit einem lysierten gleichzusetzen. Durch die Mikroperforationen wird infolge der — wenn auch geringen — höheren osmotischen Konzentration des Zellinneren Wasser in die Zelle hineingezogen, wodurch diese schwillt mit der Folge einer immer größeren Ausweitung der Perforationen. Schließlich können auch großmolekulare Substanzen wie Hb die Zelle verlassen, was den sichtbaren Vorgang der „Lyse" ausmacht. Die Vorstellung beruht auf der Beobachtung, den „lädierten E" durch Suspension in 25% (!) Albumin-Lösung vor dem Zerfall in Hb + Stromata noch bewahren zu können (*Green, Barrow* und *Goldberg* 1959). Werden solche Zellen wieder in gewöhnlichem isotonischen Puffer aufgeschwemmt, so tritt unverzüglich Lyse ein. Der Schutzeffekt des Albumin soll auf dessen höherem osmotischem Druck beruhen.

$$\frac{E^*}{(EAC1-9)} \xrightarrow{\text{temperatur-abhängig}} \frac{E^*}{(\text{aktiviert})} \xrightarrow{\text{hemmbar durch } 0{,}09 \text{ M EDTA}} \frac{E^*}{(\text{lädiert})} \xrightarrow{\text{hemmbar durch } 25\% \text{ Albumin}} Hb + \text{Stromata}$$

Bei allen Befunden ist bisher die betroffene Membran außer acht gelassen worden. Gerade hier muß aber der Schlüssel für das Verständnis des letztlich entscheidenden lytischen Vorganges gesucht werden. Da natürliche Membranen sehr komplex aufgebaut sind, wird der Vorgang der Membranläsion heute vorwiegend an vereinfachten Modellen studiert. Solche Modelle sind in Form künstlicher Membranen, sog. Liposomen, aus Glyzerol- oder Sphingosin-Phospholipiden und Forssman-Hapten aufgebaut worden (*Kinsky, Haxby, Zopf, Alving* und *Kinsky* 1969). Solche Liposomen ließen sich durch Ak und C lysieren, wobei die C-Reaktion — wenn auch vielleicht nur in ihrer Schlußphase — ähnlich auf die Membranen einzuwirken schien, wie dies von der Immunhämolyse bekannt ist (*Haxby, Götze, Müller-Eberhard* und *Kinsky* 1969; *Hesketh, Dourmashkin, Payne, Humphrey* und *Lachmann* 1971; *Knudson, Bing* und *Kater* 1971; *Lachmann, Munn* und *Weissmann* 1970).

Bei Studien zur Lyse von Lipid-Membranen durch C fanden *Hesketh, Payne* und *Humphrey* (1972), daß die Lyse weder auf Cholesterol noch auf ungesättigte Fettsäuren in Phospholipiden angewiesen war. Es wurde angenommen, daß in der terminalen Phase der C-induzierten Lyse die Spaltung von C-O-P-Bindungen keine Rolle spielt.

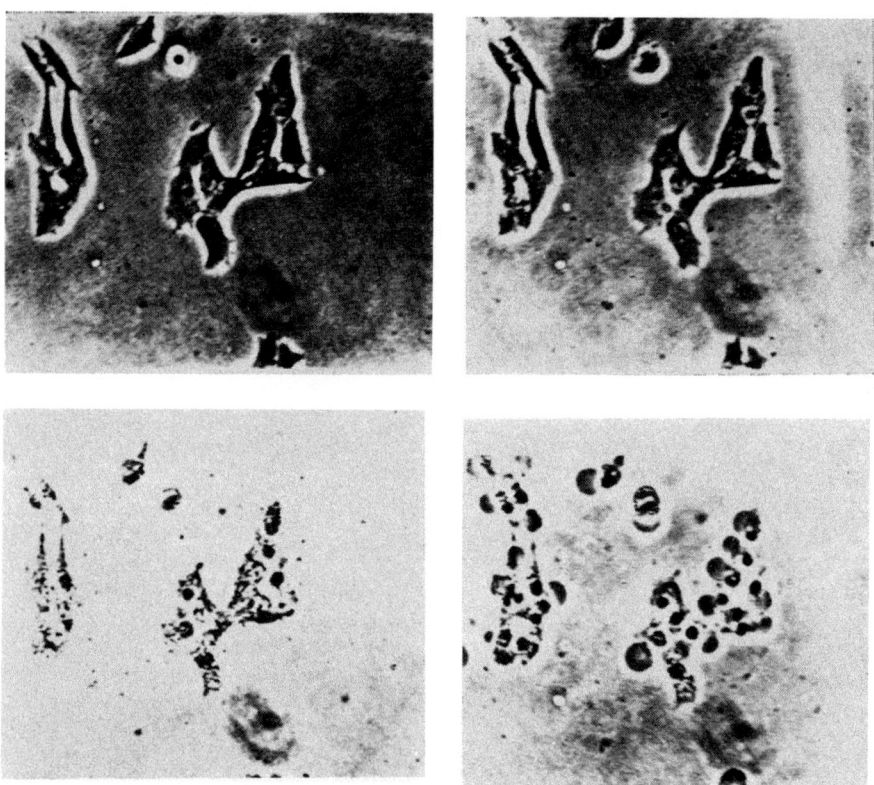

Abb. 29. Einfluß von C auf sensibilisierte Lungenzellen eines chinesischen Hamsters (Klon: V-79-753-B3). Oben links: Vor C-Zugabe; oben rechts: 7 Min. nach C-Zugabe; unten links: 8,5 Min.; unten rechts: 20 Min. Die Beobachtung erfolgte im Phasenkontrast-Mikroskop. (Nach *Baker, Borsos* und *Colten*, 1971)

Wie auch immer eine künftige Theorie der C-abhängigen Membranzerstörung aussehen mag, so muß sie jedenfalls allgemein genug sein, um die Vielfalt der Zellen zu berücksichtigen, die sich durch C zerstören lassen (*Mayer* 1972). Neben den kernlosen Säuger-E werden auch kernhaltige Zellen durch C lysiert (Abb. 29) (*Baker, Borsos* und *Colten* 1971). Auf die Zerstörung von Lymphozyten verschiedener Spezies und verschiedener Bakterien durch Komplement wird unter F9c und H1 eingegangen.

c) Elektronenoptische Befunde

Nach Behandlung von E mit Ak und C entstehen auf der Oberfläche der Zellen charakteristische Veränderungen, die sich elektronenmikroskopisch nachweisen lassen. Man findet nach negativ-Kontrastierung runde elektronendichte Gebilde, die von einem Ringsaum umgeben sind. Die Figuren (Abb. 30) haben einen Durchmesser von 80—100 Å und wurden zunächst als „Löcher" interpretiert, worauf im Abschnitt über die Bakterizidie (F9a) detailliert eingegangen wird (*Humphrey* und *Dourmashkin* 1965; *Rosse, Dourmashkin* und *Humphrey* 1966; *Humphrey, Dourmashkin* und *Payne* 1968).

Die Läsionen sollen durch Mizellenbildung in der Lipid-Schicht der Zelloberflächen entstehen (*Humphrey* und *Dourmashkin* 1969). Sie sind C8- und C9-abhängig und werden daher als morphologische Äquivalente der Membranzerstörung gewertet (*Hesketh, Dourmashkin, Payne, Humphrey* und *Lachmann* 1971). Es besteht direkte Korrelation zwischen der Zahl der elektronenmikroskopisch

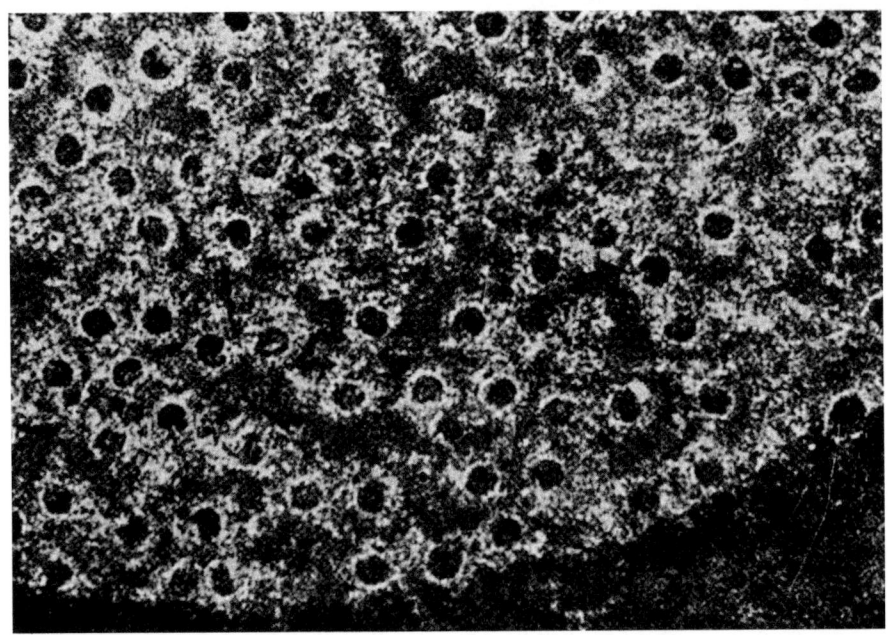

Abb. 30. Erythrozytenmembran vom Menschen nach Behandlung mit Antikörpern und humanem C. Vergrößerung 1 : 400 000. (Nach *Humphrey* und *Dourmashkin*, 1969)

beobachteten Läsionen und der Zahl der mittels funktioneller Analyse berechneten „Treffer" (*Borsos, Dourmashkin* und *Humphrey* 1964). Ein Befund, der sich indessen nur für Meerschweinchenserum, nicht aber für humanes Komplement hat bestätigen lassen (*Rosse, Dourmashkin* und *Humphrey* 1966). Nur schwer erklärbar, ist die Beobachtung, daß die Zahl der Läsionen nicht nur eine Funktion der zur Sensibilisierung benutzten Immunglobulinklasse (IgM oder IgG), sondern auch der C-Spezies war. Die Spezies-Herkunft des C beeinflußt im übrigen auch die Größe der Läsionen (*Frank, Dourmashkin* und *Humphrey* 1970).

Die Interpretation der elektronenmikroskopischen Befunde birgt aber noch viele Unsicherheiten. Zunächst stimmte die Zahl der funktionell bestimmten Läsionen mit der Zahl der elektronenmikroskopisch beobachteten „Löcher" nur dann überein, wenn Kaninchen-IgM und Meerschweinchen-C benutzt wurden. Weiterhin wurde eingewandt, daß sich ähnliche morphologische Figuren wie oben beschrieben auch nach Verwendung von C6-defektem Kaninchenserum finden lassen, an Zellen also, die erst im Stadium EAC1—5 sein konnten (*Polley, Müller-Eberhard* und *Feldmann* 1971). Dies wurde wiederum von *Hesketh, Dourmashkin, Payne, Humphrey* und *Lachmann* (1971) bezweifelt, welche nach Einsatz von C6-defektem Serum keine Läsionen fanden.

Literatur

Baker, A. R., T. Borsos and *H. R. Colten,* Cytotoxic action of antiserum and complement: Quantification with a colony inhibition method. Immunology 21, 33 (1971). — *Bitter-Suermann, D.* und *U. Hadding,* Untersuchungen über die Auslösung der terminalen Reaktionsschritte bei der Immunhämolyse. Verh. dtsch. Ges. Path. 54, 276 (1970). — *Borsos, T., R. R. Dourmashkin* and *J. H. Humphrey,* Lesions in erythrocyte membranes caused by immune haemolysis. Nature 202, 251 (1964). — *Büsing, K. H.,* Die Hemmbarkeit des Komplements bei Antigen-Antikörper-Reaktionen in vitro und anaphylaktischen Reaktionen in vivo. Allergie und Asthma 3, 15 (1957). — *Frank, M. M., R. R. Dourmashkin* and *J. H. Humphrey,* Observations on the mechanism of immune hemolysis: importance of immunoglobulin class and source of complement on the extent of damage. J. Immunol. 104, 1502 (1970). — *Frank, M. M., H. J. Rapp* and *T. Borsos,* Studies on the terminal steps of immune hemolysis. I. Inhibition by Trisodium Ethylendiamintetraacetate (EDTA). J. Immunol. 93, 409 (1964). — *Frank, M. M., H. J. Rapp* and *T. Borsos,* Studies on the terminal steps of immune hemolysis. II. Resolution of the E* transformation reaction into multiple steps. J. Immunol. 94, 295 (1965). — *Fujii, G., M. Suzuki, Y. Hirose, S. Goto, Y. Ishibashi, K. Haga* and *T. Sindo,* Effect of sodium-copper-chlorophyllin as a complement inhibitor on the allograft reaction. Japan. J. Exp. Med. 36, 499 (1966). — *Götze, O., I. Haupt* and *H. Fischer,* Immune haemolysis: Reaction of the terminal complement component. Nature 217, 1165 (1968). — *Götze, O., I. Haupt* and *H. Fischer,* Analysis of the terminal step of the complement reaction. Protides of the Biol. Fluids 15, 439 (1967). — *Green, H., P. Barrow* and *B. Goldberg,* Effect of antibody and complement on permeability control in ascites tumor cells and erythrocytes. J. exp. Med. 109, 699 (1959). — *Hadding, U., D. Bitter-Suermann* and *W. König,* Action of guinea pig C8 and C9: determination of the component causing membrane damage. Immunochemistry 7, 860 (1970). — *Hadding, U.* and *H. J. Müller-Eberhard,* The ninth component of human complement: Isolation, description and mode of action. Immunology 16, 719 (1969). — *Hadding, U.* and *H. J. Müller-Eberhard,* Complement: Substitution of the terminal component in immune hemolysis by 1, 10 Phenantrholine. Science 157, 442 (1967). — *Haxby, J. A.* and *W. P. Kolb,* The membrane attack system of complement: Fluid phase interaction between C8 and C9. Fed. Proc. 31, 740 Abs (1972). — *Haxby, J. A., O. Götze, H. J. Müller-Eberhard* and *S. C. Kinsky,* Release of trapped marker from liposomes by the action of purified complement components. Proc. Nat. Acad. Sci. 64, 290 (1969). — *Hesketh, T. R., S. N. Payne* and *J. H. Humphrey,* Complement and phospholipase C lysis of lipid membranes. Immunology **23**, 705 (1972). — *Hesketh, T. R., R. R. Dourmashkin, S. N. Payne, J. H. Humphrey* and *P. J. Lachmann*, Lesions due to complement in lipid membranes. Nature **233**, 620 (1971). — *Hoffmann, G.* and *A. T. McKenzie*, Effect of ionic strength on terminal transformation in immune hemolysis. Proc. Soc. Exp. Biol. Med. **115**, 977 (1964). — *Humphrey, J. H.* and *R. R. Dourmashkin*, The lesions in cell membranes caused by complement. Advances Immun. **11**, 75 (1969). — *Humphrey, J. H., R. R. Dourmashkin* and *S. N. Payne*, The nature of lesions in cell membranes produced by action of complement and antibody. Immunopathology **5**, 209 (1968). — *Humphrey, J. H.* and *R. R. Dourmashkin*, Electron microscope studies of immune cell lysis. In: Ciba Foundation Symposium on Complement G. E. W. Wolstenholme and J. Knight, eds.; (London 1965), 175. — *Inoue, K., T. Mori* and *K. Yonemasu*, Studies on the C3d of guinea pig complement Biken J. **10**, 143 (1967). — *Kinsky, S. C., J. A. Haxby, D. A. Zopf, C. R. Alving* and *C. B. Kinsky*, Complement-dependent damage to liposomes prepared from pure lipids and Forssman hapten. Biochemistry **8**, 4149 (1969). — *Kolb, W. P., J. A. Haxby, C. M. Arroyave* and *H. J. Müller-Eberhard*, Molecular analysis of the membrane attack mechanism of complement. J. exp. Med. **135**, 549 (1972). — *Knudson, K. C., D. H. Bing* and *L. Kater*, Quantitative measurement of guinea pig complement with liposomes. J. Immunol. **106**, 258 (1971). — *Lachmann, P. J., E. A. Munn* and *G. Weissmann*, Complement-mediated lysis of liposomes produced by the reactive lysis procedure. Immunology **19**, 983 (1970). — *Major, P. C., S. S. Westfall* and *G. H. Wirtz*, Vitamin A: probe of immune complement reactions. Immunochemistry **6**, 527 (1969). — *Manni, J. A.* and *H. J. Müller-Eberhard*, The eighth component of human complement (C8): Isolation, characterization and hemolytic efficiency. J. exp. Med. **130**, 1145 (1969). — *Mayer, M. M.*, Mechanism of cytolysis by complement. Proc. Nat. Acad. Sci. USA **69**, 2954 (1972). — *Mayer, M. M.* and *L. Levine*, Kinetic studies on immune hemolysis. III. Description of a terminal process which follows the Ca^{++} and Mg^{++} reaction steps in the action of complement on sensitized erythrocytes. J. Immunol. **72**, 511 (1954). — *Miyama, A., J. Kogami* and *S. Kashiba*, Inhibition of sodium and potassium independent adenosin triphosphatase by uranyl ion. Biken J. **12**, 141 (1969). — *Miyama, A., J. Kogani, S. Yamada, S. Yamada* and *S. Kashiba*, Terminal step of immune hemolysis. I. Inhibition of E* transformation by uranyl ion. Biken J. **11**, 101 (1968). — *Müller-Eberhard, H. J., U. Hadding* and *M. A. Calcott*, Current problems in complement research. In: Immunopathology, Fifth International Symposium (P. Grabar, P. A. Miescher, eds.) (Stuttgart 1967) p. 179—186. — *Okada, H., K. Nishioka* and *T. Sindo*, The effects of Cu-chloropyllin on the active site formation of each component of guinea pig complement. Immunology **16**, 473 (1969). — *Orynich, R. E.* and *G. H. Wirtz*, Vitamin A: Probe of immune complement reactions. II. Enhancement of human complement hemolysis. Immunochemistry **8**, 113 (1971). — *Polley, M. J., H. J. Müller-Eberhard* and *J. D. Feldmann*, Produktion of ultrastructural membrane lesions by the fifth component of complement. J. exp. Med. **133**, 53 (1971). — *Rommel, F. A.* and *M. M. Mayer*, Purification and reaction mechanism of guinea pig C9. J. Immunol. **107**, 319 (1971). — *Rosse, W. F., R. R. Dourmashkin* and *J. H. Humphrey*, Immune lysis of normal human and paroxysmal nocturnal hemoglobinuria red cells. III. The membrane defects caused by complement. J. exp. Med. **123**, 969 (1966). — *Schultz, D. R.*, The complement system Monographs in Allergy **6**; S. Karger; Basel, London, New York (1971). — *Sindo, T., K. Haga, G. Fujii* and *K. Nishioka*, Studies on the inhibition of chlorophyllin derivatives against complement activities and anaphylactic reaction. Japan. J. Exp. Med. **36**, 489 (1965). — *Stolfi, R. L.*, Immune lytic transformation: A state of irreversible damage generated as a result of the reaction of the eighth component in the guinea pig complement system. J. Immunol. **100**, 46 (1968) — *Stolfi, R.*, Immune lysis of sheep erythrocytes in the absence of the terminal component of the complement sequence. Fed. Proc. **26**, 362 (1967). — *Tamura, N., A. Shimada* and *S. Chang*, Further evidence for immune cytolysis by antibody and the first eight components of complement in the absence of C9. Immunology **22**, 131 (1972). — *Tamura, N.* and *A. Shimada*, Studies on the eighth and ninth components of complement. J. Immunol. **102**, 1342 (1969). — *Thompson, R. A.* and *P. J. Lachmann*, Reactive lysis: The complement-mediated lysis of unsensitized cells. I. The characterization of the indicator factor and its identification as C7. J. exp. Med. **131**, 629 (1970).

7. Komplement-Aktivierung — Klärung des Begriffes

Die Vorstellungen über die Aktivierung des C-Systems werden oft dadurch behindert oder verwirrt, weil sich aus historischen Gründen oder von speziellen Blickwinkeln her Nomenklaturen ausgebildet haben, die den entscheidenden Aktivierungsvorgang eher verdecken als erhellen. So ist es z. B. der im *Wassermann*-Labor Arbeitende gewöhnt, von der „Komplement-Bindung" zu sprechen, wenn er die Aktivierung des Systems durch einen Lues Ak beschreibt. Der Kliniker dagegen, der im Serum eines Nephritiskranken einen infolge Aktivierung erniedrigten C-Titer findet, spricht von „C-Schwund". Wieder ein anderer Untersucher prüft die Beladung von Zellen mit C-Komponenten und beschreibt den Vorgang als C-Fixation. Diese Bezeichnungen bleiben aus dem Blickwinkel der jeweiligen Untersuchungstechnik noch verständlich, zumal in allen diesen Fällen in Wirklichkeit eine Aktivierung vorliegt.

Viel Verwirrung kann entstehen, wenn der Ausdruck Inaktivierung ohne begriffliche Präzisierung verwendet wird. Einerseits wird der Terminus zur Beschreibung der C-Aktivierung benutzt, wobei die Aktivitätsmessung aber erst zu einem Zeitpunkt stattfindet, zu dem die aktivierten Komponenten bereits wieder zerfallen sind. Tatsächlich ist aber eine C-Aktivierung abgelaufen. Andererseits wird sprachlich und begrifflicherweise korrekt „Inaktivierung" benutzt, um die Ausschaltung eines Faktors ohne dessen funktionelle Aktivierung zu beschreiben, wie z. B. bei der direkten Denaturierung durch Chemikalien.

Ähnliche Verwirrung ist durch die Bezeichnung „antikomplementär" hervorgerufen worden. Während dies schon von der Wortschaffung her die Behinderung der C-Reaktion ohne Aktivierung oder Verbrauch an Komponenten bezeichnen sollte, wird der Begriff leider immer wieder auch als Beschreibung für Verlust von C-Funktion durch Aktivierung und Verbrauch angewendet.

Schwierigkeiten entstehen auch, wenn der Aktivierungsbegriff einseitig nur auf das hämolytische System oder gar nur auf dessen Endschritt, die Zellzerstörung, bezogen wird. Der Aktivierungsbegriff muß sich vielmehr auf die funktionelle Veränderung des Proteins der einzelnen Komponente beziehen. Man wird also als Aktivierung definieren, wenn ein C-Protein biologisch wirksam wird. Dabei bleibt es unerheblich, welcher Anteil der aktivierten Komponenten seine maximal mögliche Wirkung auch tatsächlich ausübt. Die Definition läßt auch die Molekulargröße der Träger biologischer Wirkungen offen. Es kann sich um die hämolytische Wirkung des Makromoleküls C1 mit einem Molekulargewicht von etwa 1 000 000 ebensogut handeln, wie um die chemotaktische Wirkung eines von C3 abgespaltenen Polypeptids mit einem Molekulargewicht von nur 8 000.

Obwohl vieles noch unaufgeklärt ist, scheint es doch gerechtfertigt, sich den Aktivierungsvorgang der einzelnen Komponenten bis zum C5 generell als eine Enzym-Wirkung vorzustellen. Die zu aktivierende Komponente erscheint dabei als Substrat, welches beim Aktivierungsvorgang mehr oder minder große Polypeptid-Anteile verliert. Träger der entstehenden Aktivitäten können sowohl der verbleibende Hauptteil als auch die kleineren Bruchstücke sein. Andererseits führt der Aktivierungsvorgang zur Entstehung von neuen Enzym-Aktivitäten, die nunmehr die nächstfolgende Komponente angreifen und auf diese Weise die Reaktionssequenz weiterführen.

Die biologischen Aktivitäten — sowohl die für die weiterführende Sequenz verantwortlichen als auch die sonstigen — sind zum Teil äußerst labil. Bei der Immunhämolyse z. B. sind viele Komponenten nur für kurze Zeit nach ihrer Aktivierung bindungsfähig. Treffen sie nicht innerhalb von Sekunden mit dem für sie passenden Rezeptor zusammen und binden sich daran, so gehen sie in einen bindungsunfähigen Zustand über. Die zytolytische Aktivität einer solchen nicht gebundenen Komponente ist irreversibel verloren. Für den Spezialfall der Hämolyse kann man demnach für jede Komponente mit fünf verschiedenen Funktionszuständen rechnen. 1. nativ, inaktiv (Cn). 2. aktiviert, bindungsfähig und enzymatisch aktiv (Cn). 3. zellgebunden und enzymatisch aktiv (EACn). 4. zellgebunden, aber funktionell verfallen (EACni). 5. ungebunden und funktionell verfallen (Cni). Aufgrund dieser Ausführungen können für jede einzelne C-Komponente als Arbeitshypothese drei Molekülbezirke mit besonderen Funktionen angenommen werden. Der erste entspricht der Stelle, an welcher die aktivierende Spaltung stattfindet; der zweite besorgt die Bindung an die Rezeptoren, während der dritte Bezirk als enzymatische Reaktivgruppe die Aktivierung der in der Sequenz folgenden Komponente bewirkt. Die Stelle, an welcher der Aktivierungsvorgang ansetzt, kann mit einem der beiden anderen Bezirke identisch sein. Andererseits muß aus Erwägungen über die räumlichen und sterischen Erfordernisse angenommen werden, daß der zur Bindung befähigte Bezirk nicht identisch mit demjenigen Molekülbezirk ist, der die Aktivierung der nächsten Komponente bewirkt (Abb. 31).

Zum Schluß soll noch einmal betont werden, daß diese Reaktionen *in vivo* weit komplexer und verzweigter ablaufen, als sie hier dargestellt worden sind. Neben allen Aktivierungsvorgängen laufen nämlich selbstverständlich gegengerichtete Inaktivierungsprozesse ab, die teils durch Inhibitoren bewirkt werden, teils durch sogenannten spontanen Aktivitätsverfall.

Über die Ursachen des Verlustes der Aktivitäten ist nur wenig bekannt. Bei den kleineren Bruchstücken, wie z. B. denen mit chemotaktischer Aktivität, sind erst vage Vorstellungen möglich und auch bei den hämolytischen Funktionen sind

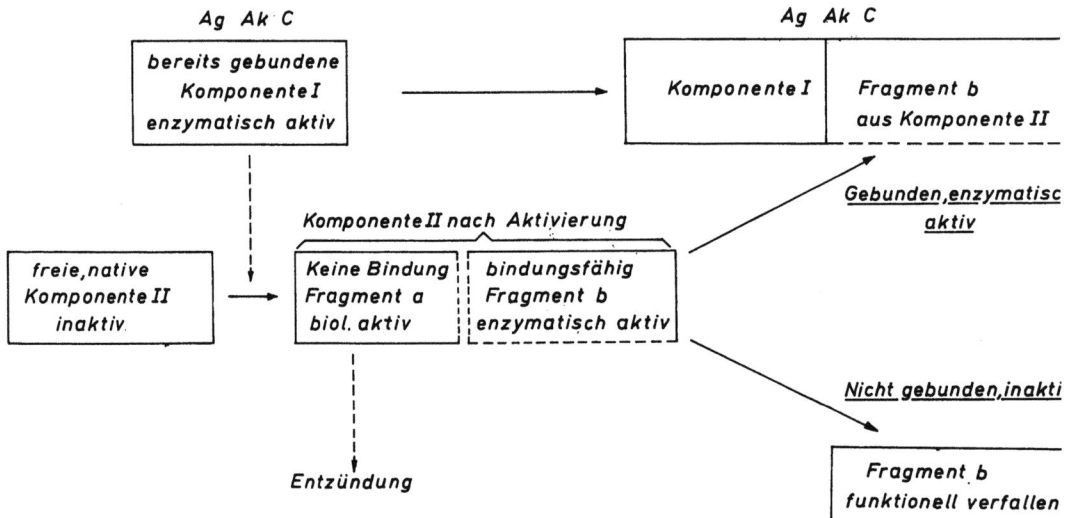

Abb. 31. Die enzymatische Aktivierung einer C-Komponente. Es muß betont werden, daß dieses Schema nur für einen Teil der in der Sequenz früh reagierenden Komponenten gilt. (Nach *Hadding* 1972; s. Übersichten)

bisher nur Teileinblicke erfolgt, was bei den einzelnen Komponenten abgehandelt worden ist. Dennoch dürfen wir aber bei Betrachtung des C-Systems nicht aus den Augen verlieren, daß es sich um ein feinabgestimmtes System mit Regulationen und Gegenregulationen handelt. Von den vielen mit — und gegeneinander verlaufenden Reaktionen wird bei der Darstellung des Sequenzablaufes jeweils nur diejenige erfaßt werden, die die Sequenz weiterführen. Auch die Querverbindungen zu anderen biologischen Systemen, wie denen der Kinine oder der Blutgerinnung werden aus heuristischen Gründen meist außer acht gelassen, obwohl auch diese sich möglicherweise in Zukunft einmal als biologisch bedeutend erweisen können.

C. Direkte Aktivierung von C3

— Der sog. Nebenschluß —

Die vorangehende Darstellung der C-Reaktionssequenz bei der Immunhämolyse ging von dem historisch gewachsenen Konzept aus. Bis vor wenigen Jahren war man überzeugt, daß allein die Aktivierung von C1 durch Ag-Ak-Komplexe die C-Reaktion in Gang setzen kann, und daß nur über eine C1-Aktivierung auch die anderen Komponenten aktiviert werden können. Wir wissen heute, daß dieser Zugang zur C-Reaktion und ihren biologischen Auswirkungen nur einer von mehreren ist und vielleicht nicht einmal der bedeutendste.

Nachdem die Enzym-Natur der beteiligten Reaktionsschritte offenkundig wurde, leuchtet ohne weiteres ein, daß schon aus theoretischen Gründen mit der Aktivierung von C-Komponenten auch auf andere Weise und nicht unbedingt nur über C1 zu rechnen ist. Jede Spaltung oder Beeinflussung einer C-Komponente, die analog zu den Vorgängen innerhalb der C-Sequenz erfolgt, muß zwangsläufig zur Aktivierung dieser Komponente führen. Prinzipiell eröffnet sich damit ein ganzer Fächer neuer Aktivierungsmöglichkeiten. Andere Zugänge als die über C1 werden in der angelsächsischen Literatur als „alternate pathway", „C1, C4, C2-by pass" oder „C3 shunt activation" bezeichnet. Das Gebiet der Nebenschlußaktivierung des C-Systems ist in so schneller Bewegung, daß die hier gegebene Darstellung als vorläufig betrachtet werden muß (Übersicht bei *Bitter-Suermann* 1972).

1. Direkte Aktivierung von C3

Unter Auslassung von C1, C4 und C2 kann C3 auch direkt aktiviert werden. Der Ausdruck „direkte C3-Aktivierung" sagt indessen nichts über die Art und Anzahl der beteiligten Faktoren sowie über den Mechanismus. Man kann daher „Direkt Aktivierung" wie folgt definieren: **„Als Direkt Aktivierung von C3 werden diejenigen Prozesse angesehen, bei denen die bekannten biologischen oder hämolytischen Funktionen von C3 ohne die Vermittlung durch C1, C4 und C2 entstehen."** Ein orientierendes Schema ist in Abb. 32 (S. 72) wiedergegeben.

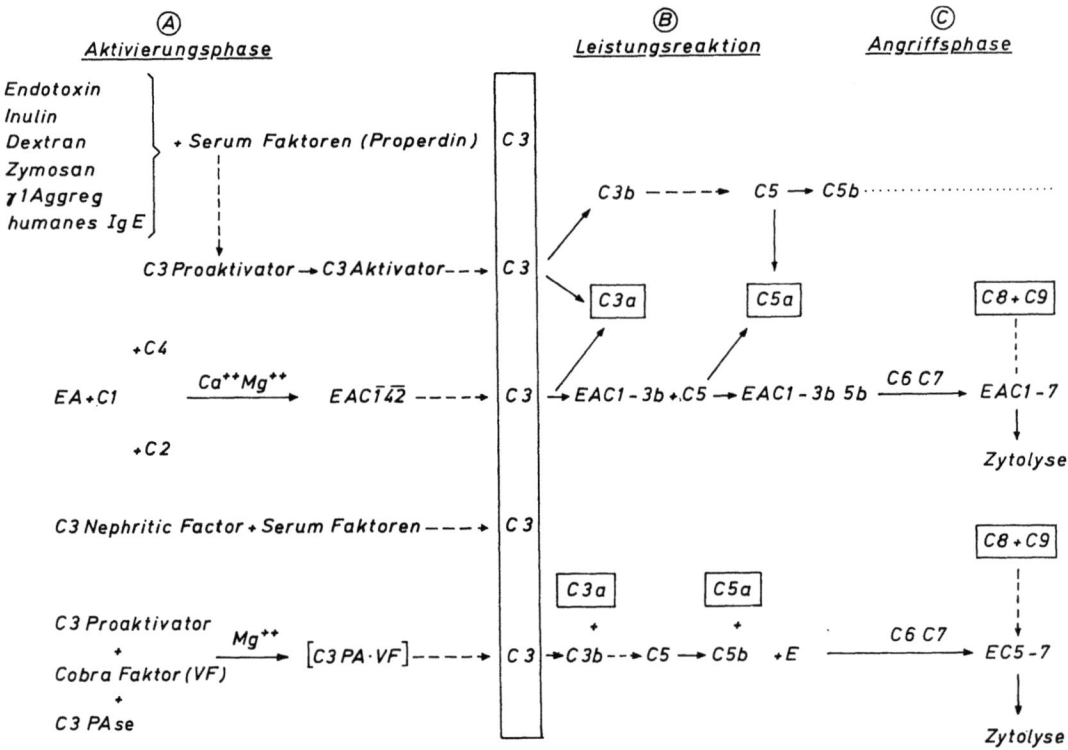

Abb. 32. Funktionelle Gliederung des C-Systems und seiner Reaktionen. Die Nebenschlußaktivierung stellt eine Form der Aktivierungsphase dar.

a) *Aktivierung durch Enzyme*

Hierbei wirken Enzyme direkt spaltend auf C3 ein, so daß Bruchstücke (C3a) entstehen, die sich funktionell wie die nach C42-Einwirkung entstandenen verhalten (*Dias da Silva* und *Lepow* 1967; *Cochrane* und *Müller-Eberhard* 1968). Eine Identität dieser basischen Peptide scheint dagegen nicht vorzuliegen.

Die Einwirkung von Trypsin auf C3 führt ebenfalls zur Freisetzung von C3a, das sowohl leukotaktische als auch anaphylatoxische Eigenschaften hat (*Bokisch, Müller-Eberhard* und *Cochrane* 1969; *Budzko, Bokisch* und *Müller-Eberhard* 1971). Nur nebenbei sei bemerkt, daß sich C3a auch durch chemische Dissoziation des C3 freisetzen läßt. Behandlung mit Hydroxylamin führte zu einem Bruchstück mit Anaphylatoxin-Aktivität (*Budzko* und *Müller-Eberhard* 1969).

Auch Plasmin wirkt spaltend auf C3 ein (*Taylor* und *Ward* 1967; *Ward* 1967). Das Molekül zerfällt unter Freisetzung eines chemotaktischen Fragmentes. Darüber hinaus scheinen aber auch bestimmte ubiquitäre Gewebsproteasen in der Lage zu sein, das C3-Molekül zu zerlegen (*Hill* und *Ward* 1969, 1971). Es entstehen ebenfalls chemotaktische Spaltprodukte. Die Bedeutung dieser Befunde ist noch nicht abzusehen. Hält man sich vor Augen, daß auch durch banale mechanische Gewebsläsionen solche Proteasen freigesetzt werden können und daß auf diese Weise chemotaktische Aktivität mit allen Folgen einer entzündlichen Gewebsinfiltration ausgelöst werden kann, so wird offensichtlich, daß die Bedeutung des C3 weit über die Rolle innerhalb von Immunsystemen hinausgeht. Es scheint wichtige allgemein pathologische Funktionen zu besitzen. Ein Hinweis hierauf erbrachten auch Untersuchungen an menschlicher Synovialflüssigkeit bei verschiedenen Arthritisformen. In der Flüssigkeit wurden C3- und C5-Fragmente mit chemotaktischer Aktivität gefunden (*Ward* und *Zvaifler* 1971 a, b). Sie waren durch Proteasen von den Mutterproteinen abgespalten worden. Auch lyosomale Granula neutrophiler Leukozyten enthalten ein Enzym, das chemotaktisch aktive Fragmente aus C-Komponenten, in diesem Falle aus C5 freisetzen kann (*Ward* und *Hill* 1970). Selbst bakterielle Proteasen können spaltend auf C-Komponenten einwirken unter Freisetzung biologischer Aktivitäten (*Ward, Conroy* und *Lepow* 1971; *Chapitis, Ward* und *Lepow* 1971), worauf im biologischen Teil eingehend Bezug genommen wird (F4,5). Bei allen diesen Zerlegungen von C-Komponenten ist bisher offen, ob neben der Abtrennung der Fragmente mit biologischer Aktivität auch eine Aktivierung im Sinne der hämolytischen Reaktionssequenz verbunden ist.

b) Das C3-Aktivator-System

Im Serum von Menschen, Kaninchen und Meerschweinchen wurde ein Protein entdeckt, das C3 aktivieren kann, selbst aber keine C-Komponente darstellt. Dieses Protein ist in seiner nativen Form inert und wird daher als C3-Proaktivator (C3PA) bezeichnet (*Götze* und *Müller-Eberhard* 1971). Sehr verschiedene Substanzen wie z. B. Zymosan, Inulin, Cobratoxin und $\gamma 1$ Ig vom Meerschweinchen sind in der Lage, den C3PA teils durch Vermittlung weiterer Serumfaktoren teils direkt in seine gegenüber C3 aktive Form zu überführen. Der C3-Aktivator wirkt dann auf C3 analog zum C42-Enzym ein, d. h. es entstehen sowohl biologisch wirksames C3a als auch hämolytisch aktives C3b, das die C-Reaktion bis C9 in Gang zu setzen vermag. Die große pathophysiologische Bedeutung einer Umgehung des C42-Enzyms durch den C3-Aktivator liegt auf der Hand (*Bitter-Suermann* 1972).

Die Entdeckung des C3PA war eng mit Untersuchungen über die Wirkung von Kobragift verknüpft, dessen C-inaktivierende Potenz seit langem bekannt ist (*Flexner* und *Noguchi* 1903; *Noc* 1905; *Ritz* 1912; *Weil* 1913; *Coca* 1914). Wir wissen heute, daß der Inaktivierungsvorgang zunächst zu einer Aktivierung und erst infolge hiervon zu einer Inaktivierung führt. Schon 1917 fand *Nathan*, daß die Kobragift-Wirkung nicht direkt gegenüber C erfolgte, sondern daß zur C-Inaktivierung die Vermittlung eines hitzelabilen Faktors notwendig war. Die Reinigung des Faktors wurde aber erst 50 Jahre später in Angriff genommen. Die Isolierung des C3PA aus Humanserum und die Aufklärung des Wirkungsmechanismus erfolgten durch *Müller-Eberhard* (1967); *Müller-Eberhard, Hadding* und *Calcott* (1967); *Götze* und *Müller-Eberhard* (1971). Der Faktor wurde inzwischen auch aus Meerschweinchenserum isoliert (*Dierich, Bitter-Suermann, König* und *Hadding* 1971a). Die Identität der Faktoren wurde nicht immer gleich erkannt, was zu einigen Nomenklaturschwierigkeiten geführt hat. So nannte *Dierich* den C3PA SF (Serumfaktor), während *Boenisch* und *Alper* (1970a, b) glycinreiche γ-, β- und α_2-Glykoproteine isolierten, die sie als GGG, BGG und GAG bezeichneten. GBG entsprach dem C3PA, während GGG den aktivierten Zustand (C3-Aktivator) darstellte. Ebenfalls um C3PA handelte es sich bei dem von *Haupt* und *Heide* (1965) isolierten β_2-Glykoprotein II, welches inzwischen als inaktives

Antigen ebenso wie ein dagegen gerichteter Antikörper käuflich von den Behring-Werken zu beziehen ist. Der C3PA ist ein hitzelabiles β_1-Globulin mit einem Molekulargewicht von 80 000 und einer Sedimentationskonstante von 5S.

Auch der C-inaktivierende Bestandteil des Kobragiftes (Kobrafaktor, Venomfaktor [VF]) konnte inzwischen isoliert werden (*Nelson* 1966; *Müller-Eberhard, Nilsson, Dalmasso, Polley* und *Calcott* 1966; *Maillard* und *Zarco* 1968; *Müller-Eberhard* und *Fjellström* 1972). Er besaß ein Molekulargewicht von 140 000 und eine Sedimentationskonstante von 6,8S. VF selbst ist gegenüber C3 wirkungslos, vielmehr muß sich erst in Gegenwart von Mg^{++}-Ionen ein Komplex aus VF + C3PA bilden, was unter Konvertierung des C3PA in seine aktive Form erfolgt. Der VF-C3-Aktivator-Komplex hat ein Molekulargewicht von 210 000 und eine Sedimentationskonstante von 9S (*Müller-Eberhard* 1967). Erst dieser Komplex ist gegenüber dem C3 wirksam. Analog zur C42-Wirkung führt er zur Spaltung der Komponente unter Freisetzung von Anaphylatoxin-Aktivität (*Vogt* und *Schmidt* 1964; *Jensen* 1967; *Cochrane* und *Müller-Eberhard* 1968). In weiterer Analogie zur C42-Wirkung führt die Spaltung des C3 durch den VF-C3-Aktivator-Komplex auch zum Auftreten von hämolytisch aktiven C3b, das auf C5 und dadurch auf die folgenden Komponenten einwirkt. Mittels VF-Behandlung von Serum ließ sich die Lyse nicht sensibilisierter E induzieren *Ballow* und *Cochrane* 1969; *Pickering, Wolfson, Good* und *Gewurz* 1969; *Bitter-Suermann* und *Hadding* 1970). Ähnlich wie die C3-Aktivierung im hämolytischen System läuft auch diejenige durch VF-C3-Aktivator in Gegenwart von EDTA ab (*Dierich, Bitter-Suermann, König* und *Hadding* 1971a, b). Dies ist im übrigen ein weiterer Hinweis auf die Nichtbeteiligung von C1, C4 und C2. Kinetische Analysen ergaben auch für die C3-Aktivierung durch VF-C3-Aktivator-Komplex die Charakteristika einer enzymatischen Reaktion (*Bitter-Suermann, Dierich, König* und *Hadding* 1972).

c) Die Beziehung des C3-Proaktivators zum Properdinsystem

Der C3PA gewinnt zusätzlich Bedeutung auch dadurch, daß er als ein Teil des neuerlich wieder an Interesse gewinnenden Properdin-Systems erkannt worden ist (*Goodkofsky* und *Lepow* 1971). Beim Properdin im weiteren Sinne handelt es sich um ein Reaktionssystem, das z. B. durch Bakterien aktiviert werden kann und welches seinerseits aktivierend auf C3 einwirkt. Wegen der opsonisierenden Wirkung des C3 (F4c) ist der C-Aktivierung durch Properdin eine Bedeutung bei der unspezifischen Infektabwehr zugeschrieben worden (*Pillemer, Blum, Lepow, Ross, Todd, Wardlaw* 1954; *Schmidt* 1959; *Lepow* 1961).

Trotz intensiver Bemühungen haben sich seinerzeit die Komponenten des Properdin-Systems einer eindeutigen Definition entzogen. Es soll aus drei Faktoren bestehen. Dem durch Bakterien oder Hefezellen z. B. in Form von Zymosan aktivierbaren eigentlichen Properdin (*Pensky, Hinz, Todd, Wedgewood, Boyer* und *Lepow* 1968) wird die Fähigkeit zugeschrieben, sich in Gegenwart von Mg^{++}-Ionen mit Zymosan zu einem Komplex (PZ) zu verbinden. Dieser Komplex wirkt auf einen Co-Faktor A ein. Der neue PZA-Komplex verbindet sich mit einem Faktor B. Dieser schließlich wirkt aktivierend auf C3 ein.

Es hat sich nun herausgestellt, daß der Faktor B identisch mit dem C3PA ist, der durch den vorausgehenden Komplex zum C3-Aktivator umgesetzt wird (*Goodkofsky* und *Lepow* 1971).

Nachdem kürzlich auch das bislang heftig umstrittene (*Nelson* 1958, 1961) Properdin selbst in gereinigter Form dargestellt worden ist (*Pensky, Hinz, Todd, Wedgewood, Boyer* und *Lepow* 1968; *Hadding, Dierich, König, Limbert, Schorlemmer* und *Bitter-Suermann* 1973), kann man auf eine baldige Aufklärung dieses Gebietes hoffen. Schon heute läßt sich aber sagen, daß in dem Properdin-C3PA-System ein Reaktionsweg der Direktaktivierung von C3 erfaßt und beschrieben worden ist.

d) Interaktion von Polysacchariden, Zymosan und Endotoxin mit dem C3-Aktivator-System

Von hochmolekularen Polysacchariden wie Dextran, Inulin oder Agar war schon lange bekannt, daß sie in Serum C3 angreifen können. Zu der gleichen Gruppe gehört auch das oben besprochene Zymosan sowie Endotoxin aus gramnegativen Bakterien. Es hat sich nun erwiesen, daß allen diesen Substanzen ein Reaktionsweg gemeinsam ist. Er besteht aus Cofaktoren, die mit den Substanzen auf C3PA einwirken können, wobei dieser zum C3-Aktivator konvertiert wird, welcher dann seinerseits C3 aktiviert (*Götze* und *Müller-Eberhard* 1971; *Bitter-Suermann* 1972). Der Reaktionsweg unterscheidet sich von dem unter a) aufgeführten Enzymen, die keines weiteren Vermittlers bedürfen und den unter b) aufgeführten Kobrafaktor, welcher direkt oder unter Zuhilfenahme nur weniger Cofaktoren (*Hunsicker, Ruddy* und *Austen* 1972) mit dem C3PA reagieren kann dadurch, daß sie ihrerseits noch eine ganze Kette von Zwischenfaktoren brauchen, um den C3PA umzusetzen. Diese Zwischenfaktoren werden zurzeit in verschiedenen Laboratorien isoliert. Der Reaktionsweg ist noch nicht aufgeklärt. Von *Müller-Eberhard* und *Götze* (1972) wird sogar vermutet, daß ein C3-Spaltprodukt autokatalytisch in den Aktivierungsvorgang eingreift.

Wie bei der C3-Aktivierung durch Kobrafaktor wird im übrigen auch nach der Aktivierung des C3 durch Zymosan die ihm folgende Reaktionskette (C5–C9) angestoßen, was sich in einem Verlust von C5 und C6 im Serum wiederspiegelt (*Hadding, Bitter-Suermann* und *Melchert* 1969).

Die über Zymosan ablaufende C3-Aktivierung liegt auch einem als reaktive Lyse bezeichneten Vorgang zugrunde (*Thompson* und *Lachmann* 1970; *Lachmann* und *Thompson* 1970). Hierbei wird einem C7-Mangelserum, wie es sich bei manchen Rheumatikern in der akuten Phase findet, Zymosan zugesetzt. Über die C3-Aktivierung kommt es zur Bildung eines relativ stabilen C56-Komplexes, der sich nach Zugabe von C7 an nicht sensibilisierte Erythrozyten binden kann. Es entstehen EC567, welche durch C8 und C9 lysierbar sind. Das Prinzip der reaktiven Lyse ist auf Abb. 33 wiedergegeben.

Während die C-inaktivierende Wirkung von Lipopolysacchariden („Endotoxin") aus der Zellwand gramnegativer Bakterien wie z. B. E. coli schon lange bekannt war (*Lüderitz, Jann* und *Wheat* 1968), sind die näheren Einzelheiten des Inaktivierungsvorganges erst in letzter Zeit klar geworden. Auch hier handelt es sich wieder um einen Reaktionsweg über C3PA. Er wird durch Lipopolysaccharide zum C3-Aktivator konvertiert (*Götze* und *Müller-Eberhard* 1971) und kann nun auf C3 einwirken und damit auch die folgenden C-Komponenten aktivieren. Die Beteiligung von C3 und der nachfolgenden Faktoren ließ sich auch durch Einzeltitration der C-Komponenten nach Inkubation von Endotoxin mit Serum aufzeigen (*Mergenhagen, Snyderman, Gewurz* und *Shin* 1969; *Wardlaw* 1964; *Gewurz, Shin* und

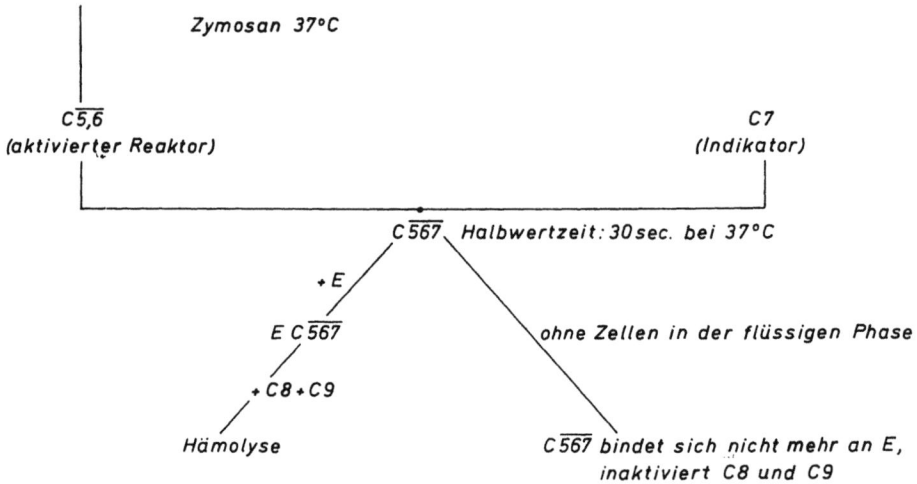

Abb. 33. Schema der „reaktiven Lyse" nach *Lachmann* und *Thompson*, 1969.

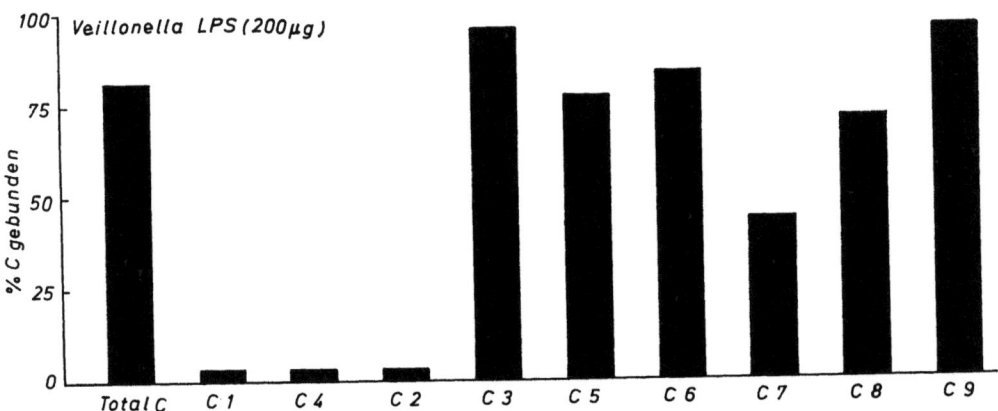

Abb. 34. Verbrauchsprofil von Gesamt-C und der neun Einzelkomponenten in Meerschweinchenserum nach Einwirkung von endotoxischen Lipopolysacchariden (V. alcalescens). (Nach *Gewurz, Shin* und *Mergenhagen*, 1968)

Mergenhagen 1968). Abb. 34 gibt ein typisches Verbrauchsprofil aus einer solchen Untersuchung wieder.

Mit gereinigten und gut definierten Lipopolysacchariden (*Galanos, Rietschel, Lüderitz* und *Westphal* 1971) und unter Verwendung von Meerschweinchenserum ließ sich die C3-Aktivierung auch kinetisch verfolgen. Auch hier gelang es, die post-C3-Komponenten an nicht sensibilisierte Schafs-E anzulagern und die Zellen zur Lyse zu bringen (*Dierich, König, Hadding, Galanos, Rietschel* 1973).

Es bedarf kaum einer besonderen Erwähnung, daß mit der hämolytischen Aktivität von C3 und der folgenden Komponenten auch die biologischen Aktivitäten wie Anaphylatoxin (*Lichtenstein, Gewurz, Adkinson, Shin* und *Mergenhagen* 1969) und chemotaktische Faktoren (*Snyderman, Gewurz* und *Mergenhagen* 1968; *Snyderman, Shin, Philips, Gewurz* und *Mergenhagen* 1969) freigesetzt werden.

e) Interaktion von Immunglobulinen mit dem C3-Aktivator-System

Das C3-Aktivator-System ist ferner auch an einem Vorgang beteiligt, der die bisherige Unterteilung der Ak in C-bindende und nicht C-bindende hinfällig macht. Es erwies sich, daß neben der bisher für einzig möglich gehaltenen und vom Fc-Stück ausgehenden Aktivierung noch eine weitere Reaktionsmöglichkeit besteht, die die C1-Aktivierung umgeht. Das F(ab)-Stück mancher Ak besitzt die Fähigkeit, unter Vermittlung von Cofaktoren C3PA zu konvertieren und auf diese Weise C3 und die folgende Reaktionskette direkt zu aktivieren (*Sandberg, Oliveira* und *Osler* 1971). Über diesen Reaktionsweg kann z. B. das $\gamma 1$ Ig des Meerschweinchens auf C3 einwirken (*Oliveira, Osler, Siraganian* und *Sandberg* 1970; *Sandberg, Osler, Shin* und *Oliveira* 1970). Dieses Molekül ist unfähig, die „klassische" Reaktionssequenz über C1 auszulösen. Die Fähigkeit, sowohl C1 wie auch C3 zu aktivieren, kann auch auf einem Ak vereinigt sein. Dies ist z. B. bei $\gamma 2$ Ig des Meerschweinchens der Fall (*Sandberg, Oliveira* und *Osler* 1971; *Sandberg, Götze, Müller-Eberhard* und *Osler* 1971; *Götze* und *Müller-Eberhard* 1971) (Abb. 35). Die Kinetik dieser direkten Aktivierung von C3 durch $\gamma 1$ vom Meerschweinchen wurde als enzymatischer Vorgang charakterisiert (*König, Bitter-Suermann, Dierich* und *Hadding* 1971; 1973). Retrospektiv lassen sich auf diese Weise vielleicht bisher schwer verständliche

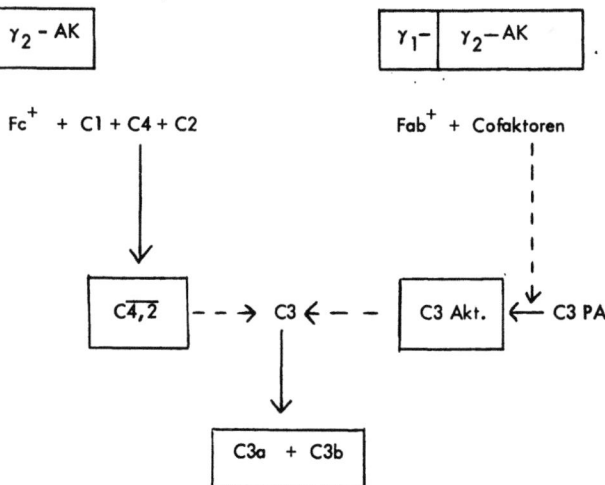

Abb. 35. Schema der Interaktion von $\gamma 1$- und $\gamma 2$-Antikörpern des Meerschweinchens mit dem C-System. Fc$^+$: durch Reaktion mit dem homologen Antigen verändertes Fc-Stück des $\gamma 1$-Antikörpers. Fab$^+$: analoge Änderungen im Fab-Teil von $\gamma 1$- und $\gamma 2$-Antikörpern (Nach *Götze* und *Müller-Eberhard*, 1971)

Befunde erklären, nach denen das F(ab)$_2$-Bruchstück von Kaninchen-Antikörpern eine C-bindende Aktivität zugeschrieben wurde (*Cerottini* und *Fitch* 1968; *Reid* 1971). Solche F(ab)$_2$ Antikörper-Bruchstücke waren in der Lage, die Lyse von Blutplättchen zu induzieren; ein Befund, der sich zwanglos durch Nebenschlußaktivierung erklären läßt (*Siraganian*, *Sandberg* und *Osler* 1972).

Die Aufdeckung der Nebenschluß-Reaktionen hat die gesichert erscheinenden Ansichten über die C-Unabhängigkeit vieler Ak-vermittelter Immunreaktionen neuerlich in Frage gestellt. Die Überprüfung ist im Gange und die Ergebnisse sind noch übersichtlich. Es muß aber mit der Möglichkeit gerechnet werden, daß z. B. die durch IgE verursachte Histaminfreisetzung aus Mastzellen unter Beteiligung von C3 abläuft (*Malley*, *Baecher* und *Burger* 1971). *Ishizaka*, *Sian* und *Ishizaka* (1972) haben neuerdings den Nachweis erbracht, daß IgE-Aggregate über den „alternate pathway" C3 binden können. Dies würde entgegen der bisher geltenden Annahme die allergischen Sofortreaktionen unter die C-abhängigen Reaktionen einreihen. Ähnlich erwies sich auch das zur C1-Aktivierung unfähige IgA unter Vermittlung von Serumfaktoren in der Lage, C3PA zu konvertieren mit allen daraus zu erwartenden Folgen (*Götze* und *Müller-Eberhard* 1971). Hier würde dann auch die dem IgA zugeschriebene opsonisierende Funktion (F4b) sich letztlich aus einer C-Funktion, sei es durch C3 oder C5, vermittelt herausstellen (*Kaplan*, *Dalmasso* und *Woodson* 1972).

Einen großen Aufschwung erhielt die Erforschung der Nebenschlußaktivierung von C3 durch das Auftauchen eines Meerschweinchenstammes, der aufgrund eines genetischen Defektes kein C4 besitzt (siehe Teil II). In diesen Seren kann C3 mit Sicherheit nicht über die klassische Sequenz und das C42-Enzym sondern nur über den Nebenschluß aktiviert werden. Trotzdem ließen sich C-abhängige Bakterizidie und Opsonisierung nachweisen, wodurch die biologische Bedeutung des „alternate pathway" für diese Phänomene augenfällig bewiesen wird. (*Root*, *Ellman* und *Frank* 1972; *Jasin* 1972; *Johnson*, *Agnello* und *Williams* 1972; *May*, *Green* und *Frank* 1972; *Sandberg*, *Snyderman*, *Frank* und *Osler* 1972). Auch chemotaktische Aktivität konnte durch Nebenschlußaktivierung von C3 generiert werden (*Winkelstein*, *Shin* und *Wood* 1972).

2. Isolierte Aktivierung von C3 bei chronischer Glomerulonephritis?

Die Rolle, die das C-System bei verschiedenen Formen der Glomerulonephritis spielt, ist zurzeit noch so im Stadium der Erforschung, daß eine abschließende Darstellung nicht möglich ist. Insbesondere blieb bislang ungeklärt, ob „Hypocomplementämie" (*West* 1970) als Ausdruck der Pathogenese, als harmloser Begleitzustand oder aber als Schutzmechanismus zu bewerten ist. Gesichert ist jedenfalls die Existenz einer „chronischen hypocomplementären Glomerulonephritis", die durch niedrige Serumkonzentrationen von C3 charakterisiert ist (*West*, *Winter*, *Forristal*, *McConville* und *Davis* 1967; *Pickering*, *Gewurz* und *Good* 1968; *Northway*, *McAdams*, *Forristal* und *West* 1969). Sie geht im allgemeinen mit einer gleichmäßigen Ablagerung von Ig in den Kapillaren der Glomerula einher und unterscheidet sich von den bei Immunkomplex-Nephritiden mitunter zu beobachtenden Hypocomplementämie darin, daß bei diesen alle C-Faktoren, insbesondere aber C1, C4 und C2 erniedrigt sind. Für die selektiven niedrigen C3-Titer sind keine Ag-Ak-Komplexe verantwortlich, sondern ein sogenannter „C3 nephritic factor"

(C3NeF) (*Spitzer, Vallota, Forristal, Sudora, Stitzel, Davis* und *West* 1969). Isolierter C3NeF übt auf gereinigtes C3 keinerlei Wirkung aus. Erst in Verbindung mit einem oder mehreren im Normalserum vorhandenen Cofaktoren kann C3 umgesetzt werden. Es ist möglich, daß einer der Cofaktoren ein IgG_3 darstellt (*Thompson* 1971). Die Reaktion des C3NeF mit den Cofaktoren ist Mg^{++}-Ionenabhängig und erweist sich dementsprechend als blockierbar durch EDTA. Der C3-Umsatz wurde anhand des Verschwindens der B-Determinante des C3 (A4b) verfolgt und ließ sich als enzymatischer Prozeß charakterisieren (*Vallota, Forristal, Spitzer, Davis* und *West* 1970).

Es wird für möglich gehalten, daß einer der für die Wirkung des C3NeF erforderlichen Serumfaktoren dem C3PA entspricht (*Götze* und *Müller-Eberhard* 1971). Nimmt man die Befunde von *Westberg, Naff, Boyer* und *Michael* (1971) hinzu, nach denen die Beteiligung des Properdins bei Glomerulonephritis postuliert wird, so kann mit einiger Berechtigung die Direkt-Aktivierung von C3 angenommen werden. Diesem Mechanismus, der in noch unbekannter Weise von C3NeF, C3PA evtl. IgG_3 und weiteren Faktoren in Gang gesetzt wird, kommt möglicherweise für bestimmte Formen der persistierenden Glomerulonephritis pathogenetische Bedeutung zu (*Vallota, Forristal, Spitzer, Davis* und *West* 1971).

3. Eine neue, funktionelle Gliederung des C-Systems

Versucht man die verschiedenen Aspekte der Reaktion des C-Systems — klassische Sequenz und Nebenschluß-Aktivierung des C3 — die herausragenden biologischen Funktionen von C3 und C5 (s. F4 und 5) und schließlich die „nur" zur Membranschädigung führenden Schlußglieder der Sequenz zusammenzufassen, so läßt sich eine Drei-Gliederung entwickeln, die auf Abb. 32 schematisch wiedergegeben ist. Hiernach würde man einen ersten Aschnitt vorwiegend als Aktivierungs-Phase ansehen können. Er umfaßt die Bildung C3-aktivierender Enzym-Systeme, sei es die Bildung des *C42-Enzyms* (C3-Konvertase), sei es die Aktivierung des C3PA auf verschiedenen Wegen, sei es die Bereitstellung direkt wirkender Enzyme. Eine zweite Phase umfaßt die Fragmentierung von C3 und C5. Wegen zahlreicher in dieser Phase entstehenden biologischen Aktivitäten ließe sich dieser Abschnitt als eigentliche biologisch wirksame Leistungsreaktionen bezeichnen. Die Komponenten C6 und C7 leiten über zu einer dritten Phase (Abschnitt C), in dem durch C8 und C9 die spezielle Funktion der Zytolyse ausgeübt wird. Der Abschnitt C kann daher als Angriffsphase bezeichnet werden.

4. Anhang: Antikörper-unabhänige Aktivierung von C1

Auch für C1 sind bereits mehrere Aktivierungsmöglichkeiten bekannt. Schon nach einfacher Ultrazentrifugation von Meerschweinchenserum in Zucker-Dichtegradienten bei einer Ionenstärke von 0,065 kommt es zu einer Aktivierung dieser Komponente (*Colten, Borsos* und *Rapp* 1968). Ebenso führt die Isolierung von C1 über DEAE-Zellulose zur Aktivierung (*Borsos, Rapp* und *Walz* 1964). Auch die Möglichkeit einer spontanen Aktivierung von C1 im Serum wird erwogen (*Lepow, Naff* und *Pensky* 1965; *Lepow, Ratnoff, Rosen* und *Pillemer* 1956). Hierfür könnte von

Bedeutung sein, daß C1 in vivo nicht als einheitliches Makromolekül vorliegt, sondern vermutlich ein Gleichgewicht zwischen Assoziation und Dissoziation von C1q, C1r und C1s in wechselnden Proportionen besteht (A4b) (*Loos, Borsos* und *Rapp* 1973).

Im Gegensatz zu den genannten physikochemischen Methoden ließ sich die C1-Proesterase auch durch Plasmin und Trypsin sowie durch Kallikrein zum C1s aktivieren (*Ratnoff* und *Naff* 1967; *Gigli, Mason, Colman* und *Austen* 1968). Diese Vorgänge könnten eine enge Entsprechung zu der C1s-Aktivierung durch das C1r-Enzym darstellen (*Naff* und *Ratnoff* 1968). Liegt aber erst einmal *C1s* vor, ganz gleich ob in freier oder zellgebundener Form, dann läuft die C-Reaktionssequenz in der geschilderten Weise ab und liefert auch alle biologisch wichtigen Fragmente (*Cochrane* und *Müller-Eberhard* 1968; *Müller-Eberhard, Polley* und *Calcott* 1967). Diese Auffassung ist experimentell gut gesichert worden. Mit Hilfe von gereinigter C1-Esterase aus Humanserum konnte Anaphylatoxin generiert werden (*Dias da Silva* und *Lepow* 1966, 1967; *Dias da Silva, Eisele* und *Lepow* 1967). Eine weitere Stütze stellt die Lyse von nicht sensibilisierten Erythrozyten dar, wobei *C423* unter anderem durch C1s auch in der flüssigen Phase generiert wurde (*Götze* und *Müller-Eberhard* 1970). An den Testzellen ließ sich C5—7 nachweisen. Bei dieser Art der Zerstörung nicht sensibilisierter Erythrozyten liegt demnach eine C-abhängige Zytolyse vor, die ohne Mitwirkung von Antikörpern native Zellen zu erfassen vermag. Eine C-abhängige Lyse darf daher nicht länger als identisch mit Immunlyse betrachtet werden.

Literatur

Alper, C. A., F. S. Rosen and *P. J. Lachmann,* Inactivator of the third component of complement as an inhibitor in the properdin pathway. Proc. Nat. Acad. Sci. USA **69**, 2910 (1972). — *Ballow, M.* and *C. G. Cochrane,* Two anticomplementary factors in cobra venom: hemolysis of guinea pig erythrocytes by one of them. J. Immunol. **103**, 944 (1969). — *Bitter-Suermann, D.,* Aktivierung des Komplementsystems: Ein Monopol des Immunkomplexes? Klin. Wschr. **50**, 277 (1972). — *Bitter-Suermann, D., M. Dierich, W. König* and *U. Hadding,* By pass-activation of the complement system starting with C3. I. Generation and function of an enzyme from a factor of guinea pig serum and cobra venom. Immunology **23**, 267 (1972). — *Bitter-Suermann, D., M. Dierich, W. König* und *U. Hadding,* Enzymatic activation of C3 by a complex derived from a purified cobra venom factor and a serum globulin. J. Immunol. **107**, 320 (1971). — *Bitter-Suermann, D.* und *U. Hadding,* Untersuchungen über die Auslösung der terminalen Reaktionsschritte bei der Immunhämolyse. Verh. Dtsch. Ges. Path. **54**, 276 (1970). — *Boenisch, T.* and *C. A. Alper,* Isolation and properties of a glycine-rich γ-glycoprotein of human serum. Biochim. Biophys. Acta **214**, 135 (1970 a). — *Boenisch, T.* and *C. A. Alper,* Isolation and properties of a glycine-rich β-glycoprotein of human serum. Biochim. Biophys. Acta **221**, 529 (1970 b). — *Bokisch, V. A., H. J. Müller-Eberhard* and *C. G. Cochrane,* Isolation of a fragment (C3a) of the third component of human complement containing anaphylatoxin and chemotactic activity and description of an anaphylatoxin inactivator of human serum. J. Exp. Med. **129**, 1109 (1969). — *Borsos, T., H. J. Rapp* and *U. L. Walz,* Action of the first component of complement. Activation of C1 to C1a in the hemolytic system. J. Immunol. **92**, 108 (1964). — *Budzko, D. B., V. A. Bokisch* and *H. J. Müller-Eberhard,* A fragment of the third component of human complement with anaphylatoxin activity. Biochemistry **10**, 1166 (1971). — *Budzko, D. B.* and *H. J. Müller-Eberhard,* Anaphylatoxin release from the third component of human complement by hydroxylamine. Science **165**, 506 (1969). — *Cerottini, J. C.* and *F. Fitch,* Complement fixing ability and antibody activity of rabbit F(ab')$_2$ antibody. Int. Arch. Allergy Appl. Immunol. **34**, 188 (1968). — *Chapitis, J.,*

P. A. Ward and *I. H. Lepow*, Generation of chemotactic activity from human serum and purified components of complement by Serratia proteinase. J. Immunol. **107**, 317 (1971). — *Coca, A. F.*, A study of the anticomplementary action of yeast, of certain bacteria and of cobra venom. Z. Immunitätsforsch. **21**, 604 (1914). — *Cochrane, C. G.* and *H. J. Müller-Eberhard*, The derivation of two distinct anaphylatoxin activities from the third and fifth components of human complement. J. Exp. Med. **127**, 371 (1968). — *Colten, H. R., T. Borsos* and *H. J. Rapp*, Ultracentrifugation of the first component of complement: effects of ionic strength. J. Immunol. **100**, 808 (1968). — *Dias da Silva, W.* and *I. H. Lepow*, Complement as a mediator of inflammation. II. Biological properties of anaphylatoxin prepared with purified components of human complement. J. Exp. Med. **125**, 921 (1967). — *Dias da Silva, W., J. V. Eisele* and *I. H. Lepow*, Complement as a mediator of inflammation. III. Purification of the activity with anaphylatoxin properties by interaction of the first four components of complement and its identification as a cleavage product of C'3. J. Exp. Med. **126**, 1027 (1967). — *Dierich, M. P., D. Bitter-Suermann, W. König* and *U. Hadding*, Formation and function of a complement-activating enzyme generated from factors of guinea pig serum and cobra venom. Eur. J. Immunol. **1**, 309 (1971 a). — *Dierich, M. P., D. Bitter-Suermann, W. König* and *U. Hadding*, An efficient model for antibody-independent activation of the complement system. Excerpta med. (Int. Congress series) **235**, 11 (1971 b). — *Dierich, M., D. Bitter-Suermann, W. König, U. Hadding, C. Galanos* and *E. T. Rietschel*, Analysis of bypass activation of C3 by endotoxic LPS and loss of this potency. Immunology **24**, 721 (1973). — *Flexner, S.* and *H. Noguchi*, Snake venom in relation to hemolysis, bacteriolysis and toxicity. J. Exp. Med. **6**, 277 (1903). — *Galanos, C., E. T. Rietschel, O. Lüderitz* and *O. Westphal*, Interaction of lipopolysaccharides and lipid A with complement. Eur. J. Biochem. **19**, 143 (1971). — *Gewurz, H., S. Shin* and *S. E. Mergenhagen*, Interaction of the complement system with endotoxic lipopolysaccharide: consumption of each of the six terminal complement components. J. Exp. Med. **128**, 1049 (1968). — *Gigli, T., J. W. Mason, R. W. Colman* and *K. F. Austen*, Interaction of kallikrein with the C1 esterase inhibitor (C1a INH). J. Immunol. **101**, 814 (1968). — *Götze, O.* and *H. J. Müller-Eberhard*, The C3-activator system: An alternate pathway of complement activation. J. Exp. Med. **134**, 90s (1971). — *Götze, O.* and *H. J. Müller-Eberhard*, Lysis of erythrocytes by complement in the absence of antibody. J. Exp. Med. **132**, 898 (1970). — *Goodkofsky, I.* and *I. H. Lepow*, Functional relationship of factor B in the properdin system to C3 proactivator of human serum. J. Immunol. **107**, 1200 (1971). — *Hadding, U., D. Bitter-Suermann* and *F. Melchert*, A tool for the detection of C6 deficiencies. Prot. Biol. Fluids **17**, 319 (1969). — *Haupt, H.* und *K. Heide*, Isolierung und Eigenschaften eines β2-Glykoproteins aus Humanserum. Clin. Chim. Acta **12**, 419 (1965). — *Hill, H. J.* and *P. A. Ward*, The phlogistic role of C3 leukotactic fragments in myocardial infarcts of rats. J. Exp. Med. **133**, 885 (1971). — *Hill, J. H.* and *P. A. Ward*, C3 leukotactic factors produced by a tissue protease. J. Exp. Med. **130**, 505 (1969). — *Hunsicker, L. G., S. Ruddy* and *K. F. Austen*, Additional factors required for cobra venom induced activation of C3. Fed. Proc. **31**, 788 (Abs.) (1972). — *Ishizaka, T., C. M. Sian* and *K. Ishizaka*, Complement fixation by aggregated IgE through alternate pathway. J. Immunol. **108**, 848 (1972). — *Jasin, N. E.*, Human heat labile opsonins: Evidence for their mediation via the alternate pathway of complement activation. J. Immunol. **109**, 26 (1972). — *Jensen, J.*, Anaphylaxin in its relation to the complement system. Science **155**, 1122 (1967). — *Johnson, F. R., V. Aquello* and *R. C. Williams*, Opsonic activity in human serum deficient in C2. J. Immunol. **109**, 141 (1972). — *Kaplan, M. E., A. P. Dalmasso* and *M. Woodson*, Complement-dependent opsonization of incompatible erythrocytes by human secretory IgA. J. Immunol. **108**, 275 (1972). — *König, W., D. Bitter-Suermann, M. Dierich* and *U. Hadding*, Bypass-activation of the complement system starting with C3. II. C3 activation by γ 1-immune-aggregates in guinea-pig serum. Immunochemistry **10**, 431 (1973). — *König, W., D. Bitter-Suermann, M. Dierich* and *U. Hadding*, Purification and characterization of properdin from guinea-pig serum. J. exp. Med. submitted for publication (1973). — *König, W., D. Bitter-Suermann, M. Dierich* and *U. Hadding*, Direct activation of C3 by γ 1-immune-aggregates from guinea-pig serum. Excerpta med. (Int.congress series) **235**, 11 (1971). — *Koethe, S. M., K. F. Austen* and *I. Gigli*, Differentiation of binding from complete activation by use of heterologous components of complement. J. Immunol. **108**, 1063 (1972). — *Lachmann, P. J.* and *R. A. Thompson*, Reactive lysis: The complement-mediated lysis of unsensitized cells. II. The characterization of activated reactor as C56 and the participation of C8 and C9. J. Exp. Med. **131**, 643 (1970). — *Lepow, I. H., G. B. Naff* and *J. Pensky*, Mechanisms of activation of C1 and inhibition of C1-esterase. In "Ciba Found. Symp., Complement" (G. E. W. Wolstenholme and J. Knight, eds.) Churchill, London, p. 74 (1965). — *Lepow, I. H.*, The properdin system: a review of current concepts. In: Immunochemical approaches to problems in microbiology p. 280 M. Heidelberger and O. J. Plescia, eds. Rutgers University Press, New Brunswick, N. J./ USA 1961. — *Lepow, I. H., O. D. Ratnoff, F. S. Rosen* and *L. Pillemer*, Observations on a proesterase associated with partially purified first component of human complement. Proc. Soc. Exp. Biol. Med. **92**, 32 (1956). — *Lichtenstein, L. M., H. Gewurz, N. F. Adkinson, H. S. Shin* and *S. E. Mergenhagen*, Interaction of the complement system with endotoxix lipopoly saccharide: the generation of anaphylaxtoxin. Immunology **16**, 327 (1969). — *Loos, M., T. Borsos* and *H. J. Rapp*, The first component of complement in serum. Evidence for a hitherto unrecognized factor in C1 necessary for internal activation. J. Immunol. **110**, 205 (1973). — *Loos, M., H. U. Wolf* and *W. Opferkuch*, The C1 inactivator from guinea pig serum. III. Characterization and kinetic data of the reaction between the inactivator and EAC1 and EAC14. Immunochemistry **9**, 451 (1972). — *Lüderitz, O., K. Jann* and *R. Wheat*, Somatic and capsular antigens of gramnegative bacteria. In: Comprehensive biochemistry, 26 A. Elsevier Publ. Co., Amsterdam, London, New York, 1968. — *Maillard, J. L.* et *R. M. Zarco*, Decomplémentation par un facteur etrait du venin de cobra. Effet sur plusieurs réactions immunes du cobaye et du rat. Ann. Inst. Pasteur **114**, 756 (1968). — *Malley, A., L. Baecher* and *D. Burger*, The role of complement in allergen-reagin mediated histamine release from monkey lung tissue. Proc. Soc. Exp. Biol. Med. **136**, 341 (1971). — *May, J. E., I. Green* and *M. M. Frank*, The alternate complement pathway in cell damage: Antibody-mediated cytolysis of erythrocytes and nucleated cells. J. Immunol. **109**, 595 (1972). — *Mergenhagen, S. E., R. Snydermann, H. Gewurz* and *H. S. Shin*, Significance of complement to the mechanism of action of endotoxin. Curr. Top. Microbiol. Immunol. **50**, 37 (1969). — *Müller-Eberhard, H. J.* and *K. E. Fjellström*, Isolation of the anticomplementary protein from cobra venom and its mode of action on C3. J. Immunol. **107**, 1666 (1972). — *Müller-Eberhard, H. J.* and *O. Götze*, C3 proactivator convertase and its mode of action. J. exp. Med. **135**, 1003 (1972). — *Müller-Eberhard, H. J.*, Complement. Ann. Rev. Biochem. **38**, 389 (1969). — *Müller-Eberhard, H. J.*, Mechanism of inactivation of the third component of human complement (C3) by cobra venom. Fed. Proc. **26**, 744 (1967). — *Müller-Eberhard, H. J., U. Hadding* and *M. A. Calcott*, Current problems in complement research. In: Immunopathology, Fifth International Symposium (P. Grabar, and P. A. Miescher, eds.). Schwabe u. Co., p. 179 (1967). — *Müller-Eberhard, H. J., M. J. Polley* and *M. A. Calcott*, Formation and functional significance of a molecular complex derived from the second and the fourth component of human complement. J. Exp. Med. **125**, 359 (1967). — *Müller-Eberhard, H. J., U. R. Nilsson, A. P. Dalmasso, M. J. Polley* and *M. A. Calcott*, A molecular concept of immune cytolysis. Arch. Path. **82**, 205 (1966). — *Naff, G. B.* and *O. D. Ratnoff*, The enzymatic nature of C'1r. Conversion of C'1s to C'1 esterase and digestion of amino acid esters by C'1r. J. Exp. Med. **128**, 571 (1968). — *Nathan, E.*, Beiträge zur Kenntnis der Inaktivierbarkeit des Meerschweinchenkomplements und ihrer Abhängigkeit von der Serumbeschaffenheit. Z. Immun. Forsch. **26**, 503 (1917). — *Nelson, R. A., jr.*, A new concept of immunosuppression in hypersensitivity reactions and in transplantation immunity. Surv. Ophthal. **11**, 498 (1966). — *Nelson, R. A., jr.*, The properdin system: method of measurement and inactivation of human complement components. In: Immunochemical approaches to problems in microbiology p. 295. M. Heidelberger and O. J. Plescia, eds. (New Brunswick, N. J./ USA 1961). — *Nelson, R. A.*, An alternative mechanism for the properdin system. J. Exp. Med. **108**, 515 (1958). — *Noc, F.*, Propriétés bactériolytiques et anticytasiques du venin de cobra. Ann. Inst. Pasteur **19**, 209 (1905). — *Northway, J. D., A. J. McAdams, J. Forristal* and *C. D. West*, A "silent" phase of hypocomplementemic persistent nephritis detectable by reduced serum β1c-globulin levels. J. Pediat. **74**, 28 (1969). — *Oliveira, B., A. G. Osler, R. P. Siraganian* and *A. L. Sand-*

berg, The biologic activities of guinea-pig antibodies. I. Separation of γ1- and γ2-immunoglobulins and their participation in allergic reactions of the immediate type. J. Immunol. 104, 320 (1970). — *Pensky, J., C. F. Hinz, E. W. Todd, R. J. Wedgewood, J. T. Boyer* and *I. H. Lepow*, Properties of highly purified human properdin. J. Immunol. 100, 142 (1968). — *Pinckering, R. J., M. R. Wolfson, R. A. Good* and *H. Gewurz*, Passive hemolysis by serum and cobra venom factor: A new mechanism inducing membrane damage by complement. Proc. Nat. Acad. Sc. 62, 521 (1969). — *Pickering, R. J., H. Gewurz* and *R. A. Good*, Complement inactivation by serum from patients with acute and hypocomplementemic chronic glomerulonephritis. J. Lab. Clin. Med. 72, 298 (1968). — *Pillemer, L., M. D. Schoenberg, L. Blum* and *L. Wurz*, Properdin system and immunity. II. Interaction of the properdin system with polysaccharides. Science 122, 545 (1955). — *Pillemer, L., L. Blum, I. H. Lepow, O. A. Ross, E. W. Todd* and *A. C. Wardlaw*, The properdin system and immunity. I. Demonstration and isolation of a new serum protein, properdin, and its role in immune phenomena. Science 120, 279 (1954). — *Ratnoff, O. D.* and *G. B. Naff*, The conversion of C1s to C1 esterase by plasmin and trypsin. J. Exp. Med. 125, 337 (1967). — *Reid, K. B. M.*, Complement fixation by the F(ab')$_2$-fragment of pepsin-treated rabbit antibody. Immunology 20, 649 (1971). — *Ritz, H.*, Über die Wirkung des Cobragiftes auf die Komplemente. J. Immunitätsforsch. 13, 62 (1912). — *Root, R. K., L. Ellmann* and *M. M. Frank*, Bactericidal and opsonic properties of C4-deficient guinea-pig serum. J. Immunol. 109, 477 (1972). — *Ruddy, S., L. G. Hunsicker* and *K. F. Austen*, C3b inactivator of man. III. Further purification and production of antibody for C3b INA. J. Immunol. 108, 657 (1972). — *Sandberg, A. L., R. Snyderman, M. M. Frank* and *A. G. Osler*, Production of chemotactic activity by guinea-pig immunoglobulins following activation of the C3 complement shunt pathway. J. Immunol. 108, 1227 (1972). — *Sandberg, A. L., O. Götze, H. J. Müller-Eberhard* and *A. G. Osler*, Complement utilization by guinea-pig γ1- and γ2-immunoglobulins through the C3 activator system. J. Immunol. 107, 920 (1971). — *Sandberg, A. L., B. Oliveira* and *A. G. Osler*, Two complement interaction sites in guinea-pig immunoglobulins. J. Immunol. 106, 282 (1971). — *Sandberg, A. L., A. G. Osler, H. S. Shin* and *B. Oliveira*, The biologic activities of guinea-pig antibodies. II. Modes of complement interaction with γ1- and γ2-immunoglobulins. J. Immunol. 104, 329 (1970). — *Schmidt, H.*, Das Properdin. Fortschritte der Immunitätsforschung Band 2. Steinkopff Verlag, Darmstadt (1959). — *Shin, H. S., H. Gewurz* and *R. Snyderman*, Reaction of a cobra venom factor with guinea-pig complement and generation of an activity chemotactic for polymorphonuclear leukocytes. Proc. Soc. Exp. Biol. 131, 203 (1969). — *Siraganian, R. P., A. L. Sandberg* and *A. G. Osler*, Lysis of rabbit platelets by F(ab')$_2$ antibody fragments. J. Immunol. 109, 907 (1972). — *Snyderman, R., H. S. Shin, J. K. Phillips, H. Gewurz* and *S. E. Mergenhagen*, A neutrophil chemotactic factor derived from C5 upon interaction of guinea-pig serum with endotoxin. J. Immunol. 103, 413 (1969). — *Snyderman, R., H. Gewurz* and *S. E. Mergenhagen*, Interaction of the complement system with endotoxic lipopolysaccharide. Generation of a factor chemotactic for polymorphonuclear leucocytes. J. Exp. Med. 128, 259 (1968). — *Spitzer, R. E., E. H. Vallota, J. Forristal, E. Sudora, A. Stitzel, N. C. Davis* and *C. D. West*, Serum C3 lytic system in patients with glomerulonephritis. Science 164, 436 (1969). — *Stanworth, D. R.*, Immunoglobulin E (Reagin) and Allergy. Nature 233, 310 (1971). — *Taylor, F. B.* and *P. A. Ward*, Generation of chemotactic activity in rabbit serum by plasminogen-streptokinase mixtures. J. Exp. Med. 126, 149 (1967). — *Thompson, R. A.*, C3 inactivating factor in the serum of a patient with chronic hypocomplementaemic proliferative glomerulo-nephritis. Immunology 22, 147 (1972). — *Thomson, R. A.* and *P. J. Lachmann*, Reactive lysis: The complement-mediated lysis of unsensitized cells. I. The characterization of the indicator factor and its identification as C7. J. Exp. Med. 131, 629 (1970). — *Thompson, R. A.* and *D. S. Rowe*, Reactive haemolysis — a distinctive form of red cell lysis. Immunology 14, 745 (1968). — *Vallota, E. H., J. Forristal, R. E. Spitzer, N. C. Davis* and *C. D. West*, Continuing C3 breakdown after bilateral nephrectomy in patients with membranoproliferative glomerulonephritis. J. Clin. Invest. 50, 552 (1971). — *Vallota, E. H., J. Forristal, R. E. Spitzer, N. C. Davis* and *C. D. West*, Characteristics of a non-complement-dependent C3-reactive complex formed from factors in nephritic and normal serum. J. Exp. Med. 131, 1306 (1970). — *Vogt, W.*, The anaphylatoxin-forming system. Ergebn. Physiol. 59, 160 (1967). — *Vogt, W.* und *G. Schmidt,* Abtrennung des anaphylatoxinbildenden Prinzips aus Cobragift von anderen Giftkomponenten. Experientia 20, 207 (1964). — *Ward, P. A.* and *N. J. Zvaifler,* Complement-derived leukotactic factors in inflammatory synovial fluids of humans. J. Clin. Invest. 50, 606 (1971 a). — *Ward, P. A.* and *N. J. Zvaifler,* Complement-derived leukotactic factors in human synovial fluids. J. Immunol. 107, 316 (1971 b). — *Ward, P. A., M. C. Conroy* and *I. H. Lepow,* Complement derived cleavage products with leukotactic activity generated by streptococcal proteinase. Fed. Proc. 30, 355 (1971). — *Ward, P. A.* and *J. H. Hill,* C5 chemotactic fragments produced by an enzyme in lysosomal granules of neutrophils. J. Immunol. 104, 535 (1970). — *Ward, P. A.,* A plasmin-split fragment of C'3 as a new chemotactic factor. J. Exp. Med. 126, 189 (1967). — *Wardlaw, A. C.,* Endotoxin and complement substrate. In: Bacterial endotoxins p. 81. *M. Landy* and *W. Braun,* eds. (New Brunswick, N. J., USA 1964). — *Weil, E.,* Über die Wirkungsweise des Komplementes bei der Hämolyse. Biochem. Z. 48, 347 (1913). — *West, C. D.,* Serum complement and chronic glomerulonephritis. Hosp. Pract. 5, 75 (1970). — *West, C. D., S. Winter, J. Forristal, J. M. McConville* and *N. C. Davis,* Evidence for in vivo breakdown of β1c-globulin in hypocomplementemic glomerulonephritis. J. Clin. Invest. 46, 539 (1967). — *Westberg, N. G., G. B. Naff, J. T. Boyer* and *A. F. Michael,* Glomerular deposition of properdin in acute and chronic glomerulonephritis with hypocomplementemia. J. Clin. Invest. 50, 642 (1971). — *Winkelstein, J. A., H. S. Shin* and *W. B. Wood,* Heat labile opsonins to pneumococcus. III. The participation of the immunoglobulin and of the alternate pathway of C3 activation. J. Immunol. 108, 1681 (1972).

D. Inhibitoren und Inaktivatoren des C-Systems

1. Der C1-Inaktivator

Unter physiologischen Bedingungen ist nicht jedes aktivierte C1-Molekül in der Lage, die C-Reaktionssequenz fortzuführen. Im menschlichen Serum (*Levy* und *Lepow* 1959; *Lepow* und *Leon* 1962; *Leon* und *Lepow* 1962) und Meerschweinchen-Serum (*Klein* 1960) findet sich ein Faktor, der C1-Esterase blockieren kann. Er hemmt C1s sowohl in freiem wie auch gebundenem Zustand.

Der Faktor ist von verschiedenen Untersuchern mit unterschiedlichen Bezeichnungen belegt worden: C1-Esterase-Inhibitor, EAC1-Inaktivator, C1-Inaktivator, C1a-Inhibitor, Esterase-Inhibitor und I1. Im folgenden soll jedoch entsprechend den Empfehlungen der WHO (A2) der Terminus C*1*-Inaktivator benutzt werden.

Der C1-Inaktivator wird in Leberparenchym-Zellen synthetisiert (*Johnson, Alper, Rosen* und *Craig* 1971) und erreicht beim Erwachsenen eine Serumkonzentration von ca. 20 µg/ml als Normwert. So weit geprüft findet sich der Inaktivator, jedenfalls als Antigen, in allen Primaten-Seren (*Donaldson* und *Pensky* 1970). Der Faktor läßt sich auf verschiedene Weise rein darstellen: *Pensky, Levy* und *Lepow* 1961; *Inai, Hiramatsu* und *Nagaki* 1967; *Tamura* und *Nelson* 1967; *Loos, Wagner* und *Opferkuch* 1969; *Loos, Opferkuch* und *Ringelmann* 1971. Er erwies sich als ein α-Globulin. Aus Meerschweinchenserum präparierter Inaktivator besaß eine Sedimentationskonstante von 4,2S, während Kaninchen-C1-Inhibitor mit 3,9S sedimentierte. Andere Autoren geben für Meerschweinchen-C1-Inaktivator eine Sedimentationskonstante von 6,1S bei einem Molekulargewicht von 170 000 an (*Loos, Opferkuch* und *Ringelmann* 1971). Der C1-Inaktivator entspricht einem zuvor schon aus humanem Plasma isoliertem α2-Neuraminoglycoprotein (*Schultze, Heide* und *Haupt* 1962; *Pensky* und *Schwick* 1969). Er enthält 12 % Hexose und 17 % N-acetylneuraminsäure.

Der C1-Inaktivator ist je nach Spezies unterschiedlich hitzeempfindlich: Meerschweinchen-C1-Inaktivator blieb auch nach 60 Minuten bei 56° C noch aktiv, während aus Kaninchen isolierter Inaktivator 50% Aktivitätsverlust erlitt. Menschlicher C1-Inaktivator besaß sogar nur eine Halbwertzeit von 8,5 Minuten.

Neben dem schon erwähnten Nachweis als Antigen (*Axelsson* und *Laurell* 1971) kann der Faktor auch mittels seiner Funktion erfaßt werden, wobei man entweder den Verlust der esterolytischen Funktion des C1 gegenüber einem synthetischen Substrat bestimmt, oder aber den Schwund der hämolytischen Aktivität. Dabei kann C1 in freier oder zellgebundener Form z. B. als EAC1 vorliegen. Die Reaktion zwischen C1-Inaktivator und C1 ist stöchiometrisch (*Levy* und *Lepow* 1959; *Klein* 1960; *Gigli, Ruddy* und *Austen* 1968; *Loos* und *Opferkuch* 1970; *Loos, Opferkuch* und *Wagner* 1971; *Loos* 1971). Neuere Befunde haben ergeben, daß C*1* mit seinem Inaktivator wie mit einem seiner Substrate reagiert (*Loos, Wolf* und *Opferkuch* 1972).

Die hemmende Wirkung des C1-Inaktivators beschränkt sich nicht nur auf C1s, sondern ist auch gegenüber Plasmin, Plasma-Kallikrein und Permeabilitäts-Faktoren (PF/Dil) sowie C1r nachweisbar (*Kagen* und *Becker* 1963; *Gigli, Mason, Colman* und *Austen* 1968; 1970; *Ratnoff, Pensky, Oquton* und *Naff* 1969; *Becker* 1969). Ebenso ist der C1-Inaktivator gegenüber aktiviertem Hageman-Faktor und Plasma-Thromboplastin-Vorläufer wirksam (*Forbes, Pensky* und *Ratnoff* 1970). Der C1-Inaktivator stellt somit einen relativ unspezifischen Enzymblocker dar. Ihm kommen wichtige Regulationsfunktionen zu, was anhand des Krankheitsbildes des heriditären angioneurotischen Ödems unter F1 und unter G1 im einzelnen diskutiert wird.

2. Ein C4-Inaktivator

Beim Menschen und beim Meerschweinchen beschriebene C4-Inaktivatoren haben sich bei Nachprüfung als C1s mit C4-spaltender Wirkung (B2a) erwiesen (*Torisu, Nagaki, Inai* und *Sonozaki* 1971; *Loos, Opferkuch* und *Wagner* 1971).

Aus Haifisch-Serum wurde bei niedriger Ionenstärke ein Protein gewonnen (3,3S), das auf enzymatische Weise C4 von Säugetieren inaktiviert (*Jensen* 1969 a). Diesem C4-Inaktivator kommt bislang nur experimentelle Bedeutung zu (*Jensen* 1969 b).

3. C2-Zerfallsbeschleuniger

Menschliche E-Stromata enthalten eine Substanz, deren Zugabe zu EAC142 den beschleunigten Verlust der C2-Reaktivität bewirkt (*Hoffmann* 1969 a, b). Der Zerfallsbeschleuniger wurde stofflich bisher nicht näher charakterisiert. Er sedimentiert mit einer Sedimentationskonstanten von 7,3S. Bei der Einwirkung auf EAC142 wird er verbraucht. Er wirkt nur gegen aktiviertes C2 und auch hier offenbar nur im C42-Verband und blieb inert gegen isoliertem C2. Es wird vermutet, daß diese Substanz für die bekannte schlechte Lysierbarkeit von menschlichen Erythrozyten durch Antikörper und 'C verantwortlich ist. Ähnliche Aktivitäten fanden sich in Human- und Meerschweinchenserum, die ebenfalls den Zerfall von EAC*142* beschleunigten. Der aus Meerschweinchenserum gewonnene Faktor ist ein hitzelabiles α-Globulin mit einem Molekulargewicht von ca. 300 000 und einer Sedimentationskonstante von 8,2S. Das Molekulargewicht für den Faktor aus Humanserum wurde mit 170 000 angegeben. Beide Faktoren sind in der Lage, sich an E, EA, EAC1, EAC4, EAC1—4 und EAC142 zu binden (*Opferkuch, Loos* und *Borsos* 1971). Ob zwischen dem aus Erythrozyten gewonnenen Zerfallsbeschleuniger und den zuletzt genannten Faktoren eine Beziehung oder gar Identität besteht, ist zur Zeit noch offen.

4. Der C3-Inaktivator

Humanserum enthält einen Faktor, der inaktivierend gegenüber C3 wirkt. Er ließ sich isolieren und erwies sich als β1-Globulin mit einer Sedimentationskonstanten von 5,1S. Bei der immunologischen Analyse ergab sich eine enge antigenetische Beziehung zum Transferrin (*Torisu, Sonozaki, Shiraishi* und *Nishioka* 1968). Eine etwaige funktionelle Identität zwischen dem C3-Inaktivator und Transferrin ist nach neueren immunologischen Studien von *Ruddy, Hunsicker* und *Austen* (1972) nicht wahrscheinlich. Der C3-Inaktivator bleibt bei 56° C über Stunden stabil. Er zeigt keinen Effekt gegenüber nativem C3, sondern richtet sich gegen das zellgebundene C3b, auf welches er enzymatisch einwirkt, ohne dabei einem Verbrauch zu unterliegen (*Nelson, Jensen, Gigli* und *Tamura* 1966; *Tamura* und *Nelson* 1967). Die betroffenen EAC1—3-Zellen verlieren durch die Inaktivatoreinwirkung sowohl die hämolytischen als auch die Immunadhärenz-Eigenschaften (F4a). Der Verlust der hämolytischen Aktivität ließ sich zu einer Meß-Methode der C3-Inaktivator-Wirkung ausarbeiten (*Ruddy* und *Austen* 1969).

Der Aktivitätsverlust beruht auf einer weiteren Zerlegung des zellgebundenen C3b. Mittels immunologischer Methoden ließ sich nachweisen, daß das C3b hierbei in die Bruchstücke C3c und C3d zerlegt wird. C3c wird in die flüssige Phase entlassen, während C3d an der Zelle haften bleibt, so daß Intermediärprodukte wie z. B. EAC43d entstehen können (*Ruddy* und *Austen* 1969; 1971). Der C3-Inaktivator hat sich als identisch mit dem aus Humanserum isolierten „conglutinogen-activating-factor" (KAF) erwiesen (*Lachmann* und *Müller-Eberhard* 1968; *Ruddy, Hunsicker* und *Austen* 1972). Die Konglutinogen-freisetzende Wirkung des KAF (s. Abschnitt über Konglutination) erwies sich als Abtrennung des C3c-Bruchstückes von zellgebundenen C3b unter Zurücklassung des oben erwähnten C3d (*Abrahamson, Alper, Lachmann, Rosen* und *Jandel* 1971). Im Übrigen wird dem C3-Inaktivator eine blockierende Wirkung auf die Nebenschlußaktivierung des C3 zugeschrieben (*Alper, Rosen* und *Lachmann* 1972).

5. Der C6-Inaktivator

Aus menschlichem, Meerschweinchen- und Kaninchenserum wurde ein Faktor isoliert, der zellgebundenes C6 inaktivieren soll, während er gegenüber nativem C6 wirkungslos war (*Tamura* und *Nelson* 1967). Der Faktor aus Meerschweinchenserum sedimentierte mit einer Geschwindigkeit von 6,4 S, seine Reaktionseigenschaften sind noch unaufgeklärt. Insbesondere ist fraglich, ob es sich bei dem Faktor um inaktives aber noch bindungsfähiges C6 handelt.

6. Spezies-bedingte Inkompatibilitäten

Abgesehen von der Tatsache, daß sich Komplement-Faktoren verschiedener Spezies in der Reaktionssequenz nicht in allen Fällen beliebig austauschen lassen, ist über die Ursache solcher Inkompatabilitäten nichts bekannt. Ein besonders markantes Beispiel wurde für die Reaktion von humanem C2 mit Meerschweinchen-C4 in Form von EAC14 beschrieben (*Tamura* 1970; *Koethe, Austen* und *Gigli* 1972).

Literatur

Abrahamson, N., C. A. Alper, P. J. Lachmann, F. S. Rosen and *J. H. Jandel*, Deficiency of C3 inactivator in man. J. Immunol. **107**, 19 (1971). — *Alper, C. A., F. S. Rosen* and *P. J. Lachmann*, Inactivator of the third component of complement as an inhibitor in the properdin pathway. Proc. Nat. Acad. Sci. USA **69**, 2910 (1972). — *Axelsson, U.* and *A. B. Laurell*, A case of angioneurotic oedema with a high content of non-functioning, double peaked C1 esterase inhibitor. Clin. exp. Immunol. **8**, 511 (1971). — *Becker, E. L.*, The relation of complement to other systems. Proc. Roy. Soc. B. **173**, 383 (169). — *Donaldson, V. H.* and *J. Pensky*, Some observations on the phylogeny of serum inhibitor of C1 esterase. J. Immunol. **104**, 1388 (1970). — *Forbes, C. D., J. Pensky* and *O. D. Ratnoff*, Inhibition of activated Hageman factor and activated plasma thromboplastin antecedent by purified serum C1 inactivator. J. Lab. Clin. Med. **76**, 809 (1970). — *Gigli, I., J. W. Mason, R. W. Colman* and *K. F. Austen*, Interaction of plasma kallikrein with the C1 inhibitor. J. Immunol. **104**, 574 (1970). — *Gigli, I., J. W. Mason, R. W. Colman* and *K. F. Austen*, Interaction of kallikrein with the C1 esterase inhibitor (C1a INH). J. Immunol. **101**, 814 (1968). — *Gigli, I., S. Ruddy* and *K. F. Austen*, The stoichiometric measurement of the serum inhibitor of the first component of complement by the inhibition of immune hemolysis. J. Immunol. **100**, 1154 (1968). — *Githin, D.* and *A. Biasucci*, Development of γG, γA, γM, β1c/β1A, C1 esterase inhibitor, ceruloplasmin, transferrin, hemopexin, haptoglobin, fibrinogen, plasminogen, γ1-antitrypsin, orosomucoid, β-lipoprotein, γ2-macroglobulin and prealbumin in the human conceptus. J. clin. Invest. **48**, 1433 (1969). — *Hoffmann, E. M.*, Inhibition of complement by a substance isolated from human erythrocytes. I. Extraction from human erythrocyte stromata. Immunochemistry **6**, 391 (1969 a). — *Hoffmann, E. M.*, Inhibition of complement by a substance isolated from human erythrocytes. II. Studies on the site and mechanism of action. Immunochemistry **6**, 405 (1969 b). — *Inai, S., S. Hiramatsu* and *K. Nagaki*, Separation of C4 from C1 inactivator and purification of both substances. Biken J. **10**, 155 (1967). — *Jensen, J. A.*, A specific inactivator of mammalian C4 isolated from nurse shark (Ginglimostoma cirratum) serum. J. exp. Med. **130**, 217 (1969 a). — *Jensen, J. A.*, In vitro synthesis of C4 by guinea-pig liver. Fed. Proc. **28**, 497 (1969 b). — *Johnson, A. M., C. A. Alper, F. S. Rosen* and *J. M. Craig*, C1 inhibitor: Evidence for decreased hepatic synthesis in hereditary angioneurotic edema. Science **173**, 553 (1971). — *Kagen, L. J.* and *E. Becker*, Inhibition of permeability globulins by C1-esterase-inhibitor. Fed. Proc. **22**, 613 (1963). — *Klein, P. G.*, Studies on immune hemolysis: preparation of a stable and highly reactive complex of sensitized erythrocytes and the first component of complement (EAC1); inactivation of cell-fixed C1 by some complement reagents. J. exp. Med. **111**, 77 (1960). — *Koethe, S. M., K. F. Austen* and *I. Gigli*, Differentiation of binding from complete activation by use of heterologous components of complement. J. Immunol. **108**, 1063 (1972). — *Lachmann, P. J.* and *H. J. Müller-Eberhard*, The demonstration in human serum of "conglutinogen-activating factor" and its effect on the third component of complement. J. Immunol. **100**, 691 (1968). — *Leon, M. A.* and *I. H. Lepow*, Interaction of a serum inhibitor of C1-esterase with intermediate complexes of the immune haemolytic system. II. Kinetics and mechanism of the interaction. Immunology **5**, 235 (1962). — *Lepow, I. H.* and *M. A. Leon*, Interaction of a serum inhibitor of C1-esterase with intermediate complexes of the immune hemolytic system. I. Specificity of inhibition of C1 activity associated with intermediate complexes. Immunology **5**, 222

(1962). — *Levy, L. R.* and *I. H. Lepow,* Assay and properties of serum inhibitor of C1-esterase. Proc. Soc. exp. Biol. Med. 101, 608 (1959). — *Loos, M., H. U. Wolf* and *W. Opferkuch,* The C1 inactivator from guinea-pig serum. III. Characterization and kinetic data of the reaction between the inactivator and EAC1 and EAC14. Immunochemistry 9, 451 (1972). — *Loos, M., W. Opferkuch* und *H. Wagner,* Wirkungsspectrum des C1-Inaktivators aus Meerschweinchenserum. I. Wirkung auf ungebundenes C1. Z. med. Mikrobiol. u. Immunol. 156, 208 (1971). — *Loos, M.,* Wirkungsspektrum des C1-Inaktivators aus Meerschweinchenserum. II. Wirkung auf gebundenes C1. Z. med. Mikrobiol. u. Immunol. 156, 221 (1971). — *Loos, M., W. Opferkuch* und *R. Ringelmann,* Studien über den C1-Inaktivator des Meerschweinchenkomplements: Meßmethode, Reinigung und Charakterisierung des Proteins. Z. med. Mikrobiol. u. Immunol. 156, 194 (1971). — *Loos, M.* und *W. Opferkuch,* Die Wirkungsweise des C1-Esterase-Inhibitors. Allergie- und Immunitätsforschung, Vol. III, 253 (1970). — *Loos, M., H. Wagner* and *W. Opferkuch,* Guinea-pig C1a-inactivator: Purification and characterization. Prot. Biol. Fluids 17, 311 (1969). — *Nelson, R. A., J. Jensen, I. Gigli* and *N. Tamura,* Methods for the separation, purification and measurement of nine components of hemolytic complement in guinea-pig serum. Immunochemistry 3, 111 (1966). — *Opferkuch, W., M. Loos* and *T. Borsos,* Isolation and characterization of a factor from human and guinea-pig serum that accelerates the decay of SAC142. J. Immunol. 107, 313 (1971). — *Pensky, J.* and *H. G. Schwick,* Human serum inhibitor of C1-esterase: Identity with γ2-neuraminoglycoprotein. Science 163, 698 (1969). — *Pensky, J., L. R. Levy* and *I. H. Lepow,* Partial purification of a serum inhibitor of C1-esterase. J. biol. Chem. 236, 1474 (1961). — *Ratnoff, O. D., J. Pensky, D. Oguton* and *G. B. Naff,* The inhibition of plasmin, plasma kallikrein, plasma permeability factor, and the C1r subcomponent of the first component of complement by serum C1-esterase inhibitor. J. exp. Med. 129, 315 (1969). — *Ruddy, S., L. G. Hunsicker* and *K. F. Austen,* C3b inactivator of man. III. Further purification and production of antibody for C3b INA. J. Immunol. 108, 657 (1972). — *Ruddy, S.* and *K. F. Austen,* C3b inactivator in man. II. Fragments produced by C3b inactivator cheavage of cell-bound or fluid phase C3b. J. Immunol. 107, 742 (1971). — *Ruddy, S.* and *K. F. Austen,* C3 inactivator of man. I. Hemolytic measurement of inactivation of cell-bound C3. J. Immunol. 102, 533 (1969). — *Schultze, H. E., K. Heide* und *H. Haupt,* Naturwiss. 49, 133 (1962). — *Tamura, N.,* An incompatibility in the reaction of the second component of human complement with the fourth component of guinea pig complement. Immunology 18, 203 (1970). — *Tamura, N.* and *R. A. Nelson,* Three naturally occuring inhibitors of components of complement in guinea pig and rabbit serum. J. Immunol. 99, 582 (1967). — *Torisu, M., K. Nagaki, S. Inai* and *H. Sonozaki,* C4 inactivating factor in C4 deficient human serum. J. Immunol. 107, 312 (1971). — *Torisu, M., H. Sonozaki, S. Shiraishi* and *K. Nishioka,* Purification of C3 inactivator from human serum. Nature 218, 1163 (1968).

E. Messung von Komplement-Komponenten

Neben dem qualitativen Nachweis von C-Komponenten ist es erforderlich, sie auch mengenmäßig zu bestimmen. Bei der quantitativen Bestimmung ergeben sich Probleme, die auf die Doppel-Natur der Komponenten einerseits als Proteine andererseits als Aktivitäten zurückzuführen sind. Wird lediglich Protein gemessen, bleibt die Aktivität unberücksichtigt und umgekehrt. Man ist daher bei einer lytischen Untersuchung gezwungen, beide Aspekte zu verfassen. Standardpräparate liegen bis jetzt allerdings nicht vor, so daß die Meßwerte verschiedener Laboratorien oft weit divergieren. Um den Interessierten zu helfen, sind im folgenden einige prinzipielle Fragen diskutiert und Hinweise zum Auffinden methodischer Details gegeben.

1. Protein-Messung

Quantitiative Protein-Bestimmungen zur Messung von C-Faktoren sind nur bei hochgereinigten Präparaten sinnvoll. Eine Aussage über die Aktivität der gemessenen C-Komponente ist nicht möglich.

2. Immun-chemische Bestimmung

Semiquantitative Bestimmungen von C-Komponenten lassen sich auch aufgrund ihrer Antigenspezifität durchführen, wenn auch diese Methode nichts über die Aktivität aussagt. Am besten eingeführt ist heute die einfache radiale Immundiffusion nach *Mancini* (*Mancini, Carbonara* und *Heremans* 1967; *Fahey* und *McKelvey* 1965; *Becker, Rapp, Schwick* und *Störiko* 1968). Die notwendigen monospezifischen Antiseren können entweder selbst hergestellt werden oder sind zum Teil käuflich erhältlich (Behring-Werke, Marburg/Lahn; Cordis Corporation, Miami/Florida, USA). Methodische Angaben liegen für folgende Komponenten vor:

$C1q$: *Kohler* und *Müller-Eberhard* 1969;
$C4$: *Kohler* und *Müller-Eberhard* 1967; *Cooper* und *Müller-Eberhard* 1967, 1968;
$C2$: *Cooper, Polley* und *Müller-Eberhard* 1970; *Ruddy, Klemperer, Rosen, Austen* und *Kumate* 1970;
$C3$: *Kohler* und *Müller-Eberhard* 1967; *Bläker, Fischer* und *Witte* 1969; *Ruddy, Klemperer, Rosen, Austen* und *Kumate* 1970; *Grob* und *Jemelka* 1971; *Klemperer, Gotof, Alper, Levin* und *Rosen* 1965;
$C5$: *Kohler* und *Müller-Eberhard* 1967;
$C6$: *Tedesco* und *Lachmann* 1971; *Arroyane* und *Müller-Eberhard* 1971;
$C7$: *Thompson* und *Lachmann* 1970.

Für C1 wurde eine weitere Methode beschrieben, die auf der Neutralisation der Hemmwirkung von Antikörpern gegen C1 besteht. Diese Methode soll C1 noch im Nanogramm-Bereich erfassen (*Colten* und *Spalter* 1970). Eine Modifikation der radialen Immundiffusion stellt die quantitative Bestimmung von Proteinen durch Elektrophorese in antikörper-haltigen Agarosegel dar (*Laurell* 1966). Sie wurde bisher zur C4-Messung verwendet (*Laurell, Sjöhdm* und *Johnson* 1970). Für C3 wurde weiterhin ein Radio-Immun-Test ausgearbeitet, mit dem C3 noch im Nanogramm erfaßt werden soll (*Askenase* und *Leonard* 1970). Für zellgebundenes C3 liegt ferner eine, wenn auch etwas kompliziere Nachweismethode vor, die ebenfalls auf Absättigung von Antikörpern beruht (*Borsos* und *Leonard* 1971).

So klar und erstrebenswert die Angabe von C-Komponenten auf Gewichtsbasis ist, so besteht ein großer Mangel im Fehlen der Korrelation zur Aktivität. Einer Mikrogramm-Angabe läßt sich eben nicht ansehen, ob das Protein in Form der nativen Komponente oder teilweise inaktiviert vorliegt.

3. Aktivitäts-Messung

Die älteste und nach wie vor gebräuchlichste Methode der C-Messung bezieht sich auf die hämolytische Aktivität. Während man früher alle neun Faktoren als hämolytische Gesamt-Aktivität zu erfassen suchte (CH50 = 50 % Lyseeinheiten), wird dieses Verfahren mehr und mehr zu Gunsten der Bestimmung einzelner Komponenten aufgegeben. Ein niedriger CH50-Wert kann einmal durch Verbrauch von C2 zustande kommen zum anderen durch isolierten C3-Umsatz (s. C), was bei Bestimmungen für klinische Zwecke zu prinzipiellen unterschiedlichen Schlußfolgerungen führen würde.

Da die Immunhämolyse einer Läsion von Zellmembranen entspricht, lassen sich auf den Vorgang Treffer-Theorien anwenden. *Mayer* (1961 a, b) hat solche Vorstellungen zur „Ein Treffer-Theorie" (one-hit-theory) der Immunhämolyse entwickelt. Hiernach reicht die erfolgte Reaktion der neun Komponenten an nur einer einzigen Stelle aus, um eine Zelle zu lysieren. Eine hervorragende experimentelle und mathematische Ableitung der Ein-Treffer-Theorie nebst detaillierten technischen Einzelheiten wurde von *Rapp* und *Borsos* (1970) gegeben. Auf eine erneute Darstellung wird daher verzichtet. Weitere methodische Hinweise finden sich bei *Ringelmann*, *Opferkuch*, *Röllinghoff* und *Loos* (1969); *Vroon*, *Schultz* und *Zarco* (1970); *Schultz* (1971).

Die Titration von Einzel-Komponenten beruht auf der Auswertung von Dosis-Wirkungskurven, bei denen Hämolyse-Werte gegen Komponenten-Konzentration aufgetragen werden. Unter Anwendung der Poisson-Verteilungsfunktion ergibt sich die Beziehung $Z = -\ln(1-y)$, wobei die Zahl der Reaktivitäten oder Läsionen pro Zelle (Z) dem negativen natürlichen Logarithmus der nicht zerstörten Zellen $(1-y)$ entspricht. Bei einem Lysegrad von 63 % der angebotenen Zellen ($y = 0{,}63$) ist $Z = 1$. Im Durchschnitt hat dann jede Zelle einen Treffer erhalten. Die Zahl der im Testsystem vorhandenen hämolytisch wirksamen (effektiven) Moleküle der jeweils getesteten Komponente ergibt sich durch die Multiplikation der Zahl der eingesetzten Zellen mit dem reziproken Wert der Verdünnung der Probe, die einen Wert von 63 % Lyse ($-\ln[1-y] = 1$) ergeben hatte.

Die ursprüngliche Hoffnung, aufgrund der Ein-Treffer-Theorie eine Methode zur molekularen Titration von C-Komponeten aufbauen zu können, ist enttäuscht worden, weil bei fast allen Reaktionsschritten enzymatische Vorgänge ablaufen, bei denen aus der großen Zahl der umgesetzten Moleküle schließlich nur wenige hämolytisch wirksam werden. Die Quantitierung einzelner C-Komponenten entsprechend der Ein-Treffer-Theorie stellt demnach eine brauchbare Meß-Methode dar, die aber im allgemeinen nur einen Mindestwert der umgesetzten Komponenten erfaßt. Für folgende Komponenten liegen detaillierte Angaben vor:

C1: *Borsos* und *Rapp* 1963, 1965; *Borsos*, *Colten*, *Spalter*, *Rogentine* und *Rapp* 1968; *Opferkuch*, *Rapp*, *Colten* und *Borsos* 1971; *Miyakawa*, *Sekine*, *Shimada* und *Nishioka* 1969; *Gigli*, *Kaplan* und *Austen* 1971;

C4: *Cooper* und *Müller-Eberhard* 1968; *Ringelmann*, *Röllinghoff* und *Opferkuch* 1969; *Ruddy* und *Austen* 1967; *Borsos*, *Rapp* und *Colten* 1970; *Opferkuch*, *Rapp*, *Colten* und *Borsos* 1971; *Opferkuch*, *Rapp*, *Colten* und *Borsos* 1971;

C2: *Cooper*, *Bensel* und *Kohler* 1968; *Cooper*, *Polley* und *Müller-Eberhard* 1970;

C3: *Shin* und *Mayer* 1968;

C5: *Hadding*, *Bitter-Suermann* und *Wellensiek* 1970; *Cooper* und *Müller-Eberhard* 1970;

C6: *Inoue* und *Nelson* 1965; *Arroyane* und *Müller-Eberhard* 1971;

C7: *Thompson* und *Lachmann* 1970;

C8: *Schultz* und *Zarco* 1970; *Manni* und *Müller-Eberhard* 1969;

C9: *Hadding* und *Müller-Eberhard* 1969; *Ruddy, Everson, Schur* und *Austen* 1970.

4. Korrelation von Aktivität und Protein

Auf die Doppel-Natur der C-Komponenten und die Schwierigkeit der Korrelation zwischen eiweißchemischer und funktioneller Bestimmung wurde eingangs schon hingewiesen. Um einige orientierende Anhaltspunkte für das Ausmaß der Schwierigkeiten zu geben, sollen folgende Angaben als Beispiel dienen: Von 20 radioaktiv markierten C4-Molekülen wurde nur ein einziges gebunden, 19 gingen in C4i über. Von 20 gebundenen C4-Molekülen ließ sich wiederum nur ein einziges als hämolytisch wirksam erfassen (*Cooper* und *Müller-Eberhard* 1967, 1968). Für diesen speziellen Fall ergibt sich demnach ein Korrekturfaktor von 400, mit dem die Zahl der sogenannten hämolytisch effektiven Molekülen multipliziert werden muß, um die Zahl der tatsächlichen Moleküle zu erhalten. Für humanes C2 in nativer Form beträgt der entsprechende Faktor 2 600, für oxydiertes C2 (s. A4b) 300 (*Cooper, Polley* und *Müller-Eberhard* 1970); für humanes C6 wurde ein Faktor von 3 000 ermittelt (*Arroyane* und *Müller-Eberhard* 1971); dagegen für C8 nur 1,9 (*Müller-Eberhard* und *Manni* 1969).

Literatur

Arroyane, C. M. and *H. J. Müller-Eberhard,* Isolation of the sixth component of complement from human serum. Immunochemistry 8, 995 (1971). — *Askenase, P. W.* and *E. J. Leonard,* Solid phase radioimmunoassay of human β1c globulin. Immunochemistry 7, 29 (1970). — *Becker, W., W. Rapp, H. G. Schwick* und *K. Störiko,* Methoden zur quantitativen Bestimmung von Plasmaproteinen durch Immunpräzipitation. Z. Klin. Chem. 6, 113 (1968). — *Bläker, F., K. Fischer* und *P. Witte,* Quantitative Komplementanalyse (C3) mit der radialen Immundiffusion bei Erkrankungen mit gestörter Immunitätslage. Dtsch. Med. Wschr. 94, 1978 (1969). — *Borsos, T.* and *E. Leonard,* Detection of bound C3 by a new immunochemical method. J. Immunol. 107, 766 (1971). — *Borsos, T., H. J. Rapp* and *H. R. Colten,* Immune hemolysis and the functional properties of the second (C2) and fourth (C4) components of complement. I. Functional differences among C4 sites on cell surfaces. J. Immunol. 105, 1439 (1970). — *Borsos, T., H. R. Colten, J. S. Spalter, N. Rogentine* and *H. J. Rapp,* The C1a fixation and transfer test: examples of its applicability to the detection and enumeration of antigens and antibodies at cell surfaces. J. Immunol. 101, 392 (1968). — *Borsos, T.* and *H. J. Rapp,* Hemolysin fitration based on fixation of the activated first component of complement: Evidence that one molecule of hemolysin suffices to sensitize an erythrocyte. J. Immunol. 95, 559 (1965). — *Borsos, T.* and *H. J. Rapp,* Chromatographic separation of the first component of complement and its assay on a molecular basis. J. Immunol. 91, 851 (1963). — *Colten, H. R.* and *J. S. Spalter,* A new immunochemical assay for the detection of the first component of complement (C1). J. Immunol. 104, 1043 (1970). — *Cooper, N. R.* and *H. J. Müller-Eberhard,* The reaction mechanism of human C5 in immune hemolysis. J. exp. Med. 132, 775 (1970). — *Cooper, N. R., M. J. Polley* and *H. J. Müller-Eberhard,* The second component of human complement (C2): Quantitative molecular analysis of its reaction in immune hemolysis. Immunochemistry 7, 341 (1970). — *Cooper, N. R.* and *H. J. Müller-Eberhard,* A comparison of methods for the molecular quantitation of the fourth component of human complement. Immunochemistry 5, 155 (1968). — *Cooper, N. R., R. Bensel* and *P. F. Kohler,* Studies of an additional kindred with hereditary deficiency of the second component (C2) and description of a new method for the quantitation of C2. J. Immunol. 101, 1176 (1968). — *Fahey, J. L.* and *E. M. McKelver*, Quantitative determination of serum immunglobulins in antibody-agar plates. J. Immunol. 94, 84 (1965). — *Cooper, N. R.* and *H. J. Müller-Eberhard*, Molecular measurement of the fourth component of human complement: A comparison of effective molecule titrations with protein chemical methods. Prot. Biol. Fluids 15, 453 (1967). — *Gigli, I., A. P. Kaplan* and *K. F. Austen*, Modulation of function of the activated first component of complement by a fragment derived from serum. I. Effect on early components of complement. J. exp. Med. 134, 1466 (1971). — *Grob, P. J.* und *H. Jemelka*, Die β1A-Bestimmung in der Klinik. Schweiz. med. Wschr. 101, 223 (1971). — *Hadding, U., D. Bitter-Suermann* and *H. J. Wellensiek*, Independent and consecutive action of C5, C6 and C7 in immune hemolysis. II. Formation and decay of the intermediate complexes EAC1—5 and EAC1—6. Immunochemistry 7, 967 (1970). — *Hadding, U.* and *H. J. Müller-Eberhard*, The ninth component of human complement: Isolation, description and mode of action. Immunology 15, 719 (1969). — *Inoue, K.* and *R. A. Nelson*, The isolation and characterization of a new component of hemolytic complement, C3e. J. Immunol. 95, 355 (1965). — *Klemperer, M. R., S. P. Gotof, C. A. Alper, A. S. Levin* and *R. S. Rosen*, Estimation of serum β1c-globulin concentration: Its relation to the serum hemolytic complement titer. Pediatrics 35, 765 (1965). — *Kohler, P. F.* and *H. J. Müller-Eberhard*, Complement-immunoglobulin relation: Deficiency of C1q associated with impaired immunoglobulin G synthesis. Science 163, 474 (1969). — *Kohler, P. F.* and *H. J. Müller-Eberhard*, Immunochemical quantitation of the third, fourth and fifth components of human complement. Concentration intthe serum of healthy adults. J. Immunol. 99, 1211 (1967). — *Laurell, A. B., A. Sjöhdm* and *U. Johnson*, Quantitation of the fourth complement component by electrophoresis in agarose gel containing antibodies. Clin. exp. Immunol. 7, 423 (1970). — *Laurell, C. B.*, Quantitative estimation of proteins by electrophoresis in agarose gel containing antibodies. Analyt. Biochem. 15, 45 (1966). — *Mancini, G., A. O. Carbonara* and *J. F. Heremans*, Immunochemical quantitation of antigens by single radial immunodiffusion. Immunochemistry 2, 235 (1967). — *Manni, J. A.* and *H. J. Müller-Eberhard*, The eighth component of human complement (C8): Isolation, characterization and hemolytic efficiency. J. exp. Med. 130, 1145 (1969). — *Mayer, M. M.*, Development of the one-hit theory of immune hemolysis. In: *Heidelberger, M.* und *Plescia, O. J.* eds. Immunochemical approaches to problems in microbiology. p. 268 (New Brunswick, N. J. 1961 a). — *Mayer, M. M.*, Complement and complement fixation. In: *Kabat, E. A.* and *Mayer, M. M.* Experimental Immunochemistry, ed. 2. p. 133 (Springfield, Ill. 1961 b). — *Miyakawa, Y., T. Sekine, K. Shimada* and *K. Nishioka*, High efficiency of SAC1^{gp} 4^{gp} 2^{gp} conversion to S^x with EDTA-treated rat serum. J. Immunol. 103, 374 (1969). — *Opferkuch, W., H. J. Rapp, H. R. Colten* and *T. Borsos*, The first component of guinea pig complement: Hemolytic assays with EA, EAC4 and with rat and guinea pig late acting components. Immunochemistry 8, 517 (1971). — *Opferkuch, W., H. J. Rapp, H. R. Colten* and *T. Borsos*, Immune hemolysis and the functional properties of the second (C2) and fourth (C4) components of complement. II. Clustering of effective C42 complexes at individual hemolytic sites. J. Immunol. 106, 407 (1971). — *Opferkuch, W., H. J. Rapp, H. R. Colten* and *T. Borsos*, Immune hemolysis and the functional properties of the second (C2) and fourth (C4) component of complement. III. The hemolytic efficiency of human and guinea pig C2 and C4. J. Immunol. 106, 927 (1971). — *Rapp, H. J.* and *T. Borsos*, Molecular basis of complement action. Appleton-Century-Crofts (New York, 1970). — *Ringelmann, R., W. Opferkuch, M. Röllinghoff* und *M. Loos*, Komplement-Messungen mit Hilfe des Mikrolitersystems. Z. med. Mikrobiol. u. Immunol. 154, 329 (1969). — *Ringelmann, R., M. Röllinghoff* und *W. Opferkuch*, Molekular-Titration der vierten Komplement-Komponente des Meerschweinchens. Z. med. Mikrobiol. u. Immunol. 155, 65 (1969). — *Ruddy, S., L. K. Everson, P. H. Schur* and *K. F. Austen*, Hemolytic assay of the ninth complement component: elevation and depletion in rheumatic diseases. J. exp. Med. 134, 259s (1971). — *Ruddy, S., M. R. Klemperer, F. S. Rosen, K. F. Austen* and *J. Kumate*, Hereditary deficiency of the second component of complement (C2) in man: Correlation of C2 haemolytic activity with immunochemical measurements of C2 protein.

Immunology 18, 943 (1970). — *Ruddy, S.* and *K. F. Austen,* A stoichiometric assay for the fourth component of complement in whole human serum using EAC1a^{gp} and functionally pure human second component. J. Immunol. 99, 1162 (1967). — *Schultz, D. R.,* The complement system. Monographs in Allergy Vol. 6 (Basel, London, New York 1971). — *Schultz, D. R.* and *R. M. Zarco,* Inhibition of the eighth component of complement (C8) by ethylendiaminetetraacetate (EDTA). J. Immunol. 104, 279 (1970). — *Shin, H. S.* and *M. M. Mayer,* The third component of the guinea pig complement system. II. Kinetic study of the reaction of EAC4, 2a with guinea pig C3. Enzymatic nature of C3 consumption, multiphasic character of fixation, and hemolytic titration of C3. Biochemistry 7, 2997 (1968). — *Tedesco, F.* and *P. J. Lachmann,* The quantitation of C6 in rabbit and human sera. Clin. exp. Immunol. 9, 359 (1971). — *Thompson, R. A.* and *P. J. Lachmann,* Reactive lysis: The complement-mediated lysis of unsensitized cells. I. The characterization of the indicator factor and its identification as C7. J. exp. Med. 131, 629 (1970). — *Vroon, D. H., D. R. Schultz* and *R. M. Zarco,* The separation of nine components and two inactivators of components of complement in human serum. Immunochemistry 7, 43 (1970).

II. Biologische Funktionen und Pathologie

Von K. Rother und G. Till

Einführung

Bei der Gliederung dieses Kapitels haben die Autoren zunächst versucht, von immunpathologischen Gesichtspunkten aus die große Stoffülle zu kohärenten Theorien bestimmter komplexer Immunreaktionen wie z. B. Glomerulonephritis, Infektabwehr u. a. zusammenzufügen. Doch hat sich schnell gezeigt, daß dies kein praktikabler Weg war. Einerseits klaffen trotz der Fülle des Detailwissens heute noch zu viele Lücken, die mit Spekulationen hätten gefüllt werden müssen und andererseits hätte die notwendige Beschreibung von Einzelfaktoren den Rahmen einer unter funktionellen Gesichtspunkten gegliederten Darstellung immer wieder gesprengt.

So wurde denn die hämolytische C-Reaktion den Einzeldarstellungen als Bezugssystem zugrunde gelegt. Die Anordnung erlaubte eine gesonderte Betrachtung der einzelnen bisher bekannten Faktoren. Es mußte dabei in Kauf genommen werden, daß funktionell ähnliche oder sich ergänzende Aktivitäten wie z. B. Immunadhärenz und Opsonisierung und selbst die möglicherweise vom gleichen Polypeptid ausgehende Anaphylatoxin-ähnliche und chemotaktische Aktivität getrennt behandelt werden (Tab. 1). Andererseits ließen sich Überschneidungen nicht gänzlich vermeiden, sollte nicht das Verständnis überhaupt erschwert werden. Die Nachteile scheinen aber durch die mit der Gliederung gewonnene Klarheit der Abgrenzung und besseren stofflichen Zuordnung der Funktionen aufgehoben zu werden.

Um nun aber die vielen, von ihren biologischen Verknüpfungen losgelösten Einzelfunktionen nicht sozusagen als reine Reagenzglasphänomene erscheinen zu lassen, ist auf die biologischen Zusammenhänge jeweils nach der Einzelbeschreibung hingewiesen worden. Darüber hinaus wurde anhand einiger definierter Krankheitsbilder der Versuch unternommen, die komplexe Natur der Pathomechanismen und die Mitwirkung von C-Funktionen wenigstens in Umrissen erkennen zu lassen.

F. Biologische Aktivitäten der Intermediär-Reaktionen des Komplementes

1. Die erste Komponente: C1

a) Steigerung der Gefäßpermeabilität

Nach Injektion von gereinigter C1-Esterase in die Haut von Meerschweinchen fiel eine gefäßpermeabilitätssteigernde Wirkung auf (*Ratnoff* und *Lepow* 1963). Obwohl sich die ursprüngliche Vorstellung, die gesteigerte Durchlässigkeit der Gefäßwände sei auf direkte Einwirkung der C1-Esterase selbst zurückzuführen, nicht hat halten lassen, sind die Beobachtungen doch zu einem entscheidenden Ausgangspunkt von Untersuchungen über die Mitwirkung von C-Funktionen bei immunologischen Gewebsläsionen geworden. Der Rückblick auf diese Entwicklung kann das Verständnis der weiter unten erörterten biologischen Wirkungen gegen-

Tab. 1. Biologische Aktivitäten verschiedener Intermediärkomplexe bzw. Spaltprodukte der Komplement-Reaktion

Reaktions-schritte	Intermediärkomplexe	Spaltprodukte
Antigen + Antikörper	Anaphylaktische Reaktionen (Histaminfreisetzung)	
C1		
C4	Virusneutralisation, Immunadhärenz, Immunkonglutination	Serotoninfreisetzende Aktivität
C2		Kininähnliche Aktivität
C3	Immunadhärenz, Immunopsonisierung, einschließlich Immunphagozytose u. Immunclearance, Konglutination und Immunkonglutination, Retraktion und Lyse geronnenen Blutes Freisetzung vasoaktiver Amine aus Kaninchen-Thrombozyten	Anaphylatoxin-ähnliche Aktivität, Chemotaktische Aktivität, Leukozyten-mobilisierende Aktivität
C5	Immunopsonisierung	Anaphylatoxin, Chemotaktische Aktivität
C6	(Gerinnungsstörung bei C6-Mangel)	
C7	Chemotaxis durch C567-Komplexe	
C8	Verwundbarkeit Komplement-besetzter Erythrozyten durch Monozyten und Lymphozyten	
C9	Zytolyse z. B.: Immunhämolyse, Zytotoxizität, Immunbakterizidie, Immunvirolyse, Mastzell-Lyse (Ratte) mit Histaminfreisetzung, Lyse von Kaninchen-Thrombozyten mit Histamin- und Serotoninfreisetzung	

über Gefäßwandungen erleichtern. Er läßt zugleich einen Einblick in die komplexe Problematik der Biologie von C-Reaktionen gewinnen und deckt überraschende Speziesdifferenzen auf.

Schon geringe Mengen gereinigter C1-Esterase (s. A4b) aus menschlichem Serum genügten, um bei Meerschweinchen nach intrakutaner Injektion eine pathologische Steigerung der Gefäßpermeabilität hervorzurufen (*Ratnoff* und *Lepow* 1963). Die vermehrte Durchlässigkeit der Gefäße war nur flüchtig. Sie hielt wenig länger als 5 Minuten an, ließ sich aber mit Hilfe eines Kunstgriffes dennoch gut dokumentieren. Nach intravenöser Injektion eines Farbstoffes (Pontamine sky blue 6X) trat dieser an den betroffenen Gefäßabschnitten ins Gewebe aus und färbte das irritierte

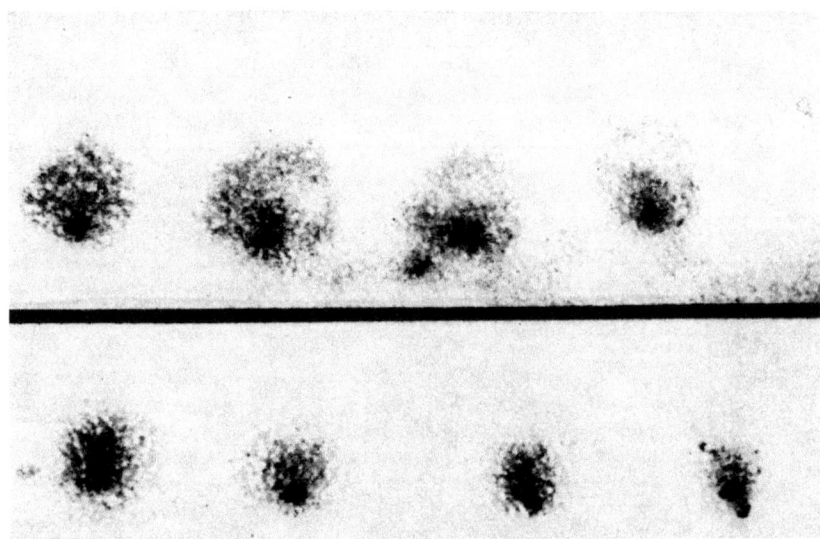

Abb. 1. Gefäßpermeabilitätssteigernde Wirkung von C1-Esterase. In Meerschweinchenhaut wurden von links nach rechts in abnehmender Konzentration (40, 20, 10 und 5 Einheiten pro ml) 0,1 ml menschliche C1-Esterase injiziert. Der Austritt von Farbstoff (pontamine sky blue) aus den Gefäßen in die Haut wurde durch ein Antihistaminikum (Triprolidine; 0,1 mg/kg Körpergewicht) unterdrückt (untere Abbildungshälfte). (Aus: *Ratnoff* und *Lepow* 1963)

Gebiet blau (Abb. 1). Als vorwiegend geschädigte Elemente erwiesen sich bei näherer histologischer Analyse die postkapillären Venolen.

Der C1-Effekt ließ sich durch ein Antihistaminikum (Triprolidin) unterdrücken, so daß die Autoren zunächst an eine direkte histaminfreisetzende Wirkung der C1-Esterase glaubten. Tatsächlich hat sich diese Auffassung aber nach den Beobachtungen an Patienten mit C2-Mangel (s. unten) nicht halten lassen. Die Reaktionsabläufe scheinen wesentlich komplizierter zu sein. Die gleiche Arbeitsgruppe (*Dias da Silva* und *Lepow* 1967) beschrieb später eine **Anaphylatoxin-ähnliche Wirkung** (vgl. F4h), die von einem Bruchstück des C3-Moleküls nach dessen Aktivierung (vgl. B3a) ausging. Es schien daher plausibel, die permeabilitätssteigernde Wirkung der C1-Esterase rückblickend auf deren intravaskuläre oder im Gewebe ablaufende Aktivität gegenüber C4 und C2 zurückzuführen. Aktiviertes C4 könnte zusammen mit C2 („Konvertase"; s. B2c; B3) seinerseits auf C3 einwirken, was wiederum — so meinten die Autoren — zur Abspaltung eines Bruchstückes mit Anaphylatoxin-Eigenschaften führe. Erst dieses Bruchstück löse dann die entscheidende Histamin-Freisetzung aus. Weitere experimentelle Stützen für diese naheliegende Annahme stehen aber noch aus.

Ganz anders liegen die Verhältnisse beim Menschen. Zunächst hatte sich an Patienten mit C2-Mangel (s. G1e) gezeigt, daß hier die Esterase-Injektion fast wirkungslos blieb (*Klemperer, Austen* und *Rosen* 1967; *Klemperer, Donaldson* und *Rosen* 1968), was den Anlaß zur Suche nach C2-abhängigen Mediatoren gab. Dann stellte sich heraus, daß die für die Verhältnisse beim Meerschweinchen erweiterte Vorstellung (s. oben) hier nicht gelten konnte. Die bei gesunden Probanden nach intradermaler Injektion von C1-Esterase auftretende Permeabilitätsstörung ließ sich im Gegensatz zu der beim Meerschweinchen durch Antihistaminika nicht blockieren. Ein über Histaminfreisetzung ablaufender Anaphylatoxin-ähnlicher Mechanismus konnte hier also von vornherein ausgeschlossen werden. Von den Autoren wurde ein polypeptidisches Spaltprodukt mit *kininähnlicher Aktivität* (vgl. F3) diskutiert, das durch die C1-Wirkung von C2 abgetrennt und dann direkt gegenüber der Gefäßwand wirksam geworden sein könnte.

In diesem Zusammenhang muß auch auf die schweren Permeabilitätsstörungen hingewiesen werden, die bei Patienten mit hereditärem angioneurotischem Ödem (vgl. F1 und G1c) zu beobachten sind. Bei ihnen fand sich infolge Fehlens eines natürlichen C1-Esterase-Inhibitors (vgl. D1) eine zeitweise gesteigerte Serum-C1-Aktivität, die zum Verbrauch auch von C4 und C2 führte (*Donaldson* und *Rosen* 1964; *Austen* und *Sheffer* 1965). Dennoch wurde überraschenderweise C3 offenbar nicht angegriffen (*Donaldson* und *Rosen* 1964), was den Verdacht auf im einzelnen noch unbekannte Regelmechanismen des C-Systems (*Becker* 1969) aufkommen ließ. Andererseits entspricht dies völlig der oben erwähnten Unempfindlichkeit der Hautreaktion gegen Antihistaminika. Wie dem auch sei, so muß man jedenfalls für diese Patienten akzeptieren, daß die schwere C1-abhängige Gefäßpermeabilitätsstörung auch ohne meßbaren Verbrauch von C3 entstehen kann. Wahrscheinlich war auch hier wiederum die Spaltwirkung der C1-Esterase gegenüber C2 entscheidend. Der Mechanismus dieser Spaltung und die Biologie des Spaltproduktes sind unter B2b und F3 dargestellt.

Literatur

Austen, K. F. and *A. L. Sheffer*, Detection of hereditary angioneurotic edema by demonstration of a reduction in the second component of human complement. N. Engl. J. Med. **272**, 649 (1965). — *Becker, E. L.*, The relation of complement to the other systems Proc. roy. Soc. (Lond.) Ser. B **173**, 383 (1969). — *Dias da Silva, W.* and *J. H. Lepow*, Complement as a mediator of inflammation. II. Biological properties of anaphylatoxin prepared with purified components of complement. J. exp. Med. **125**, 921 (1967). — *Donaldson, V. H.* and *F. S. Rosen*, Action of complement in hereditary angioneurotic edema: The role of C1-esterase. J. clin. Invest. **43**, 2204 (1964). — *Klemperer, M. R., K. F. Austen* and *F. S. Rosen*, Hereditary deficiency of the second component of complement (C2) in man: Further observations on a second kindred. J. Immunol. **98**, 72 (1967). — *Klemperer, M. R., V. H. Donaldson* and *F. S. Rosen*, Effect of C1-esterase on vascular permeability in man: Studies in normal and complement-deficient individuals and in patients with hereditary angioneurotic edema. J. clin. Invest. **47**, 604 (1968). — *Ratnoff, O. D.* and *I. H. Lepow*, Complement as a mediator of inflammation. Enhancement of vascular permeability by purified human C1-esterase. J. exp. Med. **118**, 681 (1963).

2. Die vierte Komponente: C4

a) Virusneutralisation

Viren können durch Reaktion mit Ak und C ihre Infektiosität verlieren. Vieles spricht dafür, daß dieser **Neutralisation** keine besondere spezifische Aktivität von Immunfaktoren zugrunde liegt (*Daniels, Borsos, Rapp, Snyderman* und *Notkins* 1969), sondern daß der Vorgang letztlich auf eine Umhüllung, gewissermaßen auf ein „Einpacken" der Viruspartikel in körpereigenes Protein zurückzuführen ist (*Notkins, Mahar, Scheele* und *Goffman* 1966; *Notkins, Mage, Ashe* und *Mahar* 1968). Der Vorgang wird dennoch an dieser Stelle dargestellt, weil die

C4-Umhüllung der erste Intermediärschritt in der C-Reaktionssequenz zu sein scheint, bei dem ein genügendes „Einpacken" und damit die Neutralisation der Viren erreicht werden kann (*Daniels, Borsos, Rapp, Snyderman* und *Notkins* 1969).

Nach Immunisierung von Kaninchen mit *E. coli*-T2-Phagen ließ sich eine frühe Phase der Ak-Bildung von einer späten Phase unterscheiden (*Muschel* und *Toussaint* 1962). Während die spät erscheinenden Ak T2-Phagen auch ohne Mitwirkung des C-Systems zu neutralisieren vermochten, konnten die Ak der frühen Phase dies nur unter Vermittlung des C-Systems erreichen. Dies war nicht auf Besonderheiten der T2-Phagen zurückzuführen, sondern scheint von allgemeinerer Gültigkeit zu sein, denn auch nach Immunisierung mit *Herpes simplex*-Viren wurde ähnliches beobachtet (*Yoshino* und *Taniguchi* 1964). Die C-abhängigen Ak der Frühphase umfaßten sowohl 7S als auch 19S Ak. Die Neutralisation schien zunächst von der Aktivität aller vier „klassischen" Komponenten des C-Systems abhängig zu sein (*Taniguchi* und *Yoshino* 1965; *Hampar, Notkins, Mage* und *Keehn* 1968). Eine genauere Analyse deckte aber doch auf, daß nur C1, C4, C2 und C3 beteiligt sind (*Daniels, Borsos, Rapp, Snyderman* und *Notkins* 1969; *Linscott* und *Levinson* 1969), und schließlich ließ sich die Neutralisation unter den richtigen quantitativen Bedingungen sogar mit C1 und C4 allein erreichen. *Herpes-simplex*-Viren behielten die Infektiosität auch nach Komplexierung mit Kaninchen-IgM-Antikörpern, und selbst nach Beladung mit funktionell reinem C1 aus Meerschweinchenserum war sie unvermindert, getestet mittels Plaque-Bildungs-Technik auf Kaninchen-Nierenzellkulturen. Erst die Zugabe hoher Konzentrationen von C4 zu optimal mit C1 beladenen Virus-Antikörper-Komplexen neutralisierte die Viren. Zugabe von C2 und C3 hatte keinen zusätzlichen Effekt mehr. Ein solcher war aber dann festzustellen, wenn die C4-Beladung suboptimal war. Unter diesen Bedingungen (Abb. 2) ließ sich erst durch zusätzliche Reaktion mit C2 und C3 eine völlige Neutralisation der Virusinfektiosität erzielen (*Daniels, Borsos, Rapp, Snyderman* und *Notkins* 1969).

Daß es tatsächlich ein unspezifischer Proteinanlagerungsprozeß ist, der die Infektiosität aufhebt, ließ sich auf elegante Weise durch Versuche mit Anti-Ak-Systemen wahrscheinlich machen. Die Bindung von Viren mit dem Ak wurde

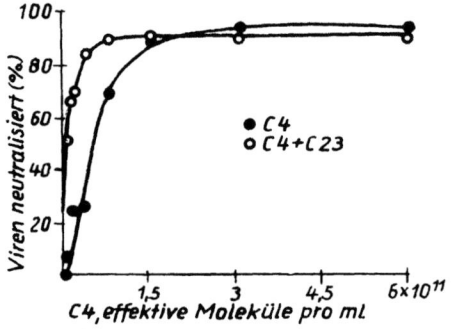

Abb. 2. Einfluß verschiedener Konzentrationen von C4 auf die Neutralisation von Viren. Komplexe aus Herpes simplex-Viren, spezifischem IgM und C1 wurden mit unterschiedlichen Mengen C4 inkubiert. Während bei hoher Konzentration eine fast 100 %ige Virusneutralisierung allein durch C4 erreicht wurde, war bei niederen C4-Konzentrationen auch die Reaktion von C2 und C3 notwendig. (Aus: *Daniels, Borsos, Rapp, Snyderman* und *Notkins* 1969)

als **Virus-Sensibilisierung** (*Ashe* und *Notkins* 1966) bezeichnet und führte zu einem Virus-Ak-Komplex mit noch voll erhaltener Infektiosität (*Notkins, Mahar, Scheele* und *Goffman* 1966; *Ashe* und *Notkins* 1966). Dies ließ sich sowohl an *Herpes simplex*-Viren nach Reaktion mit Ak vom Kaninchen als auch an *Lactatdehydrogenase*-Viren nach Reaktion mit Ak aus Mäusen zeigen. Wurden aber nun die *Herpes simplex*-Kaninchen-Ak-Komplexe mit weiteren Ak von der Ziege gegen Kaninchen-γ-Globulin inkubiert, so verloren die Viren ihre Infektiosität. Ebenso ließen sich auch die *Lactatdehydrogenase*-Viren-Ak-Komplexe durch Inkubation mit einem Antiserum von der Ziege gegen die beteiligten Mäuse-Ak neutralisieren (*Notkins, Mahar, Scheele* und *Goffman* 1966; *Ashe* und *Notkins* 1966). Die Reaktion der Anti-Ak war selbst bei 4° C schon innerhalb weniger Minuten für den Neutralisationseffekt ausreichend. Die Wirkung erwies sich zudem auch als unabhängig von den biologischen Eigenschaften des Fc-Teils der beteiligten Ak. Nach Papainabdauung der Fc-Fragmente von den Ziegen-Ak blieb die virusneutralisierende Wirkung der zurückgebliebenen Fab-Fragmente voll erhalten (*Notkins, Mage, Ashe* und *Mahar* 1968).

Der Umhüllungstheorie müssen einige bei der Neutralisation von *Coli*-Phagen erhaltene Ergebnisse nicht unbedingt widersprechen. Mittels C6-defekter Kaninchenseren (s. G2c) hatte sich in Übereinstimmung mit dem oben Gesagten zunächst die Unabhängigkeit der Neutralisation von C6 gezeigt. Auch nach Ausschaltung von C5 mittels Spinnengift *(Loxosceles reclusa)* behielten Kaninchenseren ihre neutralisierende Wirkung gegenüber Virus-Ak-Komplexen. Dagegen ging diese Funktion mit der Ausschaltung der Aktivität von C3 mittels Kobragift (*Naja haje*; s. C1b) verloren (*Schrader* und *Muschel* 1970). Im Hinblick auf die oben erwähnten quantitativen Untersuchungen über die Proteinumhüllung von Viren scheint es verfrüht, aus dem Ergebnis eine spezifische virusneutralisierende Funktion von C3 ableiten zu wollen. Gerade der bekannte „Quantitätssprung" bei der C3-Aktivierung (s. B3b) läßt es möglich erscheinen, daß es auch in diesen Versuchen die Anlagerung größerer Protein-Mengen war, die die *Coli*-Phagen neutralisierte, eine Umhüllung, die möglicherweise auch in diesem Fall durch größere Mengen der vor C3 reagierenden Komponenten zu erreichen gewesen wäre.

Literatur

Ashe, W. K. and *A. L. Notkins*, Neutralization of an infectious herpes simplex virus-antibody complex by anti-γ-globulin. Proc. Nat. Acad. Sci. **56**, 447 (1966). — *Daniels, C. A., T. Borsos, H. J. Rapp, R. Snyderman* and *A. L. Notkins*, Neutralization of sensitized virus by the fourth component of complement. Science **165**, 508 (1969). — *Hampar, B., A. L. Notkins, M. Mage* and *M. A. Keehn*, Heterogeneity in the properties of 7S and 19S rabbit-neutralizing antibodies to herpes simplex virus. J. Immunol. **100**, 586 (1968). — *Linscott, W. D.* and *W. E. Levinson*, Complement components required for virus neutralization by early immunoglobulin antibody. Proc. Nat. Acad. Sci. **64**, 520 (1969). — *Muschel, L. H.* and *A. J. Toussaint*, Studies on the bacteriophage neutralizing activity of serums. II. Comparison of normal and immune phage neutralizing antibodies. J. Immunol. **89**, 35 (1962). — *Notkins, A. L., S. Mahar, C. Scheele* and *J. Goffman*, Infectious virus-antibody complex in the blood of chronically infected mice. J. Exp. Med. **124**, 81 (1966). — *Notkins, A. L., M. Mage, W. K. Ashe* and *S. Mahar*, Neutralization of sensitized lactic dehydrogenase virus by anti-γ-globulin. J. Immunol. **100**, 314 (1968). — *Schrader, J. D.* and *L. H. Muschel*, Complement components required for coliphage neutralization by normal serum. Fed. Proc. **29**, 310 (1970). — *Taniguchi, S.* and *K. Yoshino*, Studies on the neutralization of herpes simplex virus. II. Analysis of complement as the antibodypotentiating factors. Virol. 26, 54 (1965). — *Yoshino*, K. and S. *Taniguchi*, The appearance of complement-requiring neutralizing antibodies by immunization and infection with herpes simplex virus. Virol. 22, 193 (1964).

b) Immunadhärenz

Mit dem Terminus Immunadhärenz (IA) wird ein Vorgang bezeichnet, bei dem normale und unvorbehandelte Zellen an Immunkomplexen haften. Als haftende oder sogenannte Indikator-Zellen werden zum Nachweis *in vitro* Primatenerythrozyten oder Nichtprimatenthrombozyten verwendet. Das Klebrigwerden der Immunkomplexe für solche Zellen wird durch C3 vermittelt. Das Phänomen wird im Abschnitt über C3 — IA (s. F4b) ausführlich behandelt.

Es liegen aber Einzelbeobachtungen vor, nach denen auch dem aktivierten C4-Molekül die Qualität der IA zuzuordnen ist. Durch Verwendung von sog. klassischen R-seren (vgl. A1) ließ sich in einem System aus Nieren- oder Lungenzellen von menschlichen Foeten mit entsprechenden Isoantikörpern und menschlichen Erythrozyten als Indikatorzellen zeigen, daß C1 und C4 allein zur Adhärenz genügen (*Högman* 1962; *Fjellström* und *Högman* 1962). Die Befunde sind neuerdings von *Cooper* (1969) bestätigt worden. Auch er fand unter Verwendung isolierter C-Komponenten eine C4-abhängige IA. Komplexe mit der Aktivität EAC1 waren nicht adhärent, wurden es aber, wenn sie zusätzlich mit gereinigtem C4 inkubiert worden waren. Indikatorzellen waren hier ebenso wie bei den Nachweisen der C3-abhängigen IA menschliche O-Erythrozyten. Die Abb. 3 ist der Arbeit von *Cooper* (1969) entnommen und läßt die Abhängigkeit des IA-Titers von der C4-Konzentration auf der Oberfläche der EA-Zellen erkennen.

Der Haftmechanismus ist noch unklar, doch werden unter F4b einige Modellvorstellungen entwickelt. Ebenso wird auch die mögliche biologische Bedeutung der Immunadhärenz im Zusammenhang mit der von C3 ausgehenden Aktivität unter F4b diskutiert.

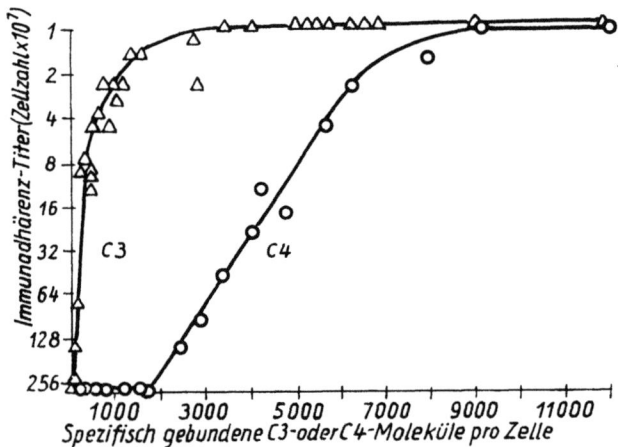

Abb. 3. Immun-Adhärenz (IA)-Teste mit ^{125}J-markierten C3 und C4, gebunden an EAC142 bzw. EAC1. Zur Erlangung gleicher IA-Titer ist pro Zelle eine größere Zahl spezifisch gebundener C4-(-o-) als C3-Moleküle (△ △) notwendig. IA-Titer: Zahl der C-beladenen Zellen, bei denen die IA positiv ist. (Aus: *Cooper* 1969)

Literatur

Cooper, N. R., Immune adherence by the fourth component of complement. Science **165**, 396 (1969). — Fjellström, K.-E. and C. F. Högman, Serological adhesion of red cells to human foetal kidney and lung-cell cultures. Acta. path. microbiol. scand. **55**, 221 (1962). — Högman, C. F., Serological adhesion of red cells to human foetal kidney and lung-cell cultures. Acta. path. microbiol. scand. **55**, 209 (1962).

c) Immunkonglutination

Unter Konglutination verstehen wir die Verklumpung von Immunkomplexen durch Globulinbrücken. Die Bezeichnung *Immun*konglutination wird gebraucht, wenn Immunglobuline an der Brückenbildung beteiligt sind. Für den Vorgang sind Rezeptoren und Brückenbildner (Konglutinin, bzw. Immunkonglutinine) nötig (vgl. auch F4d und F4e).

Als ein möglicher Rezeptor hat sich das C4-Molekül erwiesen (*Lachmann* 1966). Hammel-Erythrozyten, die aktiviertes Meerschweinchen-C4 auf der Oberfläche trugen, also mindestens im Stadium EAC14 waren, wurden durch ein in menschlichen Seren vorhandenes Globulin agglutiniert. Dasselbe galt auch für EAC4-Zellen. EAC142-Komplexe reagierten weniger intensiv. Hämolytisch inaktives („natives") C4, wie es sich in normalen Seren findet, reagierte nicht (*Lachmann* 1966). Man muß hieraus ableiten, daß der vermittelnde Rezeptor im nativen C4 serologisch nicht erreichbar ist und daß erst die Aktivierung und Fixierung des Moleküls an der Zelloberfläche zu einer Konfigurationsänderung, mit Freilegung des sonst verborgenen Rezeptors mit antigenen Eigenschaften führt.

Er reagiert mit einem Immunglobulin der IgM-Klasse, das man insofern als echten **Auto-Ak** auffassen kann, als sich aktiviertes menschliches C4 auch mit IgM-Globulinen der gleichen Personen zur Konglutination verbindet (*Lachmann* und *Coombs* 1965). Das C4-reaktive Immunkonglutinin fand sich im Serum der meisten normalen Testpersonen. Hierdurch unterscheidet es sich von den weiter unten (F4d) beschriebenen C3-reaktiven Immunkonglutininen, die vorwiegend nach Infekten o. ä. mit C-Aktivierung einhergehenden Vorgängen auftreten (*Lachmann* 1968). Beide — die C4- und die C3-abhängigen Immunkonglutinine — sind ihrer Ak-Natur entsprechend unabhängig von Ca^{++}-Ionen. Hierin unterscheiden sich diese Reaktionen von der durch Rinderseren vermittelten Ca^{++}-abhängigen Konglutination (F4d). Die durch Rinderserum vermittelte Konglutination setzt zwar ebenfalls am C3-Molekül an, ist aber nicht immunologisch ausgelöst. Sie beruht im Gegensatz zu dem hier beschriebenen Vorgang nicht auf Intervention von Ak, sondern eines β-Globulins (*Lachmann* 1962).

Es ist auf rein spekulativer Grundlage vermutet worden, daß es sich bei dem Phänomen der Immunkonglutination um einen Vorgang der **Steuerung C-verbrauchender Immunreaktionen** im Sinne einer Selbstlimitierung handeln könnte. Zu heftige oder überschießende C-Reaktionen — so wurde spekuliert — könnten durch Immunglobuline blockiert oder doch wenigstens verlangsamt werden. Die Vorstellung wäre insofern nicht unbegründet, als die dem C4 folgende C2-Reaktion in der Tat mit Immunkonglutininen um die hämolytisch aktive Stelle des C4-Moleküls konkurriert (*Lachmann* 1966). Andererseits vermag die hämolytische C2-Aktivität gebundenes Immunkonglutinin relativ leicht aus dessen Verbindung mit der C4-spezifischen Determinanten zu verdrängen (*Lachmann* 1966), so daß ein solcher Steuermechanismus — wenn man den Gedanken überhaupt akzeptieren will — recht ineffektiv wäre. Man könnte aber auch umgekehrt argumentieren, daß die IgM-vermittelte Immunkonglutination erst recht zu weitergehender und überschießender C-Aktivierung führen könnte. Beide Hypothesen sind bisher nicht weiter überprüft worden. Informationen über die C-Reaktivität der Immunkonglutinate fehlen. Die Arbeitshypothese eines Steuermechanismus von Immunreaktionen durch Immunkonglutination wird unter F4e im Detail diskutiert.

Literatur

Lachmann, P. J., A comparison of some properties of bovine conglutinin with those of rabbit immunoconglutinin. Immunology 5, 687 (1962). — *Lachmann, P. J.*, A sedimentation pattern technique for measuring conglutination. Its application to demonstrating immuno-conglutinins to C4. Immunology 11, 263 (1966). — *Lachmann, P. J.*, Complement. In: Clinical aspects of immunology, p. 384, Eds.: P. G. H. Gell and R. R. A. Coombs, 2nd ed. (Oxford - Edinburgh 1968). — *Lachmann, P. J. and R. R. A. Coombs*, Complement, conglutinin and immunoconglutinins. In: Ciba Found. Symp. Complement, p. 242 (Boston 1965).

d) Serotonin-Freisetzung

Wegen der potentiellen biologischen Bedeutung soll hier auf einige Befunde hingewiesen werden, die eine Serotonin-Entstehung mit der Aktivierung von C4 verknüpfen. Wurde gereinigte menschliche C1-Esterase mit C4 inkubiert, so entstand ein Reaktionsprodukt, das isolierten Rattenuterus zur Kontraktion zu bringen vermochte (*Budzko* und *Müller-Eberhard* 1970). Konzentration und Einwirkungsdauer waren bei der Entstehung der Aktivität kritisch. Unter den gegebenen Bedingungen wurde ein Optimum an Aktivität nach etwa 7 Minuten bei 37° C erreicht. Länger dauernde C1-Einwirkung ließ die Aktivität wieder verschwinden. Selbst Spuren von C2 fehlten im Reaktionsgemisch, so daß sich eine evtl. Kininfreisetzung (F3) als Ursache der Aktivität von vornherein ausschließen ließ. Da andererseits bekannt ist, daß eine Behandlung von C4 mit C1-Esterase auch nicht zur Freisetzung von Histamin führt (*Dias da Silva* und *Lepow* 1967), stellten *Budzko* und *Müller-Eberhard* (1970) eine Serotininwirkung zur Diskussion. Die Aktivität könnte — so vermuteten die Autoren — nach esterolytischer Einwirkung des C1 aus dem C4-Molekül abgespalten worden sein.

Literatur

Budzko, D. B. and H. J. Müller-Eberhard, Cleavage of the fourth component of human complement (C4) by C1 esterase: Isolation and characterization of the low molecular weight product. Immunochemistry 7, 227 (1970). — *Dias da Silva, W. and J. H. Lepow*, Complement as a mediator of inflammation. II. Biological properties of anaphylatoxin prepared with purified components of complement. J. exp. Med. 125, 921 (1967).

3. Die zweite Komponente: C2

a) Kininähnliche Aktivität

Bei der Aktivierung von C2 im hämolytischen System (s. B2b) entstehen als Folge der Einwirkung der C1-Esterase (*C1*) zwei Bruchstücke C2a und C2b (*Polley* und *Müller-Eberhard* 1968). Die gleiche esterolytische Einwirkung läßt aber auch eine biologische Aktivität mit gefäßpermeabilitätssteigernder Wirkung entstehen, ohne daß es bisher gelang, diese Aktivität einem der aus der Hämolyse bekannten Spaltprodukte C2a oder C2b zuzuordnen.

Die Untersuchungen wurden im zellfreien Milieu unter Verwendung gereinigter menschlicher C-Komponenten durchgeführt. Mengen von *C1*, die zu gering waren, um nach Injektion in menschlicher Haut Permeabilitätsstörungen auszulösen, wurden mit C4 und C2 bei 37° C inkubiert. Das Reaktionsprodukt löste nach Injektion in die Haut von Testpersonen lokale Permeabilitätsstörungen aus. Sie ließen sich durch den Austritt eines i. v. gegebenen und normalerweise in der Zirkulation zurückgehaltenen Farbstoffes gut sichtbar machen (*Klemperer, Rosen* und *Donaldson* 1969). Die Aktivität blieb aus, wenn mit C4 oder mit C2 allein inkubiert wurde und ebenso, wenn nur C4 mit C2 vermischt wurde. Dagegen ließ sich die *C1*-Wirkung durch eine andere Peptidase ersetzen. Nach nur 30 Sekunden dauernder Einwirkung von Trypsin wurde bei 37° C der gefäßaktive Faktor ebenfalls von gereinigtem C2 abgespalten. Bei längerer Reaktionszeit ging die Aktivität wieder verloren (*Klemperer, Rosen* und *Donaldson* 1969).

Nach Inkubation von *C1* mit C4 und C2 entstand ein Spaltprodukt, dessen Molekulargewicht unter 5000 lag, wie sich mittels Gelfiltration (Sephadex G 25) zeigen ließ. Es wies als Besonderheit eine hohe Absorption bei 210 mµ und eine niedere bei 280 mµ auf. Von Anaphylatoxin-ähnlichen Polypeptiden (vgl. F4h) unterschied sich die neue Aktivität durch Resistenz gegenüber Erwärmung für 30 min auf 100° C. Dies ließ an Kinine oder zumindest Kinin-ähnliche Polypeptide denken. Dem entsprach auch die mangelnde Hemmbarkeit der Funktion durch Antihistaminika. Die Aktivität schien direkt gegenüber der Gefäßwandung wirksam zu sein.

Es liegt nahe, die bei Menschen nach intrakutaner *C1*-Injektion zu beobachtende Permeabilitätsstörung (s. F1) auf solche kininähnliche Wirkungen von C2-Bruchstücken zurückzuführen, was noch durch die Befunde bei C2-Mangelsyndrom (s. G1e) gestützt wird. Patienten mit hereditärem C2-Mangel reagierten auf intrakutane Injektion von *C1* mit einer gegenüber Kontrollpersonen stark verminderten Gefäßpermeabilitätsstörung (*Klemperer, Donaldson* und *Rosen* 1968). Die mögliche Bedeutung der C2-abhängigen kininähnlichen Aktivität bei der Auslösung des akuten angioneurotischen Ödems wird unter G1 diskutiert.

Literatur

Klemperer, M. R., V. H. Donaldson and *F. S. Rosen*, Effect of C1 esterase on vascular permeability in man: Studies in normal and complement-deficient individuals and in patients with hereditary angioneurotic edema. J. Clin. Invest. **47**, 604 (1968). — *Klemperer, M. R., F. S. Rosen* and *V. H. Donaldson*, A polypeptide derived from the second component of human complement (C2) which increases vascular permeability. J. Clin. Invest. **48**, 44 a (1969). — *Polley, M. J.* and *H. J. Müller-Eberhard*, The second component of human complement: Its isolation, fragmentation by C1 esterase and incorporation into C3 convertase. J. Exp. Med. **128**, 533 (1968).

4. Die dritte Komponente: C3

a) Vorbemerkungen

Mit der Aktivierung von C3 ist eine Vielzahl biologischer Funktionen verknüpft, deren Entstehung durch einen Rückblick auf die Besonderheiten der Reaktivität des Intermediärschrittes (vgl. B3) leichter verständlich wird. Die molekularchemischen Reaktionsabläufe bei C3 lassen schon in quantitativer Hinsicht einen entscheidenden Unterschied im Vergleich mit den Reaktionen der Vorstufen erkennen. Eine einzige aktive C142-Stelle an der Zelloberfläche kann dort viele hundert C3-Moleküle aktivieren und zur Bindung an die umgebende Membran veranlassen (*Müller-Eberhard, Dalmasso* und *Calcott* 1966). Dieser **Quantitätssprung** bei der C3-Aktivierung wird durch das normalerweise im Vergleich mit den anderen Faktoren reichliche C3-Angebot noch begünstigt. Die normale Konzentration an C3 in menschlichen Seren ist etwa 50 mal höher als die von C2. Die Absolutwerte betragen für C2 20—40 µg/ml Serum und für C3 1200 µg (*Müller-Eberhard* 1969). Es ist nicht überraschend, daß mit einer im Vergleich zu den Vorstufen derart massiven Veränderung der Zelloberfläche auch neue biologische Eigenschaften entstehen. Die Anhäufung von C3 um einzelne C142-Aktivitäten ließ sich sichtbar machen (vgl. B3). Auch im Hinblick auf die biologisch besonders wichtigen Aktivitäten der Spaltprodukte des C3-Moleküls ist die bis zu 1:1000 betragende Mengenrelation von C142 zu C3 nicht zu übersehen. Schon in quantitativer Hinsicht ist also die C3-Aktivierung ein besonderer Vorgang.

Zum anderen zeichnet sich das C3-Molekül auch dadurch aus, daß durch seine enzymatische Spaltung wichtige biologische Aktivitäten freigesetzt werden. Sie sind der besseren Übersichtlichkeit wegen schematisch auf Abb. 4 skizziert. Das C3-Molekül ist, wie man sieht, eine wichtige Schaltstelle bei der Entstehung verschiedener biologischer Funktionen sowohl bei der Infektabwehr (s. H1) als auch bei der Pathogenese der Entzündungsreaktionen.

Und noch ein weiterer Gesichtspunkt ist hier anzuführen. Er könnte sich in Zukunft als der wichtigste erweisen. Das C3-Molekül kann neben dem über C1, C4 und C2 laufenden Reaktionsweg noch auf andere Weise aktiviert werden. Auf den **Nebenschluß-Mechanismus,** der unter Umgehung dieser Vorstufe direkt

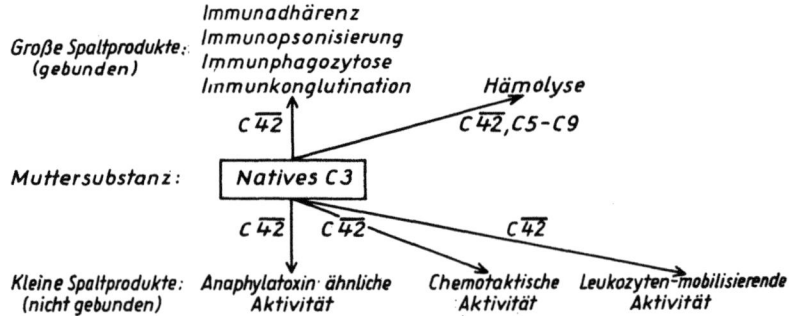

Abb. 4. Biologische Aktivitäten des C3 nach Spaltung (Aktivierung) durch C3-Konvertase ($\overline{C42}$), wie sie auch durch andersartige enzymatische Spaltungsvorgänge (s. S. 72) zu erhalten sind

auf das Molekül einwirkt, wurde schon unter C1d hingewiesen. Dies kann z. B. durch die F(ab)$_2$-Fragmente der γ_1- und γ_2-Immunglobuline vom Meerschweinchen (*Sandberg, Oliveira* und *Osler* 1971), oder durch Lipopolysaccharide (vgl. C1d) geschehen. Das Aufregendste aber war die Beobachtung, daß auch auf beliebige Weise freigesetzte ubiquitäre Gewebsproteasen (vgl. C1a) C3 spalten können und damit die Sequenz entzündlicher Gewebsreaktionen in Gang setzen.

Literatur

Müller-Eberhard, H. J., A. P. Dalmasso and *M. A. Calcott*, The reaction mechanism of β1C-globulin (C3) in immune hemolysis, J. Exp. Med. **123**, 33 (1966). — *Müller-Eberhard, H. J.*, Complement. Ann. Rev. Biochem. **38**, 389 (1969). — *Sandberg, A. L., B. Oliveira* and *A. G. Osler*, Two complement interaction sites in guinea-pig immunoglobulins. J. Immunol. **106**, 282 (1971).

b) Immunadhärenz

Immunadhärenz-(IA)Phänomene sind seit der Jahrhundertwende bekannt und wurden schon damals mit Abwehrvorgängen in Zusammenhang gebracht. Die Erstbeschreibungen gingen von Beobachtungen an *Trypanosoma lewisi* und *Vibrio cholerae* aus. Wurden die Erreger mit dem Blute immunisierter Ratten oder Kaninchen zusammengebracht, so gewannen sie die Fähigkeit, sich an die im gleichen Blut vorhandenen Leukozyten oder Blutplättchen anzulagern und mit diesen Zellen Aggregate zu bilden. Eine ähnliche Anheftung blieb nach Inkubation mit normalem Blut aus (*Laveran* und *Mesnil* 1901; *Levaditi* 1901).

In der Folgezeit kam es zu zahlreichen ähnlichen Beobachtungen. Adhärenz-Reaktionen wurden auch von Spirochäten wie *Borrelia recurrentis* und *Spirochaeta icterogenes* (*Brussin* 1925; *Aristowsky* und *Schaechter* 1928; *Kritschewsky* und *Tscherikower* 1926), von vielen grampositiven und gramnegativen Bakterien (*Aynaud* 1911; *Roskam* 1921; *Govaerts* 1921; *Houlihan* und *Copley* 1946) und von Rickettsien und Viren (*R. A. Nelson* 1956; *Taverne* 1957; *R. A. Nelson* und *D. S. Nelson* 1959) berichtet. Die Reaktion wurde zu diagnostischen Methoden ausgearbeitet, von denen die in den zwanziger Jahren viel verwendete und als

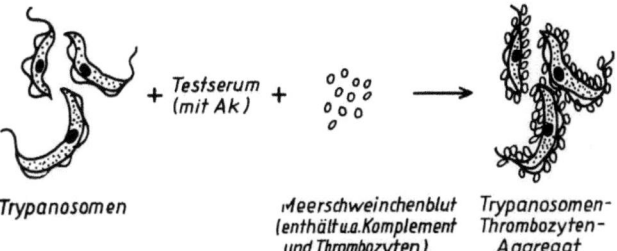

Abb. 5. Schema der *Rieckenberg*schen Blutplättchenprobe. Gewaschene Trypanosomen reagieren mit den im positiven Testserum vorhandenen Antikörpern, die wiederum zur Aktivierung des im Meerschweinchenblut enthaltenen Komplementes (C) führen. Die Aktivierung der dritten C-Komponente läßt die Trypanosomenoberfläche immunadhärent werden. Thrombozyten des Meerschweinchenblutes haften an den Trypanosomen, was zu sichtbaren Aggregaten führt

„Blutplättchenprobe" (*Rieckenberg* 1917) oder auch „Rieckenberg'sches Beladungsphänomen" (*Kritschewsky* und *Tscherikower* 1925) bezeichnete Reaktion (vgl. Schema auf Abb. 5) die bekannteste geworden ist. Sie dient dem Nachweis von Antikörpern gegen Trypanosomen. Ihr Prinzip beruht darauf, daß Trypanosomen nach Inkubation mit Ak-haltigem Serum von Mäusen, Ratten oder Menschen die Fähigkeit gewinnen, sich mit Blutplättchen verschiedener Spezies (außer Primaten) zu Komplexen zu verbinden (*Rieckenberg* 1917). Es hat sich später gezeigt, daß die Haftung der Thrombozyten auf der Wirkung von Ak, damals als „Thrombozytobarine" bezeichnet, in Verbindung mit Serum-C beruht (*Kritschewsky* und *Tscherikower* 1925; *Brussin* 1925; *Kritschewsky* und *Brussin* 1931). Die Reaktion macht also die Ak- und C-Beladung der Trypanosomen durch Komplex-Bildung mit Indikatorzellen sichtbar. Für nähere Einblicke in die beteiligten Mediatoren war aber damals das Indikator-System technisch unzureichend, und zudem fehlten auch die Grundkenntnisse über die Reaktionsweise des C-Systems.

Der Bindungsvorgang erfuhr eine entscheidende Aufklärung erst durch R. A. *Nelson* (1953, 1956, 1962), auf den auch der Name **„Immunadhärenz"** zurückgeht. Der Autor definierte hiermit „die Fähigkeit von Ag-Ak-Komplexen, sich unter Vermittlung des Serum-C-Systems an unbehandelte Erythrozyten oder Leukozyten von Primaten bzw. an Thrombozyten von Nichtprimaten anzulagern" (vgl. schematische Darstellung auf Abb. 6). Bei Verwendung von Primatenblut tritt die Reaktivität der Erythrozyten (Hämagglutination) so in den Vordergrund, daß das Phänomen auch als „red cell adhesion" beschrieben wurde (*Duke* und *Wallace* 1930). Die Nelson'sche Definition sollte nun aber nicht besagen, daß bei Nichtprimaten nur Thrombozyten reaktiv wären. Tatsächlich reagieren z. B. auch Mäuseerythrozyten im IA-Test, nur ist ihre Reaktivität viel schwächer als die der Thrombozyten (*Leupold* 1929). Durch die Abhängigkeit von Ak, C und spezifischen Rezeptoren auf den Indikatorzellen (s. unten) unterscheidet sich die IA von anderen

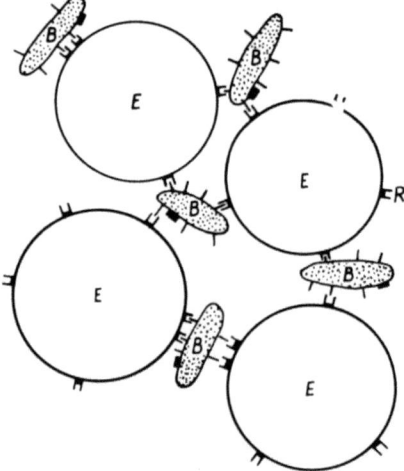

Abb. 6. Schematische Darstellung der Immunadhärenz. Immunkomplexe, in diesem Fall Bakterien (B) mit ihren Antikörpern (❘), führen zur Aktivierung des Serum-C auf ihrer Oberfläche, wovon hier nur die in diesem Zusammenhang relevanten C3-Moleküle (—) dargestellt sind. Die C3-Moleküle treffen auf Rezeptoren (⊔) der Indikatorzellen (E = Primatenerythrozyt), was zu deren Aggregation führt

Adhärenz-Phänomenen, die auf Tab. 2 zusammengestellt sind und im Detail in den großen Übersichtsarbeiten von *D. S. Nelson* (1963; 1965) diskutiert werden.

In neuerer Zeit hat das **Hämagglutinationsverfahren** (*Nishioka* und *Linscott* 1963) wegen seiner hohen Empfindlichkeit die anderen Indikator-Systeme völlig verdrängt. Man gibt den auf Ak- und C-Beladung zu prüfenden Zellen menschliche Erythrozyten der Blutgruppe 0 zu und kann das Verfahren sogar zur semiquantitativen Titration benutzen. Hierbei bestimmt man den Grad der IA-Aktivität der zu prüfenden Zelloberflächen als diejenige Zellmenge, die unter Standardbedingungen etwa 50% der Indikatorzellen aggregiert. Mit dem Hämagglutinationsverfahren hat sich zeigen lassen, daß IA-Phänomene nicht nur an Zellen, sondern auch an nichtzellulären organischen Partikeln wie Stärke oder Zymosan vorkommen (*R. A. Nelson* 1956; 1958) und daß darüber hinaus selbst lösliche Ag nach Reaktion mit Ak und C IA-positiv werden. Als lösliche Ag sind Polysaccharide aus *Shigella flexneri* oder *Salmonella typhi*, sowie Diphtherietoxoid und Ovalbumin mit Erfolg geprüft worden (*Turk* 1958). Das Verfahren erwies sich gerade hier als außerordentlich sensibel und zuverlässig und erlaubte, selbst minimale Ag-Mengen nachzuweisen, wie z. B. 0,005 mg Ovalbumin oder 0,001 mg menschliches Serumalbumin (*Turk* 1958; *D. S. Nelson* 1963).

Das Hämagglutinationssystem war auch das Verfahren, mit dem die Reaktionseinzelheiten näher analysiert wurden. Bei Testung verschiedener Intermediärprodukte der C-Reaktion erwies sich die **Anlagerung von C3** als der für die Adhärenz verantwortliche Faktor (*Nishioka* und *Linscott* 1963). Während EAC142 frei von IA-Aktivität waren, erwiesen sich EAC1423 als voll aktiv, und die Anlagerung weiterer Komponenten (s. Tab. 2a) steigerte die Aktivität nicht mehr. Die Befunde sind später insofern modifiziert worden, als sich bei Verwendung größerer Mengen von C4 auch beim EAC14-Schritt bereits eine IA nachweisen ließ. Dies ändert aber nichts daran, daß im limitierten System C3 der funktionell entscheidende Faktor ist. Wie aus Abb. 3 ablesbar, waren 9000 Moleküle C4 pro Zelle notwendig, um den gleichen IA-Effekt wie 2500 Moleküle C3 zu erreichen. Als Schwellenwert genügten bereits 60—100 spezifisch gebundene C3-Moleküle pro Zelle, die IA positiv werden zu lassen (*Cooper* und *Müller-Eberhard* 1967), was im übrigen ein weiterer Hinweis auf die außerordentliche Empfindlichkeit des Hämagglutinationstestes ist. Die IA-Funktion des C3 ließ sich auch durch Dosis-Wirkungs-Relationen belegen, die zur Grundlage der Quantitierungsmethode (s. oben) wurden. Die IA-Titer waren direkt abhängig von der Zahl der pro Zelle fixierten C3-Moleküle (*R. A. Nelson* 1962; *Cooper* und *Müller-Eberhard* 1967). Die Relation hat sich als so zuverlässig erwiesen, daß die IA als technisch gut zugängliche Methode bei leichter Modifizierung Eingang in die C-Chemie als Titrationsverfahren für die Bestimmung von C3 in Seren, Ergüssen oder anderen Körperflüssigkeiten gefunden hat. Für derartige Bestimmungen werden Standard-Suspensionen von EAC142 mit Verdünnungen der Testflüssigkeiten angesetzt und dem Reaktionsgemisch später Standardmengen von Indikatorzellen (menschliche O-Erythrozyten) zugegeben. Die C3-Konzentration (CIA_{50}) wird als diejenige Flüssigkeitsmenge angegeben, die nach Reaktion mit einer Standardmenge EAC142 etwa 50% der Indikatorzellen aggregiert.

Obwohl die IA-positive Fixation von C3 gleichzeitig auch als Intermediärstufe die lytische C-Reaktion weiterführt, ließen sich Lyse und IA doch insofern voneinander trennen, als die Lyse zusammen mit C3 von C2 abhängt, während die IA-Funktion unabhängig von C2 ist. IA-positive EAC1423-Zellen verloren nach 2-stündiger Erwärmung ihre Lysierbarkeit durch die folgenden C-Komponenten,

Tab. 2. Einige Adhärenz- und Hämagglutinationsreaktionen

Bezeichnung	Reaktionsschema, Bemerkungen
„Acid adhesion"	In saurem Milieu (pH < 5,0) werden Ag-Ak-Komplexe oder auch nur Ag durch elektrostatische Bindung adhärent an einer Vielzahl von Indikatorpartikeln einschließlich Erythrozyten verschiedener Nichtprimaten.
C-abhängige gemischte Aggregation („mixed aggregation")	B_1-Ak_1-C-Ak_2-B_2; Zugabe verschiedener Bakterien zu Meerschweinchenserum kann zur Beladung der Bakterien mit „natürlichen" Ak führen.
Konglutination	E-Ak-C-K-C-Ak-E; s. Abb. 14.
Gemischte Agglutination („mixed agglutination") und gemischte Antiglobulinreaktion („mixed antiglobulin reaction")	E_A-Ak_A-L_A; Zellen mit gemeinsamen Ag: Erythrozyt der Blutgruppe A und Leukozyt mit Blutgruppen A-Substanz an seiner Oberfläche werden durch AntiA agglutiniert. L-$Ak_{(inkomplett)}$-Anti γ-Globulin-$Ak_{(inkomplett)}$-E;
Bakterienadhärenz	Plasmazelle — B — Plasmazelle;
Erythrozytenagglutination durch Hämagglutinine	E-Ak-E;

Abkürzungen: Ag = Antigen   E = Erythrozyt
              Ak = Antikörper K = Konglutinin
              B = Bakterium   L = Leukozyt
              C = Komplement

Tab. 2a. Vergleichende Immunadhärenz-Aktivität (IA) verschiedener C-Komponenten (nach *Nishioka* und *Linscott* 1963).

C-Faktor	C $IA_{50/ml}$*)
2	0
3	256 000
5	1
8	0
9	0

*) Zweimal reziproke Verdünnung, die ++ IA mit 10^7 EAC142 gibt.

während die IA-Aktivität unvermindert erhalten blieb. Der Verlust der Lysierbarkeit beruhte dabei nicht auf Veränderungen am C3-Molekül, sondern auf thermischer Inaktivierung von C2. Nach Zugabe von C2 ließen sich die erwärmten Zellen durch C5—C9 wieder lysieren (*Nishioka* und *Linscott* 1963). Daß es in der Tat allein das C3-Molekül ist, das der IA-Aktivität zugrunde liegt, ließ sich auch auf andere Weise zeigen. Wurde den durch Wärmebehandlung aus EAC1423 entstandenen EAC143-Zellen mittels EDTA-Behandlung das C1 entzogen (vgl. A4b), so blieb die IA-Reaktivität ebenfalls unbeeinflußt (*Tamura* und *Nelson* 1967). Selbst wenn diese Zellen durch Behandlung mit Pronase — einem proteolytischen Enzym aus *Streptomyces griseus* — außerdem ihres C4 beraubt wurden, behielten die nunmehr auf EAC3 reduzierten Zellen ihre volle IA-Reaktivität gegenüber menschlichen O-Erythrozyten (*Nishioka, Sekine, Okada, Mayumi* und *Kawachi* 1969). Schließlich erscheint es möglich, daß lediglich die Fixierung des C3 Moleküls auf der Zelloberfläche für die Immunadhärenz nötig ist. Wurde C3 nicht durch C-Aktivierung sondern durch Tanninbehandlung von Erythrozytenoberflächen passiv diesen Zellen angelagert, so wurden sie ebenfalls IA-positiv. Ganz übersichtlich sind die Verhältnisse hier aber noch nicht, weil sich mittels Isotopen-Markierung des C3 feststellen ließ, daß zur Erzielung einer vergleichsweisen IA etwa 32 mal soviel Moleküle notwendig sind wie bei der Anlagerung von C3 über die hämolytische Reaktion (*Nishioka, Sekine, Okada, Mayumi* und *Kawachi* 1969).

Die **Natur des Bindungsvorganges** ist unklar. Er beruht jedenfalls nicht auf elektrostatischen Kräften (*D. S. Nelson* und *R. A. Nelson* 1959). Manches spricht dafür, daß die Entstehung der Oberflächenadhärenz ähnlich wie auch die hämolytische C3-Reaktivität auf noch unklare Weise mit proteolytischer Enzym-Aktivität verknüpft ist. Der Gedanke war zunächst nur ein vager Verdacht und ging von der Beobachtung aus, daß sich die hämolytische C-Reaktion (Meerschweinchen-C) durch einfache Peptide mit nur einer aromatischen Aminosäure blockieren ließ (*Cushman, Becker* und *Wirtz* 1957; *Plescia, Amiraian* und *Cavallo* 1957). Er wurde später dadurch gestützt, daß sich aktiviertes und oberflächengebundenes C3 — und nur dieses — als hydrolytisch gegenüber Glycil-L-Tyrosin erwies (*Cooper* und *Becker* 1967). Dabei hing diese Peptidase-Wirkung noch von einem weiteren, nicht näher identifizierten, niedermolekularen Kofaktor ab, der in normalem Serum vorkommt (*Cooper* 1967). Die Blockierung der hämolytischen Funktion durch einfache Peptide ging mit einer Hemmung auch der IA-Funktion einher (*Basch* 1965). Die IA ließ sich ferner auch durch Tyrosin-Äthyl-Ester (25 m Mol) hemmen (*D. S. Nelson* 1965). Die Blockierung sowohl durch Peptide als auch durch den Ester könnte auf einer Substratkonkurrenz der Aminosäurederivate mit dem natürlichen Substrat von C3 beruhen. Mit der Auffassung einer auf Enzym-Aktivität beruhenden Entstehung der IA würde auch die Temperaturabhängigkeit übereinstimmen. Bei 37 °C entstand diese Aktivität sehr schnell, während sie sich bei 0 °C kaum und selbst über lange Zeiträume nur unvollständig entwickelte (*D. S. Nelson* und *R. A. Nelson* 1959).

Die Hypothese von der Enzymnatur der IA blieb indessen nicht unwidersprochen. Zunächst einmal erschien die Hitzestabilität der Aktivität ungewöhnlich. Die Fähigkeit von oberflächenaktivem C3, in IA-Bindungen einzugehen, blieb bei 37 °C über 2 Stunden erhalten und widerstand selbst einer zweistündigen Erwärmung auf 56 °C (*Nishioka* und *Linscott* 1963). Ferner ließ sich die hämolytische von der Peptidase-Aktivität des C3 dissoziieren. EAC1423 konnten trotz hoher IA- und hämolytischer Aktivität frei von Peptidase-Aktivität gegenüber Glycil-L-Tyrosin sein (*Cooper* und *Becker* 1967).

Die Vorstellungen über die Natur des Bindungsvorganges müssen also, wie man sieht, zunächst noch offen bleiben.

Angesichts dieser Schwierigkeiten wurde kürzlich (*Cooper* 1969) eine alternative Erklärung des IA-Mechanismus vorgeschlagen, die den Vorteil hat, die C4-abhängige und die C3-abhängige IA auf den gleichen Vorgang zurückzuführen. Nach dieser Hypothese werden von den auch in physikochemischer Hinsicht ähnlichen C4- und C3-Molekülen (vgl. A4b) durch die C1- bzw. C42-Aktivität Spaltprodukte abgetrennt (vgl. B2; B3). Dabei könnten an beiden Molekülen einander ähnelnde Strukturen bloßgelegt werden, die ihrerseits wieder an den

Indikatorzellen auf entsprechende Rezeptoren stoßen und so den IA-Vorgang einleiten könnten.

Welche Möglichkeiten des IA-Mechanismus auch immer ins Auge gefaßt werden, so muß jedenfalls jede Arbeitshypothese davon ausgehen, daß reaktive Gruppen entstehen bzw. freigelegt werden, die spezifisch auf Rezeptoren der Indikatorzellen eingestellt sind. Solche Rezeptoren finden sich an menschlichen Erythrozyten und möglicherweise auch an anderen Zellen wie z. B. Thrombozyten (*Siqueira* und *Nelson* 1961) oder an Monozyten (*Huber, Polley, Linscott, Fudenberg* und *Müller-Eberhard* 1968). Bei Kaninchen, Meerschweinchen und anderen Nichtprimaten finden sich die Rezeptoren vorwiegend auf den Blutplättchen und weniger auf den Erythrozyten. Dabei kann es sich nicht um einheitliche, all diesen Zellen oder Spezies gemeinsame Rezeptoren handeln. In funktioneller Hinsicht ließen sich zwei Untergruppen differenzieren: Die auf menschlichen Erythrozyten (*D. S. Nelson* 1965) sowie die auf 10—25 % der Lymphozyten aus Lymphknoten von Mäusen sitzenden Rezeptoren (*Lay* und *Nussenzweig* 1968) binden mit den immunadhärenten C3-Molekülen auch in Gegenwart von 0,01 m EDTA. Eine andere Gruppe von Rezeptoren wie die auf menschlichen Monozyten (*Huber, Polley, Linscott, Fudenberg* und *Müller-Eberhard* 1968; *Huber* und *Douglas* 1970), Meerschweinchenthrombozyten (*Siqueira* und *Nelson* 1961), Kaninchen-Granulozyten (*Henson* 1969) oder auf Makrophagen und gelapptkernigen Leukozyten von Mäusen (*Lay* und *Nussenzweig* 1968) war in Gegenwart von EDTA nicht reaktiv. Ihre Bindungsfähigkeit hing von Mg^{++}-Ionen ab.

Über die **chemische Natur der Rezeptoren** ist wenig bekannt. Sie können durch Proteinasen abgedaut werden. Die Rezeptoren auf menschlichen Erythrozyten gingen nach Papainbehandlung verloren (*D. S. Nelson* 1965), wobei Hinweise auf eine Mukopeptid-Natur des abgebauten Rezeptors erhalten wurden. Bei menschlichen Monozyten (*Huber, Polley, Linscott, Fudenberg* und *Müller-Eberhard* 1968) und bei den oben genannten Mäusezellen (*Lay* und *Nussenzweig* 1968) ließen sich die Rezeptoren durch Trypsineinwirkung zerstören. Der an menschlichen Monozyten vorhandene IA-Rezeptor könnte mit dem an der Phagozytose beteiligten C3-Rezeptor (F4b) identisch sein, weil beide durch Trypsin in gleicher Weise zerstört wurden, weil beide nur C142-aktiviertes, aber nicht natives C3 erkennen und weil ferner beide eine ähnliche Anzahl von C3-Molekülen zur Bindung benötigen (*Huber, Polley, Linscott, Fudenberg* und *Müller-Eberhard* 1968).

Die Trypsin-Empfindlichkeit unterscheidet die IA-Rezeptoren von den auf manchen Zellen vorhandenen Rezeptoren für zellgebundenes 7S IgG bzw. 19S IgM. Diese letzteren Rezeptoren fanden sich neben denen für die C3-vermittelte IA auf Peritonealmonozyten (Makrophagen) von Mäusen und blieben nach Trypsin-Beseitigung der IA-Rezeptoren erhalten (*Lay* und *Nussenzweig* 1968; 1969). Der 19S-Rezeptor nahm insofern eine Sonderstellung ein, als er im Unterschied zum 7S-Rezeptor nur in Gegenwart von Ca^{++} reagierte und sich auch nur auf den Makrophagen fand, während der 7S-Rezeptor außer auf Makrophagen auch auf Blutmonozyten und Granulozyten von Mäusen vorkam.

Schon bei der Entdeckung der IA ist deren **biologische Bedeutung** in Zusammenwirken mit Opsonisierung und Phagozytose (s. F4c) gesucht worden. Dieser hervorragende Aspekt wird daher in Zusammenhang mit diesen Funktionen im Kapitel über die **Infekt-Abwehr** (H1) diskutiert.

IA und Phagozytose sind von *R. A. Nelson* (1956) in einer geistvollen Hypothese auch in Zusammenhang mit Ag-Erkennung und **Stimulierung der Ak-Antwort** gesehen worden. Die Bedeutung der IA könnte nach dieser Auffassung in einer Verbesserung der immunogenen Potenz sonst schwacher Ag liegen. Mittels IA könnte die Darbietungsweise sonst schwacher Ag gegenüber den antigenerkennenden und -phagozytierenden Zellen verbessert werden. Daß die darreichenden Erythrozyten dabei selbst nie oder fast nie mitphagozytiert werden, muß dieser Auffassung nicht unbedingt widersprechen. Leider ist diese Idee aber bisher experimentell nicht weiter untermauert worden.

Der Arbeitskreis von *R. A. Nelson*, dem wir die wesentlichen neueren Einblicke in den Reaktionsmechanismus der IA zu verdanken haben, hielt eine Mitwirkung der IA auch in der **Pathogenese des Sanarelli-Shwartzman-Phänomens** für möglich. Die Hypothese (*Siqueira* und *Nelson* 1961) setzt die — nicht allgemein akzeptierte — Ansicht voraus, die Shwartzman-Sanarelli-Reaktion beruhte auf der intravasalen Reaktion von Ag und Ak. Bei Eindringen von Ag in die Blutbahn vorsensibilisierter Tiere würden intravasale Ag-Ak-Komplexe entstehen, die zur Aktivierung von C und zu dessen Einbeziehung in die Komplexe führten. Solche Komplexe könnten nun ihrerseits nach dem Mechanismus der IA mit Thrombozyten reagieren und zur Bildung großer Thrombozyten-Aggregate mit allen Folgen der Shwartzman-Reaktion einschließlich der typischen Thrombozytopenie führen (siehe Schema auf Abb. 7). Tatsächlich gelang es den Autoren, auch *in vitro* große Aggregate von Meerschweinchen-Thrombozyten durch Inkubation mit Ag-Ak-C-Komplexen zu erzeugen. Ebenso wurden Meerschweinchen- oder Kaninchen-Thrombozyten auch aggregiert, wenn sie mit Mischungen inkubiert wurden, die außer nativen autologen Seren auch lösliche Ag von S. typhi oder andere Agentien enthielten, mit denen sich *in vivo* Shwartzman-Reaktionen auslösen lassen. Die Autoren vermuteten in den nativen Seren sog. natürliche Ak und verglichen die Thrombozyten-Aggregation mit dem eingangs des Kapitels diskutierten Rieckenberg-Phänomen. Die Übertragung dieser Vorstellung auf die Pathogenese auch der menschlichen Shwartzman-Reaktion setzt die Anwesenheit von IA-Rezeptoren an oder in der Membran auch der menschlichen Thrombozyten voraus. Gerade bei Primaten fehlen aber solche Rezeptoren an den Blutplättchen, was die Autoren zu der Hilfshypothese zwang, daß diese Abwesenheit nur scheinbar sei (*Siqueira* und *Nelson* 1961). Die Rezeptoren seien vielleicht *in vivo* vorhanden und funktionsfähig und kämen erst bei den für den *in vitro*-Nachweis notwendigen Manipulationen abhanden.

Die Konzeption sollte nicht mit einer anderen, nur oberflächlich ähnlichen verwechselt werden, die die Pathogenese des Shwartzman-Sanarelli-Phänomens

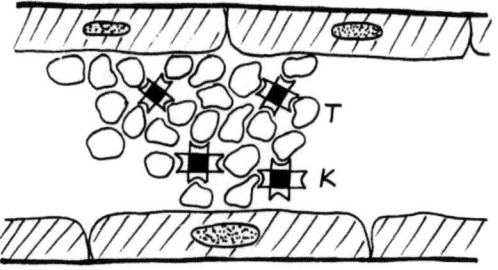

Abb. 7. Schematische Darstellung einer im Text diskutierten möglichen Pathogenese des Sanarelli-Shwartzman-Phänomens. Die Abbildung illustriert die hypothetische intravasale Reaktion von Ag-Ak-Komplexen mit C unter Bildung von Komplexen (K). Nachfolgend könnte es durch die Immunadhärenz der Komplexe zur Anlagerung und Aggregation von Thrombozyten (T) mit allen Folgen der Shwartzman-Reaktion kommen.

ebenfalls auf Immunmechanismen zurückführt. *Shulman* (1958) sowie *Ackroyd* (1962) schrieben manchen Antigenen oder Haptenen eine besondere Affinität für die Thrombozytenoberfläche zu. Eine Ak-Reaktion mit den thrombozytengebundenen Ag könnte nach dieser Auffassung zu Thrombozytolyse und Shwartzman-Reaktion führen. Diese alternative immunologische Hypothese kommt, wie man sieht, im Gegensatz zu den *Nelson*schen Vorstellungen ohne die Mitwirkung einer Adhärenz durch C-Faktoren aus.

Sollten sich die Vorstellungen *Nelsons* über die IA als Vermittlerin einer intravasalen pathogenen Plättchenaggregation bestätigen, so wäre nicht einzusehen, warum dieser Mechanismus nicht generell allen immunologisch bedingten Gewebsläsionen durch intravasale Ag-Ak-Komplexe zugrunde liegen sollte. In der Tat wurde dies auch bereits für die **Arthus-Reaktion** (*Siqueira* und *Nelson* 1961) und für die **Serumkrankheit** (*Lachmann*, *Müller-Eberhard*, *Kunkel* und *Paronetto* 1962) diskutiert. In diesem Zusammenhang sei auf die neueren Vorstellungen über die Pathogenese der **Nephritiden durch Ag-Ak-Komplexe**, einer Sonderform der Serumkrankheit (s. H3) verwiesen. Die dort diskutierten Vorstellungen kommen der hier vorgelegten Hypothese sehr nahe.

Literatur

Ackroyd, J. F., The immunological basis of purpura due to drug hypersensitivity. Proc. Roy. Soc. Med. **55**, 30 (1962). — *Aristowsky, W. M.* und *E. P. Schaechter*, Beobachtungen an der Rieckenberg-Brussinschen Reaktion beim Rückfallfieber des Menschen. Z. Immunitätsforsch. **57**, 347 (1928). — *Aynaud, M.*, Action des microbes sur les globulins. Compt. Rend. Soc. Biol. **70**, 54 (1911). — *Basch, R. S.*, Inhibition of the third component of the complement system by derivatives of aromatic amino acids. J. Immunol. **94**, 629 (1965). — *Brussin, A. M.*, Eine neue Immunitätsreaktion bei experimentellem Rückfallfieber. Z. Immunitätsforsch. **44**, 328 (1925). — *Cooper, N. R.*, Complement associated peptidase activity of guinea-pig serum. II. Role of a low molecular weight enhancing factor. J. Immunol. **98**, 132 (1967). — *Cooper, N. R.*, Immune adherence by the fourth component of complement. Science **165**, 396 (1969). — *Cooper, N. R.* and *E. L. Becker*, Complement associated peptidase activity of guinea-pig serum. I. Role of complement components. J. Immunol. **98**, 119 (1967). — *Cooper, N. R.* and *H. J. Müller-Eberhard*, Quantitative relation between peptidase activity and the cell bound second (C2), third (C3) and fourth (C4) components of human complement (C). Fed. Proc. **26**, 361 (1967). — *Cushman, W. F., E. L. Becker* and *G. Wirtz*, Concerning the mechanism of complement action III. Inhibitors of complement activity. J. Immunol. **79**, 80 (1957). — *Duke, H. L.* and *J. M. Wallace*, "Red-cell adhesion" in trypanosomiasis of man and animals. Parasitology **22**, 414 (1930). — *Govaerts, P.*, La fonction antixénique des plaquettes sanguines. Arch. Intern. Physiol. **16**, 1 (1921). — *Henson, P. M.*, The adherence of leucocytes and platelets induced by fixed IgG antibody or complement. Immunology **16**, 107 (1969). — *Houlihan, R. B.* and *A. L. Copley*, The adhesion of rabbit platelets to bacteria. J. Bacteriol. **52**, 439 (1946). — *Huber, H., M. J. Polley, W. D. Linscott, H. H. Fudenberg* and *H. J. Müller-Eberhard*, Human monocytes: Distinct receptor sites for the third component of complement and for immunoglobulin G. Science **162**, 1281 (1968). — *Huber, H.* and *S. D. Douglas*, Receptor sites on human monocytes for complement: Binding of red cells sensitized by cold antibodies. Brit. J. Haematol. **19**, 19 (1970). — *Kritschewsky, I. L.* und *R. S. Tscherikower*, Ueber Antikörper, die die Mikroorganismen mit Blutplättchen beladen (Thrombozytobarine). Z. Immunitätsforsch. **42**, 131 (1925). — *Kritschewsky, I. L.* und *R. S. Tscherikower*, Ein neues Immunitätsphänomen gegen die Spirochaeta icterogenes. Z. Immunitätsforsch. **46**, 207 (1926). — *Kritschewsky, I. L.* und *A. M. Brussin*, Über die Bedeutung der Thrombozytobarine als Abwehrmittel im Infektionsprozeß. Z. Bakteriol. **120**, 150 (1931). — *Lachmann, P. J., H. J. Müller-Eberhard, H. G. Kunkel* and *F. Paronetto*, The localization of in vivo bound complement in tissue sections. J. Exp. Med. 115, 63 (1962). — *Laveran, A.* et *F. Mesnil*, Recherches morphologiques et expérimentales sur le Trypanosome des rats. (Fr. Lewisi Kent.) Ann. Inst. Pasteur 15, 673 (1901). — *Lay, W. H.* and *V. Nussenzweig*, Receptors for complement on leukocytes. J. Exp. Med. 128, 991 (1968). — *Lay, W. H.* and *V. Nussenzweig*, Ca^{++}-dependent binding of antigen — 19S antibody complexes to macrophages. J. Immunol. 102, 1172 (1969). — *Leupold, F.*, Untersuchungen über Rezidivstämme bei Trypanosomen mit Hilfe des Rieckenberg-Phänomens. Z. Hyg. Infekt. 109, 144 (1929). — *Levaditi, C.*, Sur l'état de la cytase dans le plasma des animaux normaux et des organismes vaccinés contre le Vibrion cholérique. Ann. Inst. Pasteur 15, 894 (1901). — *Nelson, D. S.*, Immune adherence. Advan. Immunol. 3, 131 (1963). — *Nelson, D. S.*, Immune adherence, pp. 222. In: Ciba Found. Symp. Complement Eds.: G. E. W. Wolstenholme and J. Knight. Boston: Little, Brown and Co. (1965). — *Nelson, D. S.* and *R. A. Nelson*, On the mechanism of immune-adherence. I. Differentiation from acid-adhesion of bacteria to erythrocytes. Yale J. Biol. Med. 31, 185 (1959). — *Nelson, R. A.*, The immune-adherence phenomenon. An immunologically specific reaction between microorganisms and erythrocytes leading to enhanced phagocytosis. Science 118, 733 (1953). — *Nelson, R. A.*, The immune-adherence phenomenon. A hypothetical role of erythrocytes in defense against bacteria and viruses. Proc. Roy. Soc. Ned. 49, 55 (1956). — *Nelson, R. A.*, An alternative mechanism for the properdin system. J. Exp. Med. 108, 515 (1958). — *Nelson, R. A.* and *D. S. Nelson*, On the mechanism of immune-adherence. II. Analogy to mixed aggregation of sensitized antigens in the presence of complement, immune adherence with animal platelets. Yale J. Biol. Med. 31, 201 (1959). — *Nelson, R. A.*, Immune-adherence. In: 2nd Intern. Symp. Immunopath. Eds. P. Grabar and P. Miescher, Basel/Stuttgart, Schwabe (1962). — *Nishioka, K.* and *W. D. Linscott*, Components of guinea-pig complement I. Separation of a serum fraction essential for immune hemolysis and immune adherence. J. Exp. Med. 118, 767 (1963). — *Nishioka, K., T. Sekine, H. Okada, M. Mayumi* and *S. Kawachi*, Studies on the mechanism of immune adherence (abstr.). J. Immunol. 102, 1340 (1969). — *Plescia, O. J., K. Amiraian* and *G. Cavallo*, Inhibition of immune hemolysis by proteins and peptides. Fed. Proc. 16, 429 (1957). — *Rieckenberg, H.*, Eine neue Immunitätsreaktion bei experimenteller Trypanosomen-Infektion: Die Blutplättchenprobe. Z. Immunitätsforsch. 26, 53 (1917). — *Roskam, J.*, La fonction antixénique des globulins. Compt. Rend. Soc. Biol. 85, 269 (1921). — *Shulman, N. R.*, Immunoreactions involving platelets. III. Quantitative ispects of platelet agglutination, inhibition of clot retraction, and other reactions caused by the antibody of quinidine purpura. J. Exp. Med. 107, 697 (1958). — *Siqueira, M.* and *R. A. Nelson*, Platelet agglutination by immune complexes and its possible role in hypersensitivity. J. Immunol. 86, 516 (1961). — *Tamura, N.* and *R. A. Nelson*, Three naturally occuring inhibitors of components of complement in guinea-pig and rabbit serum. J. Immunol. 99, 582 (1967). — *Taverne, J.*, Immune-adherence of bacteriophage T_2. Brit. J. exp. Pathol. 38, 377 (1957). — *Turk, J. L.*, Immune-adherence with soluble antigens. Immunology 1, 305 (1958).

c) Immun-Opsonisierung

Unter **Opsonisierung** verstehen wir einen Prozeß, der normalerweise kaum phagozytierbare Partikel für Freßzellen leichter aufnehmbar macht. Er beruht im allgemeinen auf der Anlagerung von Proteinen an das zu fressende Partikel. **Immun**opsonisierung liegt dann vor, wenn Ak an dem Vorgang beteiligt sind. Die Ak-Wirkung beruht, wie wir gleich sehen werden, auf der Aktivierung von C, welches sich an der Oberfläche des opsonisiert werdenden Teilchens anlagert. Opsonisierung ist nur durch Phagozytose zu erkennen. Der Vorgang ist also ein Zusammenspiel von Aktivitäten auf der Oberfläche der zu fressenden Partikel sowie der Freßzellen selbst.

Die besten Freßzellen sind zweifellos die Makrophagen. Sie sind so aktiv, daß man feinere Unterschiede des Opsonisierungsgrades der zu fressenden Partikel mit ihnen nicht erkennen kann. Daher werden für den Nachweis der Opsonisierung heute im allgemeinen gelapptkernige Granulozyten benutzt. Diese Zellen reagieren besonders empfindlich auf die Anwesenheit opsonisierender Faktoren und vermögen daher auch in besonders empfindlicher Weise zwischen verschiedenen Opsonisierungsgraden zu unterscheiden. Man entnimmt die Leukozyten dem strömenden Blut und inkubiert sie unter Standardbedingungen mit den auf Opsonisierung zu testenden Partikeln. Anschließend kann man zur Quantitierung des Ergebnisses entweder die Zahl der Leukozyten mit gefressenen Partikeln in Bezug auf die Leukozyten ohne Phagozytoseaktivität ausdrücken oder man bestimmt die von einer Standardmenge von Leukozyten insgesamt gefressenen Partikel.

Schon den ersten Untersuchern fiel auf, daß die Opsonisierung (*Wright* und *Douglas* 1903) von hitzestabilen Faktoren abhängt (*Neufeld* und *Rimpau* 1904). Zu Opsonisierungsversuchen wurden früher meist Bakterien verwendet und es ist heute allgemein akzeptiert, daß es sich bei den hitzestabilen Faktoren um Ak gegen Determinanten an der Oberfläche der Mikroorganismen handelt (*Ward* und *Enders* 1933; *Rowley* 1962). Solche Ak werden zusammen mit anderen unspezifisch wirkenden Serumproteinen funktionell der Gruppe der „Opsonine" zugerechnet. Die als Opsonin wirkenden Ak gehören beim Menschen den Immunglobulinen der γG-Klasse an (*Berken* und *Benacerraf* 1966; *LoBuglio*, *Cotran* und *Jandl* 1967; *Rabinovitch* 1967). Sie entfalten ihre Wirkung auch, ohne daß die unten zu besprechende C-Fixierung auf der Oberfläche opsonisierter Erythrozyten nachweisbar ist. Möglicherweise beruht der Effekt auf Abdeckung phagozytosehemmender Gruppe auf der Oberfläche bestimmter, durch solche Ak opsonisierter Mikroorganismen. Mit dem Versuchsergebnis ist aber natürlich nicht gesagt, daß die beteiligten Ak unter allen Umständen unfähig gewesen wären, C zu aktivieren. Es könnte sich um ein quantitatives Problem handeln, wobei eine Immunopsonisierung schon durch IgG-Mengen pro Zelloberfläche eintritt, die zur C-Fixierung noch zu gering sind, weil die hierzu notwendige Dublettenbildung der Ak (vgl. A5b) aus statistischen Gründen noch nicht erreicht ist. Tatsächlich erwies sich menschliches IgG unter geeigneten Versuchsbedingungen sogar als besserer Vermittler der C-Opsonisierung als das IgM, worauf weiter unten noch eingegangen wird. Opsonisierung wird ferner auch durch Ak der IgA-Klasse (Übersicht bei *Tomasi* und *Bienenstock* 1968; *Vaermanns* 1970) vermittelt (*Rowley* 1970). Es könnte sich hierbei um eine direkt opsonisierende und somit C-unabhängige Funktion der IgA-Ak handeln (*T. Ishizaka*, *K. Ishizaka*, *Borsos* und *Rapp* 1966; *Adinolfi*, *Mollison*, *Polley* und *Milne* 1966). Jedoch sprechen neuere Befunde (*Götze* 1971) für eine Beteiligung von C über die Nebenschluß-Aktivierung (s. C1e).

Neben den hitzestabilen Faktoren wurde die Phagozytose vieler Bakterien ferner auch durch hitzelabile gefördert. In einer Flut von Publikationen wurde diskutiert, ob diese hitzelabilen Opsonine den sogenannten „natürlichen" Ak oder dem C-System zuzuordnen seien (*Ward* und *Enders* 1933; *Gordon* und *Thompson* 1935; *Ecker* und *Lopez-Castro* 1947; *Nelson* und *Lebrun* 1956; *Jenkin* und *Rowley* 1959; *Jeter*, *McKee* und *Mason* 1961; *Michael*, *Whitby* und *Landy* 1962; *Rowley* und *Jenkin* 1962 u. a.). Auf die in manchen Fällen problematische Eingruppierung opsonisierender Faktoren kann hier nicht eingegangen werden. Der besseren Übersicht wegen sei mit *Hirsch* und *Strauß* (1964) festgestellt, daß wir vier große Klassen von Opsoninen trennen müssen; (a) die oben erwähnten hitzestabilen, spezifischen Ak (b) hitzelabile Serumfaktoren, die im allgemeinen mit dem C-System gleichgesetzt werden (c) hier nicht zu behandelnde hitzelabile, nicht dem C-System zugehörende Opsonine und (d) gewisse basische Proteine mit unspezifischer, Phagozytose-steigernder Wirkung, deren Diskussion ebenfalls über den Rahmen dieser Darstellung hinausginge.

Obwohl heute allgemein akzeptiert ist, daß frisches Normal-Serum (C) im Zusammenwirken mit Ak die Immunopsonisierung bzw. Immunphagozytose verstärkt, läßt sich die relative Bedeutung der C-abhängigen und der C-unabhängigen Mechanismen der Opsonisierung doch noch nicht sicher abschätzen. Als Umriß einer sich entwickelnden Konzeption kann man sich aber vorstellen, daß sich das relative Gewicht der beiden Opsonisierungswege während der verschiedenen Phasen eines Infektionsvorganges verschiebt. Es erscheint vernünftig, anzunehmen, daß in der Frühphase mit beginnender Ak-Bildung die IgM-Ak überwiegen. Von ihnen wissen wir, daß sie zur C-vermittelten Opsonisierung und somit zur Beseitigung der Keime führen. Später, bei Zunahme der Bildung von Ak auch anderen Klassen, könnten dann die C-unabhängigen, z. B. durch IgG- oder IgA-Ak vermittelten Opsonisierungsmechanismen an Gewicht gewinnen. Bei der in unserem Zusammenhang zu besprechenden Immun-Opsonisierung sind nur die C-aktivierenden und -bindenden Ak, und zwar vorwiegend die der IgM-Klasse, beteiligt. Die folgende Darstellung beschränkt sich auf die Ak-vermittelte Opsonisierung durch C.

Die Mitwirkung der hitzelabilen Faktoren war zwar schon lange bekannt (*Wright* und *Douglas* 1903), doch ist eine genauere Abklärung des Opsonisierungs-Vorganges erst kürzlich erfolgt. Die Reaktionsmechanismen der Immunopsonisierung laufen an den verschiedensten Partikeln in gleicher Weise ab. Es hat sich daher als vorteilhaft erwiesen, für Feinanalysen des Opsonisierungsvorganges auf schwierig zu handhabende Bakterien zu verzichten und stattdessen Erythrozyten zu verwenden. Die folgenden Versuche wurden fast ausnahmslos mit Erythrozyten als opsonisiertem Material und gelapptkernigen Granulozyten als Freßzellen durchgeführt.

Im typischen Versuchsansatz werden Hammel-Erythrozyten mit hämolytischem Ak, meist von Kaninchen gegen Forssman-Ag sensibilisiert. Die Ak-Besetzung als solche („EA-Zellen") bewirkt in der verwendeten Konzentration noch keine Opsonisierung. Diese tritt vielmehr erst mit Aktivierung des C-Systems ein. Es zeigte sich bald, daß nicht alle Faktoren der C-Sequenz an dem Vorgang beteiligt waren. Bei vergleichenden Untersuchungen wurden EA-Zellen mit verschieden weit fortgeschrittenen C-Intermediärstufen standardisierten Granulozytensuspensionen angeboten. Wie Tab. 3 zeigt, wurden E zwar auch ohne Ak- oder C-Besetzung phagozytiert, doch war der Vorgang langsam und unzureichend. Auch nach zu-

Tab. 3. Opsonisierungsgrad verschiedener Intermediärprodukte der Komplement-Reaktion. Die optimale Opsonisierung wurde erst mit Anlagerung von C3 erreicht. (Aus: *Nelson* 1962).

Hammelerythrozyten-komplex	% Leukozyten mit phagozytierten Erythrozyten	Zahl der phagozytierten Erythrozyten
E	2	$7,8 \times 10^5$
EA	6	$5,4 \times 10^6$
EAC'1,4	6	$5,2 \times 10^6$
EAC'1,4,2	12	$6,8 \times 10^6$
EAC'1,4,2,3	78	$3,9 \times 10^7$

sätzlicher Anlagerung von C1, C4 oder C2 änderte sich noch nichts Entscheidendes. Erst nach Anlagerung von C3 kam es zur massiven Steigerung der opsonischen Reaktivität (*Gerlings-Petersen* und *Pondman* 1962; *Nelson* 1962). Gemessen mittels menschlicher Blutmonozyten erwies es sich im übrigen nicht als gleichgültig, durch welche Art Ak die zur Opsonisierung führende C-Aktivierung in Gang gesetzt worden war. Wurden EAC142-Zellen unter Vermittlung von γM-Ak präpariert, so waren etwa 1000 oberflächengebundene C3-Moleküle für die Phagozytose notwendig, während EAC142-Komplexe, die mittels IgG präpariert worden waren, nur 100 C3-Moleküle pro Zelle für den gleichen Phagozytoseeffekt brauchten (*Huber, Polley, Linscott, Fudenberg* und *Müller-Eberhard* 1968). Allerdings gelten diese Unterschiede nur für die Phagozytose. Zur Anlagerung von γM- oder γG-sensibilisierten EAC142 an Makrophagen („Rosettenphänomen") wurde eine gleiche Anzahl von etwa je 100 gebundenen C3-Molekülen benötigt.

Lange Zeit schien es, als ob mit der C3-Anlagerung eine optimale Opsonisierung erreicht sei. Neuerdings lassen aber Befunde bei der Opsonisierung von Hefepartikeln durch das Serum eines Kindes mit funktionellem C5-Defekt (vgl. G1g) doch eine Mitwirkung auch von C5 vermuten (*Miller* und *Nilsson* 1970). Dies scheinen Untersuchungen mit Serum aus C5-defekten Mäusen des Stammes B10D2/old line zu bestätigen. Diese Seren waren bei der Opsonisierung von Pneumokokken weniger effektiv als die C-aktiven Seren von Mäusen des B10D2/new line-Stammes. Durch Zugabe von gereinigtem C5 konnte die mangelhafte opsonische Aktivität der Defektseren verbessert werden, wenn auch nicht die Effektivität der Normalseren erreicht wurde (*Shin, Smith* und *Wood* 1969). Es scheint noch zu früh, diese Beobachtungen generell auf die Immunopsonisierung zu übertragen. Man wird wohl zunächst an der entscheidenden Bedeutung des C3-Schrittes festhalten müssen.

Die opsonisierende Funktion von C3 ließ sich von der hämolytischen trennen (siehe Abb. 8). Zellen, deren aktive C142-Komplexe zur Anlagerung von C3

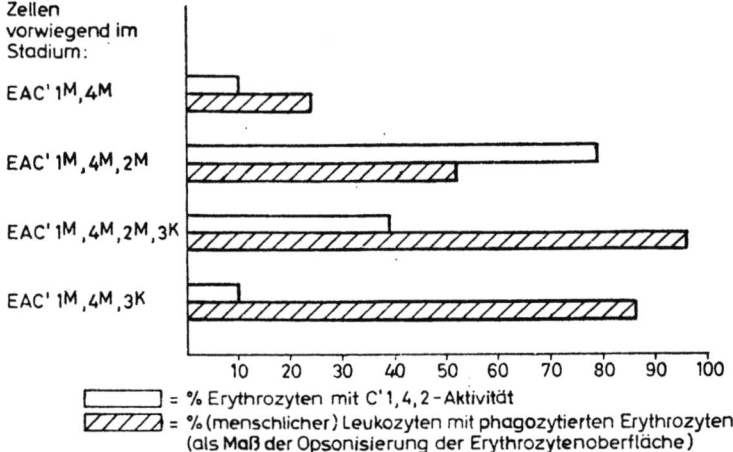

Abb. 8. Der Grad der Opsonisierung wird entscheidend durch C3 beeinflußt. Nach Zerfall der hämolytischen C2-Aktivität (unterste Doppelkolonne) ist auch C3 hämolytisch unwirksam, doch bleibt sein opsonisierender Einfluß erhalten. EAC14- und EAC142-Komplex mit Meerschweinchen-C, EAC1423 durch Reaktion von EAC142 mit Defektkaninchenserum in Gegenwart von EDTA. Nachweis von C3 an der Zelle durch Immunadhärenz. (Aus: *Rother* 1967)

geführt hatten, blieben auch dann noch opsonisiert, wenn die zur Hämolyse notwendige Aktivität der C2-Zwischenstufe wieder zerfallen war (*Rother* 1967).

Die mittels Erythrozyten erarbeiteten Resultate über die opsonisierende Funktion von C3 wurden verschiedentlich an Bakterien überprüft und sind in jedem Falle bestätigt worden. Ak-besetzte *Salmonella typhimurium* (*Stiffel, Biozzi, Mouton, Bouthillier* und *Decreusefond* 1964) oder *Escherichia coli* (*Glynn* und *Medhurst* 1967) waren erst nach Reaktion mit C1, C4, C2 und C3 — und zwar dann optimal — opsonisiert. Selbst an bekapselten und unbekapselten Pneumokokken wurden ähnliche Befunde erhoben (*Smith* und *Wood* 1969). Ein weiterer Hinweis auf die C3-Vermittlung ist die Tatsache, daß der zur optimalen Opsonisierung führende Serumfaktor durch Zymosan (s. C1d) oder durch gereinigten Faktor aus Kobragift (s. C1b) beseitigt werden konnte. Zugabe von gereinigtem C3 stellte die Opsonisierungsfähigkeit der Seren wieder her. Der Opsonisierungsvorgang selbst verbrauchte große Mengen von C3 (*Shin, Smith* und *Wood* 1969).

Wir wissen so gut wie nichts über die Natur der Veränderungen, die durch die Opsonisierung bewirkt werden. Viele Berührungspunkte finden sich mit der IA-Reaktion (s. F4b), so daß es nicht überrascht, wenn sie ohne nähere Prüfung vielfach als funktionelle Vorstufe der Phagozytose angesehen worden ist. Solche Vorstellungen ließen sich z. B. durch enzymchemische Beobachtungen an opsonisierten Zellen stützen, wie sie in ähnlicher Weise oben bei der Diskussion der IA-Reaktion beschrieben und kritisiert wurden. Pneumokokken (*Diplococcus pneumoniae*, Typ II), die durch Ak-vermittelte C-Reaktion optimal opsonisiert waren (PAC1423), wurden dennoch nicht phagozytiert, wenn dem Suspensionsmilieu Glycil-Tyrosin oder Glycil-Leucil-Tyrosin zugegeben wurde (*Johnston, Klemperer, Alper* und *Rosen* 1969). Die Hemmung deutet auf eine Peptidaseaktivität hin, die mit der Qualität der Opsonisierung assoziiert sein muß und für die Phagozytose erforderlich zu sein scheint, ähnlich also, wie dies von anderen Autoren in Verbindung mit der IA-Wirkung von fixiertem C3 bereits beschrieben wurde (*Basch* 1965; *Cooper* und *Becker* 1967; *Cooper* und *Müller-Eberhard* 1967). Letztlich gehen aber alle diese Vorstellungen über Vermutungen nicht hinaus und auch für die häufig diskutierten hypothetischen Ladungsänderungen sind stützende experimentelle Befunde bisher nicht erbracht worden. Bei dieser letzteren Vorstellung wird die Opsonisierung auf Ladungsveränderungen zurückgeführt, die nicht einmal das ganze opsonisierte Partikel umfassen müssen, sondern auch punktuell auf umschriebene Oberflächenbezirke beschränkt sein könnten.

Die Wirksamkeit der C3-Opsonisierung, gemessen an EAC1423 und Meerschweinchengranulozyten, wird außerdem von Serumfaktoren beeinflußt, die nicht mit C-Faktoren identisch sind (*Gigli* und *Nelson* 1968). Opsonisierung und die mit ihr assoziierte Peptidaseaktivität wurden durch zwei hitzelabile Kofaktoren verstärkt. Einer der Faktoren war dialysierbar, der andere ein Pseudoglobulin mit den Wanderungseigenschaften von β-Globulin und einer Sedimentationskonstanten von 5—6 Svedbergeinheiten. Die Wirkung der Faktoren schien auf einer stabilisierenden Wirkung gegenüber der Peptidaseaktivität zu beruhen, die durch diese Faktoren vor der Inaktivierung durch andere Enzyme geschützt wurde (*Johnston, Klemperer, Alper* und *Rosen* 1969).

Was auch immer im einzelnen auf der Oberfläche der opsonisierten Partikel durch den Opsonisierungsvorgang bewirkt werden mag, so befähigt er jedenfalls das betreffende Korpuskel, mit speziellen Rezeptoren der Freßzellen zu reagieren. Auch hier zeigen sich Parallelen zur Immunadhärenz, von der die Opsonisierung in der Tat kaum abzugrenzen ist. Rezeptoren für das aktivierte und zellständig gewordene C3 besitzen menschliche Granulozyten und Monozyten. Bei näherer Prüfung erwiesen sich die Rezeptoren der Monozyten insofern spezifisch auf C3 eingestellt, als sie EAC1423, nicht aber EAC1, EAC14 oder EAC142 erkannten. Die Zugabe von C5, C6 oder C7 zu EAC1423 vermochte die Anlagerung an die Monozyten nicht mehr zu steigern (*Huber, Polley, Linscott, Fudenberg* und *Müller-Eberhard* 1968). Die C-Rezeptoren ähnelten im übrigen wiederum den von *Nelson* (1965) bei der Immunadhärenz beschriebenen C3-Rezeptoren von Meerschweinchengranulozyten und -makrophagen. Die auf die C3-vermittelte Opsonisierung ansprechenden Rezeptoren sind nicht die gleichen, wie diejenigen, die auf die „direkte" Opsonisierung durch Ak der IgG-Klasse ansprechen. Während erstere durch die Einwirkung von Trypsin (0,1 %ig; 15 Minuten; 37° C) zerstört wurden, widerstanden die 7S-Rezeptoren einer solchen Behandlung (*Lay* und *Nussenzweig* 1968; *Huber, Polley, Linscott, Fudenberg* und *Müller-Eberhard* 1968).

Über die **Biochemie der Phagozytose** und insbesondere über den Informationsfluß vom opsonisierten Partikel hin zur Freßzelle, der diese dann veranlaßt, die angehefteten Teilchen zu phagozytieren, ist wenig bekannt. Die Blockierbarkeit des Verschlingungsvorganges durch Phosphonatester deutet darauf hin, daß auch hierbei esterolytische Enzyme beteiligt sind. Wurden gelapptkernige Leukozyten von Meerschweinchen mit p-Nitrophenyl-Äthyl-Phosphonatester oder ähnlichen Phosphonatestern präinkubiert, so blieb nachfolgend die Phagozytose von sensibilisierten und mit C beladenen Schaferythrozyten (EAC1423) aus. Die Hemmung der Phagozytosefähigkeit war irreversibel. Sie war abhängig von der Temperatur und dem pH des Reaktionsmediums, sowie proportional der Menge angebotener Phosphonatester und der Dauer ihrer Einwirkung auf die gelapptkernigen Leukozyten. Die Befunde deuten auf eine Serinesterase hin, die als „Phagozytoseenzym" fungiert. Das in aktivierter Form vorliegende Enzym war nicht sicher zu lokalisieren, mußte sich aber entweder im Leukozyten oder an dessen Oberfläche befinden (*Pearlman, Ward* und *Becker* 1969). Seine Wirksamkeit schien sich auf den Freßvorgang insofern zu beschränken, als der vorausgehende Anlagerungsprozeß durch Phosphonatester nicht beeinflußt wurde.

Das **intrazelluläre Schicksal** von phagozytiertem Material hängt sowohl vom Substrat selbst (anorganisches oder organisches Material, belebt oder unbelebt) als auch von fermentativen Aktivitäten des Phagozyten ab (Übersichten bei *Rowley* 1962; *Cohn* und *Hirsch* 1965; *Schultz* 1970; *Stuart* 1970). Besonderes Interesse beansprucht in unserem Zusammenhang das intrazelluläre Schicksal infektiöser Mikroorganismen.

Es sieht so aus, als ob eine Kette biochemischer Reaktionen, die schließlich zum Tod phagozytierter Keime führen kann, bei allen untersuchten Arten von phagozytierenden Zellen schon mit dem Freßvorgang selbst in Gang gesetzt wird. Mit der Phagozytose setzte eine signifikante Beschleunigung des Stoffwechsels, unter anderem meßbar am O_2-Verbrauch, ein. Zusammen mit dem gesteigerten O_2-Verbrauch steigerte sich auch die Aktivität des Hexosemonophosphat-shunts (*Sbarra* und *Karnovsky* 1959) und mit ihr die antibakterielle Aktivität der Phagozyten (*Selvaraj* und *Sbarra* 1966). Reduziertes Nicotinamid-adenin-dinucleotid-phosphat (NADPH), das während der Aktivitätssteigerung des Hexosemonophosphat-shunts anfiel, wurde entweder von Glutathionreduktase (*Strauss, Paul, Jacobs* und *Sbarra* 1969) oder aber in Gegenwart von molekularem Sauerstoff durch NADPH-Oxidase oxidiert, wodurch H_2O_2 entstand (*Iyer* und *Quastel* 1963; *Rossi* und *Zatti* 1964). Die Peroxidbildung wurde in gelapptkernigen Granulozyten von Mensch, Meerschweinchen und Ratte sowie in Makrophagen der Maus beobachtet (*Sbarra, Paul, Strauss* und *Jacobs* 1970). Das H_2O_2 bildete wiederum zusammen mit Myeloperoxidase und einem Halogen einen Komplex, der zur Abtötung von Mikroorganismen führte (*McRipley* und *Sbarra* 1967; *Klebanoff* 1968). Der bakterizide Effekt konnte durch Chlorid-Ionen noch gesteigert werden und lief über eine Desaminierung und Decarboxylierung von Aminosäuren (*Strauss, Paul, Jacobs* und *Sbarra* 1970). Hierdurch entstanden neben Ammoniak und Kohlendioxid Aldehyde, deren bakterizide Wirkung bekannt ist (*Wilson* und *Miles* 1964) und die somit als das letztlich entscheidende intrazelluläre abtötende Agens anzusehen sind. Als mögliche Quelle für die Aminosäuren oder andere Substrate (Fettsäuren) kommt die Bakterienoberfläche selbst in Frage (*Sbarra, Paul, Strauss* und *Jacobs* 1970).

Nun müssen phagozytierte Keime nicht in jedem Fall intrazellulär abgetötet werden. Manche Keime wie z. B. Tuberkelbakterien sind dafür bekannt, sich in Granulozyten sogar weiter zu vermehren und auch sensible Keime können unter Umständen den Freßvorgang überleben. Was solche Bakterien befähigt, weiterzuleben, bzw. die Phagozyten daran hindert, sie abzutöten, ist unklar. Möglicherweise spielen die Kapsel-Ag der Bakterien eine Rolle (*Howard* und *Glynn* 1971), was im Zusammenhang mit der Bakterizidie (vgl. F9a und H1) diskutiert wird.

Auch Serumfaktoren scheinen an der intrazellulären Bakterizidie beteiligt zu sein. *Escherichia coli*, aufgeschwemmt in Medium 199, wurden von Peritonealmakrophagen aus Mäusen zwar gefressen, aber in den Phagozyten nicht abgetötet. Die Bakterien vermehrten sich intrazellulär. Wurden jedoch die gleichen Keime in Gegenwart von hitzeinaktiviertem normalem Pferdeserum angeboten, so wurden sie nicht nur schneller phagozytiert, sondern intrazellulär auch abgetötet (*Rowley* 1958). Die mögliche Rolle von Serumopsoninen bei der intrazellulären Bakterizidie wurde von *Jenkin* (1963) mittels einer geistvollen Versuchsanordnung näher analysiert. *Salmonella typhimurium* wurden in Gegenwart normalen Mäuseserums von Peritonealmakrophagen der Maus phagozytiert und in den Zellen auch getötet. Wurde aber statt des normalen Mäuseserums ein Serum verwendet, welches zunächst mit *S. typhimurium* absorbiert worden war, so blieben Phagozytose und intrazelluläre Abtötung aus. Das absorbierte Serum enthielt aber noch opsonisierende Aktivität gegenüber P22-Phagen. Wurden solche Phagen auf die Oberfläche von *S. typhimurium* gebracht, so konnte das Serum mit der Opsonisierung der zellgebundenen Phagen auch die Phagozytose der Bakterienzellen selbst bewirken. Die mittels Phagenopsonisierung in den Phagozyten gelangten *S. typhimurium* wurden aber nun intrazellulär nicht abgetötet, sondern vermehrten sich im Phagozyten (*Jenkin* 1963).

Neuere Befunde scheinen den Verdacht (*Glynn* und *Medhurst* 1967; *Medhurst* und *Glynn* 1970) weiter zu bestärken, daß es sich bei den intrazellulär wirksamen Faktoren um Ak-aktiviertes Serum-C handeln könnte. Zur weiteren Klärung dieser Frage verwendeten *Menzel* und *Rother* (1970) C-resistente Bakterien, an deren mit Ak besetzter Oberfläche die C-Sequenz zwar abläuft. Die Bakterien werden im Bakterizidie-Test (s. F9a) aber nicht getötet. Coli-Bakterien des C-resistenten 08K27minus-Stammes wurden nach Behandlung mit den ersten fünf Komponenten des C-Systems — wie zu erwarten — rasch phagozytiert und auch intrazellulär abgetötet. Bei gleicher Phagozytoserate war aber das Tempo der intrazellulären Abtötung (siehe Abb. 9) wesentlich schneller, wenn die gleichen C-resistenten Keime vor der Phagozytose nicht nur mit C1—C5 (in Form von C-6-defektem Kaninchenserum), sondern mit allen C-Komponenten (in Form von Kaninchen-Vollserum) behandelt worden waren (*Menzel* und *Rother* 1970; *Menzel* 1971). Es ist zur Zeit

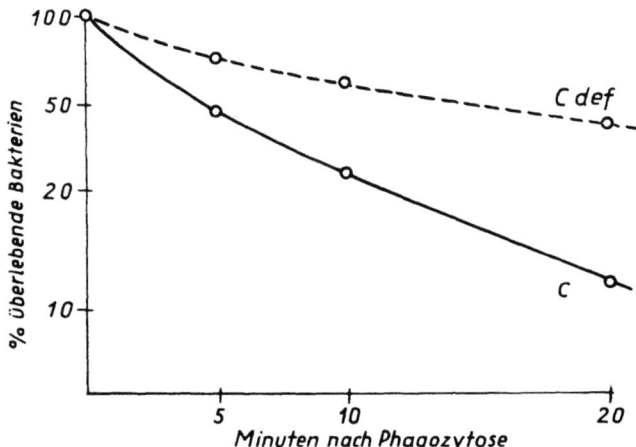

Abb. 9. Intrazelluläre Tötung von *E. coli* 08:*K* durch Granulozyten. Durchgezogene Linie: *E. coli*, die vor der Phagozytose mit Vollkomplement opsonisiert waren. Punktierte Linie: *E. coli*, die mit C6-defektem Serum opsonisiert waren. (Aus: *Menzel* 1971)

nicht erkenntlich, worauf dieser Befund beruhen könnte. Da die verwendeten Keime C-resistent waren, ist auch an die Möglichkeit zu denken, daß die mit Voll-C behandelten *E. coli* durch die C-Aktivität selbst gar nicht beeinflußt wurden. Sie könnten vielmehr eine membranschädigende Aktivität in den Phagozyten mit eingeschleust haben. Diese Aktivität könnte dann gegenüber der umschließenden Phagosomenmembran wirksam geworden sein, wodurch wiederum das zelleigene bakterizide System die Keime leichter erreicht haben könnte.

Im lebenden Organismus wird das Verschwinden von Fremdmaterial aus der Zirkulation als **Clearance** bezeichnet. Die Beseitigung der Partikel erfolgt durch Phagozytose und zwar fast ausschließlich durch die gewebsständigen Makrophagen in Leber und Milz. Schnell aus der Blutbahn entferntes Material (gut opsonisiertes) wird vorwiegend in der Leber und langsamer beseitigtes Material vorwiegend in der Milz wiedergefunden (*Benacerraf, Sebestyen* und *Schlossman* 1959). Während Qualität und Quantität von Opsonisierung und Phagozytose *in vitro* durch Beobachtung der Phagozyten direkt verfolgt werden können, ist die im lebenden Tier erfolgende Phagozytose auf indirekte Messungen angewiesen. Man mißt die Geschwindigkeit, mit der solches Material aus der Zirkulation entfernt wird. Die Clearance-Rate hängt neben dem Opsonisierungsgrad auch von der allgemeinen Phagozytose-Fähigkeit der betreffenden Spezies ab (*Benacerraf, Sebestyen* und *Schlossman* 1959; *Benacerraf* und *Miescher* 1960; *Biozzi* und *Stiffel* 1962; *Spiegelberg, Miescher* und *Benacerraf* 1963).

Ähnlich wie bei den *in vitro*-Beobachtungen haben die leicht zu handhabenden Erythrozyten auch bei *in vivo*-Studien der Opsonisierung andere Partikel und insbesondere Bakterien weitgehend in den Hintergrund gedrängt. Mit Hilfe von Erythrozyten konnte gesichert werden, daß die für die Opsonisierung *in vitro* erarbeiteten Regeln sinngemäß auch bei der Clearance gelten. Zunächst bestätigte sich die opsonisierende Wirkung von Ak. Nur von den durch Ak vermittelten und infolgedessen als **Immunclearance** bezeichneten Vorgängen soll im folgenden die Rede sein. Während nichtsensibilisierte Ratten-Erythrozyten nur langsam aus der Zirkulation von Mäusen entfernt wurden (Abb. 10), nahm die Elimina-

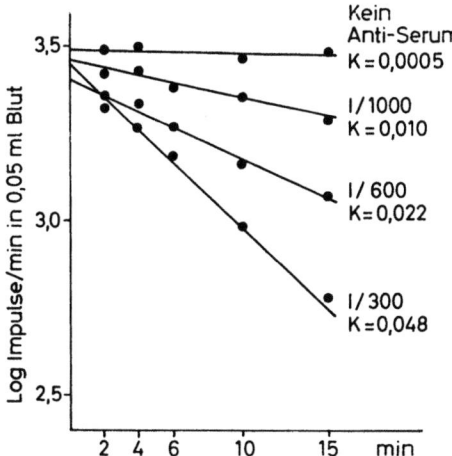

Abb. 10. Je mehr Antikörper auf einer Zelle, desto schneller die Clearance. Die Kurven geben die Menge radiochrommarkierter Rattenerythrozyten in Blutproben zu verschiedenen Zeitpunkten nach i. v. Injektion in Mäuse wieder. Die Brüche bezeichnen die Antiserum- (von Kaninchen) Verdünnung, mit der die Erythrozyten vor der Injektion inkubiert wurden. Die K-Werte sind aus den Kurven errechnete Clearance-Konstanten. (Aus: *Spiegelberg, Miescher* und *Benacerraf* 1963)

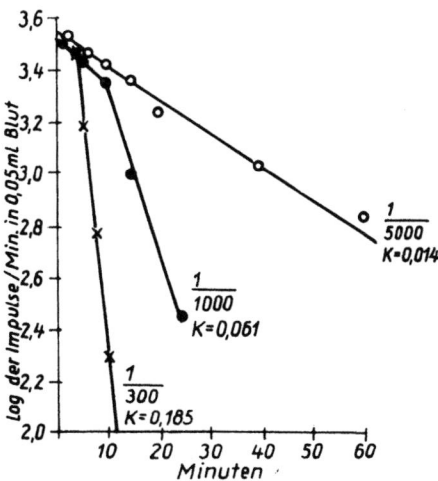

Abb. 11. Clearance von *E. coli* aus der Blutzirkulation von Mäusen. Antiserum (0,5 ml) aus Hühnern gegen *E. coli* wurde in verschiedenen Konzentrationen intravenös in Mäuse injiziert und nachfolgend eine Standarddosis von ^{32}P-markierten *E. coli* (10^9/100 g) gegeben (*Benacerraf, Sebestyen* und *Schlossman* 1959). Die Geschwindigkeit der Clearance ist abhängig von der Ak-Konzentration. Auffällig ist die von der Ak-Konzentration abhängige verzögerte Initialphase (bis zu 15 Minuten). Sie wurde in Zusammenhang gebracht mit dem Zeitraum, den die C-Reaktion bis zur Erreichung des opsonischen Effektes benötigte. (Nach *Benacerraf* und *Miescher* 1960)

tions-Geschwindigkeit mit steigender Ak-Besetzung der Zellen zu (*Spiegelberg, Miescher* und *Benacerraf* 1963). Mit Ak-Besetzung des injizierten Materials aber ist die höchstmögliche Clearance-Rate noch nicht erreicht. Wurden Ak-besetzte

E. coli intravenös in Mäuse injiziert und der Schwund aus der Zirkulation mit kinetischer Methodik verfolgt, so ließ sich eine Anfangsphase mit nur träger Entfernung aus der Zirkulation erkennen (Abb. 11), der nach wenigen Minuten eine zweite Phase mit sehr viel schnellerer Beseitigung folgte. Die träge Initialphase wurde mit dem Zeitraum in Zusammenhang gebracht, der zur C-Reaktion an der Ak-besetzten Zelloberfläche notwendig ist (*Benacerraf* und *Miescher* 1960). Wurden nämlich sensibilisierte Zellen vor ihrer i. v.-Injektion noch *in vitro* mit C behandelt, so blieb die verzögerte Initialphase aus. Die Zellen wurden sofort mit der sonst erst in der zweiten Phase erreichten Geschwindigkeit eliminiert (*Benacerraf* und *Miescher* 1960). Die Abhängigkeit vom C-System ließ sich auch durch Dekomplementierungsversuche nachweisen. Nach Beseitigung zirkulierender C-Aktivität durch Injektion von aggregiertem γ-Globulin wiesen Mäuse eine nur sehr träge Immunclearance gegenüber Rattenerythrozyten oder *E. coli* auf. Die Clearance-Rate konnte aber derjenigen von normalen Mäusen angeglichen werden, wenn in gleicher Weise behandelte Tiere Rattenerythrozyten oder *E. coli* injiziert erhielten, die vorher mit Ak und C inkubiert worden waren (*Spiegelberg, Miescher* und *Benacerraf* 1963). Es ist nicht erwiesen, welcher der Intermediärschritte der C-Reaktion für die optimale Immun-Clearance verantwortlich ist. In Analogie zu den *in vitro*-Beobachtungen scheint es aber berechtigt, dies dem C3-Schritt zuzuschreiben. Über C3 hinausgehende Komponenten sind jedenfalls nicht beteiligt. B10D2/old line-Mäuse, denen C5 fehlt (s. G2b), wiesen gegenüber C-empfindlichen und C-resistenten Stämmen von *E. coli* die gleiche Effizienz der Immunclearance auf wie die coisogenen aber C-aktiven Mäuse des B10D2/new line-Stammes (*Medhurst* und *Glynn* 1970), und auch bei den C6-defekten Kaninchen des Freiburg-Stammes (vgl. G2c) lief die Clearance Ak-besetzter *S. typhi* 0901 mit der gleichen Geschwindigkeit ab (Abb. 12) wie bei Vergleichstieren, die über die Aktivität des gesamten lytischen C-Systems verfügten (*K. Rother* und *U. Rother* 1965).

Immunadhärenz, Immunopsonisierung, Phagozytose und Bakterizidie ergänzen sich bei der **Abwehr von Infektionen** und werden daher in einem besonderen Kapitel (H1) im Zusammenhang besprochen.

Die Bedeutung der Immunopsonisierung und der Phagozytose könnte noch über die Mitwirkung bei der Infektabwehr hinausgehen. Während die Aufgabe der Immunglobuline (Ak und C) als „recognition factors" (*Boyden* 1963) für die Erkennung fremden Materials offensichtlich ist, werden ähnliche Mechanismen auch für die Erkennung und **Beseitigung körpereigener, alternder oder nekrotischer Zellen** diskutiert. Immunologische Überwachungsmechanismen gegenüber dem eigenen Organismus könnten möglicherweise die Grundlage der Erhaltung der Identität des Organismus sein. Eine solche biologische Funktion würde alle anderen mit der Immunphagozytose verknüpften Aufgaben an Bedeutung überragen. Die auch als „Staubsaugerfunktion" gegenüber veränderten körpereigenen Zellen bezeichnete immunologische Überwachung ist besonders von *Boyden* (1963) herausgestellt und diskutiert worden. Alterierte — verletzte, gealterte oder karzinomatöse — körpereigene Zellen könnten durch die Veränderung als fremd empfunden und somit immunogen werden oder sie könnten normalerweise serologisch nicht disponibles Zellmaterial in die Zirkulation entlassen, wodurch es ebenfalls als „nicht-selbst" empfunden werden könnte. In beiden Fällen könnte eine Immunisierung gegen das zum Antigen gewordene Material ausgelöst werden. Die Auto-Ak könnten dann zur Opsonisierung der betroffenen Zellen führen und dadurch zu ihrer Erkennung durch Freßzellen mit folgender Phagozytose und schließlicher Eliminierung.

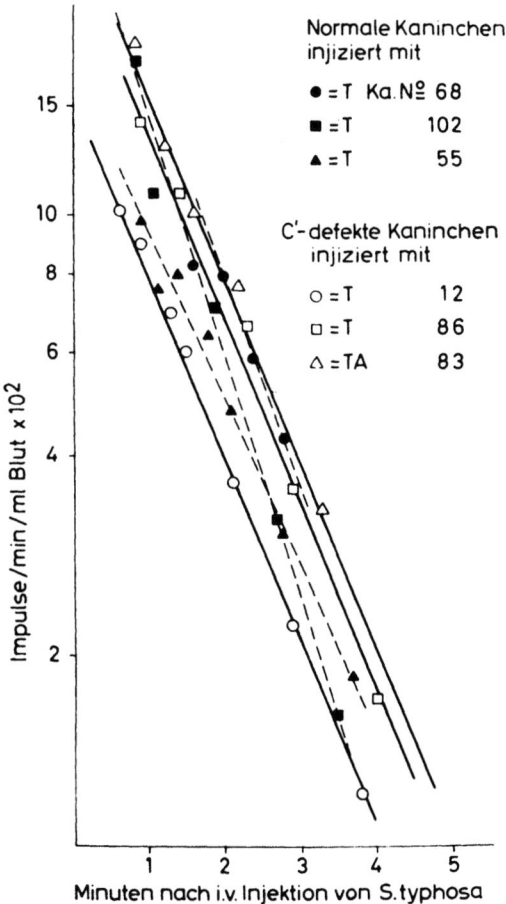

Abb. 12. Der C6-Defekt bleibt ohne Einfluß auf die Clearance von *S. typhi*. Die Kurven geben die Menge zirkulierender radiojodmarkierter Keime zu verschiedenen Zeitpunkten nach i. v. Injektion wieder. Die Nummern bezeichnen die Versuchstiere. T = unsensibilisierte *S. typhi* wurden injiziert; TA = *S. typhi* wurden vor der Injektion mit Antikörpern inkubiert. Letzteres blieb ohne Einfluß auf die Clearance. Alle Tiere hatten zirkulierende Anti-*S. typhi*-Antikörper, wenn auch z. T. mit sehr niederen Agglutinationstitern. (Aus: *Rother, K.* und *Rother, U.* 1965)

Diese Vorstellungen würden Autoimmunisierung und Autophagozytose als physiologische Aufräumvorgänge erscheinen lassen. Sie wurden daher von *Boyden* (1963) konsequenterweise auch für andere Überwachungsvorgänge postuliert. Würde man die Vorstellungen von der Aufräumfunktion akzeptieren, so wäre nicht einzusehen, warum nicht auch **Verletzungs- oder Verbrennungsgebiete** u. a. in ähnlicher Weise selektiv von lädiertem Material gesäubert werden sollten. Würde z. B. die Haut verbrannt, so könnte dies zur Alterierung der betroffenen Gewebsproteine führen oder zur Freisetzung sonst zellinternen Materials mit allen Folgen wie oben beschrieben. Lokale Auto-Immunreaktionen könnten dann zur chemotaktischen Attraktion von Granulozyten (vgl. F4i; F5c; F7) und schließlich zur Säuberung des Gebietes durch Phagozytose führen (*Boyden* 1963). So vage diese Vorstellungen heute auch klingen mögen, so ließ sich das grundlegende Prinzip doch bereits experimentell sichern. Die Phagozytose körpereigener menschlicher Zellen durch Makrophagen wurde an alternden Erythrozyten, geschädigten Lymphozyten und gelapptkernigen Granulozyten beobachtet (*Boyden* 1963).

Die Konzeption schließt natürlich die Wirksamkeit auch anderer, ohne Ak oder C-Beteiligung funktionierender Markierungs-Systeme nicht aus. Kürzlich sind humorale „recognition factors" beschrieben worden (*Pisano, DiLuzio* und *Salky* 1970), die eine elektrophoretische Wanderungsgeschwindigkeit wie α2-Globuline hatten und in andere bisher bekannte Systeme nicht einzuordnen waren. Sie besaßen die Fähigkeit, innerhalb eines Organismus Materialien der Qualität „selbst", „verändertes selbst" und „nicht-selbst" zu differenzieren und die letzteren beiden für Makrophagen kenntlich zu machen. Diese „recognition factors" wären somit ähnlich wie die oben diskutierten hypothetischen Auto-Ak als Opsonine anzusehen, die empfindlich genug sind, die Differenz zwischen normaler und canceröser Zelle zu erkennen.

Literatur

Adinolfi, M., P. L. Mollison, M. Polley and *C. M. Milne*, Serological properties of γA antibodies to *Escherichia coli* present in human colostrum. Immunology 10, 517 (1966). — *Basch, R. S.*, Inhibition of the third component of the complement system by derivatives of aromatic amino acids. J. Immunol. 94, 629 (1965). — *Benacerraf, B., M. M. Sebestyen* and *S. Schlossman*, A quantitative study of the kinetics of blood clearance of P32 labelled *Escherichia coli* and *Staphylococci* by the reticulo endothelial system. J. Exp. Med. 110, 27 (1959). — *Benacerraf, B.* and *P. Miescher*, Bacterial phagocytosis by the reticulo endothelial system in vivo under different immune conditions. Ann. N. Y. Acad. Sci. 88, 184 (1960). — *Berken, A.* and *B. Benacerraf*, Properties of antibodies cytophilic for macrophages. J. Exp. Med. 123, 119 (1966). — *Biozzi, G.* and *C. Stiffel*, Role of normal and immune opsonins in the phagocytosis of bacteria and erythrocytes by the reticuloendothelial cells. Eds.: Grabar P. and P. Miescher; In: 2nd Int. Symp. on Immunopathologie, p. 249 (Basel-Stuttgart 1962). — *Boyden, S. V.*, Cellular recognition of foreign matter. Int. Rev. exp. Path. 2, 311 (1963). — *Cohn, Z. A.* and *J. G. Hirsch*, Phagocytic cells. Eds.: R. J. Dubos, J. G. Hirsch; In: Bacterial and mycotic infections of man. p. 215 (Philadelphia 1965). — *Cooper, N. R.* and *H. J. Müller-Eberhard*, Quantitative relation between peptidase activity and the cell bound second (C2), third (C3) and fourth (C4) components of human complement (C). Fed. Proc. 26, 361 (1967). — *Cooper, N. R.* and *E. L. Becker*, Complement associated peptidase activity of guinea pig serum. I. Role of complement components. J. Immunol. 98, 119 (1967). — *Ecker, E. E.* and *G. Lopez-Castro*, Complement and opsonic activities of fresh human sera. J. Immunol. 55, 169 (1947). — *Gerlings-Petersen, B. T.* and *K. W. Pondman*, Erythrophagocytosis: A study of the antigen-antibody-complement reaction. Vox sang. 7, 655 (1962). — *Gigli, I.* and *R. A. Nelson*, Complement dependent immune phagocytosis. I. Requirements for C1, C4, C2, C3. Exp. Cell. Res. 51, 45 (1968). — *Glynn, A. A.* and *F. A. Medhurst*, Possible extracellular and intracellular bactericidal actions of mouse complement. Nature 213, 608 (1967). — *Götze, O.* and *H. J. Müller-Eberhard*, Lysis of erythrocytes by complement in the absence of antibody. J. Exp. Med. 132, 898 (1970). — *Götze, O.*, Persönliche Mitteilung. (1971). — *Gordon, J.* and *F. C. Thompson*, The relationship between the complement and opsonin of normal serum. Brit. J. exp. Path. 16, 101 (1935). — *Hirsch, J. G.* and *B. Strauss*, Studies on heat-labile opsonin in rabbit serum. J. Immunol. 92, 145 (1964). — *Howard, C. J.* and *A. A. Glynn*, The virulence for mice of strains of *Escherichia coli* related to the effects of K antigens on their resistance to phagocytosis and killing by complement. Immunology 20, 767 (1971). — *Huber, H., M. J. Polley, W. D. Linscott, H. H. Fudenberg* and *H. J. Müller-Eberhard*, Human monocytes: distinct receptor sites for the third component of complement and for immunoglobulin G. Science 162, 1281 (1968). — *Ishizaka, T., K. Ishizaka, T. Borsos* and

H. J. Rapp, C1 fixation by human isoagglutinins: fixation of C1 by γG and γM but not by γA antibody. J. Immunol. 97, 716 (1966). — *Iyer, G. Y. N.* and *J. H. Quastel*, NADPH and NADP oxidation by guinea pig polymorphonuclear leukocytes. Can. J. Biochem. Physiol. 41, 427 (1963). — *Jenkin, C. R.*, The effect of opsonins on the intracellular survival of bacteria. Brit. J. exp. Path. 44, 47 (1963). — *Jenkin, C. R.* and *D. Rowley*, Opsonins as determinants of survival in intraperitoneal infections in mice. Nature 184, 474 (1959). — *Jeter, W. S., A. P. McKee* and *R. J. Mason*, Inhibition of immune phagocytosis of *Diplococcus pneumoniae* by human neutrophils with antibody against complement. J. Immunol. 86, 386 (1961). — *Johnston, R. B., M. R. Klemperer, C. A. Alper* and *F. S. Rosen*, The enhancement of bacterial phagocytosis by serum. The role of complement components and two cofactors. J. Exp. Med. 129, 1275 (1969) — *Klebanoff, S. J.*, Myeloperoxidase-halide-hydrogen peroxide antibacterial system. J. Bacteriol. 95, 2131 (1968). — *Lay, W. H.* and *V. Nussenzweig*, Receptors for complement on leukocytes. J. Exp. Med. 128, 991 (1968). — *Lo Buglio, A. F., R. S. Cotran* and *J. H. Jandl*, Red cells coated with immunoglobulin G: Binding and sphering by mononuclear cells in man. Science 158, 1582 (1967). — *McRipley, R. J.* and *A. J. Sbarra*, The role of the phagocyte in host-parasite interactions. XII. Hydrogen peroxide-myeloperoxidase bactericidal system in the phagocyte. J. Bacteriol. 94, 1425 (1967). — *Medhurst, F.* and *A. A. Glynn*, In vivo bactericidal activity of mouse complement against *Escherichia coli*. Brit. J. exp. Path. 51, 498 (1970). — *Menzel, J.*, Possible participation of serum-complement in the intracellular killing of E. coli. Advan. Exp. Med. Biol. (im Druck) (1971). — *Menzel, J.* and *K. Rother*, Participation of serum complement in the intracellular killing of *E. coli* 08K27. Abstracts RES meeting, Freiburg, Germany (1970). — *Michael, J. G., I. L. Whitby* and *M. Landy*, Studies on natural antibodies to gram-negative bacteria. J. Exp. Med. 115, 131 (1962). — *Miller, M. E.* and *U. R. Nilsson*, A familial deficiency of the phagocytosis enhancing activity of serum related to a dysfunction of the fifth component of complement (C5). N. Eng. J. Med. 282, 354 (1970). — *Nelson, D. S.*, Immune-adherence. Eds.: Wolstenholme, G. E. W. and J. Knight; In: Ciba Found. Symp. Complement, p. 222 (Boston 1965). — *Nelson, R. A.*, Immune-adherence. Eds.: *Grabar P.* and *P. Miescher*; In: 2nd. Int. Symp. on Immunopathology, p. 245 (Basel-Stuttgart 1962). — *Nelson, R. A.* and *J. Lebrun*, The requirement for antibody and complement for in vitro phagocytosis of starch granules. J. Hyg. 54, 8 (1956). — *Neufeld, F.* und *W. Rimpau*, Über die Antikörper des Streptokokken- und Pneumokokken-Immunserums. Dtsch. Med. Wschr. 30, 1458 (1904). — *Pearlman, D. S., P. A. Ward* and *E. A. Becker*, The requirement of serine esterase function in complement-dependent erythrophagocytosis. J. Exp. Med. 130, 745 (1969). — *Pisano, J. C., N. R. Di Lucio* and *N. K. Salky*, Absence of macrophage humoral recognition factor(s) in patients with carcinoma. J. Lab. clin. Med. 76, 141 (1970). — *Rabinovitch, M.*, Studies on the immunoglobulins which stimulate the ingestion of glutaraldehyde-treated red cells attached to macrophages. J. Immunol. 99, 1115 (1967). — *Rossi, F.* and *M. Zatti*, Change in the metabolic pattern of polymorphonuclear leukocytes during phagocytosis. Brit. J. exp. Path. 45, 548 (1964). — *Rother, K.*, Serumkomplement als möglicher Resistenzfaktor: Opsonisierung und Bakterizidie. Eds.: G. Mössner und R. Thomsson; In: Infektionskrankheiten, S. 329, IV. Int. Kongreß für Infektionskrankheiten (Stuttgart 1967). — *Rother, K.* and *U. Rother*, Studies on complement defective rabbits. IV. Blood clearance of intravenously injected S. typhi by the reticulo endothelial system. Proc. Soc. exp. Biol. Med. (N. Y.) 119, 1055 (1965). — *Rowley, D.*, Bactericidal activity of macrophages in vitro against *Escherichia coli*. Nature 181, 1738 (1958). — *Rowley, D.*, Phagocytosis. Advan. Immunol. 2, 241 (1962). — *Rowley, D.*, Persönliche Mitteilung (1970). — *Rowley, D.* and *C. R. Jenkin*, Partial purification of opsonins in pig serum to a strain of *Salmonella typhimurium*. Immunology 5, 557 (1962). — *Sbarra, A. J.* and *M. Karnovsky*, The biochemical basis of phagocytosis. I. Metabolic changes during the ingestion of particles by polymorphonuclear leukocytes. J. Biol. Chem. 234, 1355 (1959). — *Sbarra, A. J., B. B. Paul, R. R. Strauss* and *A. A. Jacobs*, Aldehyde generation by the MPO, H_2O_2, chloride system in the phagocyte and its antimicrobial activity. Abstracts RES meeting, Freiburg, Germany (1970). — *Schultz, J.* (Ed.), Biochemistry of the phagocytic process (Amsterdam-London 1970). — *Selvaraj, R. J.* and *A. J. Sbarra*, Relationship of glycolytic metabolism to particle entry and destruction in phagocytizing cells. Nature 211, 1271 (1966). — *Shin, H. S., M. R. Smith* and *W. B. Wood,* Heat labile opsonins to pneumococcus. II. Involvement of C3 and C5. J. Exp. Med. 130, 1229 (1969). — *Smith, M. R.* and *W. B. Wood,* Heat labile opsonins to pneumococcus. I. Participation of complement. J. Exp. Med. 130, 1209 (1969). — *Spiegelberg, H. L., P. A. Miescher* and *B. Benacerraf,* Studies of the role of complement in the immune clearance of *Escherichia coli* and rat erythrocytes by the reticulo endothelial system in mice. J. Immunol. 90, 751 (1963). — *Stiffel, C., G. Biozzi, D. Mouton, Y. Bouthillier* and *C. Decreusefond,* Studies on phagocytosis of bacteria by the reticuloendothelial system in a strain of mice lacking hemolytic complement. J. Immunol. 93, 246 (1964). — *Strauss, R. R., B. B. Paul, A. A. Jacobs* and *A. J. Sbarra,* The role of the phagocyte in host-parasite interactions. XIX. Leukocytic glutathione reductase and its involvement in phagocytosis. Arch. Biochem. Biophys. 135, 265 (1969). — *Strauss, R. R., B. B. Paul, A. A. Jacobs* and *A. J. Sbarra,* Role of the phagocyte in host-parasite interactions. XXII. H_2O_2-dependent decarboxylation and deamination by myeloperoxidase and its relationship to antimicrobial activity. J. Reticuloendothel. Soc. 7, 754 (1970). — *Stuart, A. E.,* The reticuloendothelial system (Edinburgh/London 1970). — *Tomasi, T. B.* and *J. Bienenstock,* Secretory immunoglobulins. Advan. Immunol. 9, 1 (1968). — *Vaermanns, J. P.,* Studies on IgA-immunoglobulins in man and animals (Louvain 1970). — *Ward, H. K.* and *J. F. Enders,* An analysis of the opsonic and tropic action of normal and immune sera based on experiments with the pneumococcus. J. Exp. Med. 57, 527 (1933). — *Wilson, G. S.* and *A. A. Miles,* In: Topley and Wilson's "Principles of Bacteriology and Immunity"; 5th Ed., p. 164 (Baltimore 1964). — *Wright, A. E.* and *S. R. Douglas,* An experimental investigation of the role of the blood fluids in connection with phagocytosis. Proc. Roy. Soc. B. 72, 357 (1903).

d) Konglutination

Schon 1906 war *Bordet* und *Gay* aufgefallen, daß Ak- und C-besetzte Meerschweinchen-Erythrozyten nach Zugabe von normalem hitzeinaktiviertem Rinderserum verklumpen. Der Vorgang wurde später als „Konglutination" bezeichnet (*Bordet* und *Streng* 1909) und der im Rinderserum vorhandene Faktor als „Konglutinin". Die visuell leicht faßbare Reaktion lief nicht nur an Zellen ab, sondern auch an der Oberfläche anderer Immunglobulin-besetzter Partikel und selbst lösliche Ag-Ak-Komplexe wurden konglutiniert (*Lachmann* und *Coombs* 1965). Ausführliche Übersichten über Konglutinin und Immunkonglutinine finden sich bei *R. Coombs; A. Coombs* und *Ingram* (1961), sowie bei *Lachmann* (1967).

Konglutinin (K) fand sich ausschließlich in Wiederkäuerseren verschiedener Spezies (Bovidae) und zwar bei normalen Tieren und unabhängig vom Immunisierungszustand. Es fand sich ferner auch im Colostrum von Kühen und wurde im Kälberserum erst einen Tag nach der Geburt nachweisbar. Das Serum neugeborener Kälber, denen Colostrum vorenthalten wurde, war frei (*Le Page* und *Coombs* 1964), oder jedenfalls fast frei von K (*Henson* 1967). Nach Splenektomie fiel bei Rindern der K-Titer im Serum vorübergehend ab (*Le Page* und *Matson* 1965). Neuerdings wurde über das Vorkommen von K auch in Ferkeln berichtet (*O. Barta, V. Barta, Minats* und *Ingram* 1970), doch waren sich die Autoren hinsichtlich einer Abgrenzung gegenüber dem Immunkonglutinin (siehe nächstes Kapitel) nicht sicher.

Rinder-K erwies sich als ein β-Globulin (*Lachmann* 1962) und fand sich in einer Konzentration von 50 µg/ml Serum (*Lachmann* und *Richards* 1964). Das stark asymmetrische Molekül hatte ein Molekulargewicht von etwa 750 000, die Sedimentationskonstante lag bei 7,8 S. K war Trypsin- und Papain-empfindlich und war schon nach 15minütiger Einwirkung (0,5 % Trypsin; 37° C) völlig inaktiviert (*Lachmann* und *Coombs* 1965). Es war aber resistent gegen Pepsin oder 30minütiges Erwärmen auf 56° C und widerstand auch der Behandlung mit 0,1 M Ammoniak, oder Neuraminidase sowie Reduktionsversuchen mit 0,1 M Merkaptoäthanol (*Lachmann* und *Coombs* 1965). Der Kohlenhydratanteil lag unter 1 %.

Der Reaktionspartner des K wird als **Konglutinogen** (*Lachmann* und *Coombs* 1965) bezeichnet. Er fungiert als Bindeglied für den Verklumpungsvorgang der mit Ak und C besetzten Partikel. Wir wissen heute, daß es sich beim Konglutinogen um an der Zelloberfläche fixiertes C3 handelt (*Lachmann* 1962; *Lachmann* und *Liske* 1966). Die am C3-Molekül reaktive Gruppe ist aber nicht normalerweise schon für das K zugänglich und auch die Aktivierung des C3-Moleküls mit folgender Fixierung an der Zelloberfläche ist allein nicht ausreichend (Abb. 13). Erst die Einwirkung eines im normalen menschlichen Serum vorhandenen Faktors („conglutinogen activating factor"; KAF) auf das fixierte C3-Molekül legt die K-reaktive Gruppe frei (*Lachmann* und *Müller-Eberhard* 1968). Später fand sich Konglutinogen aber nicht nur als reaktive Gruppe innerhalb des C3-Moleküls, sondern schien auch Bestandteil der Wandungen mancher Zellen zu sein. Es wurde in Hefe-Zellwänden *(Saccharomyces cerevisiae)* und mikrosomalen Fraktionen aus Hefe (*Lachmann* und *Coombs* 1965), in *Histoplasma capsulatum* (*Jaton* 1966), Agar (*Lachmann* 1962) und *Zymosan* (*Coombs* 1947) nachgewiesen.

Die Aufklärung der chemischen Natur der reaktiven Gruppe des Konglutinogens steckt noch in den Anfängen. Es handelt sich jedenfalls nicht nur um ein Protein, sondern möglicherweise um eine Zuckerverbindung. Nach Anreicherung und Hydro-

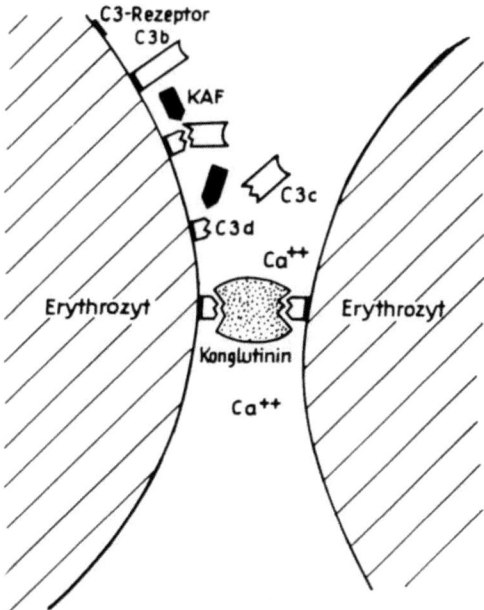

Abb. 13. Vereinfachtes Schema der Konglutinations-Reaktion. Von zellgebundenem C3b wird durch den C3-Inaktivator (KAF) ein größeres Bruchstück (C3c) abgespalten, wodurch das auf der Erythrozytenmembran verbleibende kleinere Bruchstück (C3d) der Reaktion mit Konglutinin zugänglich wird

lyse von Konglutinogen aus der mikrosomalen Fraktion von Hefezellen wurde als Zuckerbestandteil vorwiegend Mannose und nur Spuren von Glucose gefunden. Der Proteingehalt lag bei etwas mehr als 10% (*Lachmann, Henson, Elias* und *Northcote* 1966). Die K-Reaktion mit dem Konglutinogen konnte mit verschiedenen Acetamid-Zuckern, insbesondere mit N-Acetyl-D-Glucosamin, in Konzentrationen zwischen 4 bis 8×10^{-4} M gehemmt werden (*Leon, Yokohari* und *Itoh* 1966). Da im Hefe-Konglutinogen die Mannose den Hauptzuckeranteil stellt (*Korn* und *Northcote* 1960), könnte dieses Oligosaccharid daher möglicherweise eine haptenähnliche reaktive Gruppe des Konglutinogens sein (*Lachmann* 1967).

Eine Konglutinogen-Präparation aus Hefe erwies sich ebenso wie eine ähnliche aus Zymosan als resistent gegen Erhitzung auf 100° C. Die Konglutinogen-Präparationen widerstanden ferner der Einwirkung von verdünnter Salzsäure bei 37° C und blieben auch nach Trypsin-Behandlung reaktiv. Andererseits ging aber die Fähigkeit, mit K zu reagieren, durch Oxidation mittels Natrium-metaperjodat verloren. Über den Mechanismus der Aktivierung des Konglutinogens liegen erste Befunde vor. Bereits 1968 vermuteten *Lachmann* und *Müller-Eberhard*, auf Grund der hohen Aktivität von KAF daß hierbei eine Enzymreaktion eine Rolle spielt.

KAF ist in menschlichem Serum nur in sehr geringer Konzentration vorhanden. Er konnte mittels DEAE-Cellulose- und Hydroxylapatit-Chromatographie sowie Pevikon-Zonen-Elektrophorese angereichert werden (*Lachmann* und *Müller-Eberhard* 1968). KAF ist als ein β-Globulin mit einer Sedimentationskonstanten von 5,5 S und einem Molekulargewicht um 100 000. Wegen möglicher Verknüpfungen dieses Faktors mit dem C3-Inaktivator s. D4.

Auch über die **Natur des Bindungsvorganges** zwischen Konglutinogen und K ist wenig bekannt. Bei dem Aggregationsvorgang *in vitro* wird K verbraucht und der auffallende K-Schwund in den Seren von infektiös erkrankten Rindern läßt darauf schließen, daß ein solcher Verbrauch auch unter *in vivo*-Bedingungen stattfindet (*Streng* 1909, *v. Jettmar* 1923). Im gleichen Sinne muß man wohl auch Beobachtungen an Mäusen nach subcutaner Injektion von K deuten. Bei gleichzeitiger Infektion mit *Salmonella typhimurium* verschwand das K schneller aus der Zirkulation als bei nichtinfizierten Mäusen (Ingram 1959). Die Reaktion selbst und auch die einmal erfolgte Bindung sind Ca^{++}-abhängig (*Leon* 1957). Konglutinierte Immunkomplexe (C3-besetzte EA und Rinderserum) desaggregierten nach Kalziumentzug mittels EDTA-Zugabe schon nach wenigen Minuten bei 37° C. Wurden die dispergierten Zellen mehrfach in Ca^{++}-freiem Veronalpuffer gewaschen und dann wieder Ca^{++} zugegeben, so kam es in Gegenwart von Rinderserum erneut zur Konglutination (*Lachmann* 1962). Die genauere Funktion der Kalzium-Ionen beim Bindungsvorgang wurde nicht analysiert, so daß sich eine Wirkung als Ligand zwischen Konglutinogen und K (*Lachmann* 1962) nur postulieren ließ. Die Abb. $14_2/_4$ wurde einer Arbeit von *R. Coombs, A. Coombs* und *Ingram* (1961) entnommen und gibt die K-Bindung schematisch wieder. Sie ist der Ca^{++}-unabhängigen Agglutinationsreaktion (Abb. 14_1) gegenübergestellt. Die K-Bindung würde nach dieser Vorstellung als Brücke zwischen den zellgebundenen C-Faktoren (wie wir heute wissen: C3) erfolgen. Akzeptiert man diese Hypothese, so müßte man unterstellen, daß die C-Fixierung an der Zelloberfläche zur Konglutination auch dann führen könnte, wenn die beteiligten Ak selbst aus sterischen oder anderen Gründen zu einer Brückenbildung nicht in der Lage wären (Abb. $14_3/_4$).

Eine biologische Bedeutung des K ist nicht zu erkennen. Wie soll man z. B. die Beobachtung von *Ingram* (1959a) deuten, der zeigen konnte, daß Mäuse (FF-Stamm) nach subcutaner Injektion von K resistenter gegen *S. typhimurium* (siehe

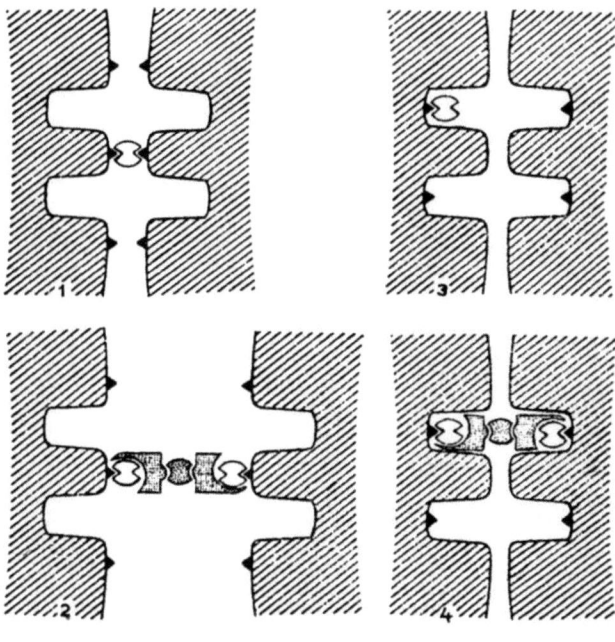

▶ Antigen auf der Zellmembran
🕉 Antikörper gegen Erythrozytenoberfläche
🦋 Aktiviertes und gebundenes Komplement
🎀 Konglutinin

Abb. 14. Verbindung von Erythrozyten durch Agglutination und Konglutination (1) Agglutinationsreaktion, (2) Konglutination von agglutinablen Zellen, (3) Agglutinin (Antikörper [Ak] gegen Erythrozytenoberfläche) kann aus sterischen Gründen nicht zur Agglutination führen, (4) Ak-Beladung wie bei 3 führt zur Komplement-Aktivierung und nachfolgend zur Verbindung beider Zellen durch Konglutinin (Aus: *Coombs, R. R. A., Coombs, A. M.* und *Ingram* 1961)

Abb. 15), *Pasteurella septica*, *Klebsiella pneumoniae*, *Listeria monocytogenes*, *Streptococcus pneumoniae* oder *Streptococcus pyogenes* waren als ohne diese unphysiologische Behandlung mit dem Rinderglobulin? Bei Mäusen selbst wurde K nie gefunden. Und was soll man von den Ergebnissen von *Kronvall, Dossett, Quie* und *Williams* (1970) halten, die im Gegensatz hierzu *in vitro* sogar einen antiopsonischen Effekt fanden? C3-besetzte und somit sonst gut phagozytierbare grampositive oder gram-negative Bakterien wurden durch K vor der Verschlingung durch menschliche Leukozyten geschützt (Abb. 16). Sehr hohe Dosen von K sollen zudem auch die Immunadhärenz hemmen (*Sell* 1966), was alles aufgrund einer möglichen Blockierung der biologisch aktiven C3-Gruppe durch K auch verständlich wäre. Jedenfalls wurden C3-unabhängige Funktionen wie die γG vermittelte Opsonisierung von *Escherichia coli* und *Staphylococcus aureus* durch K nicht blockiert (*Kronvall, Dossett, Quie* und *Williams* 1970).

Die Erkennung eines biologischen Sinnes des Phänomens wird auch dadurch nicht erleichtert, daß K-Rezeptoren (Konglutinogen) neben C3 auch in mikrosomalen

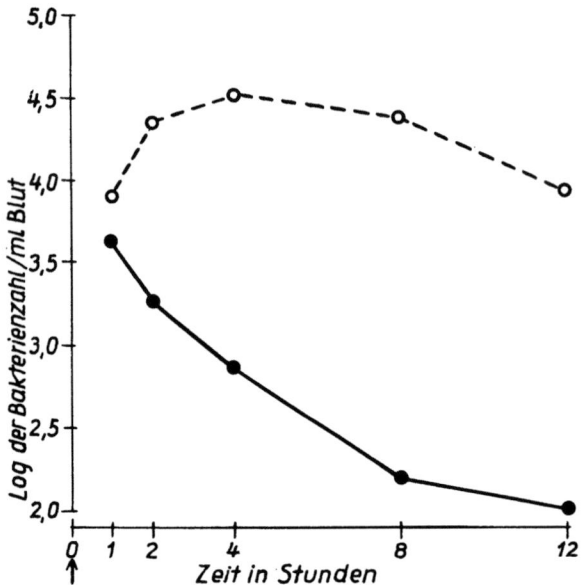

Abb. 15. Clearance von *Salmonella typhimurium* aus der Zirkulation von Mäusen, die vorher mit Rinderkonglutinin behandelt waren. Durchgezogene Linie: Geometrisches Mittel der zirkulierenden Bakterienzahl bei Mäusen, die 24 Stunden vor der Keiminjektion Rinderserumeuglobulin (Konglutinin) subkutan erhalten hatten. Punktierte Linie: 6 Kontrollmäuse, die sterile Kochsalzlösung anstelle des Rinderserumeuglobulins erhielten. Zum Zeitpunkt 0 hatten alle Tiere 2×10^5 *S. typhimurium* intraperitoneal erhalten. (Aus: *Ingram* 1959)

Fraktionen von Hefe vorkommen (*Lachmann* und *Coombs* 1965), auf der Oberfläche der Hefezelle selbst sowie auf den Membranen von *Histoplasma capsulatum* (*Jaton* 1966). Bakterien dagegen, wie z. B. denen der Gattungen *Escherichia* oder *Salmonella* sowie *Bacillus* oder *Staphylococcus,* bei denen man es im Hinblick auf eine mögliche Bedeutung bei der Infekt-Abwehr am ehesten erwarten würde, fehlt Konglutinogen (*Henson* 1967). Vielleicht spielt die Konglutination nur bei Infektionen von Rindern eine Rolle, was man aufgrund des K-Verbrauchs bei diesen Tieren unter Infektionen (*Streng* 1909, *v. Jettmar* 1923) vermuten kann. Eindeutige Hinweise oder Daten fehlen aber auch hier.

Literatur

Barta, O., V. Barta, O. P. Miniats and D. G. Ingram, Complement and conglutinin in the serum of germ-free and conventional piglets. J. Immunol. 105, 350 (1970). — *Bordet, J.* et *F. P. Gay,* Sur les relations des sensibilisatrices avec l'alexine. Ann. Inst. Pasteur 20, 467 (1906). — *Bordet, J.* et *O. Streng,* Les phenomènes d'absorption de la conglutinine du serum de boeuf. Zbl. Bakt. 49, 260 (1909). — *Coombs, R. R. A.,* The conglutination and sensitisation reactions. Doctoral Thesis, Univ. of Cambridge (Cambridge 1947). — *Coombs, R. R. A., A. M. Coombs* and *D. G. Ingram,* The serology of conglutination and its relation to disease. Oxford: Blackwell Scientific Publ. (1961). — *Henson, P. M.,* (1967) zitiert bei *Lachmann* (1967). — *Ingram, D. G.,* The conglutination phenomenon. XIII. In vivo interactions of conglutinin and experimental bacterial infection. Immunology 2, 322 (1959). — *Ingram, D. G.,* The conglutination phenomenon. XIV. The resistance

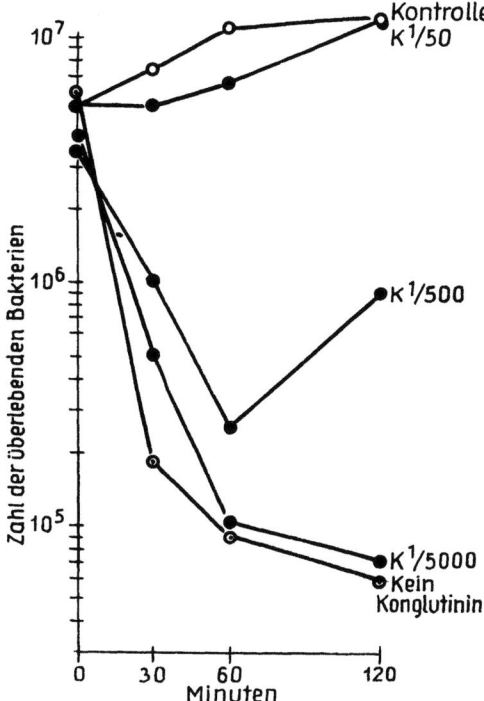

Abb. 16: Blockierende Wirkung von Konglutinin (K) auf die Phagozytose C-opsonisierter *E. coli*. Die Ziffern in der Darstellung geben die Endkonzentration von gereinigtem Konglutinin im phagozytierenden System an. K1/50 blockierte die Phagozytose fast völlig, während bei den höheren Verdünnungen ein geringerer Effekt beobachtet wurde. Bei der oberen Kontrolle wurden nicht opsonisierte Bakterien zur Phagozytose angeboten.
(Aus: *Kronvall, Dossett, Quie* und *Williams* 1970)

enhancing effect of conglutinin and immunoconglutinin in experimental bacterial infection. Immunology 2, 334 (1959 a). — *Jaton, J. C.*, (1966) Persönliche Mitteilung aus: *Lachmann* (1967). — *Jettmar v. H. M.*, Studien über die Konglutination und über das Schwanken des Konglutiningehaltes im Serum gesunder und kranker Rinder. Z. Immunitätsforsch. 36, 148 (1923). — *Korn, E. D.* and *D. H. Northcote*, Physical and chemical properties of polysaccharides and glycoproteins of the yeast-cell wall. Biochem. J. 75, 12 (1960). — *Kronvall, G., J. H. Dossett, P. G. Quie* and *R. C. Williams*, Reaction of bovine conglutinin in human *in vitro* phagocytic system. Proc. Soc. Exp. Biol. Med. 133, 826 (1970). — *Lachmann, P. J.*, A comparison of some properties of bovine conglutinin with those of rabbit immuno-conglutinin. Immunology 5, 687 (1962). — *Lachmann, P. J.*, Conglutinin and immunoconglutinins. Advan. Immunol. 6, 479 (1967). — *Lachmann, P. J.* and *C. B. Richards*, An estimate of some molecular parameters of bovine conglutinin. Immunochemistry 1, 37 (1964). — *Lachmann, P. J.* and *R. R. A. Coombs*, Complement, conglutinin and immuno-conglutinins. In: Ciba Found. Symp. Complement. p. 242. Eds.: *Wolstenholme, G. E. W.* and *J. Knight* (Boston 1965). — *Lachmann, P. J.* and *R. Liske*, The preparation and properties of alexinated intermediates that react with conglutinin. I. Guinea-pig complement. Immunology 11, 243 (1966). — *Lachmann, P. J., P. M. Henson, D. Elias* and *D. H. Northcote*, zitiert bei *Lachmann* (1967). — *Lachmann, P. J.* and *H. J. Müller-Eberhard*, The description in human serum of conglutinogen-activating factor and its effects on the third component of complement. J. Immunol. 100, 691 (1968). — *Leon, M. A.*, Role of cations in conglutination and formation of properdin-zymosan complex from bovine serum. Proc. Soc. exp. Biol. Med. (N.Y.) 96, 202 (1957). — *Leon, M. A., R. Yokohari* and *C. Itoh*, Chemical specificity in the conglutinin system and its relation to complement structure. Complement workshop: abstracts. Immunochemistry 3, 499 (1966). — *Le Page, R. W. F.* and *R. R. A. Coombs*, (1964) zitiert bei *Lachmann* und *Coombs* (1965). — *Le Page, R. W. F.* and *B. A. Matson*, (1965) zitiert bei *Lachmann* und *Coombs* (1965). — *Sell, K. W.*, Doctoral Thesis, University of Cambridge, Cambridge England (1966), zitiert nach *Lachmann* (1967). — *Streng, O.*, Studien über das Verhalten des Rinderserums gegenüber den Mikrobien. Versuch einer neuen serodiagnostischen Methode. Zbl. Bakteriol. Parasitenkd. 50, 47 (1909).

e) Immunkonglutination

Die **Immunkonglutination** (*Streng* 1930) ist der Konglutination ähnlich (siehe Abb. 17). Bei beiden Vorgängen werden Immunkomplexe über aktiviertes und fixiertes C3 mittels Globulin-Brücken zur Aggregation gebracht*). Die Ag können dabei sowohl als Einzelmoleküle (wie z. B. als Rinderserumalbumin; *Lachmann* und *Coombs* 1965) als auch in der Form von zellulärem Material vorliegen. Zu den zellulären Ag gehörten die am häufigsten zu Untersuchungszwecken benutzten Erythrozyten. Mit ihrer Hilfe hat sich feststellen lassen, daß auch für die Immunkonglutination vor allem das fixierte C3-Molekül verantwortlich ist (*Lachmann* 1962; *Lachmann* und *Coombs* 1965). Allerdings hat sich mit verfeinerter Nachweismethode auch eine gegen fixiertes C4 gerichtete Immunkonglutination (*Lachmann* 1966) nachweisen lassen (vgl. F2c).

Im Gegensatz zu den Verhältnissen bei der Konglutination ist die Immunkonglutination eine Ag-Ak-Reaktion und als solche unabhängig von bivalenten

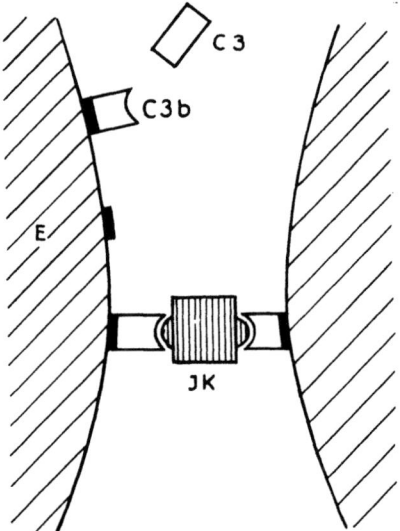

Abb. 17. Schematische Darstellung der Immunkonglutinin-Reaktion. Bei Aktivierung und Anlagerung an die Membranoberfläche von Erythrozyten (E) wird das C3-Molekül so verändert, daß es, nunmehr als C3b-Molekül, Rezeptoren für die Antigen-reaktiven Stellen des Immunkonglutinin-Antikörpers (IK) entblößt

---

*) Wegen der besonderen, von C4 abhängigen Immunkonglutination s. F2c.

Kationen. Der Rezeptor („Immunkonglutinogen") ist gleichzeitig auch das Antigen, das seinerseits die **Bildung des Immunkonglutinins** (IK) erst auslösen muß. Die Determinante ist sowohl als Immunogen als auch als reaktives Antigen vorhanden, ohne daß es zusätzlicher Serumfaktoren zu ihrer Freilegung bedarf. Antigene Determinanten wurden in den C3-Molekülen aller bisher untersuchten Spezies beobachtet. Sie sind aber im nativen C3-Molekül weder für IK zugänglich, noch ist in diesem Zustand die determinante Gruppe genügend exponiert, um immunogene Wirkung zu entfalten (*Coombs* 1947). Erst nach Aktivierung des C3 durch die enzymatische Ag-Ak-C42-Aktivität und folgende Fixierung des C3-Moleküls an einem Immunkomplex wird die determinante Gruppe entblößt (*Lachmann* 1962; *Lachmann* und *Coombs* 1965). Die antigenen Determinanten weisen von Spezies zu Spezies und selbst innerhalb einer gegebenen Spezies heterogene Zusammensetzung auf (*Lachmann* und *Coombs* 1965; *Lachmann* und *Liske* 1966). Eine nähere chemische Definition ist bisher noch nicht gelungen.

Bei der Auslösung der IK-Bildung unterscheidet man zwischen einer Auto- und einer Heterostimulierung. Bei der **Heterostimulierung** entsteht IK als Immunantwort auf einen speziesfremden Reiz. Man kann IK z. B. durch Immunisierung von Kaninchen mit Immunkomplexen aus Bakterien (Ag), spezifischem Ak und Meerschweinchen-C erhalten (*Streng* 1930). Alle bisher untersuchten Tiere bildeten IK. Beim Meerschweinchen ließen sich die nach Stimulierung durch Pferde-C entstandenen IK als vorwiegend der 7S-Klasse zugehörende Ak charakterisieren (*Lachmann* und *Coombs* 1965).

IK durch Autostimulierung sind wohl als erstes durch *Wartiovaara* (1932) beobachtet worden. Der Autor injizierte Bakterien in Kaninchen und fand nachfolgend eine immunkonglutinierende Aktivität im Serum dieser Tiere. Die injizierten Bakterien reagierten mit Ak, wonach es zu einer C-Anlagerung an ihrer Oberfläche kam. Die C3-Fixierung führte zu einer Freilegung des Immunkonglutinogens mit den Folgen einer Stimulierung der IK-Bildung. Das Ag stellt bei dieser Art der Stimulierung ein echtes Auto-Ag dar und die autostimulierten IK sind echte Auto-Ak (*Coombs* 1947; *A. Coombs* und *R. Coombs* 1953; *R. Coombs, A. Coombs* und *Ingram* 1961). Generell ließe sich postulieren, daß bei allen Immunabläufen, die beim lebenden Tier bzw. Menschen unter Beteiligung C-bindender Ak ablaufen, immer auch Immunkonglutinogen zugänglich wird. Hohe IK-Titer sind in der Tat auch bei (oder kurz nach) praktisch allen untersuchten akuten oder chronischen bakteriellen oder Virusinfektionen des Menschen gefunden worden (*Marks* und *Coombs* 1957). Ebenso fanden sich hohe Titer auch bei nichtinfektiösen Erkrankungen, die mit Ag-Ak-Reaktionen einhergingen und wurden auch bei Erkrankungen des rheumatischen Formenkreises beobachtet (*Bienenstock* und *Bloch* 1967) sowie bei Silikose (*Pernis, Cambini* und *Finalli* 1959). Bei Kaninchen, Mäusen, Meerschweinchen und Katzen wurden die zeitlichen Verläufe des postinfektiösen Verhaltens der IK-Titer besonders intensiv untersucht. Infektionen mit Bakterien (*Listeria monocytogenes, Salmonella typhimurium, Pasteurella septica, Mycobacterium tuberculosis, Escherichia coli* u. a.) mit Viren, Rickettsien und Protozoen beeinflußten den Serumspiegel des IK in ähnlicher und charakteristischer Weise (*Ingram, Barber, McLean, Soltys* und *Coombs* 1959; *Ingram* 1959; *Ingram* und *Soltys* 1960). Unmittelbar nach der Infektion kam es zu einem Abfall des normalerweise vorhandenen niedrigen IK-Spiegels. Einige Tage später stieg der Titer auf ein Mehrfaches der Ausgangsaktivität an und verlief dabei etwa parallel zum Titer der infektionsspezifischen Ak. Im Gefolge von akuten Infektionen fiel er dann nach etwa 20—30 Tagen wieder auf den Ausgangswert zurück (s. Abb. 18). Die Menge

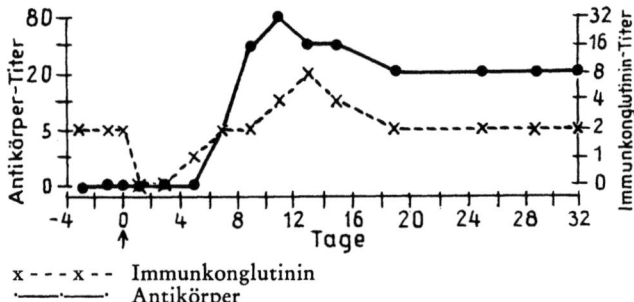

x - - - x - - Immunkonglutinin
·――――·―― Antikörper

Abb. 18. Immunkonglutinin (IK)- und Antikörper (Ak)titer in einem Kaninchen nach Infektion mit *Listeria monocytogenes*. Nach Infektion am Tage 0 durch Eintropfen der Bakteriensuspension in die Konjunktiva des linken Auges verschwindet das natürlich vorhandene IK aus der Zirkulation. Am 5. Tag erscheint immunkonglutinierende Aktivität wieder, um am 13. Tag einen maximalen Serumtiter zu erreichen. Das Maximum des Ak-Titers gegen *Listeria monocytogenes* wird am 11. Tag p. i. erreicht. Aus: Ingram 1959)

der IK-Produktion hing von der Zahl und der Virulenz der Erreger ab und wurde vom klinischen Krankheitsbild kaum beeinflußt. Dementsprechend blieb die IK-Bildung nach Infektion mit apathogenen oder avirulenten Keimen auch nur gering, möglicherweise weil die Keimzahl gering blieb und infolgedessen auch nur wenig C3 oberflächenaktiv werden konnte. Bei der zu besonders intensiver IK-Bildung führenden *Trypanosomen*infektion (*Ingram, Barber, McLean, Soltys* und *Coombs* 1959) war der Titer durch antiinfektiöse Chemotherapie zu beeinflussen (*Ingram* und *Soltys* 1960). Je nach Wirksamkeit der Medikamente kam es zu einem schnelleren oder langsameren Abfall der IK-Aktivität im Serum.

Autostimulierte IK verschiedener Spezies erwiesen sich ihrer Ak-Natur entsprechend als γ-Globuline und gehörten vorwiegend der IgM-Klasse an (*Lachmann* 1962; *Lachmann* und *Coombs* 1965; *Bienenstock* und *Bloch* 1966). Sie vermochten ihrerseits wieder C zu binden (*Ingram* 1958). Autostimulierte IK sind beim Menschen aber auch innerhalb der IgG-Klasse gefunden worden (*Henson* 1968). IgG-IK fanden sich ferner auch bei Kaninchen (*Henson* 1967). Überhaupt scheinen IK nicht so sehr auf einzelne γ-Globulin-Klassen beschränkt zu sein wie es zunächst den Anschein hatte. In drei überprüften menschlichen Seren fanden sie sich auch in der IgA-Klasse (*Henson* 1968) und selbst in menschlichem Speichel ließen sich IgA-ähnliche IK in hoher Konzentration nachweisen. Diese letzteren sind aber insofern ein Sonderfall und vielleicht eher dem Rinder-Konglutinin ähnlich, als ihre Reaktivität mit dem C3-Molekül Ca^{++}-abhängig ist (*Lachmann* und *Thompson* 1970).

Ähnlich wie bei der Konglutinationsreaktion ist auch bei der Immunkonglutination eine **biologische Bedeutung** bisher nicht zu erkennen. IK entwickeln sich aber im Gegensatz zu den nur bei Wiederkäuern auftretenden Konglutininen in allen untersuchten Säugerspezies im Gefolge von Immunreaktionen, darunter insbesondere bei der Infektabwehr. Es ist daher nicht überraschend, wenn ein biologischer Sinn in dieser Richtung gesucht wurde. Die folgende Arbeitshypothese steht, wie wir gleich sehen werden, auf schwachen Füßen und wird hier wiedergegeben, um die gedanklichen Ansätze erkennen zu lassen.

Die hypothetische Mitwirkung der IK bei der Infektabwehr ist aus Versuchen an Mäusen abgeleitet worden. Den Tieren wurde subcutan IK-haltiges Kaninchenserum injiziert und das Auftauchen der IK in der Zirkulation verfolgt. Wie aus

F. Biologische Aktivitäten der Intermediär-Reaktionen des Komplementes 135

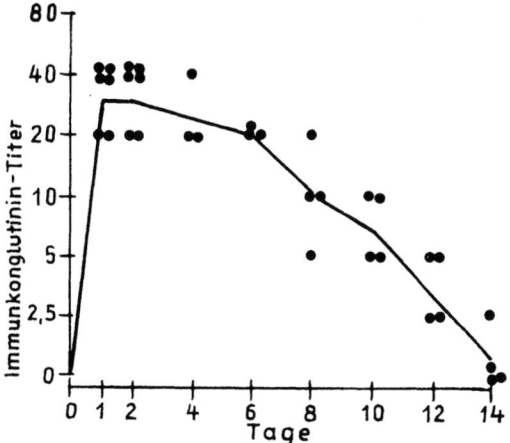

Abb. 19. Immunkonglutinin (IK)-Titer im Serum von Mäusen, denen zum Zeitpunkt 0 je 0,25 ml IK-haltiges Kaninchenserum s. c. injiziert worden war. (Aus: *Coombs, R. R. A., Coombs, A. M.* und *Ingram* 1961)

Abb. 19 zu entnehmen, wurde ein Maximum der IK-Konzentration im Mäuseserum nach 24 bis 48 Stunden erreicht. Die Tiere wurden zu verschiedenen Zeitpunkten mit Standardmengen von *Salmonella typhimurium* infiziert, und es zeigte sich, daß die Infektionen dann am besten überlebt wurden, wenn sie zum Zeitpunkt des maximalen IK-Titers erfolgten. Frühzeitige oder spätere Infektion war meist tödlich (siehe Tab. 4). Der Infektionsschutz wurde von den Autoren auf IK zurückgeführt, von denen angenommen wurde, daß sie die Ursache der schnellen Beseitigung der Keime aus der Blutzirkulation waren. Möglicherweise — so lautet die Hypothese — bilden immunkonglutinierte Bakterien größere Komplexe als nichtkonglutinierte, wodurch sich einerseits die Zahl infektiöser Partikel reduziert und andererseits auch die Phagozytose der vergrößerten Komplexe erleichtert wird. Nach Beseitigung aus der Blutbahn ließen sich die Salmonellen in Leber und Milz wiederfinden, was in Übereinstimmung mit den Clearance-Werten auf eine Phagozytose durch gewebsständige Makrophagen in diesen beiden Organen schließen ließ (*Ingram* 1959a). Selbst nach der Phagozytose schienen die IK noch wirksam zu sein. Immunkonglutinierte *Salmonella typhimurium* wurden nach Aufnahme durch Zellen des

Tab. 4. Die Injektion von Immunkonglutinin-haltigem Serum führte bei Mäusen zu einem vorübergehenden Schutz gegenüber Infektionen. Alle Mäuse erhielten am Tage 0 eine 20fache LD50 von *S. typhimurium*. (Aus: *Ingram* 1959 a.)

Injizierte Serumpräparation	Tag der Injektion	Zahl der Überlebenden	
		10 Tage	50 Tage
Immunkonglutinin	—14	3/10	1/10
Immunkonglutinin	— 7	8/10	4/10
Immunkonglutinin	— 2	9/10	9/10
Immunkonglutinin	0	7/10	7/10
Immunkonglutinin	+ 2	0/10	0/10
Normales Serum (Kontrolle)	— 2	0/10	0/10

RES von Mäusen dort schneller abgetötet, als Bakterien ohne IK-Besetzung (*R. Coombs, A. Coombs* und *Ingram* 1961).

So stimulierend die Arbeitshypothese auch ist, kann doch die wesentliche Schwäche der Herleitung aus diesem Experiment nicht übersehen werden. Das IK wurde nicht in gereinigter Form, sondern eben als Bestandteil des Vollserums von Kaninchen injiziert. Man muß sich fragen, ob nicht in gleicher Weise wie das IK auch Kaninchen-Ak in die Zirkulation der Mäuse gelangten, auf die die Schutzfunktion ebenfalls zurückgeführt werden könnte. Ferner wird die Interpretation auch durch die auf Tab. 4 zusammengefaßten Ergebnisse eingeschränkt. IK entfalteten nur dann eine Schutzfunktion, wenn sich zum Zeitpunkt der Infektion bereits ein hoher IK-Titer in der Zirkulation befand. Tatsächlich bilden sich aber IK erst im Gefolge immunologischer Abwehrreaktionen. Wenn man an einem Infektionsschutz durch IK festhalten will, so ist man zu einer Modifikation der Arbeitshypothese gezwungen. IK könnte demnach zu Mithilfe bei der Infektabwehr nur dann in Frage kommen, wenn es sich um Rezidive oder um Superinfektionen im geeigneten Zeitabstand nach der IK-stimulierenden Erstinfektion handelt (*R. Coombs, A. Coombs* und *Ingram* 1961).

Eine weitere naheliegende und verführerische Spekulation ist die Annahme, die Immunkonglutination sei vielleicht ein **Steuerprinzip immunologischer *in vivo*-Reaktionen.** Übermäßig intensiven und/oder protrahierten Immunreaktionen könnte durch Blockade der C3-Intermediärstufe entgegengewirkt werden. Experimentelle Belege für diese Vorstellung fehlen aber. Es ist insbesondere noch offen, ob das C3-Molekül durch die Besetzung mit IK für die Fortführung der C-Reaktionskette wirklich verloren geht. Zudem ist die Hypothese auch logisch unbefriedigend, weil sie sich gedanklich ebensogut auch umdrehen ließe. Geringfügige Immunreaktionen könnten durch Einbeziehung C-bindender IK neuerliche C-Reaktionen in Gang setzen usw. Auch in dieser Hinsicht fehlen aber eindeutige experimentelle Daten. Die Verhältnisse sind schwierig und noch völlig unübersichtlich. Bei ersten Beobachtungen kam es zwar nach IK-Fixierung an Immunkonglutinogen zu zusätzlicher C-Bindung (*Ingram* 1958; *Bienenstock* und *Bloch* 1966), eine nachfolgende zyklisch sich wiederholende C-Aktivierung blieb dann aber trotz der prinzipiell vorhandenen C-Bindungsfähigkeit der beteiligten IK auf im einzelnen noch ungeklärte Weise aus (*Lachmann* 1968).

Literatur

Bienenstock, J. and *K. J. Bloch,* Some characteristics of human immunoconglutinin. J. Immunol. 96, 637 (1966). — *Bienenstock, J.* and *K. J. Bloch,* Immunoconglutinin in various rheumatic diseases and certain diseases suspected of an autoimmune pathogenesis. Arthritis Rheum. 10, 187 (1967). — *Coombs, R. R. A.,* The conglutination and sensitisation reactions. Doctoral Thesis, University of Cambridge (1947). — *Coombs, A. M.* and *R. R. A. Coombs,* The conglutination phenomenon. IX. The production of immuno-conglutinin in rabbits. J. Hyg. Camb. 51, 509 (1953). — *Coombs, R. R. A., A. M. Coombs* and *D. G. Ingram,* The serology of conglutination and its relation to disease (Oxford 1961). — *Henson, P. M.,* Antibody responses to bacteria. The effect of the immunoglobulin type of antibacterial antibody on immunoconglutinin stimulation in rabbits and guinea-pigs. Immunology 13, 261 (1967). — *Henson, P. M.,* Immunoconglutinins of different classes demonstrated by the antiglobulin reaction. Immunology 14, 697 (1968). — *Ingram, D. G.,* Complement and conglutinin. Doctoral Thesis, Univ. of Cambridge (1958). — *Ingram, D. G.,* The conglutination phenomenon. XIII. In vivo interactions of conglutinin and experimental bacterial infection. Immunology 2, 322 (1959). — *Ingram, D. G.,* The conglutination phenomenon.

XIV. The resistance enhancing effect of conglutinin and immunoconglutinin in experimental bacterial infection. Immunology 2, 334 (1959 a). — *Ingram, D. G., H. Barber, D. M. McLean, M. A. Soltys* and *R. R. A. Coombs*, The conglutination phenomenon. XII. Immunoconglutinin in experimental infections of laboratory animals. Immunology 2, 268 (1959). — *Ingram, D. G.* and *M. A. Soltys*, Immunity in trypanosomiasis. IV. Immunoconglutinin in animals infected with *Trypanosoma brucei*. Parasitology 50, 231 (1960). — *Lachmann, P. J.*, A comparison of some properties of bovine conglutinin with those of rabbit immunoconglutinin. Immunology 5, 687 (1962). — *Lachmann, P. J.*, A sedimentation pattern technique for measuring conglutination. Its application to demonstrating immunoconglutinins to C4. Immunology 11, 263 (1966). — *Lachmann, P. J.*, Complement. In: Clinical aspects of immunology, p. 384. Eds.: P. G. H. and Coombs (Oxford and Edinburgh 1968). — *Lachmann, P. J.* and *R. R. A. Coombs*, Complement, conglutinin and immuno-conglutinins. Ciba Found. Symp. Complement. p. 242. Eds.: Wolstenholme, G. E. W., Knight, J. (Boston 1965). — *Lachmann, P. J.* and *R. Liske*, The preparation and properties of alexinated intermediates that react with conglutinin. II. Equine, rabbit and human complement. Immunology 11, 255 (1966). — *Lachmann, P. J.* and *R. A. Thomson*, Immunoconglutinins in human saliva — a group of unusual IgA antibodies. Immunology 18, 157 (1970). — *Marks, J.* and *R. R. A. Coombs*, The conglutination phenomenon. XI. Immunoconglutinin in human sera. J. Hyg. Camb. 55, 81 (1957). — *Pernis, B., G. Gambini* and *M. Finalli*, Immunoconglutinins in the blood of silicotics. Med. Lavaro 50, 250 (1959). — *Streng, O.*, Immuno-Konglutinin anti Komplement. Acta Path. Microbiol. Scand. Suppl. III, 20, 411 (1930). — *Wartiovaara, T. W.*, Über die Entwicklung der konglutinierenden Eigenschaft bei der Immunisierung. Acta Soc. Med. "Duodecim" Ser. A, 14, Nr. 15, 1 (1932).

f) Retraktion und Lyse geronnenen Blutes

In den Bemühungen um die Aufklärung der Reaktionsabläufe bei der Retraktion und Lyse von Blutkoageln wurden 1967 von *Taylor* und *Müller-Eberhard* C-chemische Aspekte eingeführt. Wenn auch die Methodik in vielem nicht den physiologischen Abläufen entsprach, so wiesen die Ergebnisse doch auf enge funktionelle Verknüpfungen zwischen Thrombin, Plättchenaggregation, γM-Globulin, dem C-System und Plasminogen hin.

Die Arbeiten nahmen ihren Ausgang von Inhibitionsversuchen mit Antiseren. Menschliches Venenblut wurde 1 : 10 mit Phosphatpuffer (pH 7,4; Ionenstärke 0,084) verdünnt und bei 4° C nach Zugabe von Thrombin die Blutgerinnung beobachtet. Anschließend wurden Retraktion und Lyse der Gerinnsel bei 37° C geprüft. Beide Vorgänge waren gehemmt, wenn den Versuchsansätzen noch vor Beginn der Gerinnung Antiseren gegen γM-Globulin, C3, C4 oder — nur die Lyse betreffend — gegen Plasminogen zugesetzt worden war (Tab. 5). Eine ähnliche Wirkung hatte auch Kobragift, ein potenter C3-Inaktivator (vgl. C1b). Die Hemmwirkung der Antiseren konnte durch gleichzeitige Zugabe der betreffenden Antigene neutralisiert werden. Diese überraschenden Befunde bedurften keiner neuen hypothetischen C-Funktion im Gerinnungssystem, sie ließen sich vielmehr nach näherer Analyse auf Bekanntes zurückführen (*Taylor* und *Müller-Eberhard* 1969). Die Einwirkung von Thrombin führte zur Modifikation der Thrombozytenoberfläche derart, daß sich 19S-Kälteagglutinine nicht nur ihr anlagern, sondern dort auch das C-System aktivieren konnten. Es ist dabei noch offen, ob die Thrombinwirkung sich gegen Bestandteile der Thrombozytenmembran selbst oder gegen das ihr aufgelagerte Fibrinogen richtet, oder gar auf das γM einwirkt. Jedenfalls ließ sich mittels spezifischer Antiseren die Anlagerung von γM, C3, C4 und Fibrinogen an Thrombin-behandelten Blutplättchen im Agglutinationsverfahren nachweisen.

Tab. 5. Effekt von Kobrafaktor, γM-Globulinen, spezifischen Antikörpern gegen menschliche Serumproteine auf die Retraktion und Lyse von Blutgerinnseln (Aus: *Taylor* und *Müller-Eberhard* 1970).

Inhibierende Substanz	Retraktion (0—4+)	Lysezeit (h)
Phosphatpuffer	4+	4
Anti-γM-Globulin	0	24
Anti-C3	2+	14
Anti-C4	2+	12
Anti-C3 und -C4	1+	24
Anti-Plasminogen	3+	24
Anti-Albumin	4+	3
Anti-α$_2$-Makroglobulin	4+	4
Anti-Transferrin	4+	4
Anti-γG-Globulin	4+	3
Kobrafaktor (10 µg)	2+	12
Kobrafaktor (10 µg) und dann C3	4+	4
C8	4+	4
C8i	4+	1
Testansatz bis zur Gerinnselbildung bei 4° C, dann bei 37° C	4+	4
Testansatz durchweg bei 37° C	2+	24
19S-Kälteagglutinin im 37° C-System	3+	8
19S-Kryoglobulin im 37° C-System	1+	24
19S-Makroglobulin im 37° C-System	1+	24

War es erst einmal zur Anlagerung von C3 gekommen, so führte dies zur Adhärenz und damit zur Aggregatbildung der Plättchen. Der Aggregatbildung folgte die Kontraktion. Die Kontraktion der Thrombozytenaggregate wiederum ist mit der Kontraktion von Blutgerinnseln in bisher nicht trennbarer Weise verbunden.

Obwohl mit der C3-Anlagerung der für die Aggregation und die hierdurch induzierte Kontraktion entscheidende Schritt erreicht war, lief die C-Reaktion aber weiter. Über die Aktivierung von C5, C6 und C7 kam es zur Aktivierung von C8, ein Mechanismus, der im einzelnen unter B6 beschrieben ist. In ersten Ergebnissen (*Taylor* und *Müller-Eberhard* 1970) stellte sich heraus, daß die hämolytisch inaktive Form von C8 (C8i) oder jedenfalls eine sehr ähnliche Aktivität aktivierend auf Plasminogen einwirkte, was dann wieder auf die gesicherte Rolle des Plasminogens bei der Lyse der Koagel zurückführen würde. Übertragen auf die Vorgänge bei der Auflösung der Gerinnsel kann man also vermuten, daß durch die Plasminogenaktivierung nunmehr die ganze Sequenz des fibrinolytischen Systems in Gang gesetzt wird.

Die Arbeitshypothese fügt sich auch gut in Beobachtungen an 3 Patienten mit Thrombasthenia Glanzmann ein. Die seltene hereditäre Erkrankung ist durch fehlende Retraktionsfähigkeit von Blutgerinnseln und das daraus abgeleitete klinische Erscheinungsbild der hämorrhagischen Diathese charakterisiert. Außer der mangelnden Retraktion ist bei diesen Patienten auch die Lyse der Blutgerinnsel verlangsamt. Nach Zugabe normalen Serums ließen die Blutplättchen der drei Patienten die bei gesunden Blutplättchen sonst regelmäßig eintretende Aggregation vermissen. Mittels Agglutinationstesten mit Antiseren ergab sich, daß die thrombasthenischen Blutplättchen weniger γM und weniger C-Komponenten auf ihrer Oberfläche zu binden vermochten als normale Thrombozyten (*Taylor* und *Zucker* 1969).

Die Bedeutung der neuen Befunde für das Verständnis der Bildung, Kontraktion und Auflösung von Blutgerinnseln ist offensichtlich. Es liegt auf der Hand, die Befunde zu einer Erweiterung unserer Konzeption von der Pathogenese immunologisch ausgelöster Entzündungsreaktionen (z. B. Arthus-Phänomen; H2; Nephritis; H3) heranzuziehen. Hier könnten die Verbindungen zu suchen sein, zwischen den C-abhängigen Reaktionen der Mobilisierung (s. F4j) und lokalen Attraktion von Granulozyten mit allen ihren Folgen (s. F4i; F5c; F7) und den in den betroffenen Geweben stets ablaufenden Gerinnungsvorgängen mit Niederschlag von Fibrin und schließlicher Wiederauflösung der Gerinnsel.

Literatur

Taylor, F. B. and *H. J. Müller-Eberhard,* Factors influencing lysis of whole blood clots. Nature **216**, 1023 (1967). — *Taylor, F. B.* and *H. J. Müller-Eberhard,* A qualitative description of factors involed in lysis of diluted whole blood clots and fusion of platelets. Z. med. Mikrobiol. u. Immunol. **155**, 96 (1969). — *Taylor, F. B.* and *M. B. Zucker,* Prolonged clot lysis time and absence of platelet γM-globulin in patients with thrombasthenia. Nature **222**, 99 (1969). — *Taylor, F. B.* and *H. J. Müller-Eberhard,* Qualitative description of factors involed in the retraction and lysis of dilute whole blood clots and in the aggregation and retraction of platelets. J. Clin. Invest. **49**, 2068 (1970).

g) Freisetzung vasoaktiver Amine aus Kaninchenthrombozyten

Bei Untersuchungen über die Pathogenese immunologischer Gefäßläsionen durch Ag-Ak-Komplexe war aufgefallen, daß solche zirkulierenden Komplexe sich ohne die Mithilfe von Mediatoren nicht in der Gefäßwand abzusetzen vermochten und infolgedessen auch keine Schäden auszulösen vermochten (Übersicht: *Cochrane* 1971). Bei den Mediatoren handelt es sich vor allem um die vasoaktiven Amine, Histamin und Serotonin, deren Hauptquelle bei den Kaninchen in den Thrombozyten zu suchen ist (*Humphrey* und *Jaques* 1954; *Barbaro* 1961, 1961a; *Gocke* und *Osler* 1965; *Siraganian, Secchi* und *Osler* 1968; *Henson* und *Cochrane* 1969; *Des Prez* und *Bryant* 1969). Vier Reaktionswege wurden erarbeitet, die *in vitro* zur **Freisetzung der vasoaktiven Amine** von Kaninchenthrombozyten führten (*Henson* 1969; *Henson* und *Cochrane* 1969; *Henson* 1970, 1970a). Einer von ihnen war **C-unabhängig.** Sensibilisierte basophile Leukozyten gaben auch in Abwesenheit von Plasma nach Ag-Kontakt einen Faktor ab, der zur Verklumpung von Thrombozyten führte und in der Folge zur Freisetzung vasoaktiver Amine aus den Blutplättchen (*Greaves* und *Mongar* 1968; *Schoenbechler* und *Sadun* 1968; *Schoenbechler* und *Barbaro* 1968; *Siraganian, Secchi* und *Osler* 1968a; *Henson* 1969, 1970; *Benveniste* und *Henson* 1971 und *Siraganian* und *Osler* 1971).

Die drei anderen Reaktionswege waren **C-abhängig** und liefen entweder durch Vermittlung der Immunadhärenz-Funktion oder auf dem lytischen Reaktionswege ab. Bei partikulären Ag wie z. B. Erythrozyten entließen gewaschene Blutplättchen erst dann ihre vasoaktiven Amine, wenn sie an EAC1423-Komplexen adhärent geworden waren. Die Mischung der Plättchen mit Erythrozyten anderer Intermediärschritte der C-Reaktion, wie z. B. EAC142, führte nicht zur Ausscheidung (*Henson* und *Cochrane* 1969a). Der besseren technischen Zugänglichkeit wegen wurden viele dieser Untersuchungen mit Zymosan als partikulärem Ag durchgeführt (siehe Abb. 20). Wiederum kam es zur Histaminausschüttung erst dann,

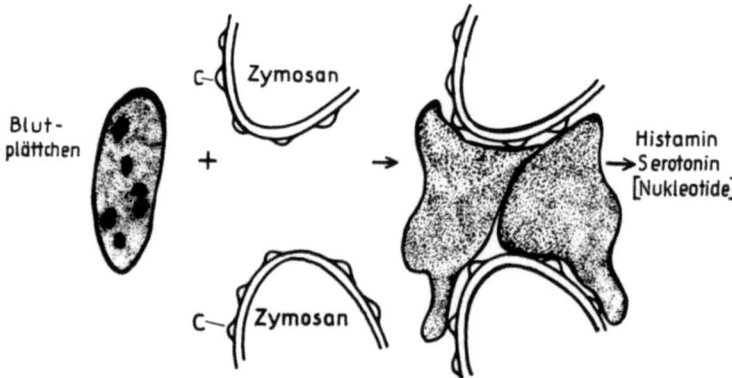

Abb. 20. Schematische Darstellung der nichtlytischen Freisetzung von Histamin und Serotonin aus Kaninchen-Blutplättchen, nach deren engem Kontakt mit Zymosan-Komplement-(C)-Komplexen. Das aktive Prinzip ist wahrscheinlich membranfixiertes C3. (Aus: *Henson* 1969)

wenn die Plättchen durch die C3-Vermittlung an der Oberfläche der Zymosanpartikel gebunden waren (*Henson* und *Cochrane* 1969a; *Henson* 1969; *Henson* 1970a). Intermediärreaktionen, die über die Reaktion von Zymosan mit Ak und C1—C3 hinausgingen, waren nicht erforderlich. Dementsprechend ließ sich die Histamin-Ausschüttung auch durch Inkubation der Zymosan-Ak-Komplexe mit C6-defektem Kaninchenserum vermitteln. Im Gegensatz zu der lytischen (s. unten) Histamin- und Serotoninfreisetzung erforderte diese C3-vermittelte Freisetzung eine aktive Stoffwechselleistung der betroffenen Thrombozyten. Glucosefreiheit der Reaktionsmedien oder Inkubation des Gemisches aus Zymosan-C-Komplexen und Thrombozyten in Gegenwart von 2-Desoxyglucose, einem Inhibitor des Glucosemetabolismus, verhinderte die Histaminfreisetzung (*Henson* 1969; *Henson* 1970a). Eine ähnliche blockierende Wirkung ließ sich auch durch Vorbehandlung der Blutplättchen mit Di-isopropylfluorophosphat (DFP), einem potenten Esterase-Inhibitor (vgl. B1a) erzielen. Die C-abhängige nicht lytische Reaktion führte zu einem Verlust der typischen Granula und Kanälchen. Die Thrombozyten wiesen bei erhaltener Membran ein homogen erscheinendes Zytoplasma auf.

Zwar ließ sich dieser Reaktionsweg auch bei Verwendung löslicher Ag in Form von Immunkomplexen aus BSA-AntiBSA beobachten, doch war die Freisetzung weit weniger wirksam, als bei Verwendung der korpuskulären Ag. Die Histaminfreisetzung erreichte aber wieder das optimale Ausmaß, wenn dem Gemisch aus löslichen Ag-Ak-C1423-Komplexen und Blutplättchen einige neutrophile Granulozyten (s. Abb. 21) zugesetzt wurden (*Henson* 1969; *Henson* 1970b). Der besondere Einfluß der Leukozyten ist noch unklar. Doch scheint es so zu sein, daß mit oder ohne Granulozyten im Prinzip ein und derselbe Aktivierungsprozeß zur Freisetzung der vasoaktiven Amine in Gang gesetzt wird (*Henson* 1970b). Wiederum war die C3-vermittelte Immunadhärenz der entscheidende Auslöser, wiederum konnte die Ausschüttung infolgedessen durch C6-defektes Kaninchenserum bewirkt werden und wiederum war eine aktive Stoffwechselleistung der Blutplättchen nötig. Es ist nicht ausgeschlossen, daß die im Falle der löslichen Ag verstärkende Gegenwart von Granulozyten darauf zurückzuführen ist, daß sich die Ag-Ak-C-Komplexe an diese Zellen anlagern und hierdurch doch wieder Bedingungen geschaffen werden, die denen bei korpuskulären Ag gleichen. Der optimale Anstoß zur Histaminfreisetzung

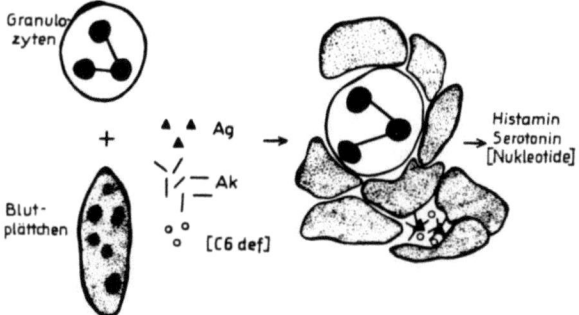

Abb. 21. Schematische Darstellung des Verstärkungseffektes von Kaninchen-Granulozyten auf die nichtlytische Freisetzung von Histamin und Serotonin aus Kaninchen-Blutplättchen durch engen Kontakt mit Komplexen aus Antigen, Antikörper und Komplement(C). Positive Reaktion auch bei Verwendung von C6-defektem Komplement. (Aus: *Henson* 1969)

scheint vom Zusammenwirken von Zelloberflächen, Ak und Immunadhärenz gegenüber den Thrombozyten auszugehen. Daneben wird aber auch diskutiert, ob nicht die Granulozyten eine Thrombinbeteiligung in die Reaktion mit einbrächten, sei es, daß der Kontakt von Thrombozyten und Neutrophilen auf im einzelnen noch unbekannte Weise zur Thrombinaktivierung aus dem Serum führt, sei es, daß die Leukozyten selbst auf ihrer Oberfläche fixiertes Thrombin an die Blutplättchen herantragen (*Henson* 1969).

Histamin wurde natürlich auch dann freigesetzt, wenn die Thrombozyten durch die lytische C-Reaktion zerstört wurden (siehe Abb. 22). Dabei brauchte die Reaktionssequenz des C-Systems nicht einmal von Anfang an an der Oberfläche der Thrombozyten abzulaufen. Sie konnte durch Immunkomplexe aus Fremd-Ag wie Rinderserumalbumin (BSA) und Ak aus Kaninchen (Anti-BSA) im Überschuß (BSA: 0,5 µg N; Anti-BSA: 12 µg N) nach Zugabe von normalem Kaninchenplasma (10%) ausgelöst werden. Zugegebene Kaninchenthrombozyten ($2,5 \times 10^8$) wurden durch Immunadhärenz (vgl. F2 und F4a) eng mit den Immunkomplexen verbunden, so daß sich die über C3 hinaus bis einschließlich C9 dort ablaufende C-Reaktion den Thrombozyten mitteilte. Mit C6-defektem Kaninchenserum war die Reaktion nicht auszulösen. Sie lief aber wieder ab, wenn dem defekten Serum gereinigtes C6 zugegeben wurde (*Henson* und *Cochrane* 1969). Die getroffenen und

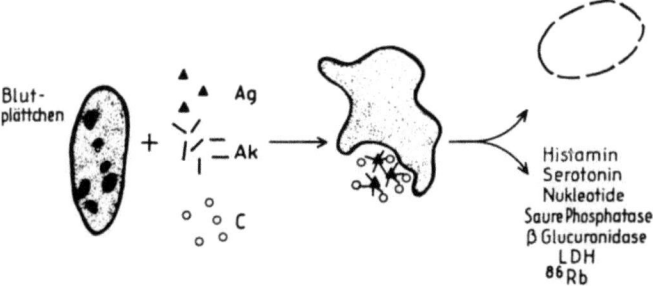

Abb. 22. Schematische Darstellung der lytischen Freisetzung von Histamin usw. aus Kaninchen-Blutplättchen nach deren engem Kontakt mit Komplexen aus Antigen, Antikörper und Komplement. (Aus: *Henson* 1969)

desintegrierenden Thrombozyten verloren Histamin, Serotonin, Nukleotide sowie cytoplasmatische und lysosomale Enzyme, ohne daß dabei eine eigene Stoffwechselleistung nötig gewesen wäre.

Die **biologische Bedeutung** der Histaminfreisetzung wird als Glied der pathogenen Reaktionskette bei **Gefäßläsionen** gesehen, wie sie bei Kaninchen **durch zirkulierende Ag-Ak-Komplexe** ausgelöst werden. Zirkulierende Immunkomplexe könnten auf einem oder mehreren der oben diskutierten Reaktionswege zur Freisetzung der vasoaktiven Amine aus Thrombozyten führen. Diese verursachen eine Steigerung der Gefäßpermeabilität mit Ausströmen von Blutflüssigkeit ins Gewebe. Die hierbei mitgeschleppten Immunkomplexe — so lautet die Hypothese — würden dann an der filternden Basalmembran hängenbleiben und sich dort absetzen (*Cochrane* 1971). In der Folge würden diese Komplexe dann durch weitere C-Aktivierung Granulozyten mobilisieren und lokal anlocken mit allen Folgen der Gefäßläsionen, wie bei der experimentellen Nephritis unter H3 beschrieben.

Literatur

Barbaro, J. F., The release of histamine from rabbit platelets by means of antigen-antibody precipitates. I. The participation of the immune complex in histamine release. J. Immunol. **86**, 369 (1961). — *Barbaro, J. F.*, The release of histamine from rabbit platelets by means of antigen-antibody precipitates. II. The role of plasma in the release of histamine. J. Immunol. **86**, 377 (1961). — *Benveniste, J.* and *P. M. Henson*, Leukocyte-dependent mechanism of histamine release from rabbit platelets: Transfer of responsible antibody (abstr.). Fed. Proc. **30**, 654 (1971). — *Cochrane, C. G.*, Mechanisms involved in the deposition of immune complexes in tissues. J. Exp. Med. **134**, 75 s (1971). — *Gocke, D. J.* and *A. G. Osler*, In vitro damage of rabbit platelets by an unrelated antigen-antibody reaction. I. General characteristics of the reaction. J. Immunol. **94**, 236 (1965). — *Greaves, M. W.* and *J. Mongar*, The histamine content of rabbit leukocytes and its release during in vitro anaphylaxis. Immunology **15**, 733 (1968). — *Henson, P. M.*, Role of complement and leucocytes in immunologic release of vasoactive amines from platelets. Fed. Proc. **28**, 1721 (1969). — *Henson, P. M.*, Release of vasoactive amines from rabbit platelets induced by sensitized mononuclear leucocytes and antigen. J. Exp. Med. **131**, 287 (1970). — *Henson, P. M.*, Mechanisms of release of constituents from rabbit platelets by antigen-antibody complexes and complement. I. Lytic and nonlytic reactions. J. Immunol. **105**, 476 (1970 a). — *Henson, P. M.*, Mechanisms of release of constituents from rabbit platelets by antigen-antibody complexes and complement. II. Interaction of platelets with neutrophils. J. Immunol. **105**, 490 (1970 b). — *Henson, P. M.* and *C. G. Cochrane*, Immunological induction of increased vascular permeability. II. Two mechanisms of histamine release from rabbit platelets involving complement. J. Exp. Med. **129**, 167 (1969). — *Henson, P. M.* and *C. G. Cochrane*, Antigen-antibody complexes, platelets and increased vascular permeability. In: Cellular and humoral mechanisms in anaphylaxis and allergy, p. 129. Ed.: *Movat, H. Z.* (Basel/New York 1969 a). — *Humphrey, J. H.* and *R. Jaques*, The histamine und serotonin content of the platelets and polymorphonuclear leukocytes of various species. J. Physiol. (London) **124**, 305 (1954). — *Des Prez, R.* and *R. E. Bryant*, Two mechanisms of immunologically-induced injury to rabbit platelets. J. Immunol. **102**, 241 (1969). — *Schoenbechler, M. J.* and *J. F. Barbaro*, The requirement for sensitized lymphocytes in one form of antigen-induced histamine release from rabbit platelets. Proc. Nat. Acad. Sci. **4**, 1247 (1968). — *Schoenbechler, M. J.* and *E. H. Sadun*, In vitro histamine release from blood cellular elements of rabbits infected with *Schistosoma mansoni*. Proc. Soc. Exp. Biol. Med. **127**, 601 (1968). — *Siraganian, R. P., A. G. Secchi* and *A. G. Osler*, The allergic response of rabbit platelets. I. Membrane permeability changes. J. Immunol. **101**, 1130 (1968). — *Siraganian, R. P., A. G. Secchi* and *A. G. Osler*, In: Biochemistry of the Acute Allergic Reaction, p. 229. *K. F. Austen* and *E. L. Becker*, Eds. (Oxford, England

1968 a). — *Siraganian, R. P.* and *A. G. Osler*, Destruction of rabbit platelets in the allergic response of sensitized leukocytes. II. Evidence for basophil involvement. J. Immunol. 106, 1252 (1971).

h) Anaphylatoxinähnliche Aktivität

Nach Inkubation normaler Seren mit Ag-Ak-Komplexen wurde von *Friedberger* (1910) die Entstehung einer bisher unbekannten Aktivität beobachtet. Sie vermochte Meerschweinchen nach intravenöser Injektion innerhalb weniger Minuten zu töten, so daß in ihr der eigentliche Mediator des anaphylaktischen Schocks gesehen wurde. Sie erhielt daher den Namen Anaphylatoxin (AT). AT vermochte glatte Muskulatur, wie z. B. Streifchen von isoliertem Meerschweinchenileum zu kontrahieren und zeigte nach Injektion in die Haut eine deutliche gefäßpermeabilitätssteigernde Wirkung. Beide Effekte sind durch Antihistaminika hemmbar. Wir wissen heute, daß es sich bei dem Friedbergerschen, inzwischen als „klassisch" bezeichneten AT, um die Aktivität eines Fragmentes handelt, welches bei der Spaltung von C5 entsteht. Der Freisetzungsmechanismus des klassischen AT, die funktionelle Charakterisierung, sowie seine biologische Bedeutung werden daher im Kapitel über C5 (F5b) im Detail behandelt. Außer bei der C5-Spaltung entsteht aber auch bei der enzymatischen Zerlegung des C3-Moleküls ein Bruchstück mit AT-ähnlichen Funktionen. Das C3-Bruchstück ist indessen funktionell mit dem C5-AT nicht identisch, so daß es der klareren Abgrenzung wegen vorteilhaft erscheint, diese Funktion als „AT-ähnlich" zu bezeichnen.

AT-ähnliche Aktivität entstand durch die Einwirkung gereinigter und aktivierter menschlicher C1-Esterase auf gereinigtes C4 und C2 mit nachfolgender Aktivierung von C3 (*Dias da Silva* und *Lepow* 1967). Mit Hilfe radioaktiver Markierung der aus menschlichem Serum isolierten C-Faktoren gelang der Nachweis, daß die Aktivität auf ein Spaltprodukt des C3 zurückzuführen ist. Nach den Ergebnissen von Gelfiltration und Ultrazentrifugation im Sucrosedichtegradienten mußte das Spaltprodukt ein relativ niedermolekulares Polypeptid sein (*Dias da Silva* und *Lepow* 1965; 1966; 1967; *Dias da Silva, Eisele* und *Lepow* 1967). Es stellte sich bald heraus, daß die für die Abspaltung des Fragmentes entscheidende Aktivität auf das **C$\overline{42}$-Enzym** („C3-Konvertase"; s. B2) zurückgeht, und daß es gleichgültig ist, ob diese Aktivität in gereinigter Form auf C3 einwirkt, oder ob sie im Verlaufe der normalen hämolytischen C-Sequenz funktioniert. Immer wurde von C3 das aktive Bruchstück abgespalten, welches der neuen Nomenklatur (s. A2; B3a) entsprechend, als C3a bezeichnet wurde (*Cochrane* und *Müller-Eberhard* 1967; 1968; *Bokisch, Budzko, Müller-Eberhard* und *Cochrane* 1968; *Bokisch, Müller-Eberhard* und *Cochrane* 1969; *Budzko, Bokisch* und *Müller-Eberhard* 1971). Das C3a lag als basisches Polypeptid vor, hatte ein Molekulargewicht von etwa 7 200, wies zwei Disulfidbrücken pro Mol Protein auf und besaß Arginin als carboxylendständige und Serin als aminoendständige Aminosäure. Möglicherweise wird das C3a vom aminoendständigen Teil der Muttersubstanz C3 abgespalten (*Budzko, Bokisch* und *Müller-Eberhard* 1971).

Die AT-ähnliche Aktivität des C3a vermochte Meerschweinchenileum zur Kontraktion zu bringen, ist aber **mit dem „klassischen" AT nicht identisch.** Während sich nach C5-AT die Kontraktibilität des Meerschweinchendarmes nur langsam erschöpft, besteht nach C3a eine sofort einsetzende Tachyphylaxie. In dieser Hinsicht ähnelt C3a einigen anderen Peptiden und Enzymen, wie der

144   *II. Biologische Funktionen und Pathologie*

Phospholipase A, dem Plasmakallikrein, dem Trypsin oder dem Kardiotoxin aus Kobragift (*Vogt, Bodammer, Lufft* und *Schmidt* 1969). Schon hieraus kann man schließen, daß das C3a etwas anderes am Meerschweinchenileum aktiviert als das klassische AT. Darüber hinaus macht aber auch die mangelnde gekreuzte Tachyphylaxie deutlich, daß in der Tat am Meerschweinchendarm unterschiedliche Rezeptoren für C3a und klassisches AT vorhanden sein müssen. Meerschweinchenileum, dessen Kontraktibilität nach C3a-Gabe gegenüber dieser Aktivität erschöpft war, erwies sich gegenüber dem „klassischen" (C5-abhängigen) AT noch als voll kontraktionsfähig. Umgekehrt reagierte auch Ileum, welches gegen C5-AT refraktär gemacht worden war (Abb. 23), noch mit lebhafter Kontraktion auf die Zugabe von

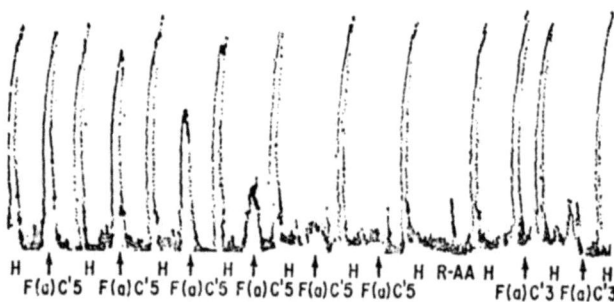

Abb. 23. Nach wiederholten Gaben von C5a (F[a]C5) verliert Meerschweinchen-Ileum seine Kontraktionsfähigkeit. Ein solchermaßen refraktär gemachter Muskelstreifen zeigt aber normale Kontraktion auf die Gabe von C3a (F[a]C3). R-AA = Anaphylatoxin aus Rattenserum plus Agar, H = Histamin. (Aus: *Lepow, Dias da Silva* und *Eisele* 1968)

C3a (*Dias da Silva, Eisele* und *Lepow* 1967; *Cochrane* und *Müller-Eberhard* 1968). Die fehlende gekreuzte Tachyphylaxie ist das wesentliche Argument gegen eine Identität der AT-ähnlichen Aktivität mit dem klassischen AT. Es bestehen aber noch weitere funktionelle Unterschiede. Das klassische, aus C5 stammende AT hatte sich als unfähig erwiesen, Histamin aus Mastzellen des Rattenperitoneum freizusetzen (*Mota* 1957, *Lepow, Dias da Silva* und *Eisele* 1968), während das aus C3 stammende Material dies konnte (*Dias da Silva* und *Lepow* 1967). Umgekehrt hatte sich bei der Degranulierung von Mastzellen aus Meerschweinchen das klassische AT als sehr wirksam erwiesen, während das C5-unabhängige AT hier weniger effektiv war (*Lepow, Dias da Silva* und *Eisele* 1968). In dieser Hinsicht entspricht die C3a-Funktion den histaminfreisetzenden Aminen und dem Compound 48/80 mehr als dem C5-AT. Die AT-ähnliche Aktivität des C3a ist im übrigen — ebenso wie auch das klassische AT — eng mit chemotaktischer Aktivität assoziiert. Mit besonderen Kunstgriffen (s. unten) ließen sich die beiden Funktionen aber voneinander dissoziieren.

Der Nachweis der C3a-Aktivität ist gelegentlich auf Schwierigkeiten gestoßen, für die zwei mögliche Erklärungen in Frage kommen. Einmal kann es sein, daß die Aktivität zwar von der Muttersubstanz C3 abgespalten wird, aber sich von ihr nicht ablöst. Die Trennung kann erst im sauren Bereich (pH 3,5) erfolgen (*Dias da Silva, Eisele* und *Lepow* 1967). Trotz erfolgreicher Zerlegung des C3-Moleküls kann die Aktivität also mit der Muttersubstanz verbunden bleiben. Ferner könnte bei Aktivierungsversuchen im menschlichen Serum eine eventuell entstandene Aktivität deshalb dem Nachweis entgehen, weil sie durch einen inaktivierenden Faktor

(*Lepow, Dias da Silva* und *Patrick* 1969) schnell zerstört wird. Der C3a-**Inaktivator** (*Bokisch* 1969; *Bokisch, Müller-Eberhard* und *Cochrane* 1969) ist ein 9,5S Globulin mit einem Molekulargewicht von etwa 310 000 und findet sich in normalem menschlichem Serum in einer Konzentration von 30—40 µg pro ml. Der Inaktivator führte zur enzymatischen Zerstörung und Inaktivierung sowohl der aus C3 als auch der aus C5 (vgl. unten) hervorgegangenen AT-Aktivität sowie von Bradykinin. Die Inaktivierung ging mit Verminderung der positiven Ladung der Polypeptide und mit Abspaltung des carboxylendständigen Arginins einher, wodurch der Inaktivator als eine Carboxypeptidase B charakterisierbar ist (*Bokisch* und *Müller-Eberhard* 1969; *Bokisch* und *Müller-Eberhard* 1970). Dieses Enzym ist vermutlich identisch mit der 1962 von *Erdös* und *Sloane* beschriebenen Carboxypeptidase N. Der Enzymnatur des Inaktivators entspricht seine Empfindlichkeit gegenüber Erwärmung auf 56° C. Durch Diisopropylfluorphosphat oder Trypsininhibitor aus Sojabohnen war er nicht hemmbar. Möglicherweise ist dieser Inaktivator mit einem ähnlichen Faktor identisch, der von anderer Seite in normalem Menschen-, Ratten- und Meerschweinchenserum gefunden worden war (*Lepow, Dias da Silva* und *Patrick* 1969; *Lepow* und *Patrick* 1969). Die Aktivität dieses letzteren Faktors

Tab. 6. Anaphylatoxin-ähnliche Aktivitäten aus C3

Einwirkung		Molekular- gewicht	Sonstige biologische Eigenschaften	Autoren
von	auf			
C142	menschliches C3	6 800	nicht chemotaktisch	*Dias da Silva, Eisele* und *Lepow* 1967
C3-Konvertase (EAC42) (C42)	menschliches C3	6 000—15 000	keine Angaben	*Cochrane* und *Müller- Eberhard* 1968
Inaktivatorkomplex (Kobrafaktor + Serumfaktor)	menschliches C3			
C3-Konvertase Trypsin Plasmin Thrombin Inaktivatorkomplex	menschliches C3 menschliches C3 menschliches C3 menschliches C3 menschliches C3	7 000—8 700	chemotaktisch aktiv	*Bokisch, Müller-Eber- hard* und *Cochrane* 1969
Hydroxylamin	menschliches C3	7 600	keine Angaben	*Budzko* und *Müller- Eberhard* 1969
EAC42 Lipopoly- saccharid-x (Veillonella alcalescens)	Meerschweinchen C3 Meerschweinchen C3	10 000	keine Angaben	*Shin, Snyderman, Friedman* und *Mergenhagen* 1969
C3-Konvertase Trypsin Hydroxylamin	menschliches C3 menschliches C3 menschliches C3	7 200 7 800	keine Angaben	*Budzko, Bokisch* und *Müller-Eberhard* 1971

war ebenfalls hitzelabil. Er wurde als ein nicht dialysables Pseudoglobulin beschrieben, dessen Wirkung in Abweichung von dem 9,5S-Inaktivator in einer möglichen Komplexbildung mit C3a vermutet wurde.

Bald nach den ersten Berichten über die C3a-freisetzende Wirkung der C-Reaktion erschienen in rascher Folge Mitteilungen, nach denen neben der hämolytischen praktisch jede sonstige enzymatische Aufspaltung des C3-Moleküls immer auch Bruchstücke mit AT-ähnlicher Aktivität freiwerden ließ (Tab. 6). Soweit geprüft, sind allen diesen Bruchstücken einige auch an der Muttersubstanz (C3) nachweisbare Ag-Determinanten gemeinsam. Im Ouchterlony-Test z. B. ergaben $C3a^{C42}$ und $C3a^{Trypsin}$ identische Präzipitationslinien gegenüber Anti-C3 oder Anti-C3a (*Budzko* und *Müller-Eberhard* 1969a). Die Reaktion mit den Antikörpern — sei es Anti-C3, sei es Anti-C3a — führte zum Verlust der C3a-Funktion (siehe Abb. 24). Diese Antigeneigenschaft stellt eine weitere wichtige Unterscheidungsmöglichkeit gegenüber dem „klassischen" Anaphylatoxin (vgl. F5b) dar.

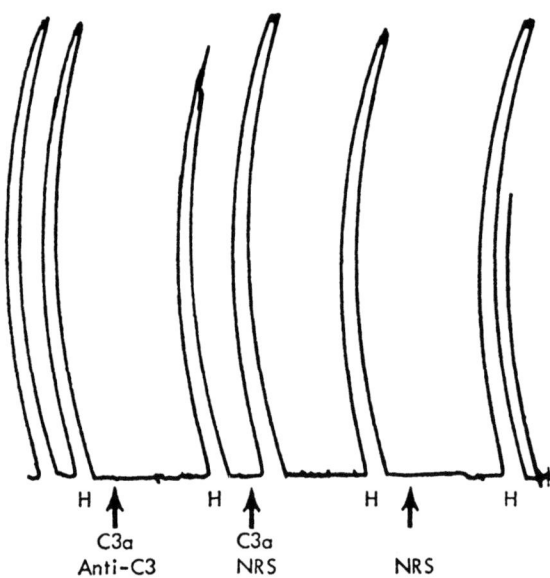

Abb. 24. Kontraktion glatter Muskulatur des Ileum von Meerschweinchen durch C3a. Durch Inkubation mit einem Antiserum gegen C3 wird die Reaktivität beseitigt. NRS: Normalserum-Kontrollen; H: Histamin-Kontrollen. (Aus: *Bokisch, Müller-Eberhard* und *Cochrane* 1969)

Die Einwirkungen auf das C3-Molekül außerhalb der hämolytischen C-Sequenz seien der Übersichtlichkeit halber wiederum in zwei Gruppen unterteilt. Eine Gruppe umfaßt verschiedene **direkte proteolytische Zerlegungen** und die andere die **Zerlegung über den Nebenschlußmechanismus** durch den C3-Proaktivator-Kobrafaktorkomplex bzw. C3-Aktivator (vgl. C1b).

Zur ersten Gruppe zählt das **Trypsin.** Nach einminütiger Einwirkung bei 20° C und pH 7,6 wurde von gereinigtem menschlichem C3 das C3a abgespalten (*Bokisch, Müller-Eberhard* und *Cochrane* 1969). Ebenso wie das durch C42 abgespaltene Bruchstück wanderte es in der Elektrophorese auf Cellulose-Acetat bei pH 8,6

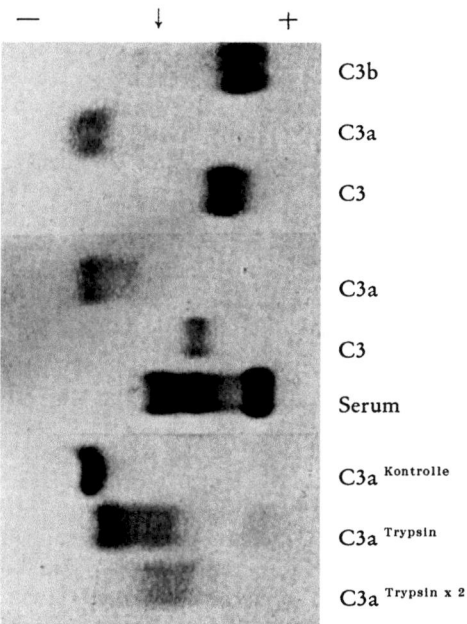

Abb. 25. Elektrophorese von C3, C3a, C3b und Serum auf Cellulose-Acetatstreifen bei pH 8,6. Auftragungsstelle durch Pfeil markiert. Typisch die kathodische Wanderung des C3a. Im unteren Teil der Abbildung wird der Effekt von Trypsin (15 min, 37° C, 4 %) und 8 %) auf die elektrophoretische Wanderungseigenschaft von C3a gezeigt. (Aus: *Bokisch, Müller-Eberhard* und *Cochrane* 1969)

kathodisch (Abb. 25), womit die Ähnlichkeit beider Polypeptide hinsichtlich der Ladungseigenschaften belegt ist. Auch funktionell war das $C3a^{Trypsin}$ dem $C3a^{C42}$ ähnlich. Im Unterschied zur hämolytischen Zerlegung erwies sich aber bei der durch Trypsin die Zeitdauer der Einwirkung als kritisch. Bei längerer Inkubation wurde neben der weiteren Zerlegung des aktiven Bruchstückes auch der zunächst übriggebliebene Hauptteil C3b weiter in ein größeres und ein kleineres Fragment aufgeteilt. Das größere wurde als C3c*) bezeichnet. Es besaß besondere antigene Determinanten, die es erlaubten, dieses Bruchstück klar von der Muttersubstanz und von anderen Bruchstücken abzugrenzen (vgl. B3a). Sein Molekulargewicht lag um 160 000. Das kleinere Bruchstück dagegen hatte ein Molekulargewicht um 35 000. Es wurde als C3d bezeichnet (*Bokisch, Budzko, Müller-Eberhard* und *Cochrane* 1968; *Bokisch, Müller-Eberhard* und *Cochrane* 1969). Die beiden Bruchstücke C3c und C3d waren funktionell inaktiv, jedenfalls konnten ihnen biologische Aktivitäten bislang nicht zugeordnet werden. Bei der Trypsin-vermittelten Aufspaltung des menschlichen C3 fiel im übrigen in Parallele zu der Spaltung durch C42 insofern wieder eine Besonderheit auf, als die Aufspaltung nur gelang, wenn das Globulin in gereinigter Form vorlag. In Gegenwart von Vollserum wurde keine Aktivität freigesetzt, worin man einen weiteren Hinweis auf den oben zitierten AT-inaktivierenden Faktor des menschlichen Serum sehen kann (*Bokisch, Müller-Eberhard* und *Cochrane* 1969).

---

*) Neue Nomenklatur; vgl. A2.

Ähnlich wie das Trypsin verhielt sich auch das **Plasmin.** Auch hier wieder war die Zeitdauer der Einwirkung entscheidend. Durch kurzfristige Einwirkung wurde das basische Polypeptid C3a abgespalten. Es besaß AT-ähnliche Aktivität und erwies sich — wie alle bisher beschriebenen C3a-Fragmente auch — als chemotaktisch. Längerdauernde Einwirkung des Plasmins führte ebenso wie die des Trypsins zu einer weiteren Aufspaltung des Fragmentes mit Umkehrung der Ladungseigenschaften (*Bokisch, Müller-Eberhard* und *Cochrane* 1969). In funktioneller Hinsicht war hiermit ein Verschwinden der AT-ähnlichen Aktivität bei persistierender chemotaktischer Aktivität verbunden. AT-ähnliche und chemotaktische Aktivität erscheinen somit als Funktionen von C3a, müssen aber verschiedenen chemischen Gruppen des Fragmentes zugeordnet werden. Auf Schwierigkeiten der genauen Kontrolle der proteolytischen Wirkung müssen wohl auch die teilweisen Differenzen zurückgeführt werden, die zwischen diesen Befunden und früheren einer anderen Untersuchergruppe bestehen. Nach Einwirkung von Streptokinase-aktiviertem Plasmin auf gereinigtes menschliches C3 ist ein Spaltprodukt mit einem Molekulargewicht von 6000 beobachtet worden (*Ward* 1967). Es wies chemotaktische Aktivität gegenüber gelapptkernigen Granulozyten von Kaninchen auf und rief nach Injektion in Rattenhaut dort eine Gefäßpermeabilitätssteigerung hervor. Meerschweinchen-Ileum aber vermochte dieses Fragment nicht zur Kontraktion zu bringen (*Ward, Dias da Silva* und *Lepow* 1967). Es erscheint gut begründet, in diesem nur noch chemotaktisch aktiven C3-Spaltstück ein Abbauprodukt des ursprünglich beide Aktivitäten — AT und Chemotaxis — tragenden C3a zu sehen (*Bokisch, Müller-Eberhard* und *Cochrane* 1969). Im Hinblick auf den oben beschriebenen AT-Inaktivator in menschlichem Serum ist es im übrigen auffällig, daß es bei den Untersuchungen von *Ward* (1967) gleichgültig war, ob das Plasmin auf gereinigtes C3 oder aber auf Menschen- oder Kaninchenvollserum einwirkte. Man kann hieraus ableiten, daß der anaphylatoxininhibierende Faktor nur gegenüber der AT-aktiven nicht aber gegenüber der chemotaktisch aktiven Gruppe wirksam ist.

Eine direkte Einwirkung auf das C3-Molekül liegt auch der Wirkung des **Hydroxylamins** zugrunde. 15 bis 30 minütige Inkubation von menschlichem C3 bei 20 °C mit Hydroxylamin in einer Endkonzentration von 0,5 M führte zur Abspaltung eines C3a-ähnlichen Peptides mit einem Molekulargewicht von 7800 (*Budzko* und *Müller-Eberhard* 1969). Das Fragment besaß ebenso wie ein parallel dazu durch C42-Konvertase hergestelltes Bruchstück Serin als N-terminale Aminosäure und an C-terminaler Stelle das Arginin. Auch die Aminosäurezusammensetzung von $C3a^{Hydroxylamin}$ und $C3a^{C42}$ waren praktisch gleich. Wiederum wanderte das Bruchstück stark kathodisch und muß somit aus einem stark basischen Bereich der C3-Peptidkette abgetrennt worden sein (*Budzko, Bokisch* und *Müller-Eberhard* 1971).

Neben diesen direkten Spaltwirkungen stehen die indirekten. Besonders gut untersucht ist hier die Wirkungsweise des **Kobrafaktors** (siehe C1b). Die C-zerstörende Wirkung des Kobragiftes ist schon seit der Jahrhundertwende bekannt (*Flexner* und *Noguchi* 1903). Es zeigte sich bald, daß es sich bei dem zerstörten Faktor um das klassische C3 (vgl. A1) handelte. Wir wissen heute, daß das C3, eine der 6 Komponenten des klassischen C3, betroffen ist. Es stellte sich später heraus, daß das Kobragift nicht selbst auf das C3 einwirkt, sondern daß es dazu der Mitwirkung eines Serumfaktors bedarf, der nicht dem C-System angehört (*Omorokow* 1911; *Mutsaars* und *Barthels-Viroux* 1947). Weitere Versuche zur genaueren Funktionsanalyse der Kobragiftwirkung (*Vogt* und *Schmidt* 1964;

Nelson 1966) waren erst erfolgreich, nachdem es gelang, sowohl den verantwortlichen Faktor des Kobragiftes als auch den beteiligten Serumfaktor unter proteinchemischen Kriterien zu isolieren. Bei dem Kobrafaktor handelt es sich um ein Protein mit einem Molekulargewicht von etwa 140 000. In Gegenwart von Mg^{++} verbindet es sich mit dem im Serum als C3-Proaktivator vorhandenen Faktor. Der Proaktivator aus menschlichem Serum ist ein thermolabiles β1-Globulin mit einem Molekulargewicht von etwa 80 000, so daß sich nach der Vereinigung ein Komplex mit einem Molekulargewicht von 220 000 ergibt. Dieser Komplex ist es, der auf C3 spaltend einwirkt (s. Tab. 6) unter Zerlegung in die Fragmente C3b und das AT-aktive Bruchstück C3a (*Müller-Eberhard, Nilsson, Dalmasso, Polley* und *Calcott* 1966; *Müller-Eberhard* 1967; *Götze* und *Müller-Eberhard* 1971). Das aus menschlichem C3 abgespaltene C3a-Fragment besaß ein Molekulargewicht zwischen 6 000 und 15 000 (*Cochrane* und *Müller-Eberhard* 1968).

Eine weitere indirekte Spaltwirkung auf das C3 übten auch bakterielle **Lipopolysaccharide (LPS)** aus. Wurde endotoxisches LPS vom *Veillonella alcalescens* oder *E. coli* mit Meerschweinchenserum in Kontakt gebracht, so bildete sich ein als LPS-X bezeichnetes Intermediärprodukt. Erst das Intermediärprodukt und nicht schon das LPS allein spaltete gereinigtes und mit ^{125}J markiertes Meerschweinchen C3 in ein 7,2S- und in ein 1S-Fragment. Das 1S-Fragment besaß ein Molekulargewicht um 10 000 und war das biologisch aktive (*Shin, Snyderman, Friedman* und *Mergenhagen* 1969). Es ist nicht klar, welcher Natur das LPS-X ist, doch wird man im Hinblick auf die jüngsten Erkenntnisse über den C3-Nebenschlußmechanismus wohl nicht fehlgehen, auch hier eine Beteiligung des C3-Proaktivator-Aktivatorsystems zu vermuten. Von dem LPS-X ließen sich 6 Serumproteine ablösen, die sich mittels Sephadex-Filtration voneinander trennen ließen. LPS-X inaktivierte im übrigen auch C5, C8 und C9, worauf im Abschnitt über das C5-AT (s. F5b) noch zurückzukommen ist. Die Wirkung mehrerer anderer Substanzen läuft möglicherweise ebenfalls über diesen Reaktionsweg. Man muß aber mit ihrer Einordnung zögern, weil entweder die genauere Analyse der beteiligten Intermediärschritte noch aussteht oder weil die Funktion der erhaltenen Bruchstücke nicht eindeutig dem C3a oder dem klassischen AT zugeordnet worden ist. Hierher gehört die Einwirkung von **Zymosan** auf Serum, bei der die entstandene Funktion eher für C5-AT spricht (*Brade* und *Vogt* 1971, 1971a), die **Inulin**wirkung und die Wirkung von **aggregierten γ-Globulinen** (vgl. C1d; C1e).

Die mögliche biologische Bedeutung der AT-ähnlichen Aktivität wird im Abschnitt über C5-AT (s. F5b) diskutiert.

Literatur

Bokisch, V. A., An inactivator in human serum of C3- and C5-derived anaphylatoxins. Fed. Proc. **28**, 485 (1969). — *Bokisch, V. A., D. B. Budzko, H. J. Müller-Eberhard* and *C. G. Cochrane*, Cleavage of human C3 by trypsin into three antigenically distinct fragments including anaphylatoxin. Fed. Proc. **27**, 314 (1968). — *Bokisch, V. A.* and *H. J. Müller-Eberhard*, The enzyme nature of anaphylatoxin inactivator (AI) of human serum. Z. med. Mikrobiol. Immunol. **155**, 97 (1969). — *Bokisch, V. A., H. J. Müller-Eberhard* and *C. G. Cochrane*, Isolation of a fragment (C3a) of the third component of human complement containing anaphylatoxin and chemotactic activity and description of an anaphylatoxin inactivator of human serum. J. Exp. Med. **129**, 1109 (1969). — *Bokisch, V. A.* and *H. J. Müller-Eberhard*, Anaphylatoxin inactivator of human plasma: Its isolation and charakterization as a carboxypeptidase. J. Clin. Invest. **49**, 2427 (1970). — *Brade, V.* and *W. Vogt*, Anaphylatoxin formation by contact activation of plasma. I. Activation by zymosan without participation of antibody. Eur. J. Immunol. 1, 290 (1971). — *Brade, V.* and *W. Vogt*, Anaphylatoxin formation by contact activation of plasma. II. Implication of properdin and an unknown plasma factor in activation by zymosan. Eur. J. Immunol. 1, 295 (1971 a). — *Budzko, D. B.* and *H. J. Müller-Eberhard*, Anaphylatoxin release from the third component of human complement by hydroxylamine. Science 165, 506 (1969). — *Budzko, D. B.* and *H. J. Müller-Eberhard*, C3-anaphylatoxin: Chemical studies of the precursor and of the anaphylatoxins produced by C3 convertase, trypsin or hydroxylamine (1969 a). Zitiert bei *Bokisch, Müller-Eberhard* and *Cochrane* (1969). — *Budzko, D. B., V. A. Bokisch* and *H. J. Müller-Eberhard*, A fragment of the third component of human complement with anaphylatoxin activity. Biochemistry 10, 1166 (1971). — *Cochrane, C. G.* and *H. J. Müller-Eberhard*, Biological effects of C3 fragmentation. Fed. Proc. 26, 362 (1967). — *Cochrane, C. G.* and *H. J. Müller-Eberhard*, The derivation of two distinct anaphylatoxin activities from the third and fifth components of human complement. J. Exp. Med. 127, 371 (1968). — *Dias da Silva, W.* and *I. H. Lepow*, Anaphylatoxin formation by purified human C1 esterase. J. Immunol. 95, 1080 (1965). — *Dias da Silva, W*, and *I. H. Lepow*, Properties of anaphylatoxin prepared from purified components of human complement. Immunochemistry 3, 497 (1966). — *Dias da Silva, W.* and *I. H. Lepow*, Complement as a mediator of inflammation. II. Biological properties of anaphylatoxin prepared with purified components of human complement. J. Exp. Med. 125, 921 (1967). — *Dias da Silva, W., J. W. Eisele* and *I. H. Lepow*, Complement as a mediator of inflammation. III. Purification of the activity with anaphylatoxin properties generated by interaction of the first four components of complement and its identification as a cleavage product of C3. J. Exp. Med. 126, 1027 (1967). — *Erdös, E. G.*, and *W. M. Sloane*, An enzyme in human blood plasma that inactivates bradykinin and kallidin. Biochem. Pharmacol. 11, 585 (1962). — *Flexner, S.* and *H. Noguchi*, Snake venom in relation to haemolysis, bacteriolysis, and toxicity. J. Exp. Med. 6, 277 (1903). — *Friedberger, E.*, Weitere Untersuchungen über Eiweißanaphylaxie IV. Mitteilung. Z. Immunitätsforsch. 4, 636 (1910). — *Götze, O.* and *H. J. Müller-Eberhard*, The C3-activator system: An alternate pathway of complement activation. J. Exp. Med. 134, 90 s (1971). — *Lepow, I. H., W. Dias da Silva* and *J. W. Eisele*, Nature and biological properties of human anaphylatoxin. In: Biochemistry of the acute allergic reactions pp. 265. Eds.: *Austen K. F.* and *Becker, E. L.* (Oxford and Edinburgh 1968). — *Lepow, I. H., W. Dias da Silva* and *R. A. Patrick*, Biologically active cleavage products of components of complement. In: Cellular and humoral mechanisms in anaphylaxis and allergy. p. 237. Ed.: H. Z. Movat, Karger, Basel/New York (1969). — *Lepow, I. H.* and *R. A. Patrick*, Cleavage products of components of human complement. J. Immunol. 102, 1340 (1969). — *Mota, I.*, Action of anaphylactic shock and anaphylatoxin on mast cells and histamine in rats. Brit. J. Pharmacol. 12, 453 (1957). — *Müller-Eberhard, H. J.*, Mechanism of inactivation of the third component of human complement (C3) by cobra venom. Fed. Proc. 26, 744 (1967). — *Müller-Eberhard, H. J., U. R. Nilsson, A. P. Dalamasso, M. J. Polley* and *M. A. Calcott*, A molecular concept of immune cytolysis. Arch. Pathol. 82, 205 (1966). — *Mutsaars, W.* and *J. Barthels-Viroux*, Recherches sur un facteur favorisant la destruction du troisieme composant du serum chaffe de cobaye par le venin de cobra. Ann. Inst. Pasteur 73, 451 (1947). — *Nelson, R. A.*, A new concept of immuno-suppression in the hypersensitivity reactions and in transplantation immunity. Surv. Ophtal. 11, 498 (1966). — *Omorokow, L.*, Über die Wirkung des Cobragiftes auf die Komplemente. Z. Immunitätsforsch. 10, 285 (1911). — *Shin, H. S., R. Snyderman, E. Friedman* and *S. E. Mergenhagen*, Cleavage of guinea-pig C3 by serum-treated endotoxic lipopolysaccharide. Fed. Proc. 28, 485 (1969). — *Vogt, W.* und *G. Schmidt*, Abtrennung des anaphylatoxinbildenden Prinzips aus Cobragift von anderen Giftkomponenten. Experientia 20, 207 (1964). — *Vogt, W., G. Bodammer, E. Luffl* and *G. Schmidt*, Formation of anaphylatoxin in human serum. Experientia 25, 744 (1969). — *Ward, P. A.*, A plasmin-split fragment of C3 as a new chemotactic factor. J. Exp. Med. 126, 189 (1967). — *Ward, P. A., W. Dias da Silva* and *I. H. Lepow*, Unveröffentlichte Ergebnisse (1967). Zitiert bei: *Lepow, Dias da Silva* und *Eisele* (1968).

i) Chemotaktische Komplementfunktionen

Die Entdeckung der chemotaktischen Funktionen des C-Systems hat den entscheidenden Anstoß zur Wandlung in seiner Beurteilung gegeben. Mit den Einblicken in die Chemotaxis als Mediatorfunktion immunologischer Gewebszerstörung wurde die enge Auffassung, im C nur ein hämolytisches System zu sehen, endgültig gesprengt. C-abhängige Funktionen erwiesen sich als wichtige Vermittler immunologisch ausgelöster Entzündungsreaktionen und könnten — wie unten diskutiert wird — darüber hinaus sogar Mediatoren auch unspezifischer Entzündungen sein.

Chemotaxis ist die auf einen Reiz hin erfolgende gerichtete Bewegung von Zellen. Sie läßt sich *in vitro* mittels der von *Boyden* (1962) entwickelten Kammer, deren Prinzip auf Abb. 26 wiedergegeben ist, studieren. In der Vorrichtung werden

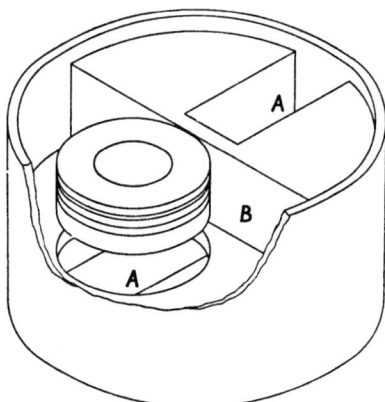

Abb. 26. Schema der von *Boyden* zur Messung von Chemotaxis entwickelten Kammer. Der kleine runde Zylinder besteht aus zwei auseinanderschraubbaren Hälften, zwischen denen eine poröse Membran befestigt wird. Der ganze Zylinder wird dann so in die runde Öffnung gesteckt, daß die Membran die einzige Verbindung zwischen dem unteren Raum A und dem oberen Raum B bleibt. In A wird die auf Chemotaxis zu testende Probe eingebracht; in B die zu testenden Zellen. Bei Chemotaxis wandern die Zellen von B nach A durch den Filter. (Aus: *Boyden* 1962)

eine obere Abteilung durch eine poröse Membran von einer unteren getrennt. Werden Granulozyten oder Makrophagen in die Abteilung oberhalb der Membran eingebracht, so bleiben sie normalerweise auf der Membran liegen, wird aber in die untere Kammer eine Lösung chemotaktischer Substanzen gegeben, so beginnen die Leukozyten sich durch die engen Poren der Membran hindurch nach unten zu bewegen (Abb. 27a+b).

Obwohl sich infolge der Durchlässigkeit der Membran nach einiger Zeit die Konzentration ausgleichen kann, genügt doch das anfänglich vorhandene Konzentrationsgefälle, die Zellen in die Richtung auf die höhere Konzentration wandern zu lassen. Nach Ausgleich der Konzentration in den beiden Kammern, oder bei gleichzeitiger Einbringung gleicher chemotaktischer Aktivität in beide Kammern, bleibt eine gerichtete Wanderung natürlich aus, und man kann dann lediglich eine ungerichtete und lebhafte Beweglichkeit der Zellen beobachten. Diese Abhängigkeit der Wanderungsrichtung vom Gradienten der chemotaktischen Aktivität ist auf Abb. 28 dargestellt. Die chemotaktische Aktivität von Testsubstanzen läßt sich

152 II. Biologische Funktionen und Pathologie

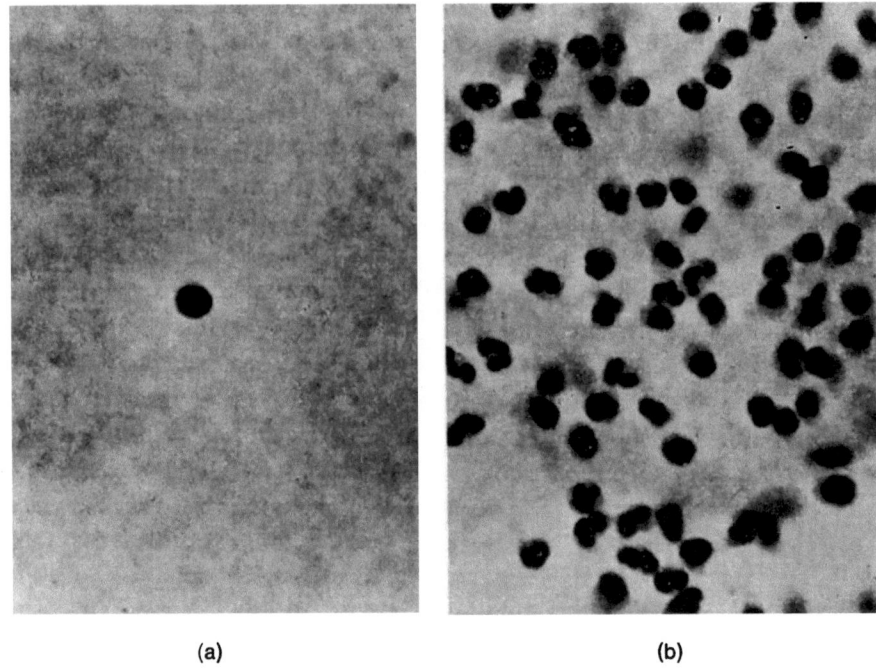

(a)   (b)

Abb. 27. Mikrofotografien der Unterseite einer porösen Membran aus einer *Boyden*-Kammer. (a) Keine Chemotaxis. (b) Positive Chemotaxis von Neutrophilen. (Weigert-Färbung, ca. 900 fach). Aus: *Sorkin, Stecher* und *Borel* (1971)

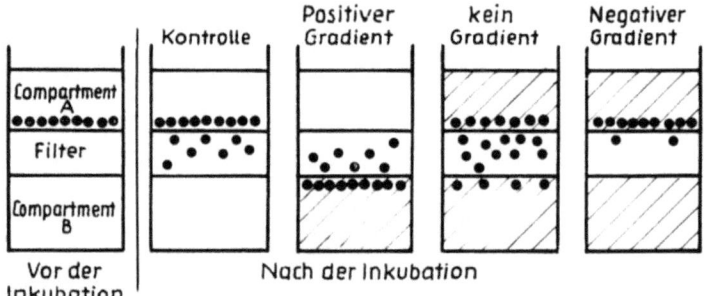

Abb. 28. Schematische Darstellung der möglichen Ergebnisse bei Chemotaxis-Versuchen in der *Boyden*-Kammer. (Aus: *Keller* und *Sorkin* 1968)

quantitieren. Der Vergleich der auf der oberen Grenzschicht der Membran zurückbleibenden Leukozyten mit der Zahl der Zellen, die die untere Grenzfläche der Membran erreichen, ergibt einen Quotienten der chemotaktischen Aktivität. Die Methode hatte Schwächen, von denen nur einige inzwischen beseitigt sind und auf die wegen der z. T. diametral entgegengesetzten Ergebnisse renomierter Laboratorien kurz eingegangen werden muß (siehe unten). Zum Beispiel können die Zellen von der Unterseite der durchwanderten Membran abfallen und somit der Zählung entgehen. Eine Fehlerquelle, die sich durch Verwendung einer zweiten und kleinstporigen (0,45 mµ Porengröße) Membran als Auffänger unterhalb der Hauptmembran leicht unter Kontrolle bringen läßt (*Keller* 1971). Weiterhin ist eingewendet worden, daß die meist verwendeten langen (mehrstündigen) Inkubationszeiten mit Bestimmung eines Wanderungsendpunktes möglicherweise eher zur Selektion chemotaxisfähiger Zellen (evtl. auch auf der Grundlage unterschiedlicher energetischer Wanderungsleistung) als zur Quantitierung des chemotaktischen Reizes führe. Diese Interpretationsschwierigkeit wird eingeengt, wenn statt der Endpunktbestimmung kurzfristige Wanderungszeiten (60—90 min bei 37° C) vorgesehen werden und anschließend dann das Wanderungstempo anhand der Eindringtiefe der Zellen in die Membran ausgemessen wird (*Snyderman, Gewurz* und *Mergenhagen* 1968; *Zigmond* 1971). Schließlich fällt auf, daß von verschiedenen Laboratorien Membranen mit stark voneinander abweichender Porengröße verwendet wurden. Unter Berücksichtigung der unterschiedlichen physiko-chemischen Eigenschaften angeblich gleichartiger Membranen selbst der gleichen jeweiligen Herstellerfirma wurde von *Keller* und *Sorkin* (1967) eine Porengröße von etwa 3 mµ für gelapptkernige Granulozyten und von etwa 8 mµ für mononukleäre Zellen (Abb. 29) empfohlen und verwendet. Dagegen verwendeten z. B. *Ward, Cochrane* und *Müller-Eberhard* (1965) Membranen mit Porengrößen von nur 0,65 mµ.

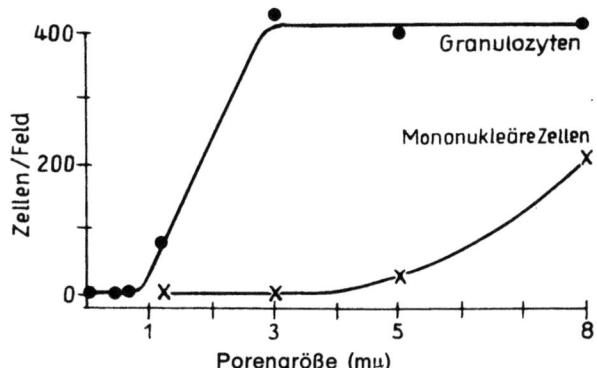

Abb. 29. Einfluß der Porengröße der Filtermembran auf die Durchwanderung von Kaninchen-Granulozyten und — mononukleären Zellen. (Aus: *Keller* und *Sorkin* 1967)

Komplexe aus Ag und Ak waren in den Kammern inaktiv, gewannen aber eine starke chemotaktische Aktivität gegenüber gelapptkernigen Granulozyten, wenn sie zusammen mit frischem Kaninchen-Normalserum eingebracht wurden. Die Aktivität blieb aus, wenn die Ag-Ak-Komplexe mit erhitztem (56 °C, 30 min) Serum oder allein inkubiert wurden, und auch frisches Kaninchenserum allein war nicht chemotaktisch. War die Aktivität aber erst einmal gebildet, so erwies sie sich als hitzeresistent. Schon aufgrund dieser Beobachtung wurde damals der Verdacht geäußert, daß C-Faktoren an der Entstehung der chemotaktischen Aktivität beteiligt sein müßten (*Boyden* 1962; *Boyden, North* und *Faulkner* 1965). Das hat sich inzwischen bestätigt. Wir wissen heute, daß chemotaktische Aktivitäten sogar von mehreren Einzelkomponenten des C-Systems ausgehen können. Sie sind auf Tab. 7 wiedergegeben. Hier soll zunächst nur die C3-abhängige Chemotaxis erörtert werden.

Das C3-Molekül wird, wie wir oben bei der Entstehung der Anaphylatoxin-ähnlichen Eigenschaft (s. F4h) schon gesehen haben (vgl. Abb. 4), bei der hämo-

Tab. 7. Die verschiedenen chemotaktischen Aktivitäten des Komplement-Systems (Nach *Ward* und *Hill* 1971)

Aktivität	Art der Freisetzung
C3a	C3-Konvertase
	Trypsin
	Plasmin
	Thrombin
	Kobrafaktor
	Gewebsprotease
C5a	C1—C3
	Trypsin
	C5-spaltendes Enzym aus Lysosomen von Granulozyten
C567	Reaktion von C1—C7

lytischen Aktivierung in mehrere Bruchstücke zerlegt. Eines davon besitzt chemotaktische Eigenschaften gegenüber Granulozyten von Kaninchen. Es wurde nach Einwirkung von C142 von menschlichem C3 abgetrennt (*Bokisch, Müller-Eberhard* und *Cochrane* 1969). Ähnlich wie bei der „C3-Konvertase" (vgl. B2c) war für die Abspaltung allein die Aktivität der kombinierten vierten und zweiten Komponente ausreichend. Das aktive Spaltprodukt wurde als C3a bezeichnet. Es war ein stark basisches Polypeptid und wanderte im elektrischen Feld bei einem pH von 8,6 bzw. 8,5 kathodisch (*Bokisch, Müller-Eberhard* und *Cochrane* 1969; *Budzko, Bokisch* und *Müller-Eberhard* 1971). Das Molekulargewicht lag um 7 000, was auch der Größe des Anaphylatoxin-aktiven Bruchstückes entsprach. In der Tat liegen beide Aktivitäten auf dem gleichen Bruchstück, sind aber voneinander trennbar, was bereits im Abschnitt über die C3-Anaphylatoxin-Aktivität besprochen wurde. Hier sei nur darauf hingewiesen, daß eine Weiterverdauung des C3a, z. B. durch Trypsin, die chemotaktische von der Anaphylatoxin-Gruppe trennte (*Bokisch, Müller-Eberhard* und *Cochrane* 1969). Die Abspaltung der Anaphylatoxineigenschaft muß gleichzeitig auch basische Gruppen beseitigt haben, jedenfalls kehrte sich die elektrophoretische Wanderungseigenschaft des verbliebenen Polypeptides um. Es wanderte nunmehr zur Anode. Das nach C42-Einwirkung abgespaltene C3a besaß noch determinante Gruppen des ursprünglichen C3-Proteins. Mit einem in Kaninchen hergestellten Antiserum ergab das Bruchstück eine Präzipitationslinie in Agargel und sowohl die chemotaktische als auch die anaphylatoxin-ähnliche Aktivität wurden durch Komplexierung mit dem Ak neutralisiert (*Bokisch, Müller-Eberhard* und *Cochrane* 1969). Die Differenzierung ließ sich auch in funktioneller Hinsicht durchführen. Eine in normalem menschlichem Vollserum vorhandene Carboxypeptidase („Anaphylatoxin-Inaktivator"); zerlegte die anaphylatoxinaktive Gruppe des C3a, während die Chemotaxis unberührt blieb (*Bokisch* und *Müller-Eberhard* 1970).

Bei der Freisetzung der Anaphylatoxin-ähnlichen Aktivität aus C3 ist schon auf die spaltende Wirkung verschiedener anderer Proteasen als C42 eingegangen worden (s. C1a). Ähnliches ergab sich auch bei der Freisetzung der chemotaktischen Aktivität (*Taylor* und *Ward* 1967; *Ward* 1967; *Bokisch, Müller-Eberhard* und *Cochrane* 1969; *Hill* und *Ward* 1969; *Ward* und *Newman* 1969; *Chapitis, Ward*

F. Biologische Aktivitäten der Intermediär-Reaktionen des Komplementes

und *Lepow* 1971; *Ward, Conroy* und *Lepow* 1971). Die verschiedenen Möglichkeiten, chemotaktische Aktivität aus C3 abzuspalten, sind in Tab. 8 enthalten. Wie man sieht, sind die aktiven Spaltprodukte in Abhängigkeit von dem Enzym, das sie abgetrennt hat, unterschiedlich groß. Hier bestehen noch einige Unsicherheiten hinsichtlich der Identität. Es ist zwar plausibel, aber bisher nicht erwiesen, daß die verschiedenen Bruchstücke gemeinsame chemotaktische Gruppen enthalten. Nach Einwirkung von **Konvertase** (C42), **Trypsin** oder **C3-Aktivatorkomplex** (Kobrafaktor plus β-Globulin; vgl. C1b) auf menschliches C3 entstand ein Bruchstück (C3a) mit einem Molekulargewicht von etwa 7 000—8 700 (*Bokisch, Müller-Eberhard* und *Cochrane* 1969). Das Molekül war damit etwas größer als das Bruchstück (Molekulargewicht 6 000), welches nach **Plasmin**einwirkung auf Kaninchen- oder menschliches C3 entstand (*Ward* 1967). Da das größere Bruchstück sowohl chemotaktische als auch Anaphylatoxin-ähnliche Aktivität aufwies, während das kleinere nur chemotaktisch wirkte, lag es nahe, die Unterschiede in der Vermutung aufzulösen, daß es sich bei dem kleineren Polypeptid um ein weitergehendes Degradationsprodukt handeln könnte, oder daß vielleicht sogar das kleinere ein Degradationsprodukt des größeren sei (*Bokisch, Müller-Eberhard* und *Cochrane* 1969).

Tab. 8. Chemotaktische Aktivitäten aus C3

| Einwirkung | | Mol.-Gewicht | sonstige biologische Eigenschaften | Autoren |
von	auf			
Plasmin	menschliches Serum	6 000	Gefäßpermeabilitätssteigerung in Rattenhaut	*Ward* 1967
Plasmin	menschliches C3			
Plasmin	Kaninchen-C3			
C3-Convertase (EAC42)	menschliches C3	7 000—8 700	Anaphylatoxin-ähnliche Aktivität	*Bokisch, Müller-Eberhard* und *Cochrane* 1969
Trypsin	menschliches C3			
Plasmin	menschliches C3			
Thrombin	menschliches C3			
Inaktivatorkomplex (Kobrafaktor + Serumfaktor)	menschliches C3			
Rattengewebe (Gewebsprotease)	menschliches C3	14 000	keine Angabe	*Hill* und *Ward* 1969
Rattengewebe (Gewebsprotease)	Rattenserum			
Trypsin	menschliches C3	—	keine Angabe	*Ward* und *Newman* 1969
Serratia marcescens — Protease	menschliches C3	5 600	keine Angabe	*Chapitis, Ward* und *Lepow* 1971
Serratia marcescens — Protease	menschliches C3 in Serum			
Streptokokken-Protease	menschliches C3	—	keine Angabe	*Ward, Conroy* und *Lepow* 1971

Abgesehen von der Einwirkung des C42 waren alle bisher beschriebenen anderen Spaltverfahren unphysiologische *in vitro*-Maßnahmen. Es erregte daher großes Aufsehen, als eine spaltende Freisetzung des chemotaktischen C3-Bruchstückes auch durch eine physiologischerweise im Gewebe vorhandene **Protease** beschrieben wurde (*Hill* und *Ward* 1969). Diese Esterase fand sich bei Ratten in unterschiedlicher Konzentration in allen untersuchten Geweben mit der niedrigsten Konzentration im Skelettmuskel und der höchsten im Myocard. Es schien sich um eine Serinesterase mit trypsinartigen Eigenschaften zu handeln, bei der eine Verwandtschaft zu aktiviertem Plasmin nicht auszuschließen war (*Hill* und *Ward* 1969). Das Enzym war auch in Gegenwart von EDTA wirksam und zerlegte sowohl gereinigtes als auch das in Rattenserum vorhandene C3. Es ließ sich durch den Trypsininhibitor aus Soja-Bohnen, durch organische Phosphorverbindungen (Phosphonatester) oder durch Substratkonkurrenz nach Zugabe von Aminosäure-Estern inhibieren. Ein großer Teil der Spaltstücke besaß noch genügend antigene Determinanten des Mutterproteins, um durch einen gegen C3 gerichteten Ak hinsichtlich seiner chemotaktischen Funktion neutralisiert werden zu können. Ferner ließ sich die Herkunft aus C3 auch mittels Isotopentechnik belegen. Wurde menschliches C3 radioaktiv markiert und dann der Einwirkung von Gewebsproteasen ausgesetzt, so fand sich Radioaktivität auch in dem chemotaktisch aktiven Bruchstück (*Hill* und *Ward* 1971). Maximale chemotaktische Aktivität wurde nach etwa 90 minütiger Inkubation von Rattenherzgewebe mit menschlichem C3 bei 37° C erzielt (Abb. 30). In Abweichung von den auf andere Weise gewonnenen chemotaktischen Spaltstücken, war das durch Gewebsprotease erhaltene Polypeptid recht groß (Molekulargewicht um 14 000). Vergleichende Untersuchungen über die Identität mit den kleineren chemotaktischen Bruchstücken stehen noch aus, doch scheint es zunächst plausibel, unterschiedliche Bedingungen während des Spaltvorganges als Ursache für die unterschiedliche Größe der Spaltprodukte zu vermuten.

Es war unmittelbar bei der Vorlage der Ergebnisse offensichtlich, daß hiermit die Bedeutung des C-Systems als einer nur bei Immunreaktionen wirksamen

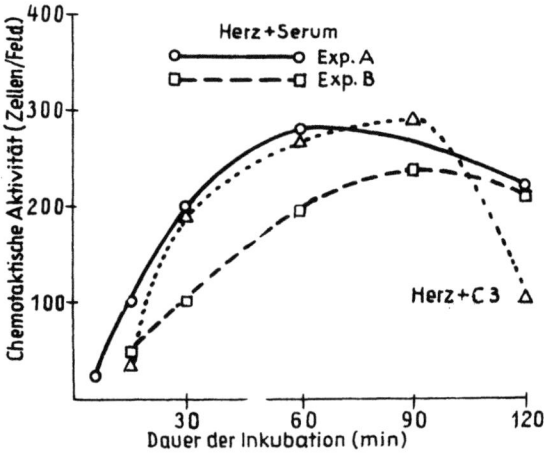

Abb. 30. Kinetik der Freisetzung chemotaktischer Aktivität aus C3 durch Gewebsproteasen aus Ratten-Herzmuskel. Das C3 wurde in Form von Rattenserum (durchgezogene und gestrichelte Linie) oder gereinigtem menschlichem C3 (punktierte Linie) angeboten. (Aus: *Hill* und *Ward* 1969)

Mediatorgruppe gesprengt wurde. Wenn es zutraf, daß die beliebig ausgelöste Freisetzung der Gewebsprotease über die Aufspaltung von C3 zur Chemotaxis und damit zur leukozytären Gewebsinfiltration und zur Entzündung führen könnte, würde C, oder zumindest jedenfalls C3, zu einem allgemein wirksamen Mediator der Entzündungsreaktion. Die bisher allein bekannte Aktivierung über die Ak-vermittelten C1-, C4- und C2-Reaktionen wäre dann nur einer von mehreren Wegen.

Dies scheint sich inzwischen zu bestätigen! Wurden bei Ratten durch Unterbindung der linken Koronararterien Herzinfarkte gesetzt, so ließen sich aus dem frisch infarzierten Gewebe chemotaktische Aktivitäten mit einem Molekulargewicht von etwa 2000—8000 extrahieren (*Hill* und *Ward* 1970). Das Maximum der Aktivität wurde etwa 3—4 Stunden nach Ligation der Koronararterie gefunden (Abb. 31). Daß sie den *in vitro* erhaltenen C3-Spaltprodukten ähnlich waren,

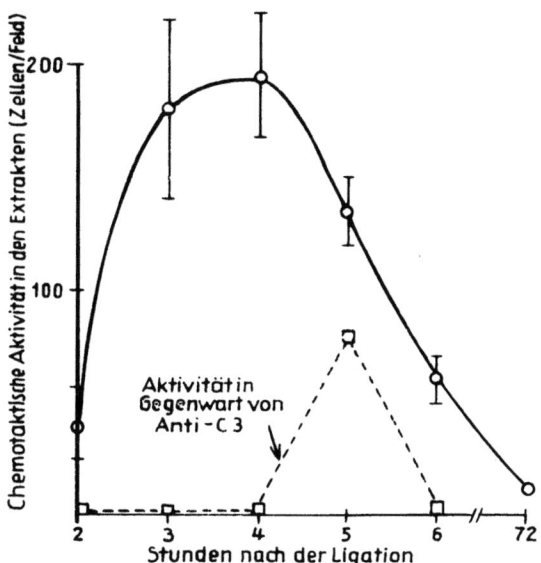

Abb. 31. Etwa vier Stunden nach Ligation einer Koronararterie kann aus dem infarzierten Herzmuskel der Ratte maximale chemotaktische Aktivität extrahiert werden. Bis auf geringe Reste ist die Aktivität mit einem Antiserum gegen Ratten-C3 blockierbar. Aus: *Hill* und *Ward* 1971)

ging daraus hervor, daß sich die Chemotaxis einerseits durch ein Antiserum gegen C3 zum größten Teil blockieren ließ und daß andererseits ihre Entstehung ausblieb, wenn die Ratten vor der Infarzierung durch Injektion von Kobrafaktor (s. C1b) C3-arm gemacht worden waren (*Hill* und *Ward* 1971). Mit der chemotaktischen Aktivität blieb im Herzmuskel der an C3 verarmten Ratten auch die leukozytäre Infiltration und damit das für das post-Infarkt-Syndrom charakteristische Bild der Myocardentzündung aus (Abb. 32a und b).

Auch bei der nach bakteriellen Gewebsinfektionen auftretenden Entzündung scheint das C3-Molekül ein guter Kandidat für den Ursprung der Chemotaxis zu sein. Streptokokken (*Ward, Conroy* und *Lepow* 1971) sowie *Serratia marcescens* (*Chapitis, Ward* und *Lepow* 1971) enthielten Proteasen, die auf menschliches C3

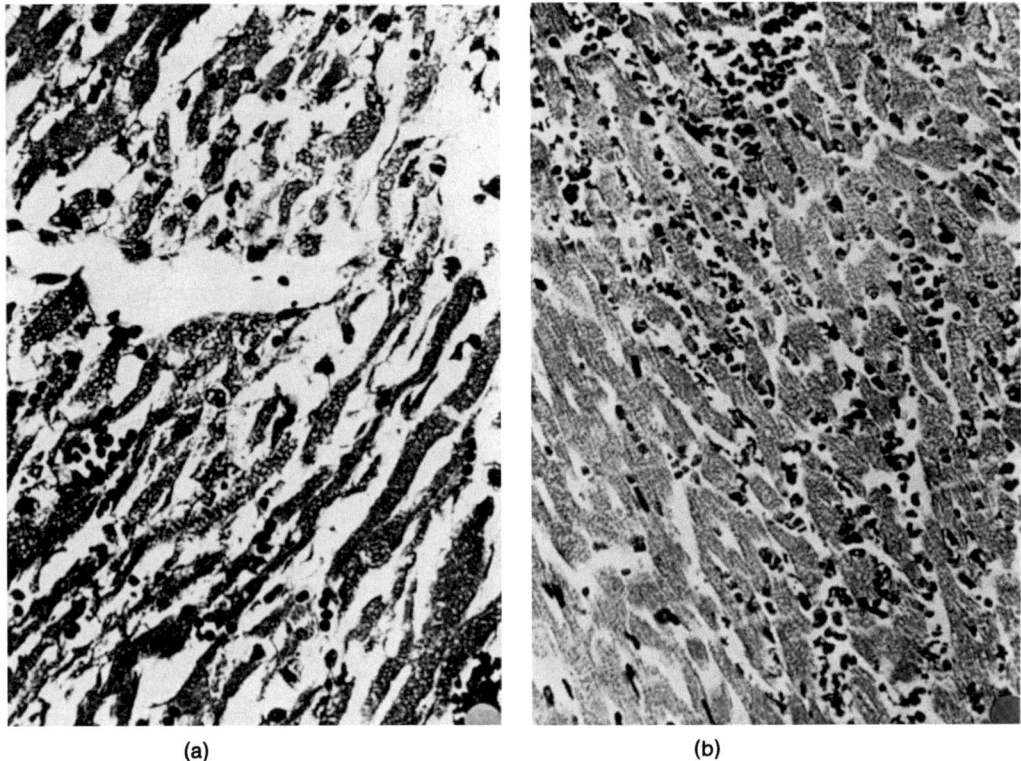

(a) (b)

Abb. 32. Mikroskopische Aufnahme eines infarzierten Rattenherzmuskels 48 bzw. 24 Stunden nach Ligation der Koronararterie. (a) Bei dieser Ratte wurde durch Injektion von Kobrafaktor C3 aus der Zirkulation eliminiert. Im Infarktgebiet sind keine Granulozyten zu sehen. (b) Ohne C3-Ausschaltung zahlreiche Granulozyten im Infarktgebiet. (Aus: *Hill* und *Ward* 1971)

sowohl in gereinigtem Zustand als auch in Form von Vollserum spaltend unter Entstehung chemotaktischer Bruchstücke einwirkten. Nach *S. marcescens*-Proteaseeinwirkung entstanden unterschiedlich schwere Spaltstücke, von denen die gegenüber gelapptkernigen Granulozyten von Kaninchen chemotaktisch aktiven ein Molekulargewicht von etwa 5 000 besaßen.

Die ersten Einblicke in die Molekularchemie der chemotaktischen Zellbewegung werden im Anschluß an die C567-Chemotaxis bei F7 diskutiert. Die Bedeutung der Chemotaxis im Rahmen der entzündlichen Reaktion wird am Beispiel der Arthus-Reaktion bei H2 und am Beispiel der experimentellen Nephritis bei H3 besprochen.

Literatur

Bokisch, V. A., H. J. Müller-Eberhard and *C. G. Cochrane*, Isolation of a fragment (C3a) of the third component of human complement containing anaphylatoxin and chemotactic activity and description of an anaphylatoxin inactivator of human serum. J. Exp. Med. **129**, 1109 (1969). — *Bokisch, V. A.* and *H. J. Müller-Eberhard*, Anaphylatoxin inactivator of human plasma: Its isolation and characterization as a carboxypeptidase. J. Clin. Invest.

49, 2427 (1970). — *Boyden, S. V.*, The chemotactic effect of mixtures of antibody and antigen on polymorphonuclear leukocytes. J. Exp. Med. **115**, 453 (1962). — *Boyden, S. V., R. J. North* and *S. M. Faulkner*, Complement and the activity of phagocytosis. In: Ciba Found. Symp. Complement p. 190 Eds.: *G. E. W. Wolstenholme* and *J. Knight* (Boston 1965). — *Budzko, D. B., V. A. Bokisch* and *H. J. Müller-Eberhard*, A fragment of the third component of human complement with anaphylatoxin activity. Biochemistry **10**, 1166 (1971). — *Chapitis, J., P. A. Ward* and *I. H. Lepow*, Generation of chemotactic activity from human serum and purified components of complement by Serratia proteinase (abstr.). J. Immunol. **107**, 317 (1971). — *Hill, J. H.* and *P. A. Ward*, C3 leukotactic factors produced by a tissue protease. J. Exp. Med. **130**, 505 (1969). — *Hill, J. H.* and *P. A. Ward*, C3 leukotactic fragments in experimental myocardial infarcts (abstr.). Fed. Proc. **29**, 690 (1970). — *Hill, J. H.* and *P. A. Ward*, The phlogistic role of C3 leukotactic fragments in myocardial infarcts of rats. J. Exp. Med. **133**, 885 (1971). — *Keller, H.*, First International Congress of Immunology, Washington, August 1—6, 1971. — *Keller, H. U.* and *E. Sorkin*, Studies on chemotaxis. IX. Migration of rabbit leucocytes through filter membranes. Proc. Soc. Exp. Biol. Med. **126**, 677 (1967). — *Keller, H. U.* and *E. Sorkin*, Chemotaxis of leucocytes. Experientia **24**, 641 (1968). — *Snyderman, R., H. Gewurz* and *S. E. Mergenhagen*, Interactions of the complement system with endotoxic lipopolysaccharide: Generation of a factor chemotactic for polymorphonuclear leucocytes. J. Exp. Med. **128**, 259 (1968). — *Sorkin, E., V. J. Stecher* and *J. F. Borel*, Chemotaxis of leucocytes and inflammation. Ser. Haemat. Vol. **3**, 1, 131 (1970). — *Taylor, F. B.* and *P. A. Ward*, Generation of chemotactic activity in rabbit serum by plasminogen-streptokinase mixtures. J. Exp. Med. **126**, 149 (1967). — *Ward, P. A.*, A plasmin-split fragment of C3 as a new chemotactic factor. J. Exp. Med. **126**, 189 (1967). — *Ward, P. A., C. G. Cochrane* and *H. J. Müller-Eberhard*, The role of serum complement in chemotaxis of leukocytes in vitro. J. Exp. Med. **122**, 327 (1965). — *Ward, P. A.* and *L. J. Newman*, A neutrophil chemotactic factor from human C5. J. Immunol. **102**, 93 (1969). — *Ward, P. A., M. C. Conroy* and *I. H. Lepow*, Complement derived cleavage products with leukotactic activity generated by streptococcal proteinase (abstr.). Fed. Proc. **30**, 355 (1971). — *Ward, P. A.* and *J. H. Hill*, Role of complement in the generation of leukotactic mediators in immunologic and non-specific tissue injuries. In: Immunopathology of Inflammation, p. 52, *Forscher, B. K.* and *Houck J. C.* Eds. Excerpta Medica (Amsterdam 1971). — *Zigmond, S. H.*, First International Congress of Immunology, Washington, August 1—6 (1971).

j) Leukozyten-mobilisierender Faktor

Die pathogene Rolle der Granulozyten bei immunologischen Gewebszerstörungen wird unter H2 am Modell der Arthus-Reaktion und unter H3 am Modell der Glomerulonephritis diskutiert. Wie sich kürzlich gezeigt hat, führt die lokale C-Aktivierung nicht nur zur chemotaktischen Anziehung von Leukozyten. Die gleiche C-Aktivierung vermag vielmehr auch in einer systemischen Reaktion Leukozyten aus den Depots des Knochenmarks auszuschwemmen und sie in Form der peripheren Leukozytose vermehrt zur Verfügung zu stellen.

Der Anstoß zu den Untersuchungen ging von Befunden am Arthus-Phänomen aus. Das Nebeneinanderwirken der verschiedenen C-abhängigen chemotaktischen Aktivitäten bei seiner Entstehung wird unter H2 beschrieben. Bei der passiv ausgelösten Arthus-Reaktion an C6-defekten Kaninchen zeigte sich, daß bei reichlicher Ak-Menge die nicht von C6 abhängigen chemotaktischen Aktivitäten ausreichten, die Gewebsläsionen auszulösen. Die Menge der in der Haut reagierenden Ag und Ak ließ sich aber so beschränken, daß Gewebsläsionen infolge der fehlenden C6-Funktionen ausblieben, daß sie aber wieder auftraten, wenn zusammen mit den Ak lokal auch das fehlende C6 gegeben wurde. Zur großen Überraschung wurde nun aber auch bei solchen C6-defekten Tieren, die infolge mangelnder C6-Zugabe keine Läsionen entwickelten, dennoch eine massive Leukozytose des peripheren Blutes beobachtet, die mit derjenigen bei voll entwickelter Arthus-Reaktion vergleichbar war (*K. Rother, U. Rother* und *Schindera* 1964). Die naheliegende Schlußfolgerung war, daß die Leukozytose nicht Folge der Gewebsläsionen sein konnte, sondern daß sie vielmehr durch die bei den Defekttieren ablaufende Reaktion von Ag, Ak und den C-Faktoren 1 bis 5 ausgelöst worden sein mußte. Die Hypothese ist inzwischen vollauf bestätigt worden (*Rother* 1971).

Als Versuchstiere für Leukozytose-hervorrufende Faktoren wurden zunächst Kaninchen, Meerschweinchen oder Ratten benutzt. Wegen der Problematik der Kontrollen wurden die *in vivo*-Versuche aber bald wieder aufgegeben und stattdessen eine geradezu primitive Methode eingeführt, deren Prinzip auf Abb. 33 schematisch dargestellt ist. Aus heparinisierten und Äther-anästhesierten Ratten oder Meerschweinchen wurden Femura entnommen, freipräpariert und an ein Perfusions-

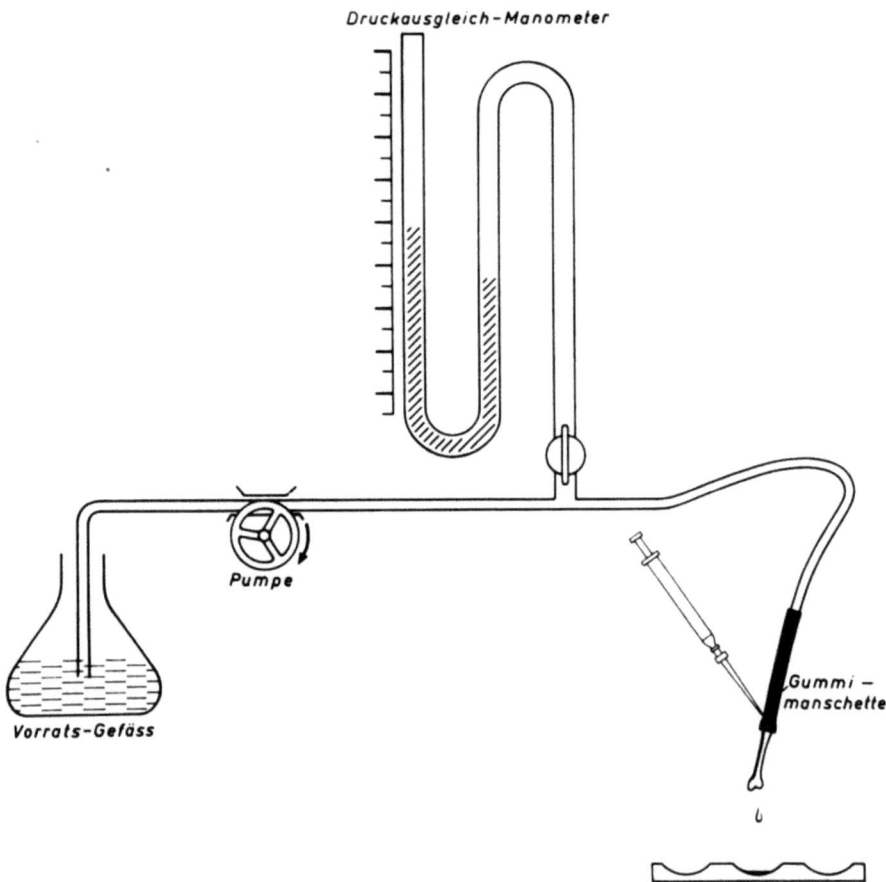

Abb. 33. Schematische Darstellung des Perfusionssystems für den Nachweis des leukozytenmobilisierenden Faktors (LMF). Der präparierte Rattenfemur wird langsam mit Nährmedium durchspült. Nach Injektion eines LMF-positiven Materials (Spritze) steigt die Zellzahl im Ausfluß

system angeschlossen. Als Perfusat diente eine gepufferte Nährlösung (Medium 199) mit Heparin und Zusatz von 25 % normalen Kaninchenserums. Aus den vasa nutritiva tropfte dann ein zunächst zellreiches und dann immer zellärmer werdendes Eluat. Gab man jetzt unmittelbar über dem Femur eine Leukozyten-mobilisierende Aktivität zu, so kam es zu einem schnellen Anstieg der Zellkonzentration im Eluat (Abb. 34). Die Aktivität wurde als Leukozyten-mobilisierender Faktor (LMF) bezeichnet.

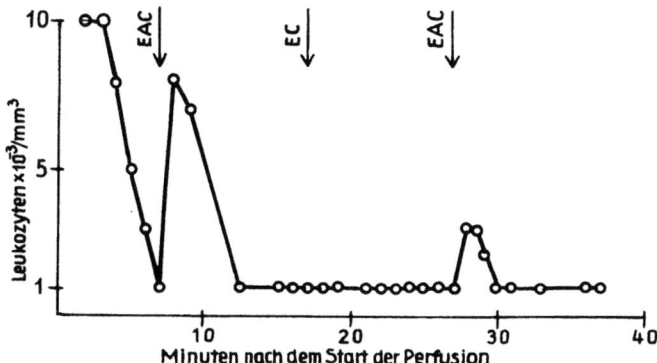

Abb. 34. Reaktion des perfundierten Rattenfemurs auf LMF. Nach Injektion des Überstandes der Reaktion von EA mit C kommt es zum sofortigen Ansteigen der Leukozytenzahl im Ausfluß. EC = Kontrolle ohne Ak

LMF fand sich, wie nach den *in vivo*-Beobachtungen zu erwarten, im Überstand der Reaktion von normalem Kaninchen-, Meerschweinchen-, Mäuse-, Ratten- oder menschlichem Serum mit Ag-Ak-Komplexen in der Form von EA oder BSA-AntiBSA. Anhand von Untersuchungen der Intermediärreaktionen des C-Systems ließ sich die Entstehung des LMF mit der Aktivierung von C3 in Zusammenhang bringen. Dies wurde durch Untersuchungen mit gereinigten C-Faktoren im zellfreien Milieu (Tab. 9) noch weiter gesichert und schließlich ließ sich LMF sowohl in der Rohpräparation von aktiviertem Serum als auch in gereinigter Form durch ein Antiserum gegen C3 funktionell neutralisieren (Abb. 35). Der Faktor erwies sich als ein Spaltprodukt mit einem Molekulargewicht von 12 800. Von den anderen bekannten C3-Spaltprodukten (vgl. B3) unterscheidet er sich durch seine negative Ladung. Die stark anodische Wanderung im Präalbuminbereich erleichtert seine Reindarstellung.

Intravenöse Injektion von gereinigtem LMF aus Kaninchenserum führte bei Kaninchen und bei Ratten zu massiver Leukozytose, die in ihrem Verlauf der bei der

Tab. 9. LMF aus gereinigten C-Faktoren *)
(Reaktionen in der flüssigen Phase)

1	4	2	+3	+
1	4	2	+3**)	+
1	4		+2	∅
1	4		+3	∅

*) alles Meerschweinchen außer
**) Kaninchen

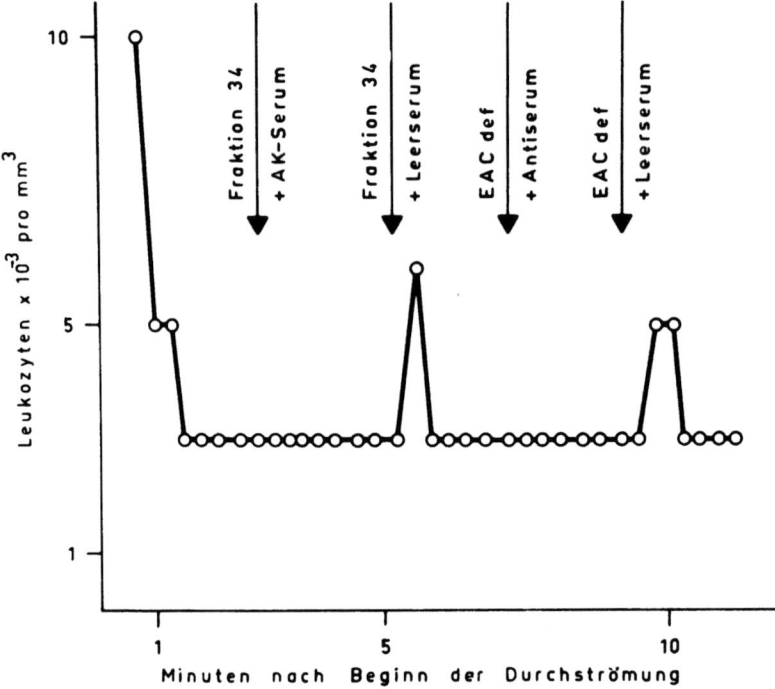

Abb. 35. Blockierung der LMF-Aktivität durch ein Anti-Kaninchen-C3-Serum aus der Ente. Fraktion 34 = gereinigter LMF; EACdef = Überstand aus der Reaktion von EA mit C6-defektem Kaninchenserum; Leerserum = normales Entenserum

passiven Arthus-Reaktion auftretenden entsprach. Obwohl eine quantitative Bestimmung der Aktivität nicht möglich war, ließ sich doch überschlagsmäßig errechnen, das 1 µg C3-Protein ausreichend war, die Leukozytenkonzentration im Knocheneluat zu verdoppeln. Hierbei ist unterstellt, daß alle in der Reaktion vorhandenen C3-Moleküle LMF-Aktivität abgaben. Überträgt man diese Berechnung auf das lebende Tier, so würde sich ergeben, daß die Aktivierung von nur einem µl Serum ausreichend sein müßte, um in Ratten eine Leukozytose hervorzurufen.

Literatur

Rother, K., U. Rother und *F. Schindera,* Passive Arthus-Reaktion bei Komplementdefekten Kaninchen. Z. Immun. forsch. **126,** 473 (1964). — *Rother, K.,* Leukocyte mobilising factor: A new biological activity derived from the third component of complement. Eur. J. Immunol. **2,** 550 (1972).

5. Die fünfte Komponente: C5

a) *Opsonisierung*

Entgegen der bisherigen Vermutung, mit der Anlagerung von C3 sei das Optimum der Opsonisierung von Immunkomplexen erreicht (s. F4c), lassen es einige neuere klinische Beobachtungen möglich erscheinen, daß auch C5 opsonisierende Wirkung

F. Biologische Aktivitäten der Intermediär-Reaktionen des Komplementes   163

besitzt. Man könnte geradezu ableiten, daß — jedenfalls bei diesem besonderen klinischen Fall — der C5-Opsonisierung die entscheidende Bedeutung für den Infektionsschutz zukommt. Ein 3 Monate altes Kind war durch chronisch infizierte Hauteffluoreszenzen aufgefallen (Abb. 36). Die Infektionen widerstanden allen Therapieversuchen, so daß schließlich eine genauere Analyse der Infektabwehrmechanismen vorgenommen wurde. Dabei erwies sich die Fähigkeit der kindlichen Leukozyten schwer gestört, Hefezellen, Reisstärke oder *Staphylococcus aureus* im eigenen Plasmamilieu zu phagozytieren (*Miller, Seals, Kaye* und *Levitsky* 1968). Die gleichen, wiederum im Patientenserum aufgeschwemmten Partikel wurden auch von Leukozyten gesunder Probanden weniger phagozytiert als solche Partikel,

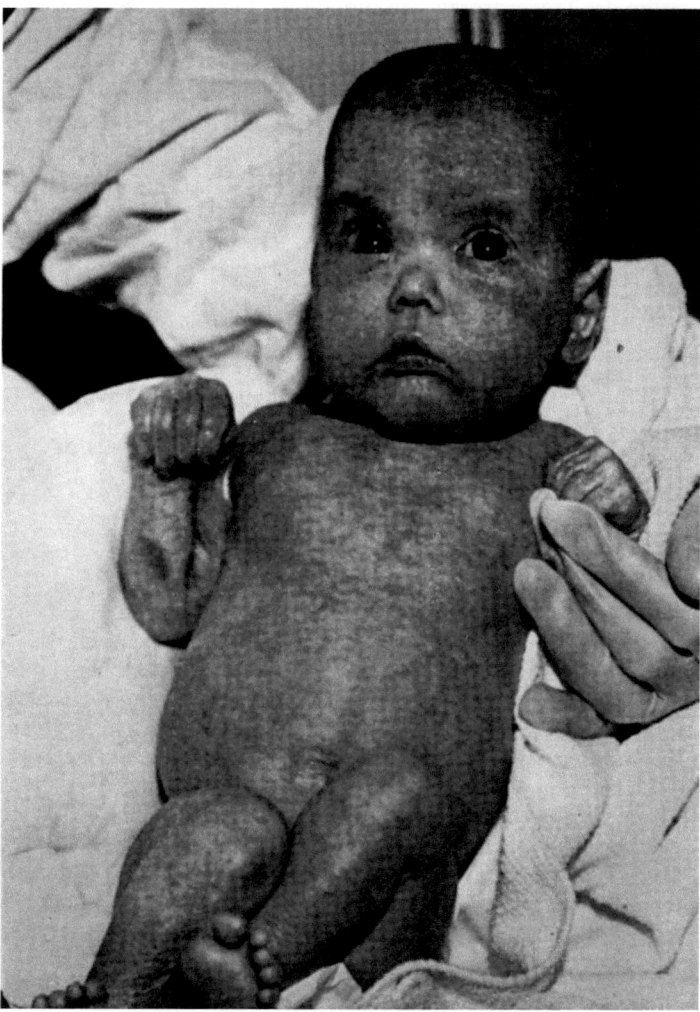

Abb. 36. Drei Monate altes Mädchen mit ausgeprägtem Ekzem als Folge einer Phagozytosestörung auf dem Boden einer C5-abhängigen Opsonisierungsschwäche. (Aus: *Miller, Seals, Kaye* and *Levitsky* 1968)

die in normalem menschlichem Serum aufgeschwemmt waren. Der Phagozytosedefekt mußte also durch das Patientenserum bedingt sein (*Miller* und *Nilsson* 1970). In Rekonstitutionsversuchen gelang es dann auch durch Zugabe von gereinigtem C5 aus normalem menschlichem Serum, eine normale opsonisierende Fähigkeit des Patienten-Serums wiederherzustellen. Dies war umso überraschender, als die hämolytische Gesamtaktivität des nativen Patientenserums ungestört war und sich auch die Serum-Konzentration des C5-Proteins als normal erwies (*Nilsson* und *Miller* 1969). Erst die genaue Einzeltitration deckte dann eine verminderte hämolytische C5-Funktion, bezogen auf die Konzentration des C5-Protein, auf. Im Gegensatz zu den bei den C-defekten Tieren fehlenden Proteinträgern der betreffenden C-Funktionen, haben wir es im vorliegenden Fall also mit normaler Serumkonzentration des Trägerproteins zu tun, dessen Funktion aber gestört ist. Das Kind erhielt schließlich gereinigtes C5 aus menschlichem Normalserum und erholte sich aus dem zuvor moribunden Status.

Der Defekt war genetisch determiniert. Bei Überprüfung der Familie fand sich eine ähnliche Opsonisierungsschwäche bei 16 Mitgliedern, doch war keines von ihnen so krank wie der Säugling. Der Stammbaum ist auf Abb. 37 dargestellt.

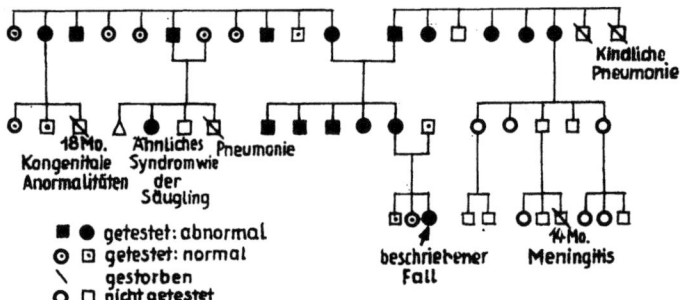

Abb. 37. Stammbaum einer Familie mit Insuffizienz der C5 abhängigen Opsonisierung. (Aus: *Miller, Seals, Kaye* und *Levitzy* 1968)

Der Befund an diesem Kind ist nicht der einzige Hinweis auf eine opsonisierende Funktion von C5 geblieben. Er gab Veranlassung, der Frage durch Vergleich von C5-aktiven und C5-defekten Mäusen (vgl. G2b) nachzugehen. Seren aus C5-defekten A/J-Mäusen opsonisierten Hefepartikel wesentlich schlechter als Seren C-aktiver CBA-Mäuse (*Miller* und *Nilsson* 1970). Nun könnte man hiergegen einwenden, daß die Versuchsanordnung eine möglicherweise ungleiche Konzentration opsonisierender Ak in den beiden Seren unberücksichtigt ließ, doch haben dieselben Autoren ihre Interpretation auch auf Ausschaltungs- und Wiederherstellungsversuche stützen können. Zusammen mit der Zerstörung der hämolytischen Aktivität von C3, C4 und C5 durch $1M$-Kaliumrhodanid (KCNS) wurde bei normalen menschlichen Seren auch die opsonisierende Aktivität gegenüber Hefepartikeln wesentlich vermindert. Das ursprüngliche Niveau der opsonisierenden Aktivität ließ sich nur dann wieder erreichen, wenn den KCNS-behandelten Seren außer C4 und C3 auch C5 wieder zugeführt wurde (*Nilsson* und *Miller* 1969). Schließlich wurde von *Shin, Smith* und *Wood* (1969) auch bei Vergleich der coisogenen B10.D2/old line- und B10.D2/new line-Mäusen (s. G2b) festgestellt, daß die Seren der C5-defekten old line-Tiere schlechter opsonisieren, als die Seren der new line-Tiere, die C5 besitzen. Die Befunde sind in Tab. 10 zusammengefaßt.

Tab. 10. Phagozytose von Pneumokokken in Seren coisogener C5-defekter und C5-normaler Mäuse (Aus: Shin, Smith und Wood 1969)

Suspendiert in	Phagozytose					
	Exp.	1	2	3	4	5
				%		
C-normalem Serum		35	36	35	51	33
C5-defektem Serum		22	26	25	34	19
C5-defektem Serum und Meerschweinchen C5		27	39	33	41	26

Zu einer abschließenden Meinungsbildung über die biologische Bedeutung der C5-Opsonisierung ist es noch zu früh. Es fällt aber auf, daß das Kind mit dem Defekt in der C5-Opsonisierung (s. oben) zwar an wiederholten schweren Infekten mit *S. aureus* und einer Vielzahl gram-negativer Bakterien erkrankte, jedoch keinerlei Abwehrschwäche gegenüber Pneumokokken- oder Streptokokkeninfekten aufwies (*Miller* und *Nilsson* 1970).

Literatur

Miller, M. E., J. Seals, R. Kaye and L. C. Levitsky, A familial, plasma-associated defect of phagocytosis. A new cause of recurrent bacterial infections. Lancet **1968**/II, 60. — Miller, M. E. and U. R. Nilsson, A familial deficiency of the phagocytosis enhancing activity of serum related to a dysfunction of the fifth component of complement (C5). N. Eng. J. Med. **282**, 354 (1970). — Nilsson, U. and M. Miller, Studies on the opsonic activity of C5 from normal and opsonically deficient human sera (abstr.). Z. med. Mikrobiol. u. Immunol. **155**, 105 (1969). — Shin, H. S., M. R. Smith and W. B. Wood, Heat labile opsonins to pneumococcus. II. Involvement of C3 and C5. J. Exp. Med. **130**, 1229 (1969).

b) Anaphylatoxin

Bei Untersuchungen über die Anaphylaxie injizierte *Friedberger* (1910) intravenös Ag-Ak-Komplexe in Meerschweinchen. Die Komplexe waren *in vitro* hergestellt und bestanden aus Ak von Kaninchen und Hammelserum als Ag. Es kam zu stürmischen Reaktionen, die unter Bronchokonstriktion, Lungenblähung und Rechtsherzversagen meist letal ausgingen. Schon bald erwies sich, daß die Wirkung über Mediatoren ausgelöst wurde, die sich auch *in vitro* durch Inkubation der Komplexe in Meerschweinchenserum herstellen ließen. Wurden die Ag-Ak-Komplexe nach Inkubation beseitigt, so hatte der verbliebene Reaktionsüberstand die gleiche letale Wirkung wie die Komplexe selbst. *Friedberger* sah in der neuentdeckten Aktivität die Ursache der Anaphylaxie, eine Auffassung, die sich später als zu eng erwies. Er gab ihr den Namen „Anaphylatoxin". Schon damals vermutete der Autor, daß Anaphylatoxin unter Einbeziehung des Komplementsystems entstehen könnte (*Friedberger* und *Ito* 1911), doch wurde dies erst sehr viel später bestätigt und gesichert (*Osler, Randall, Hill* und *Ovary* 1959).

Auf die *Friedberger*schen Ergebnisse folgte eine Periode, die ganz unter dem Eindruck der Arbeiten von *H. H. Dale* und *W. H. Schultz* über die Bedeutung des Histamins stand. Die biologische Bewertung des Anaphylatoxins rückte so weit in den Hintergrund, daß eine zeitlang die Meinung vertreten werden konnte, Anaphylatoxin habe mit Anaphylaxie überhaupt nichts zu tun.

Von *Windaus* und *Vogt* war 1907 Histamin synthetisiert worden, ein Aminosäure-Derivat, das in der Folge (1910) von *Dale* und *Laidlaw* pharmakologisch untersucht und definiert wurde. Sir *Henry Dale* (1913) wies nach, daß viele der für die Anaphylaxie typischen Symptome, darunter auch Bronchospasmus, allein durch Histamin hervorgerufen werden konnten. Es wurde seither als Vermittlersubstanz der Anaphylaxie angesehen. Die Schlüsselstellung des Histamins wurde durch das bekannte Modell der von *Schultz* und *Dale* gleichzeitig und unabhängig voneinander gezeigten anaphylaktischen Kontraktion des Uterus sensibilisierter Meerschweinchen „Schultz-Dalesches Phänomen" noch weiter gefestigt. Bei der Kontraktion wurde eine Substanz freigesetzt, deren Identität mit Histamin zunächst vermutet und später erwiesen wurde (*Bartosch, Feldberg* und *Nagel* 1932). Histamin ließ sich nach Ag-Kontakt auch aus anderen sensibilisierten Geweben eluieren. Es stammt vorwiegend aus den überall im Gewebe vorhandenen Mastzellen. In sensibilisierten Tieren sind diese Zellen mit zytotropen Ak (Übersicht bei *Bloch* 1969) besetzt und es genügt allein der Kontakt mit dem spezifischen Ag, um das zellinnere Histamin auch in Abwesenheit von C zur Ausschüttung zu bringen (*Austen, Bloch, Baker* und *Arnason* 1965).

Die allein auf Histamin basierende und zudem von Serumfaktoren unabhängige Histamintheorie der Anaphylaxie ist in dieser vereinfachten Form nicht länger haltbar. Einmal hat sich gezeigt, daß an dem klinischen Bild der Anaphylaxie bei Mensch und Tier noch weitere pharmakologisch aktive Substanzen wie Serotonin, „slow reacting substance of anaphylaxis (SRS-A)" und Bradykinin beteiligt sind, und andererseits kann auch das Histamin selbst noch auf anderen Wegen als dem direkten Ag-Ak-Kontakt mobilisiert werden. *Hahn* und seiner Arbeitsgruppe (*Hahn* und *Oberdorf* 1950; *Hahn* 1954) gelang der Nachweis, daß der bei Meerschweinchen nach Anaphylatoxininjektion auftretende, von ihm als „Serotoxin"-Schock bezeichnete Zustand durch Antihistaminika hemmbar war, während *Rocha e Silva, Bier* und *Aronson* (1951) die Freisetzung von Histamin aus Meerschweinchengewebe auch nach AT-Einwirkung belegen konnten. Man braucht kaum zu erwähnen, daß dies natürlich nicht besagt, jede immunologisch bedingte Histaminfreisetzung und selbst die durch zirkulierende Ag-Ak-Komplexe ausgelöste, liefe ausschließlich über die Zwischenstufen der Anaphylatoxin-Reaktion ab. In der Tat konnte *Broder* (1970) bei Perfusionsversuchen an Meerschweinchenlungen die Existenz sowohl eines Anaphylatoxin-abhängigen als auch eines Anaphylatoxinunabhängigen Mechanismus der Histaminfreisetzung durch lösliche Ag-Ak-Komplexe nachweisen.

Die verschiedenen Reaktionswege, auf denen Immunmechanismen zur Degranulation von Mastzellen und damit zur Histaminausschüttung führen können, haben zu viel Verwirrung Anlaß gegeben. Sie seien deshalb auf Abb. 38 schematisch aufgezeichnet. In unserem Zusammenhang interessieren nur die durch AT ausgelöste Freisetzung (1), sowie der durch Ag-Reaktion mit zellständigen homozytotropen Ak ausgelöste Reaktionsweg (2). Bei den beiden anderen Reaktionswegen handelt es sich um Sonderfälle, die nur unter Laboratoriumsbedingungen eingerichtet werden. Es sei dazu nur bemerkt, daß im Falle der Freisetzung von Histamin durch Reaktion von Ak mit anderen zellständigen Ak als Ag hier lediglich die Mitwirkung der ersten fünf C-Komponenten angegeben ist, eine Auffassung, die nicht von allen geteilt wird. Sie beruht auf der Auslösbarkeit dieser Reaktion durch C6-defektes Kaninchenserum (*Austen* und *Becker* 1966). Es ließe sich aber auch diskutieren, ob es sich bei diesem Reaktionsweg nicht eher um die Bildung von Anaphylatoxin und dessen Einwirkung auf die Mastzelle handelt.

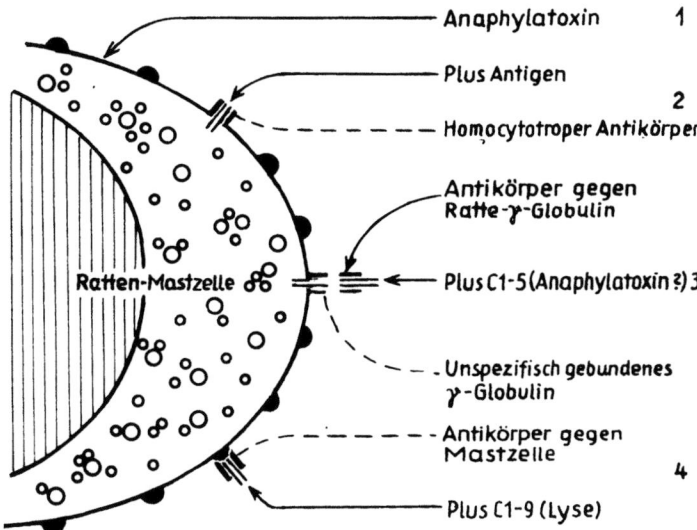

Abb. 38. Schematische Darstellung der verschiedenen Reaktionswege, die zur Freisetzung von Histamin aus Rattenmastzellen führen können

Werden also bei der Anaphylaxie einerseits neben Histamin und AT noch weitere aktive Substanzen frei und kann andererseits das Histamin selbst auch durch AT freigesetzt werden, so kommt neuerdings noch komplizierend hinzu, daß auch das AT seinerseits Funktionen besitzt, die bisher nur dem Histamin zugeschrieben bzw. über eine Histaminfreisetzung erklärt wurden. Es hat sich erwiesen, daß AT eine vom Histamin unabhängige Kontraktionswirkung gegen über glatter Muskulatur besitzt und daß es ferner — ebenfalls vom Histamin unabhängig — auch die Permeabilität von Kapillaren zu steigern vermag (*Bodammer* und *Vogt* 1970, 1970a). AT wird heute durch folgende **Eigenschaften** definiert: (1) Es führt zur Kontraktion glatter Muskulatur des Meerschweinchens (meist werden Ileumstreifen als Indikator benutzt), wobei nach mehrmaligen Gaben eine Erschöpfung der Kontraktibilität (Tachyphylaxie) beobachtet wird. Es ist wirkungslos gegenüber Rattenuterus. (2) In Meerschweinchenhaut führt es zur Steigerung der Gefäßpermeabilität bis hin zum Austritt von Bluteiweißen und -flüssigkeit in das Interstitium. (3) Es degranuliert Mastzellen des Meerschweinchen-Mesenteriums — nicht aber der Ratte — unter Freisetzung von Histamin, Heparin und anderen biologisch aktiven Molekülen.

Die frühe Vermutung *Friedbergers*, das AT habe etwas mit C zu tun, wurde mit der fortschreitenden Aufklärung des C-Mechanismus einer Neubearbeitung zugänglich. Die Inkubation von Ag-Ak-Komplexen in Meerschweinchen- oder Rattenserum führte zusammen mit der Entstehung des AT immer auch zum Verlust der hämolytischen Aktivität und zwar durch Inaktivierung der heute als „klassisches" (s. A2) C3 bezeichneten Komponenten (*Osler, Randall, Hill* und *Ovary* 1959). Nach weiterer Differenzierung des hämolytischen C3-Komplexes und nach proteinchemischer Reindarstellung der Einzelkomponenten ließ sich dann auch der Ursprung des AT weiter präzisieren. Es wurde zusammen mit der Aktivierung von C5 unter proteolytischer Aufspaltung des Moleküls gebildet. Die Spaltwirkung ging auf die gemeinsamen Aktivitäten von C1, C4, C2 und C3 in der Form von

EAC1423 (vgl. B3) zurück (*Jensen* 1967; *Cochrane* und *Müller-Eberhard* 1968; *Shin, Snyderman, Friedman, Mellors* und *Mayer* 1968). Hierbei zerfiel das angegriffene C5 in ein größeres und ein kleineres Fragment, C5b und C5a. Das kleinere (C5a) war mit den Eigenschaften von AT assoziiert.

Proteinchemisch erwies sich das aus Meerschweinchen-C5 (7, 8 S) abgespaltene C5a als ein Polypeptid mit einem Molekulargewicht um 15 000 und einer Sedimentationskonstante von 1,5 S (*Shin, Snyderman, Friedman, Mellors* und *Mayer* 1968). Darin unterschied es sich etwas von dem aus gereinigtem menschlichen C5 durch EAC4^{oxy}23 freigesetzten Fragment. Sie wurden von *Cochrane* und *Müller-Eberhard* (1968) als F(b) C5 bzw. F(a) C5 bezeichnet. Hier hatte das kleinere, AT-aktive C5a Fragment ein Molekulargewicht zwischen 9 000 und 11 000 (vgl. Tab. 11). Antiseren gegen C5 oder C5a blockierten die biologischen Aktivitäten des kleineren C5-Fragmentes (*Snyderman, Shin, Phillips, Gewurz* und *Mergenhagen* 1969; *Jensen, Snyderman* und *Mergenhagen* 1969). AT-Präparationen aus dem Serum verschiedener Spezies wie Mensch, Schwein, Meerschweinchen, Ratte und Maus waren immunologisch identisch. Sie ergaben im Doppeldiffusions-Test nach Ouchterlony mit einem Kaninchen-Ak gegen Schweine-AT identische Präzipitationslinien (*Vogt, Liefländer, Stalder, Lufft* und *Schmidt* 1971).

Erste Aminosäure-Analysen eines durch Behandlung von Schweine- und Rattenserum mit Kobragift *(Naja naja)* erhaltenen AT ergaben unter anderem ein fast völliges Fehlen von Cystin sowie einen reichlichen Polysaccharidanteil (*Stegemann, Hillebrecht* und *Rien* 1965), mit Vorwiegen von Mannose. Die Beobachtung, daß bei verschiedenen Reinigungsschritten mit dem Verlust des Kohlehydrat-Anteils auch die Aktivität verloren geht, wurde zunächst als ein erster Hinweis auf die funktional aktive Gruppe gedeutet. Die Arbeit und ihre Interpretation ist aber auf Kritik gestoßen, weil abgesehen von dem mit etwa 29 000 viel zu hohen Molekulargewicht (Aggregation?) die Reinigungen sich retrospektiv als ungenügend erwiesen. An besser gereinigten Präparationen mit einem Molekulargewicht von etwa 8 000 hat sich bei guter AT-Aktivität Zucker nicht nachweisen lassen, dafür aber Cystin. Die Reduktion der Disulfidbrücken führte zum Verlust der Aktivität (*Vogt* 1968).

Die **Identität** des C5-abhängigen AT mit dem klassischen *Friedberger*schen AT stützt sich im wesentlichen auf die gekreuzte Tachyphylaxie. Im Gegensatz zu den Verhältnissen beim AT-ähnlichen C3a (s. F4h) war Meerschweinchen-Ileum, welches durch mehrfache Zugabe von klassischem AT refraktär wurde, auch durch Zugabe von C5a nicht mehr zur Kontraktion zu bringen und umgekehrt reagierte auch ein durch C5a erschöpfter Ileumstreifen (siehe Abb. 23) nicht mehr auf „klassisches" AT (*Cochrane* und *Müller-Eberhard* 1968). Auch in der wichtigen Funktion der Histaminfreisetzung aus Mastzellen war das C5a von dem klassischen AT nicht zu unterscheiden. Es war — wiederum im Gegensatz zum C3a — unfähig, aus Rattenmastzellen Histamin freizusetzen, vermochte aber Mastzellen aus Meerschweinchen unter Histaminfreisetzung zu degranulieren.

Problematisch ist die Abgrenzung der AT-Aktivität von der **Chemotaxis**. Wie aus Tab. 11 ersichtlich, waren Fragmente des Meerschweinchen-C5 in der Boyden-Kammer (vgl. F4h) immer auch chemotaktisch, abgesehen von den Bruchstücken aus menschlichem C5, welche in dieser Hinsicht offenbar nicht geprüft wurden (*Cochrane* und *Müller-Eberhard* 1968; *Lepow, Dias da Silva* und *Eisele* 1968; *Jensen, Snyderman* und *Mergenhagen* 1969). Über eine Differenzierung der beiden Aktivitäten mittels Trypsin wie beim C3a (s. F4h) ist beim C5a bisher nicht berichtet worden.

Die Abtrennung des C5a von der Muttersubstanz ist nicht spezifisch nur von der C1423-Wirkung abhängig. Auch andere Einwirkungen, deren Mechanismen noch nicht in jedem Fall offenliegen, können C5 mit dem gleichen Erfolg zerlegen. Die verschiedenen Verfahren sind auf Tab. 11 zusammengestellt.

Bei der Zerlegung des C5-Moleküls durch **Trypsin** ergab sich, daß die AT-Aktivität des im C5 noch enthaltenen C5a nicht von der intakten hämolytischen Aktivität des Mutterproteins abhängig war. Es war für die AT-Aktivität des C5a^{Trypsin} gleichgültig, ob es von einem hämolytisch aktiven C5 oder von einem — z. B. mittels Erhitzen auf 80° C — inaktiven Molekül abgesprengt wurde. Hierin unterschied sich das Trypsin von der hämolytischen Proteinaseaktivität. Über die hämolytische Reaktionssequenz, sei es mittels EAC1423, sei es mittels Immunpräzipitaten (s. Tab. 11), ließ sich C5a nur abspalten, wenn das C5-Molekül fähig war, seinerseits in die hämolytische Reaktionssequenz einzutreten (*Jensen* 1967).

Die AT-freisetzende Wirkung des **Kobragiftes** (*Friedberger*, *Mita* und *Kumagai* 1913) hat in jüngster Zeit durch den unter C1b beschriebenen C3-Proaktivator

Tab. 11. Anaphylatoxin aus C5

Einwirkung von	auf	Mol.-Gewicht	sonstige biologische Eigenschaften	Autoren
BSA*)-AntiBSA	Meerschweinchenserum	—	keine Angabe	*Jensen* 1967
Kobragift	Meerschweinchen- oder Rattenserum			
EAC1423	Meerschweinchen-C5			
Trypsin	Meerschweinchen-C5			
EAC4^{oxy}23	menschliches C5	9 000—11 000	keine Angabe	*Cochrane* und *Müller-Eberhard* 1968
Trypsin	menschliches C5			
Trypsin	menschliches C5	—	keine Angabe	*Lepow*, *Dias da Silva* und *Eisele* 1968
EAC1423	Meerschweinchen-C5	15 000	Chemotaxis	*Shin*, *Snyderman*, *Friedman*, *Mellors* und *Mayer* 1968
Bäckerhefe	Schweineserum	7 000—8 000	keine Angabe	*Vogt* 1968
EAC1423	Meerschweinchen-C5	15 000	Chemotaxis	*Jensen*, *Snyderman* und *Mergenhagen* 1969
Trypsin	Meerschweinchen-C5			
Kobrafaktor und Kofaktor	Meerschweinchen-C5			
Lipopolysaccharid	Meerschweinchenserum	15 000	Chemotaxis	*Snyderman*, *Shin*, *Phillips*, *Gewurz* und *Mergenhagen* 1969

*) Rinder-Serumalbumin

das besondere Interesse auf sich gezogen. Die Untersuchungen stehen erst am Anfang. Aus einem nur funktionell reinen, das heißt von Begleitprotein nicht freien Meerschweinchen-C5 wurde AT durch einen Faktor aus dem Gift der ägyptischen Kobra *(Naja haje)* nur in Gegenwart eines Serumfaktors freigesetzt *(Jensen* 1967). Aus gereinigtem menschlichem C5 ließ sich durch einen Aktivatorkomplex aus Gift der indischen Kobra (Naja naja) und einem Serumfaktor (s. C1b) AT nicht abspalten *(Cochrane* und *Müller-Eberhard* 1968). Selbst wenn man diese Schwierigkeiten einmal zur Seite ließe, würden dennoch die vorliegenden Befunde noch nicht ausreichen, heute schon eine Hypothese über den Freisetzungsmechanismus von AT durch Kobragift zu entwickeln. Man wird es zunächst bei der Feststellung belassen müssen, daß das Gift *(Naja naja)* gegenüber gereinigtem menschlichem C5 wirkungslos war, C5a aber im Vollserum freizusetzen vermochte und daß somit auch bei der AT-Produktion ein oder mehrere Kofaktoren, vielleicht auch C3 beteiligt sein müssen.

Unaufgeklärt sind ferner auch noch die schon seit langem bekannten AT-freisetzenden Wirkungen von **Agar Agar, Dextran,** der **Verdünnung** von Rattenserum mit Aqua destillata oder gar von **Schütteln** von Serum (Übersicht bei *Hahn* und *Lange* 1956). Für die AT-freisetzende Wirkung verschiedener Polysaccharide wie z. B. **Zymosan,** wird neuerdings das Properdinsystem verantwortlich gemacht *(Brade* und *Vogt* 1971, 1971a).

Wegen seiner besonderen biologischen Bedeutung innerhalb der Infektabwehr ist die Qualität der nach Reaktion bakterieller **Lipopolysaccharide** (LPS) mit Serum freiwerdenden AT-Aktivität besonders untersucht worden. Zunächst erwies sich, daß das LPS aus E. coli selbst in großen Mengen (bis zu 2000 µg) Meerschweinchen-Ileum nicht zur Kontraktion bringen konnte. Dagegen genügte ein Gemisch von nur 5 µg des gleichen Endotoxin mit normalem Rattenplasma, eine prompte Kontraktion auszulösen *(Greisman* 1960). Die Hemmbarkeit der Kontraktion durch Pyribenzamin veranlaßte *Greisman* (1960) zu der Interpretation, daß

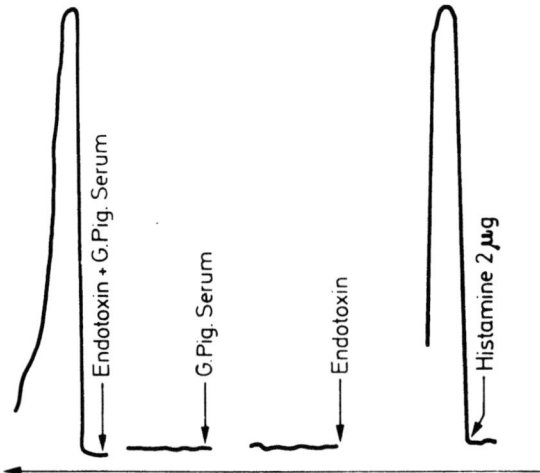

Abb. 39. Nach Inkubation von bakteriellem Lipopolysaccharid mit Meerschweinchen-Serum entstand eine Aktivität, die die glatte Muskulatur von Meerschweinchen-Ileum zur Kontraktion brachte. (Aus: *Lichtenstein, Gewurz, Adkinson, Shin* und *Mergenhagen* 1969)

das Endotoxin zur Entstehung eines Histamin-freisetzenden Faktors im Rattenserum und über das Histamin zur Muskelkontraktion geführt haben muß. Ähnliche Beobachtungen machten *Netzer* und *Vogt* 1964 sowie *Lichtenstein, Gewurz, Adkinson, Shin* und *Mergenhagen* (1969) unter Verwendung von Endotoxinen von *Veillonella alcalescens* oder *Serratia marcescens* und Meerschweinchenserum (Abb. 39).

Der Verdacht auf C5-Herkunft wurde durch vergleichende Untersuchungen an C5-aktiven und C5-defekten Mäusen erhärtet. Serum aus C-aktiven Mäusen des B10D2/new line-Stammes erbrachte nach Inkubation mit LPS gute Aktivität, während sich diese mit Serum des coisogenen und C5-defekten Mäusestammes B10D2/old line (s. G2) nicht erzielen ließ (*Snyderman, Gewurz* und *Mergenhagen* 1968). Aber auch der positive Nachweis der C5-Herkunft gelang. Wurde gereinigtes und mit ^{125}Jod markiertes Meerschweinchen-C5 in ein Reaktionsgemisch von LPS und Meerschweinchenserum eingebracht, so ließ sich ein Teil der Radioaktivität in einem die spasmogene Aktivität tragenden Polypeptid wiederfinden (*Snyderman, Shin, Phillips, Gewurz* und *Mergenhagen* 1969).

Das Polypeptid besaß ein Molekulargewicht von 15 000 und war damit gleichgroß wie die in anderen Untersuchungen der gleichen Arbeitsgruppe nach Inkubation von LPS aus *Serratia marcescens* und Meerschweinchenserum beobachtete Aktivität. Die Aktivität war hitzeresistent (56° C, 30 min). Ließen schon alle diese Charakteristika kaum einen Zweifel an der Identität des Faktors mit AT (C5a), so wurde diese schließlich durch die gekreuzte Tachyphylaxie gesichert. Dem AT-Charakter entsprach im übrigen auch die zugleich mit der spasmogenen Aktivität beobachtete Chemotaxis (*Jensen, Snyderman* und *Mergenhagen* 1969).

So gut aufgeklärt die Natur des durch LPS freigesetzten AT ist, so unsicher ist der Reaktionsweg dieser Freisetzung. Es ist noch unklar, ob die LPS-(Endotoxin-)Wirkung über die „normale" Reaktionskette des C-Systems — möglicherweise unter Vermittlung von Ak — abläuft, oder ob unter Auslassung der Schritte C1, C4 und C2 eine Aktivierung des C3 im Nebenschluß (s. C) erfolgt und möglicherweise von daher die Weiterführung der C-Reaktionskette mit Abtrennung des AT-aktiven C5a. Daß Endotoxine an sich in der Lage sind, über den Nebenschlußmechanismus C3 und die folgenden C-Faktoren zu aktivieren, ist unter C1d beschrieben.

Die **biologische Bedeutung** des AT für die Pathogenese des anaphylaktischen Schocks wurde eingangs schon diskutiert. Daneben hat sich die anaphylaktische Symptomatik aber auch nach lokaler Applikation AT-ähnlicher Aktivität nachweisen lassen. Freiwilligen Probanden wurde aus menschlichem C3 gewonnenes C3a injiziert. Eine Dosis von nur 10 µg (!) führte nach i. d. Injektion innerhalb weniger Minuten zur Erythem- und Quaddelbildung, wie sie für eine Histaminwirkung typisch sind. In 10 Minuten p. i. entnommenen Hautproben fanden sich Spalten zwischen den Endothelzellen der postkapillären Venolen sowie Diskontinuitäten in der Basalmembran. Die Degranulierung der Gewebsmastzellen spiegelte sich in einer Verminderung der elektronenoptischen Dichte der Granula wider (*Lepow, Wilms-Kretschmer, Patrick* und *Rosen* 1970). Hinsichtlich der Permeabilitätsstörung gehörte das C3a zu den potentesten bisher beschriebenen Aktivitäten.

Es ist zur Zeit noch schwer abzuschätzen, ob und gegebenenfalls wie weit die AT-Wirkungen noch über die sehr kurzfristigen Funktionen der Kontraktion glatter Muskulatur und der Gefäßpermeabilitätsstörung hinausgehen. Bei Betrachtung der Tabellen 6 und 11 fällt auf, daß die Nachprüfung verschiedener

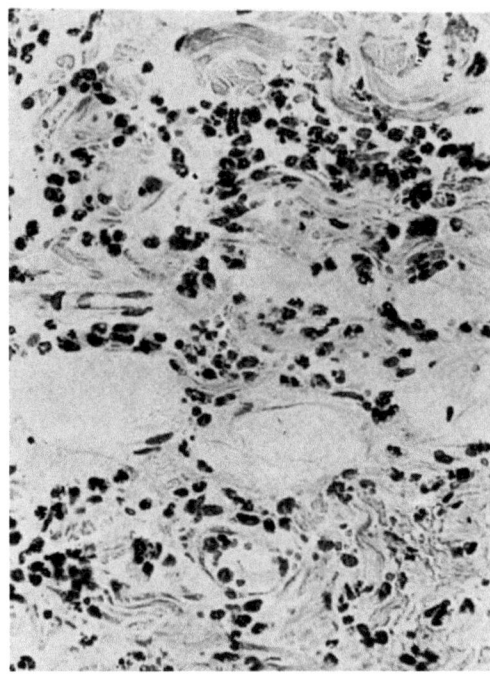

Abb. 40. Ansammlung von gelapptkernigen Granulozyten in der Haut eines Kaninchens, 24 Stunden nach i. d. Injektion von 0,2 ml einer chemotaktisch aktiven Fraktion (C5a) von einer Sephadex-G100-Chromatographie. (HE = Färbung × 400) (Aus: *Jensen, Snyderman* und *Mergenhagen* 1969).

AT-Präparationen auch eine chemotaktische Wirkung aufdeckte. Gleichgültig, ob bzw. wie weit sich die beiden Funktionen in Zukunft einmal voneinander werden trennen lassen, so ist jedenfalls bei der enzymatischen Freisetzung des C3a sowohl als auch das C5a immer neben den AT-Funktionen auch mit chemotaktischer Aktivität zu rechnen. Findet also eine C-Aktivierung im Gewebe statt, so wären entscheidende Komponenten der entzündlichen Gewebsreaktion allein durch die Zerlegung sowohl des C3- als auch C5-Moleküls gegeben. Insbesondere der chemotaktischen Attraktion von Leukozyten käme dabei ein entscheidender Beitrag an der Entstehung gewebseinschmelzender Prozesse zu. Auf die destruierende Wirkung chemotaktisch angelockter Leukozyten wird unter H3 im Detail eingegangen. Daß die Chemotaxis des C5-AT tatsächlich nicht nur auf die speziellen *in vitro*-Konditionen der Boyden-Kammer begrenzt ist, sondern auch im Gewebe wirkt, ist inzwischen überzeugend belegt worden (*Jensen, Snyderman* und *Mergenhagen* 1969). Die Injektion von Meerschweinchen-$C5^{Trypsin}$ in Kaninchenhaut führte 4 bis 24 Stunden später zu massiven Infiltrationen, vorwiegend mit gelapptkernigen Granulozyten (Abb. 40 und 41). Es scheint nach allem erlaubt, in der im Gewebe ablaufenden und C-abhängigen Freisetzung von C3a und C5a zwei von mehreren parallelen Mechanismen in der Pathogenese immunologisch ausgelöster entzündlich-destruierender Gewebsreaktionen zu vermuten.

In diesem Sinne erscheinen auch die durch bakterielles LPS freigesetzten C3a- und C5a-Funktionen als ein wichtiger Teil der komplexen geweblichen Infektionsabwehr. Man kann sich vorstellen, daß im Verlaufe einer bakteriellen Invasion

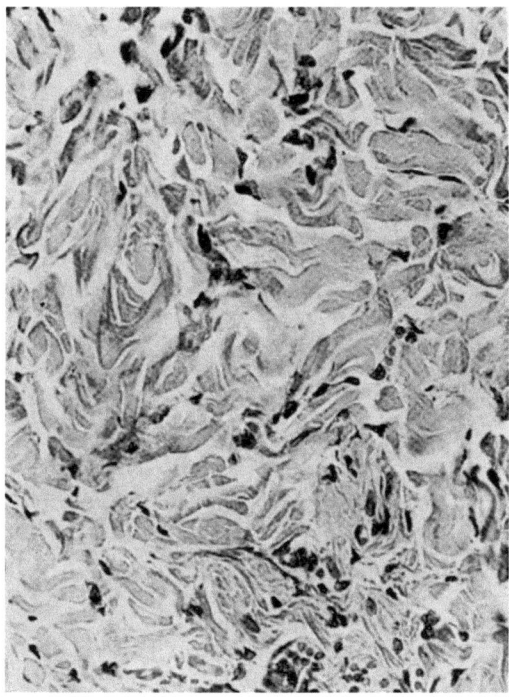

Abb. 41. Fehlende Neutrophilen-Infiltration 24 Stunden nach Injektion einer chemotaktisch inaktiven Fraktion. (HE-Färbung ×400.) (Aus: *Jensen, Snyderman* und *Mergenhagen* 1969)

C-aktivierendes LPS wirksam wird. Neben anderen Faktoren könnte dann die Freisetzung von C3a und C5a zur lokalen Permeabilitätssteigerung der Gefäße und durch die chemotaktische Eigenschaft zur Infiltration mit Leukozyten führen. Hiermit würden dem C-System neben den direkt gegen die Keime gerichteten Abwehrfunktionen Opsonisierung (vgl. F4c) und Bakterizidie (vgl. F9a) noch weitere, indirekte Wirkungen zukommen. C-Faktoren könnten auch zu der geweblichen Entzündungsreaktion gegenüber den eingedrungenen Keimen beitragen. Die relative Bedeutung der Ak-vermittelten gegenüber der auf dem Nebenschlußweg erfolgenden Aktivierung von C3 und den post C3-Schritten ist derzeit noch nicht untersucht. Doch liegt es auf der Hand, den Auslösungsmechanismus bei Erstinfektion vorwiegend im Nebenschlußmechanismus und bei Reinfektionen vorwiegend im Ak-vermittelten Reaktionsweg zu vermuten.

Literatur

Austen, K. F., K. J. Bloch, A. R. Baker and *B. G. Arnason*, Immunological histamine release from rat mast cells in vitro: Effect of age of cell donor. Proc. Soc. exp. Biol. Med. 120, 542 (1965). — *Austen, K. F.* and *E. L. Becker*, Mechanisms of immunologic injury of rat peritoneal mast cells. II. Complement requirement and phosphonate ester inhibition of release of histamine by rabbit anti-rat gamma globulin. J. Exp. Med. 124, 397 (1966). — *Bartosch, R., W. Feldberg* und *E. Nagel*, Das Freiwerden eines histaminähnlichen Stoffes bei der Anaphylaxie des Meerschweinchens. Pflügers Arch. ges. Physiol. **230**, 129 (1932). — *Bloch, K. J.*, The antibody in anaphylaxis. In: Cellular and humoral mechanisms in Anaphylaxis and Allergy, p. 1 (Basel/New York 1969). — *Bodammer, G.* and *W. Vogt,* Contraction of the guinea-pig ileum induced by anaphylatoxin independent of histamine release. Int. Arch. Allergy **39**, 648 (1970). — *Bodammer, G.* und *W. Vogt,* Beeinflussung der Kapillarpermeabilität in der Meerschweinchenhaut durch Anaphylatoxin (AT). Naun.-Schmiedeb. Arch. Pharmak. **266**, 255 (1970). — *Brade, V.* and *W. Vogt,* Anaphylatoxin formation by contact activation of plasma. I. Activation by zymosan without participation of antibody. Eur. J. Immunol. **1**, 290 (1971). — *Brade, V.* and *W. Vogt,* Anaphylatoxin formation by contact activation of plasma. II. Implication of properdin and an unknown plasma factor in activation by zymosan. Eur. J. Immunol. **1**, 295 (1971a). — *Broder, I.,* Comparison of histamine release by anaphylatoxin and by soluble immune complexes. Fed. Proc. **29**, 639 (1970). — *Cochrane, C. G.* and *H. J. Müller-Eberhard,* The derivation of two distinct anaphylatoxin activities from the third and fifth components of human complement. J. Exp. Med. **127**, 371 (1968). — *Dale, H. H.,* The anaphylactic reaction of plain muscle in the guinea-pig. J. Pharmacol. Exp. Ther. **4**, 167 (1913). — *Dale, H. H.* and *P. P. Laidlaw,* The physiological action of β-iminazolylethylamine. J. Physiol. (London) **41**, 318 (1910). — *Friedberger, E.,* Weitere Untersuchungen über Eiweißanaphylaxie IV. Mitteilung. Z. Immunitätsforsch. **4**, 636 (1910). — *Friedberger, E.* und *T. Ito,* Über Anaphylaxie: XXI. Mitteilung. Näheres über den Mechanismus der Komplementwirkung bei der Anaphylatoxinbildung in vitro. Z. Immunitätsforsch. **11**, 471 (1911). — *Friedberger, E., S. Mita* und *T. Kumagai,* Die Bildung eines akut wirkenden Giftes (Anaphylatoxin) aus Toxinen (Tetanus, Diphtherie, Schlangengift). (Über Anaphylaxie, XXXIV. Mitteilung). Z. Immunitätsforsch. **17**, 506 (1913). — *Greisman,, S. E.,* Activation of histamine-releasing factor in normal rat plasma by E. coli endotoxin. Proc. Soc. exp. Biol. Med. **103**, 628 (1960). — *Hahn, F.,* Zur Anaphylatoxinfrage. Naturwiss. **41**, 465 (1954). — *Hahn, F.* und *A. Oberdorf,* Antihistaminica und anaphylaktoide Reaktionen. Z. Immunitätsforsch. **107**, 528 (1950). — *Hahn, F.* und *A. Lange,* Das Anaphylatoxin. Eine alte Theorie der Anaphylaxie in neuer Sicht. Dtsch. med. Wschr. **81**, 1269 (1956). — *Jensen, J.,* Anaphylatoxin in its relation to the complement system. Science **155**, 1122 (1967). — *Jensen, J. A., R. Snyderman* and *S. E. Mergenhagen,* Chemotactic activity, a property of guinea pig C5-anaphylatoxin. In: Cellular and Humoral Mechanisms in Anaphylaxis and Allergy. p. 265 (Basel/New York 1969). — *Lepow, I. H., W. Dias da Silva* and *J. W. Eisele,* Nature and biological properties of human anaphylatoxin. In: Biochemistry of the acute allergic reaction. p. 265. Eds.: Austen, K. F., Becker, E. L. (Oxford, Edinburgh 1968). — *Lepow, I. H., K. Wilms-Kretschmer, R. A. Patrick* and *F. S. Rosen,* Gross and ultrastructural observations on lesions produced by intradermal injection of human C3a in man. Amer. J. Pathol. **61**, 13 (1970). — *Lichtenstein, L. M., H. Gewurz, N. F. Adkinson, H. S. Shin* and *S. E. Mergenhagen,* Interactions of the complement system with endotoxic lipopolysaccharide: The generation of an anaphylatoxin. Immunology **16**, 327 (1969). — *Netzer, W.* und *W. Vogt,* Anaphylatoxinbildung durch pyrogenes Lipopolysaccharid. Naunyn-Schmiedebergs Arch. exp. Path. Pharmak. **248**, 261 (1964). — *Osler, A. G., H. G. Randall, B. M. Hill* and *Z. Ovary,* Studies on the mechanism of hypersensitivity phenomena. III. The participation of complement in the formation of anaphylatoxin. J. Exp. Med. **110**, 311 (1959). — *Rocha e Silva, M., O. Bier* and *M. Aronson,* Histamine release by anaphylatoxin. Nature **168**, 465 (London 1951). — *Shin, H. S., R. Snyderman, E. Friedman, A. Mellors* and *M. M. Mayer,* Chemotactic and anaphylatoxic fragment cleaved from the fifth component of guinea pig complement. Science **162**, 361 (1968). — *Snyderman, R., H. Gewurz* and *S. E. Mergenhagen,* Interactions of the complement system with endotoxic lipopolysaccharide. Generation of a factor chemotactic for polymorphonuclear leukocytes. J. Exp. Med. **128**, 259 (1968). — *Snyderman, R., H. S. Shin, J. K. Phillips, H. Gewurz* and *S. E. Mergenhagen,* A neutrophil chemotactic factor derived from C5 upon interaction of guinea pig serum with endotoxin. J. Immunol. **103**, 413 (1969). — *Stegemann, H., R. Hillebrecht* und *W. Rien,* Zur Chemie des Anaphylatoxins. Z. Physiolog. Chem. **340**, 11 (1965). — *Vogt, W.,* Preparation and some properties of anaphylatoxin from hog serum. Biochem. Pharmacol. **17**, 727 (1968). —

Vogt, W., M. Lieflander, K.-H. Stalder, E. Lufft and G. Schmidt, Functional identity of anaphylatoxin preparations obtained from different species and by different activation procedures. II. Immunological identity. Eur. J. Immunol. 1, 139 (1971). — Windaus, A. und W. Vogt, Synthese des Imidazolyläthylamins. Ber. Dtsch. chem. Ges. 40, 3691 (1907).

c) Chemotaxis

Ähnlich wie vom C3 (vgl. F4i) konnten auch vom C5 Bruchstücke abgespalten werden, die sich als chemotaktisch erwiesen. Die Abspaltung gelang auch hier sowohl mittels Funktionen der C-Sequenz als auch mittels anderer proteolytischer Enzyme. Auf die enge funktionelle Verknüpfung mit der Anaphylatoxin-Aktivität wurde schon im Vorabschnitt hingewiesen (vgl. Tab. 11). Daneben entstanden aber auch Spaltprodukte, die frei waren von Anaphylatoxin-Aktivität und dennoch chemotaktisch waren.

Die bei der Aktivierung des hämolytischen Systems erfolgende Spaltung des C5-Moleküls durch die **EAC1423-Aktivität** ist unter B4a beschrieben. In Meerschweinchenserum entstanden hierbei Spaltprodukte, gleichgültig ob die C5-spaltende C1423-Aktivität an der Oberfläche von Zellen (als EAC1423-Komplexe) oder durch Einwirkung anderer Ag-Ak-Komplexe, wie z. B. BSA-AntiBSA, ausgelöst wurde. Das C5-Molekül zerfiel in zwei Bruchstücke, von denen das kleinere eine Sedimentationskonstante von 1,5 S bei einem Molekulargewicht von 15 000 aufwies. Das Bruchstück war mit dem klassischen Anaphylatoxin identisch, besaß aber gleichzeitig auch chemotaktische Eigenschaften.

Anders als beim chemotaktisch- und Anaphylatoxinaktiven C3a-Bruchstück (vgl. F4h, i), ließen sich beim C5a-Bruchstück diese Eigenschaften nicht voneinander trennen (*Shin, Pickering, Mayer* und *Cook* 1968; *Shin, Snyderman, Friedman, Mellors* und *Mayer* 1968; *Snyderman, Gewurz* und *Mergenhagen* 1968; *Jensen, Snyderman* und *Mergenhagen* 1969; *Snyderman, Phillips* und *Mergenhagen* 1970). Die Inkubation des Bruchstücks mit einem in Kaninchen hergestellten Anti-C5a führte zur Neutralisation sowohl der Anaphylatoxin- als auch der chemotaktischen Aktivität.

Das aus menschlichem C5 durch C1423 abgespaltene kleinere Bruchstück sedimentierte in der Ultrazentrifuge zwischen Cytochrom C und Glucagon, was zusammen mit den Ergebnissen der Filtration durch eine Sephadex-G75-Säule einem Molekulargewicht von etwa 8 500 entsprach (*Ward* 1968; *Ward* und *Newman* 1969; s. Tab. 12). Es wirkte chemotaktisch gegenüber menschlichen (*Ward* 1968) und Kaninchen-Leukozyten (*Ward* und *Newman* 1969). Bei lokaler Applikation in Meerschweinchenhaut führte es zwar zu einer Gefäßpermeabilitätssteigerung (*Ward* und *Newman* 1969), doch fehlten die sonstigen Kriterien von Anaphylatoxinaktivität. Insbesondere vermochte es nicht, die Kontraktion von Meerschweinchenileum auszulösen.

Auch hinsichtlich seiner Zerlegbarkeit durch andere Proteasen ähnelt das C5-Molekül dem C3. Die Spaltmöglichkeiten sind auf Tab. 7 und Tab. 12 zusammengefaßt. Das von Meerschweinchen-C5 durch **Trypsin** abspaltbare C5a-Polypeptid entsprach mit einem Molekulargewicht von 15 000 dem durch C1423 abgespaltenen und war ihm auch hinsichtlich der Funktion ähnlich. Es war chemotaktisch gegenüber Kaninchengranulozyten und besaß eine voll ausgeprägte Analphylatoxinaktivität (*Jensen, Snyderman* und *Mergenhagen* 1969). Die gleiche Parallele zwischen C1423-Einwirkung und Zerlegung durch Trypsin ergab sich auch beim

Tab. 12. Chemotaktische Aktivitäten aus C5

Einwirkung von	auf	Mol.-Gewicht	sonst. biolog. Eigenschaften	Autoren
EAC1423	Meerschweinchen-C5	15 000	Anaphyla-toxin	Shin, Snyderman, Friedman, Mellors und Mayer 1968
EAC1423 Trypsin	menschliches C5 menschliches C5	8 500	keine Angabe	Ward 1968
Lipopolysaccharid	Meerschweinchenserum	15 000-30 000	keine Angabe	Snyderman, Gewurz und Mergenhagen 1968
BSA*)-AntiBSA Kobragift Lipopolysaccharid EAC1423 Trypsin Kobragift u. Kofaktor	Meerschweinchenserum Meerschweinchenserum Meerschweinchenserum Meerschweinchen-C5 Meerschweinchen-C5 Meerschweinchen-C5	15 000	Anaphyla-toxin	Jensen, Snyderman und Mergenhagen 1969
Kobragift	Meerschweinchenserum	15 000	keine Angabe	Shin, Gewurz und Snyderman 1969
Lipopolysaccharid Lipopolysaccharid	Meerschweinchenserum Meerschweinchenserum und ^{125}J-C5	15 000	keine Angabe	Snyderman, Shin, Phillips, Gewurz und Mergenhagen 1969
Trypsin	menschliches C5	8 500	Schwache Gefäßpermeabilitätssteigerung in Meerschweinchenhaut; keine Ileumkontraktion	Ward und Newman 1969
BSA-AntiBSA (Meerschweinchen) BSA-AntiBSA (Kaninchen) BSA-AntiBSA (Kaninchen)	Meerschweinchenserum Kaninchenserum Kaninchendefektserum	15 000	keine Angabe	Snyderman, Phillips und Mergenhagen 1970
Lysosomalen Enzymen aus menschlichen Leukozyten	menschliches C5	—	keine Angabe	Taubman, Goldschmidt und Lepow 1970
Lysosomaler Protease aus neutrophilen Granulozyten von Kaninchen	menschliches C5	—	Anaphyla-toxin nicht nachweisbar	Ward und Hill 1970

*) Rinder-Serumalbumin

menschlichen C5. Wiederum wurde auch durch die Trypsinwirkung das mit einem Molekulargewicht von 8 500 relativ kleine Polypeptid C5a abgetrennt und wiederum erwies es sich in der Boydenkammer als chemotaktisch gegenüber menschlichen- oder Kaninchen-Granulozyten (*Ward* 1968; *Ward* und *Newman* 1969). Eine Anaphylatoxin-Aktivität war indessen kaum nachweisbar. Obwohl ein Identitätsnachweis der aktiven Bruchstücke nach C1423 Einwirkung einerseits und nach Trypsinspaltung andererseits noch aussteht, scheint es im Hinblick auf die Herkunft, die chemotaktische Aktivität und das gleiche Molekulargewicht vorläufig doch berechtigt, das Vorliegen gleicher Spaltprodukte zu unterstellen.

Die Trypsinwirkung unterscheidet sich aber insofern von derjenigen des EAC1423, als sie komplexer und weitergehend zu sein scheint. Sie bedarf deshalb auch einer besseren zeitlichen und Temperatur-Kontrolle. Dies ist bei der Anaphylatoxin-Abspaltung ausführlich diskutiert. Es scheint daher ein vorwiegend methodisches Problem zu sein, wenn andere Autoren nach Trypsineinwirkung auf menschliches C5 die Abtrennung etwas größerer Bruchstücke fanden (Molekulargewicht 9000 bis 11000), denen eine Anaphylatoxin-Aktivität zukam, ohne daß in dieser Arbeit eine möglicherweise mit diesen Bruchstücken ebenfalls assoziierte chemotaktische Aktivität überprüft worden wäre (*Cochrane* und *Müller-Eberhard* 1968).

Rein quantitativ betrachtet spaltete das Trypsin relativ große Mengen chemotaktischer Aktivität von C5 ab, während es von C3 nur geringe Mengen freisetzte. Gerade umgekehrt verhielt es sich bei der **Plasminwirkung.** Hier wurden von menschlichem C5 nur geringe Mengen des chemotaktisch aktiven Bruchstückes abgespalten (*Ward* 1967), während dieses Enzym vom C3 wesentlich größere Mengen freisetzte als Trypsin. Das Verhalten deutet auf strukturelle Unterschiede der Substrate (C3 bzw. C5) hin (*Ward* und *Newman* 1969). Dies wird bei Inkubation mit **Kobrafaktor** (vgl. C1b) noch deutlicher. Der aus gereinigtem nicht toxischem Faktor des Giftes von *Naja naja* bzw. *Naja haje* und einem Kofaktor bestehende Aktivitätskomplex (vgl. C1b) blieb gegenüber menschlichem C5 wirkungslos, spaltete aber C5 aus Meerschweinchen, gleichgültig, ob dies in gereinigter Form angeboten wurde (*Jensen, Snyderman* und *Mergenhagen* 1969) oder als Serum (*Shin, Gewurz* und *Snyderman* 1969; vergleiche hierzu die Diskussion im Kapitel C5-Anaphylatoxin). Wie auch bei den anderen Enzymen wurde wiederum ein Polypeptid vom Molekulargewicht 15 000 freigesetzt, welches sowohl chemotaktisch war als auch Anaphylatoxineigenschaften aufwies.

Ein wichtiger neuer Gesichtspunkt für das Verständnis der granulozytären Infiltrationen bei Gewebsinfektionen wurde von *Keller* und *Sorkin* eingeführt. Neben der in Kulturfiltraten darstellbaren direkt wirksamen chemotaktischen Aktivität aus *Staphylococcus albus* und *Escherichia coli* wiesen die Autoren auf sogenannte Zytotaxigene hin, die ebenfalls in Bakterien enthalten sind, aber zur Bildung chemotaktisch aktiver Substanzen erst nach Inkubation mit Serum führen. Hierzu gehören gewaschene *Staphylococcus albus* oder *E. coli*-Bakterien, sowie **Endotoxin**aufbereitungen aus *Salmonella typhi* oder *Proteus vulgaris* (*Keller* und *Sorkin* 1967). Die Befunde sind in mehreren Laboratorien bestätigt und erweitert worden. Bei Verwendung von Endotoxin (Lipopolysaccharid) aus *Serratia marcescens* wurde die Aktivität nur bei Verwendung von frischem, nicht aber erhitztem (56° C, 30 min) Serum von Meerschweinchen, Schweinen, Mäusen oder Kaninchen frei. Sie entstand nach 30minütiger Inkubation bei 37° C, nicht aber, wenn das Endotoxin zusammen mit dem Serum auf 0° C gehalten wurde, oder wenn die Inkubation bei 37° C in Gegenwart von EDTA erfolgte. Schließlich blieb eine chemotaktische Aktivität auch aus, wenn statt des aktiven Endotoxin nicht-Cbindendes detoxifiziertes Endotoxin (Endotoxoid) verwendet wurde (*Snyderman, Gewurz* und *Mergenhagen* 1968). Alle diese Befunde weisen auf eine C-abhängigkeit hin. Die chemotaktische Aktivität war hitzestabil (56° C, 30 min), nicht dialysierbar und ging von einem Polypeptid aus, das mit einem Molekulargewicht zwischen 15 000 und 30 000 den durch EAC1423- oder Trypsineinwirkung von C5 abspaltbaren chemotaktisch aktiven Bruchstücken entsprechen könnte. Tatsächlich kann heute an der C5-Herkunft der Aktivität kein Zweifel mehr sein. Lipopolysaccharid (LPS) aus *Veillonella alcalescens* ließ die Aktivität im Serum C-aktiver Mäuse des B10D2/new line-Stammes entstehen, während sie bei ähnlicher Behandlung des C5-defekten Serums aus dem coisogenen B10D2/old line-Stamm (vgl. G2) ausblieb. Gereinigtes und radiojodmarkiertes Meerschweinchen-C5 wurde zusammen mit Meerschweinchenseren und LPS inkubiert und das Reaktionsprodukt mittels Gelfiltration (Sephadex G100) fraktioniert. Die chemotaktische Aktivität war wiederum durch ein Polypeptid mit einem Molekulargewicht um 15 000 repräsentiert, dessen C5-Herkunft durch seine Radioaktivität belegt wurde. Schließlich war die chemotaktische Aktivität durch einen in Kaninchen gebildeten Ak gegen Meerschweinchen-C5 hemmbar (*Snyderman, Shin, Phillips, Gewurz* und *Mergenhagen* 1969). Das nach LPS erhaltene Bruchstück erwies sich wie die auf andere Weise von Meerschweinchen-C5 abgetrennten wiederum als Anaphylatoxinaktiv (*Jensen, Snyderman* und *Mergenhagen* 1969). Die C5-Aufspaltung war auch *in vivo* wirksam. Wurde in die Peritonealhöhle von C-aktiven B10D2/new line-Mäusen und von C5-defekten B10D2/old line-Mäusen Endotoxin von *S. typhi* injiziert, so fanden sich im Peritonealexsudat der C-aktiven Tiere wesentlich mehr Granulozyten als bei den C-defekten. Chemotaktische Aktivität ließ sich nur im Exsudat der C-aktiven Mäuse nachweisen (*Snyderman, Phillips, Kennedy* und *Mergenhagen* 1971).

Über den Mechanismus der Endotoxinwirkung und insbesondere über etwaige Intermediärreaktionen ist wenig bekannt. Es fiel lediglich auf, daß die C5-spaltende Wirkung des LPS nur in Gegenwart von Serum (*Snyderman, Shin, Philips, Gewurz* und *Mergenhagen* 1969) ablief, so daß zunächst an eine vermittelnde Wirkung anderer C-Faktoren (*Shin, Snyderman, Friedman* und *Mergenhagen* 1969), vielleicht über eine Ak-Bindung mit dem Endotoxin, gedacht wurde. Ak gegen Endotoxine sind in den meisten Seren vorhanden. Es wäre aber voreilig, diesen „klassischen Reaktionsweg", bei dem die C5a-Chemotaxis neben der von C3a (vgl. F4i) und von C567 (vgl. F7) ausgehenden auftreten müßte, ohne nähere Prüfung als gegeben anzusehen. Nach Einwirkung von Endotoxin aus *Veillonella alcalescens* auf Meerschweinchenserum jedenfalls war die entstandene Chemotaxis im wesentlichen auf C5a beschränkt und kaum auf die anderen Faktoren zurückzuführen (*Mayer, Shin, Smith* und *Snyderman* 1969). Nachdem mit der Entdeckung der C3-Aktivierung unter Ausschluß von C1, C4 und C2 (vgl. C) Nebenschlußmechanismen bekannt wurden, die eine direkte Einwirkungsmöglichkeit auf C3 nachwiesen, scheint es besonders dringend, auch für die C5-abhängige und bei der Infektabwehr möglicherweise entscheidende lokale Entstehung chemotaktischer Aktivität den Freisetzungsmechanismus zu analysieren.

Ähnlich wie beim C3 (vgl. F4i) wurden kürzlich auch für C5 Befunde vorgelegt, die diesem Molekül eine weit über die Immunreaktionen hinausgehende allgemeine pathogene Bedeutung zuweisen. Die Untersuchungen nahmen ihren Ausgang von *in vivo*-Beobachtungen. Aus den Granula von Leukozyten, den Lysosomen der gelapptkernigen Granulozyten (*Cohn* und *Hirsch* 1960), gewonnene kationische Polypeptide, führten nach intradermaler Injektion in Kaninchen zu erhöhter Gefäßpermeabilität und verstärkten leukozytären Infiltrationen (*Golub* und *Spitznagel* 1966). *In vitro* besaßen Extrakte von neutrophilen Granulozyten per se keine chemotaktische Aktivität, jedoch entstand sie nach Inkubation mit Serum (*Cornelly* 1966; *Ward* 1968a; *Borel, Keller* und *Sorkin* 1969). Ebenso wurden auch lysosomale Fraktionen aus Kaninchen-Neutrophilen, Peritoneal- oder Alveolar-Makrophagen erst in Gegenwart von frischem Kaninchenserum chemotaktisch aktiv (*Borel, Keller* und *Sorkin* 1969). Daß bei diesen Vorgängen C, oder jedenfalls Faktoren dieses Systems, beteiligt sein könnten, wurde erstmals von diesen Autoren vermutet. Kurz darauf wurde dann in den **Lysosomen aus segmentkernigen Granulozyten** von Kaninchen eine **Protease** nachgewiesen, die menschliches C5 zu zerlegen vermochte. Die Protease hatte ein Molekulargewicht von etwa 35 000. Ihr Reaktionsoptimum lag im neutralen Bereich, wodurch sie sich von der Mehrzahl anderer proteolytischer Enzyme, deren Reaktionsoptimum im basischen Bereich liegt, unterschied. Die Protease wurde durch ε-Aminocapronsäure und Sojabohnen-Trypsin-Inhibitor sowie durch EDTA gehemmt. Sie unterschied sich von den ubiquitär im Gewebe vorhandenen Gewebsproteasen außer durch das unterschiedliche pH-Optimum auch dadurch, daß die Gewebsproteasen C3 (vgl. C1a; F4i), nicht aber C5 angriffen, während die hier beschriebene Leukozyten-Protease gegenüber C5, nicht aber gegenüber C3 wirksam war (*Ward* und *Hill* 1970). Aus Lysosomen menschlicher Leukozyten isolierbare Proteasen dagegen vermochten neben dem C5 auch C3 zu spalten, doch waren auch hier nur die von C5 stammenden Bruchstücke chemotaktisch aktiv (*Taubman, Goldschmidt* und *Lepow* 1970).

Ähnlich wie gegenüber dem Trypsin enthielt die Peptidkette des menschlichen C5-Moleküls auch gegenüber der Protease aus Lysosomen von Kaninchengranulozyten mehrere Elemente, die ihr als Substrat zugänglich waren. In Abhängigkeit von der Zeitdauer der Einwirkung und der Konzentration des Fermentes entstanden verschieden große Spaltstücke, von denen aber eines besonders konstant wiederkehrte. Es fand sich sowohl nach Ultrazentrifugation als auch bei Gelfiltration in der Nähe des Cytochrom C und muß somit ein Molekulargewicht von etwa 12 500 haben (*Ward* und *Hill* 1970). Unerwarteterweise waren aber nicht nur dieses, sondern auch die anderen größeren oder kleineren Bruchstücke gegenüber Kaninchen-Neutrophilen chemotaktisch aktiv. Leider fand sich bisher kein Anhalt dafür, ob die verschieden großen Bruchstücke vielleicht die für die Chemotaxis entscheidende Komponente gemeinsam haben oder ob chemotaktisch wirksame Gruppen in der Polypeptidkette des C5 wiederholt vorkommen. Jedenfalls enthielten alle die verschiedenen Bruchstücke noch Antigendeterminanten der Muttersubstanz. Durch Inkubation der Fragmente mit einem Antiserum von Kaninchen gegen menschliches C5 ließ sich ihre chemotaktische Funktion nahezu vollständig blockieren.

Es ist sehr verlockend, den lysosomalen Zytotaxigenen eine Bedeutung für die **Steuerung von Entzündungsreaktionen** zuzuschreiben, welcher Primärpathogenese diese auch immer sein mögen. Beliebige Primärschäden könnten Gewebsproteasen freisetzen, die durch Einwirkung auf das überall in den Gewebsflüssigkeiten vorhandene C3 zur Entstehung chemotaktischer Aktivität (s. oben) und in der Folge davon zur lokalen Ansammlung von Leukozyten führen könnte. Das gleiche könnte auch durch bakterielle (s. oben) chemotaktische Reize eingeleitet werden. Selbst nach geringem Primär-Anlaß könnten dann wenige Leukozyten ihrerseits wieder — z. B. nach Phagozytose (*Lovett* und *Movat* 1966) — lysosomale Enzyme freisetzen, die nun durch Einwirkung auf C5 weitere chemotaktische Aktivität abspalten und somit Anlaß zu neuerlicher und weitergehender leukozytärer Akkumulation werden könnten. Überschlagsmäßig enthält ein Granulozyt genügend Chemotaxis — induzierender Substanz (Zytotaxigene), um über eine Serum-Aktivierung einen anderen Granulozyten anzulocken (*Borel, Keller* und *Sorkin* 1969). Warum ein solcher Mechanismus sich nicht fortwährend weiter eskaliert, sondern schließlich unter Kontrolle kommt und dem Heilungsprozeß Platz macht, liegt völlig im Dunkeln.

Die mögliche biologische Bedeutung der C5-abhängigen Chemotaxis nach immunologischer Primärreaktion wird im Zusammenhang mit der C3- (F4i) und der C567-abhängigen Chemotaxis (F7) ausführlich diskutiert. Speziell die C5-Chemotaxis ist fernerhin im Zusammenhang mit der ihr eng verbundenen Anaphylatoxin-Aktivität (F5b) behandelt.

Literatur

Borel, J. F., H. U. Keller and *E. Sorkin*, Studies on chemotaxis. XI. Effect on neutrophils of lysosomal and other subcellular fractions from leucocytes. Int. Arch. Allergy **35**, 194 (1969). — *Cochrane, C. G.* and *H. J. Müller-Eberhard*, The derivation of two distinct anaphylatoxin activities from the third and fifth components of human complement. J. Exp. Med. **127**, 371 (1968). — *Cohn, Z. A.* and *J. G. Hirsch*, The isolation and properties of the specific cytoplasmic granules of rabbit polymorphonuclear leucocytes. J. Exp. Med. **112**, 983 (1960). — *Cornelly, H. P.*, Reversal of chemotaxis in vitro and chemotactic activity of leucocyte fractions. Proc. Soc. exp. Biol. Med. **122**, 831 (1966). — *Golub, E. S.* and *J. K. Spitznagel*, The role of lysosomes in hypersensitivity reactions: Tissue damage by polymorphonuclear neutrophil lysosomes. J. Immunol. **95**, 1060 (1966). — *Jensen, J. A., R. Snyderman* and *S. E. Mergenhagen*, Chemotactic activity, a property of guinea pig C5-anaphylatoxin. In: Cellular and Humoral Mechanisms in Anaphylaxis and Allergy, p. 265 (Basel/New York 1969). — *Keller, H. U.* and *E. Sorkin*, Studies on chemotaxis. V. On the chemotactic effect of bacteria. Int. Arch. Allergy **31**, 505 (1967). — *Lovett, C. A.* and *H. Z. Movat*, Role of PMN-leucocyte lysosomes in tissue injury, inflammation and hypersensitivity. III. Passive cutaneous anaphylaxis in the rat with homologous and heterologous hyperimmune antibody. Proc. Soc. exp. Biol. Med. **122**, 991 (1966). — *Mayer, M. M., H. S. Shin, M. R. Smith* and *R. Snyderman*, On the role of C3 and C5 in chemotaxis and phagocytosis. Z. med. Mikrobiol. u. Immunol. **155**, 99 (1969). — *Shin, H. S., R. J. Pickering, M. M. Mayer* and *C. T. Cook*, Guinea pig C5. J. Immunol. **101**, 813 (1968). — *Shin, H. S., R. Snyderman, E. Friedman, A. Mellors* and *M. M. Mayer*, Chemotactic and anaphylatoxic fragment cleaved from the fifth component of guinea pig complement. Science **162**, 361 (1968). — *Shin, H. S., H. Gewurz* and *R. Snyderman*, Reaction of cobra venom factor with guinea pig complement and generation of an activity chemotactic for polymorphonuclear leucocytes. Proc. Soc. exp. Biol. Med. **131**, 203 (1969). — *Shin, H. S., R. Snyderman, E. Friedman* and *S. E. Mergenhagen*, Cleavage of guinea pig C3 by serum-treated endotoxin lipopolysaccharide (abstr.). Fed. Proc. **28**, 485 (1969). — *Snyderman, R., H. Gewurz* and *S. E. Mergenhagen*, Interactions of the complement system with endotoxic lipopolysaccharide. Generation of a factor chemotactic for polymorphonuclear leucocytes. J. Exp. Med. **128**, 259 (1968). — *Snyderman, R., H. S. Shin, J. K. Phillips, H. Gewurz* and *S. E. Mergenhagen*, A neutrophil chemotactic factor derived from C5 upon interaction of guinea pig serum with endotoxin. J. Immunol. **103**, 413 (1969). — *Snyderman, R., J. Phillips* and *S. E. Mergenhagen*, Polymorphonuclear leucocyte chemotactic activity in rabbit serum and guinea pig serum treated with immune complexes: evidence for C5a as the major chemotactic factor. Infec. Immun. **1**, 521 (1970). — *Snyderman, R., J. Phillips, J. Kennedy* and *S. E. Mergenhagen*, Role of C5 in the accumulation of polymorphonuclear leukocytes (PMNs) in mice treated with endotoxin (abstr.). Fed. Proc. **30**, 355 (1971). — *Taubman, S. B., P. R. Goldschmidt* and *J. H. Lepow*, Effects of lysosomal enzymes from human leukocytes on human complement components. Fed. Proc. **29**, 343 (1970). — *Ward, P. A.*, A plasmin-split fragment of C3 as a new chemotactic factor. J. Exp. Med. **126**, 189 (1967). — *Ward, P. A.*, Complement factors involved in chemotaxis of human eosinophils and a new chemotactic factor for neutrophils from C5. J. Immunol. 101, 818 (1968). — *Ward, P. A.*, Chemotaxis of mononuclear cells. J. exp. Med. 128, 1201 (1968 a). — *Ward, P. A.* and *L. J. Newman*, A neutrophil chemotactic factor from human C5. J. Immunol. 102, 93 (1969). — *Ward, P. A.* and *J. H. Hill*, C5 chemotactic fragments produced by an enzyme in lysosomal granules of neutrophils. J. Immunol. 104, 535 (1970).

6. Die sechste Komponente: C6

a) Gerinnungsstörung bei C6-Mangel

Mögliche Verbindungen zwischen dem Gerinnungs- und dem C-System sind seit langem vermutet worden. Die mit vielen immunologischen Gewebsläsionen einhergehende Blutgerinnung (Fibrinablagerung!) und die vielen Ähnlichkeiten der beiden Systeme, wie z. B. die Ca^{++}-Abhängigkeit u. a. haben solche Gedanken nahegelegt. Sie fanden eine erste Bestätigung durch den Nachweis von C-Einflüssen auf die Retraktion und die Lyse von Blutkoageln (s. F4f).

Neuerdings haben sich nun auch Zusammenhänge zwischen dem C-System und dem Gerinnungssystem selbst nachweisen lassen. Sogleich nach dem Auftauchen der C6-defekten Kaninchen (vgl. G2c) kam auch der Gedanke auf, die Tiere des Freiburg-Stammes zur Überprüfung solcher Zusammenhänge zu verwenden, doch ergaben die ersten orientierenden Untersuchungen mit den in der Klinik üblichen Standardverfahren einen Normalbefund. Blutungs- und Gerinnungszeit waren von denen normaler Tiere nicht signifikant unterschieden (*Volk, Mauersberger, K. Rother, U. Rother* 1964). Die genauere Analyse von Seren des C6-defekten Mexiko-Stammes (s. G2c) deckte unter veränderten Testbedingungen dann aber doch Unterschiede auf (*Zimmermann, Arroyave, Müller-Eberhard* 1971). Die durchschnittliche Gerinnungszeit von Blut aus C6-defekten Kaninchen betrug zwischen 34 und 41 Minuten, während normales Kaninchenblut 20 bis 31 Minuten brauchte. Wurden statt der üblichen Glasröhrchen oberflächeninerte Plastikröhrchen verwandt, so wurde der Unterschied noch deutlicher. Hier lagen die Werte bei 140 bis mehr als 400 Minuten für Defektblut, während normales Blut bereits nach 70 bis 90 Minuten geronnen war. Die Unterschiede schlugen sich auch im Prothrombinverbrauch nieder. Nach einstündiger Inkubation bei 37° C waren im Defektblut 0% bis 10% verbraucht und in normalem Kaninchenblut 62 bis 79%. Kongruent mit der Kinetik des Prothrombinverbrauches wurde in den Normalseren auch C6 verbraucht. Und schließlich konnte die C6-Abhängigkeit der Gerinnung auch durch Rekonstitutionsversuche an den Defektseren belegt werden. Die Gerinnungsanomalien des Defektblutes ließen sich durch Zugabe von gereinigtem C6 aus Kaninchen- oder Menschenblut ausgleichen. Prothrombin-Zeit und die Aktivitäten der klassischen Gerinnungsfaktoren II, V, VII, VIII, IX, X, XI und XII waren in den Defekttieren normal, und auch die Aktivität des Blutplättchen-Faktors III, Thrombozytenzahl, Thrombozytenaggregation oder Blutungszeit zeigten keine Abweichung von der Norm.

Die biologische Signifikanz des C6-Einflusses auf die Gerinnung läßt sich noch nicht abschätzen. Im Hinblick auf die zur Erkennung der Gerinnungsverzögerung notwendigen Kunstgriffe und in Analogie zur Bedeutung des C6-Ausfalles bei anderen Funktionen wie Chemotaxis (vgl. G2c), Bakterizidie (G2c; H1) u. a., läßt sich aber voraussehen, daß auch hier wieder durch gleichartige und parallel wirkende Mechanismen der Endeffekt der Gerinnung unter normalen Bedingungen sichergestellt wird und daß sich nur unter außerordentlichen Bedingungen das Fehlen des Beitrages von C6 auswirken wird.

Literatur

Volk, H., D. Mauersberger, K. Rother and *U. Rother,* Prolonged survival of skin homografts in rabbits defective in the third component of complement. Ann. N. Y. Acad. Sci. 120, 26 (1964). — *Zimmermann, T. S., C. M. Arroyave* and *H. J. Müller-Eberhard,* A blood coagulation abnormality in C6 deficient rabbits and its correction by purified C6 (abstr.). J. Immunol. 107, 318 (1971).

7. Die siebente Komponente: C7

a) *Chemotaxis durch C567-Komplexe*

Obgleich z. Z. Gegenstand lebhafter Diskussionen, ist die von den vereinigten Komponenten C5, C6 und C7 ausgehende Chemotaxis die historisch erste, die dem C-System zugeschrieben wurde. Ihr Studium hat die Suche nach den inzwischen gesicherten chemotaktischen Funktionen von C3 (s. F4i) und C5 (s. F5c) ausgelöst.

Bei Untersuchungen über den Pathomechanismus der experimentellen Glomerulonephritis und des Arthus-Phänomens war aufgefallen, daß die Gewebsläsionen einerseits von gelapptkernigen Granulozyten abhängig waren (*Stetson* 1951; *Humphrey* 1955, 1955a; *Cochrane, Weigle* und *Dixon* 1959; *Cochrane, Unanue* und *Dixon* 1965) und daß sie andererseits nur von solchen Ak ausgelöst wurden, die C-bindungsfähig waren (*Ward* und *Cochrane* 1964; *Cochrane, Unanue* und *Dixon* 1965). Das beide Faktoren verbindende Glied fehlte aber, so daß es nahe lag, die Verknüpfung in der von *Boyden* (1962) postulierten (s. F4i) chemotaktischen Funktion des C-Systems zu suchen. Mit den inzwischen verbesserten C-chemischen Methoden wurden zunächst die Befunde von *Boyden* bestätigt. Komplexe aus BSA*) und AntiBSA vom Kaninchen waren gegenüber Granulozyten der gleichen Tierart reaktionslos. Es entwickelte sich aber eine starke chemotaktische Aktivität, wenn die Komplexe mit normalem Kaninchenserum inkubiert wurden. Ähnlich führte auch die Inkubation von aggregiertem menschlichen γ-Globulin oder von Zymosan mit frischem Kaninchen-, Meerschweinchen- oder Mäuse-Serum zur Entstehung chemotaktischer Aktivität. Sie wurde durch Gegenwart von EDTA oder durch eine Erwärmung der Seren (56° C, 30 min) verhindert (*Ward, Cochrane* und *Müller-Eberhard* 1965). Es war eine große Überraschung, als die chemotaktische Aktivität dann ausblieb, wenn statt normaler Seren solche von C-defekten Kaninchen (vgl. G2c) verwandt wurden. Den Tieren fehlte die Aktivität von C6 (*Rother, U.* und *Rother, K.* 1961; *Rother, K., Rother, U., Müller-Eberhard* und *Nilsson* 1966) bei Vorhandensein aller übrigen C-Komponenten. Durch Zugabe von C6 ließ sich nicht nur die volle hämolytische Aktivität wiederherstellen, sondern auch die Fähigkeit, nach Inkubation mit Ag-Ak-Komplexen chemotaktische Aktivität zu entwickeln. Während es zunächst schien (*Ward, Cochrane* und *Müller-Eberhard* 1965), als ob die Aktivität von einem bimolekularen Komplex aus menschlichem C5 und C6 ausginge, zeigte eine nach besserer Einsicht

---
*) Rinder-Serumalbumin

in die C7-Reaktivität vorgenommene Weiteruntersuchung, daß erst das Zusammenwirken von C5, C6 und C7 optimale chemotaktische Aktivität ergab (*Ward, Cochrane* und *Müller-Eberhard* 1966). Die Aktivität wurde zunächst in Form von EAC1423567 aus menschlichen C-Komponenten in die Boyden-Kammer eingebracht und mittels Granulozyten vom Kaninchen getestet. Untersuchungen mit sensibilisierten Schaferythrozyten und isolierten Komponenten aus Meerschweinchenseren führten später zum prinzipiell gleichen Ergebnis (*Ward, Cochrane* und *Müller-Eberhard* 1966). Unabhängig von diesen Untersuchungen wurde zur gleichen Zeit ein aus C5, C6 und C7 bestehender trimolekularer Komplex (C567) isoliert (*Müller-Eberhard, Nilsson, Dalmasso, Polley* und *Calcott* 1966), dem die hämolytische Funktion dieser Komponenten zugeschrieben wurde. Eine Prüfung in der Boyden-Kammer ergab, daß der C567-Komplex auch der Träger der chemotaktischen Aktivität war (*Ward, Cochrane* und *Müller-Eberhard* 1966).

Während die C3- (vgl. F4i) und die C5-abhängige (s. F5c) Chemotaxis heute als gesichert erscheinen, ist diese erste und grundlegende Beobachtung später in Zweifel gezogen und schließlich die Existenz eines chemotaktisch aktiven C567-Komplexes sogar gänzlich bestritten worden (*Stecher* und *Sorkin* 1969; *Sorkin, Stecher* und *Borel* 1970). Der Widerspruch stützt sich auf ähnliche Untersuchungen, wie sie vorher der Auffindung der Aktivität zugrunde lagen. Ag-Ak-Komplexe bzw. Endotoxin aus *S. typhi* wurden mit normalen oder mit C6-defekten Kaninchen-Seren inkubiert und von den Überständen der Reaktion vergleichende Verdünnungsproben hergestellt und auf Chemotaxis geprüft. In jeder Verdünnungsstufe wiesen die derart behandelten normalen Seren gleiche chemotaktische Aktivitäten auf wie die C6-defekten (*Stecher* und *Sorkin* 1969). Dies war um so schwerwiegender, als es den Autoren sogar gelang, den gleichen Pool C6-defekten Serums aufzutreiben, mit dem vorher die im Vergleich zu Normalseren fehlende Chemotaxis (*Ward, Cochrane* und *Müller-Eberhard* 1966) festgestellt und durch Substitutionsversuche (Abb. 42) auf das Fehlen von C6 zurückgeführt worden war. Auch dieser Pool erbrachte in den Händen von *Stecher* und *Sorkin* (1969) die gleiche chemotaktische Aktivität wie normale Seren. Schließlich wurde selbst in einem C6-defekten Serum, welches infolge Immunisierung mit gereinigtem Kaninchen-C6 Ak gegen C6 enthielt, die gleiche Menge chemotaktischer Aktivität wie in einem normalen Serum beobachtet. Solche Ak waren fähig, die hämolytische C6-Aktivität zu blockieren (*Rother, K., Rother, U., Müller-Eberhard* und *Nilsson* 1966). Beide Arbeitsgruppen — sowohl die Davoser von Sorkin als auch die von Ward — sind durch ihre Sorgfalt und Umsicht bekannt, so daß es wohl richtig erscheint, die divergierenden Befunde zu akzeptieren und die Diskrepanz auf technische Probleme zurückzuführen. Es fällt auf, daß die unterschiedlichen Ergebnisse mittels unterschiedlicher Trennmembranen der Boyden-Kammer (vgl. F4i) gewonnen wurden. Während bei den *Ward*schen Versuchen (*Ward, Cochrane* und *Müller-Eberhard* 1965; 1966) die Porengröße nur 0,65 mµ betrug, war sie bei der Davoser Gruppe 3,0 mµ. *Keller* und *Sorkin* (1967) halten zwar ein Eindringen gelapptkerniger Granulozyten in Membranen mit Porengrößen von nur 0,65 mµ für möglich, bezweifeln aber, ob eine Durchwanderung der ganzen Membran stattfinden kann. Es wäre daher denkbar, daß bei den kleinen Poren nur ein Bruchteil der reaktionsfähigen Leukozyten — vielleicht auf der Grundlage unterschiedlicher Bewegungsenergie — selektiert worden wäre. Wenn man diesen Gedanken aufnimmt, so müßte man weiter unterstellen, daß der relative Anteil solcher Zellen gering war und daß der betreffende Anteil in der weniger selektiven Versuchsanordnung der Davoser Gruppe unterging. Das Test-System war etwa 50 mal empfindlicher und hätte somit

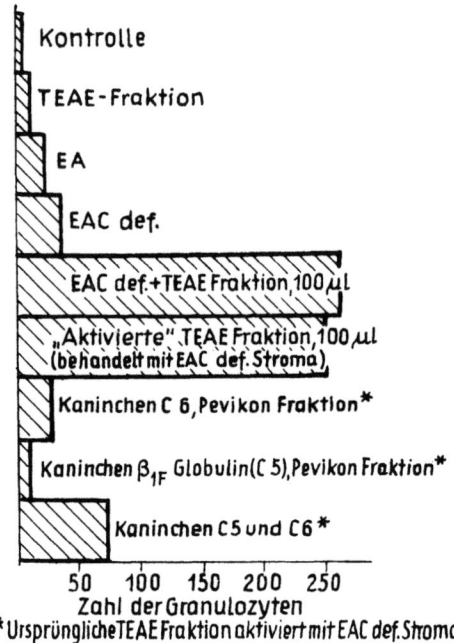

Abb. 42. Chemotaxis von Kaninchen-Granulozyten (*Boyden*-Technik) bei Verwendung von C6-defektem Kaninchenserum (Cdef) und einer C6 enthaltenden Fraktion nach Passage durch eine TEAE-Säule. Man erkennt, daß Präparationen von EACdef nur in Gegenwart von C6 (und wie sich später zeigte, zusätzlich von C7) signifikante chemotaktische Aktivität ergaben. (Aus: *Ward, Cochrane* und *Müller-Eberhard* 1965)

auch die nur schwach antwortenden Zellen miterfassen können (*Stecher* und *Sorkin* 1969). Solcher Verdacht wird noch dadurch genährt, daß auch bei Untersuchungen C5-defekter Mäuse-Seren ähnliche (s. G2b) Widersprüche auftauchten. *Stecher* und *Sorkin* (1969) inkubierten gewaschene Ag-Ak-Komplexe (HSA*-Kaninchen anti-HSA) mit normalem oder mit C5-defektem Mäuseserum (DBA/2 und B10D2/old line) und fanden vergleichbare chemotaktische Aktivität in beiden, wodurch sie sich in ihrer Kritik an der Existenz eines chemotaktisch aktiven C567-Komplexes noch weiter bestärkt sahen. Im Gegensatz dazu konnten *Snyderman, Gewurz* und *Mergenhagen* (1968) chemotaktische Aktivität nach Inkubation mit Endotoxin (*Serratia marcescens* und *Veillonella alcalescens*) nur finden, wenn normales Mäuseserum, nicht aber, wenn C5-defektes (B10D2/old line) verwendet worden war (vgl. G2b). Wiederum hatte die *Sorkin*sche Gruppe mit großporigen Membranen (3,0 mµ) und die von *Snyderman* mit kleinporigen (1,2 mµ) gearbeitet.

Die Diskussion über die gegensätzlichen Befunde ist noch im Gange. Der begrifflichen Klarheit wegen soll betont werden, daß die Interpretation durch die Autoren gegenwärtig auf prinzipielle Widersprüche hinausläuft — auch wenn diese sich vielleicht später einmal auf technischer Grundlage auflösen lassen. Sie sind jedenfalls nicht einfach als Ausdruck der Parallelität mehrerer chemotaktischer Mechanismen erklärbar. Wenn C3-, C5- und C567-abhängige chemotaktische Aktivitäten in

---

*) menschliches Serumalbumin

den zitierten Versuchen nebeneinander gewirkt hätten, so hätte man den Ausfall der fraglichen C567-Aktivität in den Verdünnungsversuchen und nach Blockierung von C6 durch den Ak wohl erkennen müssen. Ebenso wird man auch einer weiteren, gelegentlich vorgebrachten Erklärungsmöglichkeit vorerst nicht folgen können. Bei Untersuchungen an Menschen-, Kaninchen- oder Meerschweinchen-Seren wurden nach Inkubation mit Immunpräzipitaten oder Endotoxin chemotaktische Aktivitäten entdeckt, die sich C5a (s. F5c) zuordnen ließen (*Snyderman, Shin, Phillips, Gewurz* und *Mergenhagen* 1969). Da die gleiche Gruppe (*Snyderman, Phillips* und *Mergenhagen* 1970) chemotaktische Aktivität nach Inkubation mit BSA-AntiBSA-Komplexen auch in C6-defekten Kaninchenseren fand, wurde vermutet, daß die fragliche chemotaktische Aktivität von C567-Komplexen vielleicht nur durch Verunreinigung mit dem schwer abtrennbaren und hochaktiven C5-Bruchstück verursacht war (*Snyderman* 1971). Diesen leichten Ausweg wird man sich aber wohl versagen müssen, nachdem die Kritik von *Sorkin*, wie oben gezeigt, unter anderem auf der Analyse von C5-defekten Mäuseseren basiert, die in seiner Versuchsanordnung völlig normale Chemotaxis erbrachten.

Die ersten Einblicke in die Entstehung chemotaktischer C-Aktivität zogen schnell auch das Interesse am Mechanismus der **zellulären Reizbeantwortung** nach sich. Obwohl die Ergebnisse an der Reaktion von Granulozyten gegenüber C-abhängiger Chemotaxis gewonnen wurden, wird man nicht fehl gehen, ähnliche Mechanismen auch den Reaktionen gegenüber den zahlreichen nicht-C-bedingten chemotaktischen Reizen zu unterstellen. Bei Untersuchung der Chemotaxis aus menschlichen, Kaninchen- oder Meerschweinchen-Komponenten stellte sich zunächst heraus, daß sie nicht artspezifisch und auch nicht streng zellspezifisch war. Zwar lockte sie vorwiegend Granulozyten sowohl vom Menschen als auch vom Kaninchen oder Meerschweinchen an, doch folgten auch menschliche Eosinophile (*Ward* 1968a, 1969) oder mononukleäre Zellen aus der Kaninchen- oder Meerschweinchen-Peritonealhöhle (*Ward* 1968; *Snyderman, Shin* und *Hausman* 1971; *Hausman, Snyderman* und *Mergenhagen* 1971; *Horwitz* 1971) dem chemotaktischen Stimulus. Die bei diesen Versuchen offenbar mangelnde Spezifität darf indessen nicht ohne Prüfung auch der anderen chemotaktischen Aktivitäten unterstellt werden. Im Gegenteil, die jedem Pathologen bekannte eosinophile Infiltration und viele andere Befunde mehr sind ohne die Annahme zellspezifischer Reize nicht zu erklären.

Die chemotaktische Reaktivität der Zellen war erschöpfbar. Granulozyten, die in einem Suspensionsmilieu mit chemotaktischem (C567)-Faktor aufgeschwemmt wurden, reagierten zunächst mit lebhafter und ungerichteter Bewegung (vgl. auch F4i). Mit zunehmender Zeit verloren sie mehr und mehr ihre Fähigkeit, auf einen folgenden gleichartigen, aber gerichteten Reiz mit gerichteter Bewegung zu antworten: die Zellen waren „deaktiviert" (*Ward* und *Becker* 1968). Der Versuch läßt gleichzeitig erkennen, daß die Wanderungsrichtung der Zelle nicht etwa von vornherein schon festgelegt ist und lediglich durch den chemotaktischen Reiz, dem sie sich dann zuwenden würde, aktiviert werden muß. Wie schon (s. F4i) bei der Beschreibung der *Boyden*-Kammer erwähnt, wird die Wanderungsrichtung vielmehr durch den Konzentrationsgradienten des Reizes bedingt. Die Zelle wandert in Richtung auf die höhere Konzentration der chemotaktischen Aktivität. Was nun im einzelnen die Bewegung auslöst, ist unbekannt. Erste Ergebnisse lassen aber die Beteiligung von zelleigenen Serin-Esterasen vermuten. Mit der Blockierung solcher Serinesteraseaktivität (Abb. 43) erlosch auch die Fähigkeit von Kaninchen-Granulozyten, auf chemotaktischen Reiz von Kaninchen-C567 zu antworten (*Ward* und *Becker* 1967; *Becker* und *Ward* 1967). Die Enzym-Blockade erfolgte mittels

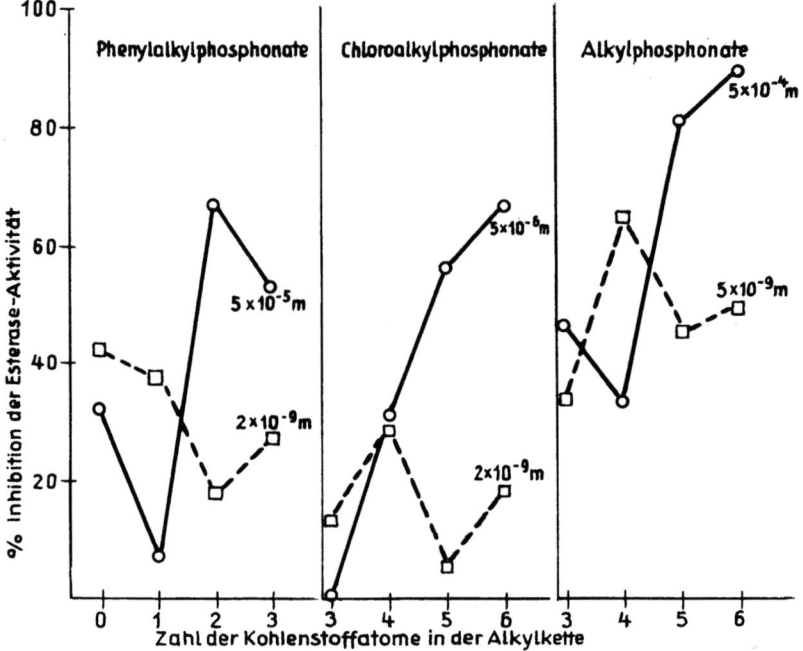

Abb. 43. Vergleich der Inhibitionsprofile von Esterase 1 (punktierte Linien) und Esterase 2 (durchgezogene Linien) nach Reaktion von Kaninchen-Peritoneal-Granulozyten mit verschiedenen Homologen von Phosphonat-Estern. (Aus: *Becker* und *Ward* 1969)

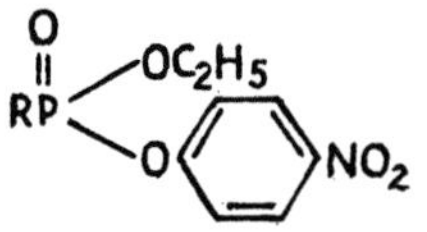

Abb. 44. Strukturformel von p-Nitrophenyl-äthylphosphonat. R steht z. B. für eine unterschiedlich lange Alkylkette oder eine Phenylalkylgruppe. Zur Wirkungsweise der Phosphonate siehe Text. (Abb. aus *Becker* 1965)

verschiedener Phosphonat-Ester (Abb. 44), wie z. B. p-Nitrophenyl-Äthyl-Phenylpropylphosphonat oder p-Nitrophenyl-Äthyl-5-Aminopentylphosphonat, von denen bekannt ist, daß sie Serinesterasen durch Phosphorylierung der Hydroxylgruppe des Serin-Restes im aktiven Zentrum inaktivieren. Hierdurch erlischt die Fähigkeit der Hydroxylgruppe des Enzyms, mit dem Substrat zu reagieren, so daß dessen Spaltung ausbleibt (*Becker* 1965; *Becker* 1969).

Mit Hilfe der Differentialinhibierung der Serinesterasen ließen sich mindestens zwei Formen erkennen, in denen diese Esterasen an oder in der Zelloberfläche vorliegen müssen. Eine von vornherein aktive (aktivierte) Serin-Esterase, wahrscheinlich eine Acetylase (*Becker* und *Ward* 1967), ließ sich unmittelbar durch die Phosphonat-Ester blockieren, wärend eine zweite (aktivierbare) Serin-Esterase diesem Zugriff erst nach chemotaktischer Aktivierung des Leukozyten durch C567-Komplexe zugänglich wurde (*Ward* und *Becker* 1967). Bei Kaninchen besaßen die Granulozyten aus dem peripheren Blut eine hohe Konzentration an aktivierbarer

Esterase und waren hochempfindlich gegenüber dem chemotaktischen Reiz von C567-Komplexen. Leukozyten aus dem Peritonealexsudat dagegen hatten kaum nennenswerte Mengen dieser Esterase und reagierten auch kaum auf C567 (*Ward* und *Becker* 1970). Neben diesen beiden scheint noch eine weitere, bisher nicht näher analysierte und durch Phosphonat-Ester nicht inhibierbare Esterase an der Chemotaxis beteiligt zu sein (*Becker* und *Ward* 1969). Reaktionssubstrat auch dieses Enzyms waren aromatische Aminosäure-Ester, wie z. B. Acetyl-DL-Phenylalanin-β-Naphtylester.

Eine große Hoffnung für die weitere Aufklärung der Biochemie der Zell-Mobilität liegt in der kürzlich erfolgten Entdeckung der „faulen Leukozyten" (*Miller, Oski* und *Harris* 1971). Bei zwei nicht miteinander verwandten Kindern mit recurrierenden Infektionen fiel eine periphere Neutropenie bei normalem Knochenmarksbild auf. Die dort reichlich vorhandenen und morphologisch unauffälligen Leukozyten wurden selbst auf Adrenalin-Reiz oder nach i. v. Stimulierung mit einem sonst hochwirksamen Polysaccharid aus *Pseudomonas* kaum in die Zirkulation abgegeben. Sowohl die ungerichtete Beweglichkeit der Patienten-Leukozyten als auch ihre Wanderung auf chemotaktischen Reiz waren stark herabgesetzt, wobei chemotaktische Faktoren aus frischem Serum nach Inkubation mit *E. coli, Staph. aureus* oder Ag-Ak-Komplexen geprüft wurden. Nach oberflächlicher Abrasio der Haut wurden Deckgläschen auf die betreffende Stelle gelegt („Hautfenster" nach *Rebuck*; *Rebuck* und *Crowley* 1955) und die folgende leukozytäre Infiltration mit derjenigen bei normalen Probanden verglichen. Wie auf Abb. 45 ersichtlich, blieb auch *in vivo* die Leukozyten-Infiltration aus, was die

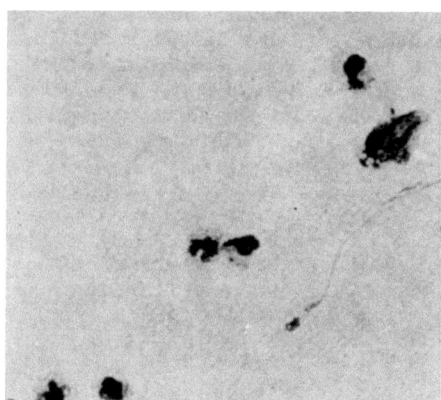
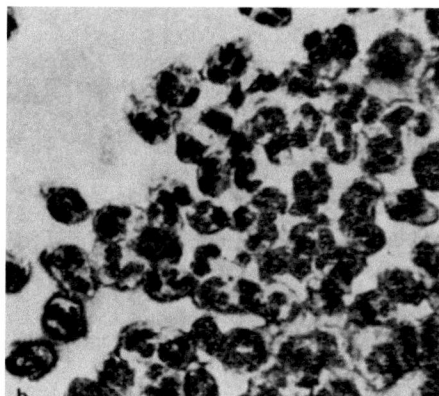

Abb. 45. (a) Mit Hilfe des Rebuck'schen Hautfensters läßt sich bei Probanden mit „lazy-leucocyte syndrom" die fehlende Leukozyteneinwanderung in das Entzündungsgebiet gut dokumentieren. (b) Normale Reaktion. (Aus: *Miller, Oski* und *Harris* 1971)

Autoren in Zusammenhang mit den übrigen Befunden veranlaßte, den Defekt mit dem einprägsamen Namen „lazy-leucocyte syndrome" zu belegen. Andere Funktionen wie Phagozytose oder Bakterizidie innerhalb der Leukozyten waren normal. Die „Faulheit" der Leukozyten wurde einem Membrandefekt zugeschrieben, möglicherweise der Abwesenheit der für die Erkennung des chemotaktischen Reizes notwendigen Rezeptoren.

Literatur

Becker, E. L., Small molecular weight inhibitors of complement action. In: Ciba Foundation Symposium Complement, S. 58. Eds.: *Wolstenholme, G. E. W., Knight, J.* (Boston 1965). — *Becker, E. L.*, Enzymatic mechanisms in complement-dependent chemotaxis. Fed. Proc. 28, 1704 (1969). — *Becker, E. L. and P. A. Ward*, Partial biochemical characterization of the activated esterase required in the complement-dependent chemotaxis of rabbit polymorphonuclear leucocytes. J. Exp. Med. 125, 1021 (1967). — *Becker, E. L. and P. A. Ward*, Esterases of the polymorphonuclear leukocyte capable of hydrolyzing acetyl DL-phenyl-alanine β-naphtyl ester. J. Exp. Med. 129, 569 (1969). — *Boyden, S. V.*, The chemotactic effect of mixtures of antibody and antigen on polymorphonuclear leucocytes. J. Exp. Med. 115, 453 (1962). — *Cochrane, C. G., W. O. Weigle and F. J. Dixon*, The role of polymorphonuclear leukocytes in the initiation and cessation of the Arthus vasculitis. J. Exp. Med. 110, 481 (1959). — *Cochrane, C. G., E. R. Unanue and F. J. Dixon*, A role of polymorphonuclear leucocytes and complement in nephrotoxic nephritis. J. Exp. Med. 122, 99 (1965). — *Hausman, M. S., R. Snyderman and S. E. Mergenhagen*, Humoral factors chemotactic for mononuclear leucocytes (abstr.). Fed. Proc. 30, 355 (1971). — *Horwitz, D. A.*, The relative responsiveness of mononuclear and polymorphonuclear leukocytes to bacterial and serum chemotactic factors (abstr.). Fed. Proc. 30, 355 (1971). — *Humphrey, J. H.*, The mechanism of Arthus reaction. I. The role of polymorphonuclear leukocytes and other factors in reversed passive Arthus reactions in rabbits. Brit. J. exp. Path. 36, 268 (1955). — *Humphrey, J. H.*, The mechanism of the Arthus reaction. II. The role of polymorphonuclear leucocytes and platelets in reversed passive Arthus reactions in the guinea pig. Brit. J. exp. Path. 36, 283 (1955 a). — *Keller, H. U. and E. Sorkin*, Studies on chemotaxis. IX. Migration of rabbit leucocytes through filter membranes. Proc. Soc. Exp. Biol. Med. 126, 677 (1967). — *Miller, M. E., F. A. Oski and M. B. Harris*, Lazy-leucocyte syndrom. A new disorder of neutrophil function. Lancet 1, 665 (1971). — *Müller-Eberhard, H. J., U. R. Nilsson, A. P. Dalmasso, M. J. Polley and M. A. Calcott*, A molecular concept of immune cytolysis. Arch. Path. 82, 205 (1966). — *Rebuck, J. W. and J. H. Crowley*, A method of studying leukocytic functions in vivo. Ann. N. Y. Acad. Sci. 59, 757 (1955). — *Rother, U. und K. Rother*, Über einen angeborenen Komplement-Defekt bei Kaninchen. Z. Immunitätsforsch. 121, 224 (1961). — *Rother, K., U. Rother, H. J. Müller-Eberhard and U. R. Nilsson*, Deficiency of the sixth component of complement in rabbits with an inherited complement defect. J. Exp. Med. 124, 773 (1966). — *Snyderman, R.*, (1971) persönliche Mitteilung. — *Snyderman, R., H. Gewurz and S. E. Mergenhagen*, Interactions of the complement system with endotoxic lipopolysaccharide; generation of a factor chemotactic for polymorphonuclear leucocytes. J. Exp. Med. 128, 259 (1968). — *Snyderman, R., H. S. Shin, J. K. Phillips, H. Gewurz and S. E. Mergenhagen*, A neutrophil chemotactic factor derived from C5 upon interaction of guinea pig serum with endotoxin. J. Immunol. 103, 413 (1969). — *Snyderman, R., J. Phillips and S. E. Mergenhagen*, Polymorphonuclear leucocyte chemotactic activity in rabbit serum and guinea pig serum treated with immune complexes: evidence for C5a as the major chemotactic factor. Infec. Immun. 1, 521 (1970). — *Snyderman, R., H. S. Shin and M. S. Hausman*, C5a: A chemotactic factor for mononuclear leukocytes. J. Immunol. 107, 316 (1971). — *Sorkin, E., V. J. Stecher and J. F. Borel*, Chemotaxis of leucocytes and inflammation. Ser. Haemat. 3, 1, 131 (1970). — *Stecher, V. J. and E. Sorkin*, Studies on chemotaxis. XII. Generation of chemotactic activity for polymorphonuclear leucocytes in sera with complement deficiencies. Immunology 16, 231 (1969). — *Stetson, C. A.*, Similarities in the mechanisms determining the Arthus and Shwartzman phenomena. J. exp. Med. 94, 347 (1951). — *Ward, P. A.*, Chemotaxis of mononuclear cells. J. Exp. Med. 128, 1201 (1968). — *Ward, P. A.*, Complement factors involved in chemotaxis of human eosinophils and a new chemotactic factor for neutrophils from C5. J. Immunol. 101, 818 (1968 a). — *Ward, P. A.*, Chemotaxis of human eosinophils. A. J. Pathol. 54, 121 (1969). — *Ward, P. A. and C. G. Cochrane*, A function of bound complement in the development of Arthus reactions. Fed. Proc. 23, 509 (abstr.) (1964). — *Ward, P. A., C. G. Cochrane and H. J. Müller-Eberhard*, The role of serum complement in chemotaxis of leukocytes in vitro. J. Exp. Med. 122, 327 (1965). — *Ward, P. A.*,

C. G. Cochrane and *H. J. Müller-Eberhard*, Further studies on the chemotactic factor of complement and its formation in vivo. Immunology 11, 141 (1966). — *Ward, P. A.* and *E. L. Becker*, Mechanisms of inhibition of chemotaxis by phosphonate esters. J. Exp. Med. 125, 1001 (1967). — *Ward, P. A.* and *E. L. Becker*, The deactivation of rabbit neutrophils by chemotactic factor and the nature of the activatable esterase. J. Exp. Med. 127, 693 (1968). — *Ward, P. A.* and *E. L. Becker*, Biochemical demonstration of the activatable esterase of the rabbit neutrophil involved in the chemotactic response. J. Immunol. 105, 1057 (1970).

8. Die achte Komponente: C8

a) Lyse C-besetzter Erythrozyten durch Monozyten und Lymphozyten

Die Fähigkeit des C-Systems, Zelloberflächen für die Phagozytose durch Leukozyten zu markieren, ist schon lange bekannt und im Abschnitt über die Immunopsonisierung (s. F4c) behandelt. Darüber hinaus hat sich in den letzten Jahren erwiesen, daß C-Reaktionen Erkennungszeichen auch für den Angriff durch andere Zellarten setzen können. C-Faktoren vermochten Hühnererythrozyten dem zytotoxischen Angriff durch Makrophagen und Lymphozyten zugänglich zu machen (*Perlmann, P., Perlmann, H., Müller-Eberhard* und *Manni* 1969).

Bei diesen Versuchen wurden Hühnererythrozyten mit 4 Hämolysineinheiten (*Mayer* 1961) eines Anti-Forssmanserums vom Kaninchen sensibilisiert. Die sensibilisierten Erythrozyten wurden zu verschiedenen Intermediärkomplexen der C-Reaktion aufgebaut und dann als Zielzellen mit Monozyten-Lymphozyten-Aufschwemmungen im Verhältnis von etwa 25 Effektorzellen (Monozyten und Lymphozyten) pro Erythrozyt inkubiert. Erythrozyten der Intermediärstufen EA, EAC1, EAC14 oder EAC142 blieben auch nach 24stündiger Inkubation mit den Effektorzellen intakt. Zellen im Zustand EAC1423 dagegen wurden innerhalb von 10 bis 20 Stunden bei 37 °C völlig lysiert. Der lytische Prozeß erforderte lebende Effektorzellen und schien insofern energieabhängig zu sein, als er zusammen mit der Blockierung der Zellatmung mittels Antimycin A (blockiert die Reduktion von Cytochrom c) unterdrückbar war.

Die Effektorzellen entstammten dem peripheren Blut gesunder und nicht speziell vorbehandelter Menschen und bestanden zu 75 % aus Lymphozyten. Zur näheren Analyse wurden die Zellen in zwei Fraktionen getrennt. Eine nach *Bennett* und *Cohn* (1966) präparierte Zellpopulation bestand aus 80 % Monozyten und etwa 20 % Lymphozyten und erwies sich als Träger der EAC1423 zerstörenden Aktivität. Fehlten dagegen die Monozyten, so blieb die Lyse aus: eine mittels Passage über Glasperlen (*Rabinowitz* 1964) erhaltene fast reine Lymphozytenpräparation war wirkungslos (*Müller-Eberhard, P. Perlmann, H. Perlmann* und *Manni* 1969). Weil lymphozytenfreie Monozytenpopulationen bisher nicht darstellbar waren, konnte noch nicht entschieden werden, ob der zytotoxische Effekt allein den Monozyten zuzuschreiben oder ob ein Zusammenspiel zwischen Monozyten und Lymphozyten erforderlich war. Der Mechanismus des Lysevorganges ist bisher nicht einmal dem Wesen nach erkennbar. Insbesondere aber muß auch offenbleiben, ob die große Zahl von Monozyten (Makrophagen) vielleicht ausreichend war, die den Erythrozytenkomplexen noch fehlenden C-Komponenten zur Verfügung zu stellen. Die mögliche Anwesenheit dieser Faktoren in Makrophagen, seien sie dort pinozytiert, seien sie dort produziert, ist beobachtet worden (*Olitzki* und *Gershon* 1967). Die Makrophagen können evtl. auch nur die den EAC1423-Zellen zur Zerstörung durch Lymphozyten (s. unten) noch fehlenden Faktoren C5 und C6 zur Verfügung gestellt haben. Schließlich wäre auch zu prüfen, ob nicht vielleicht durch eine Brückenbildung zwischen den an der Makrophagenoberfläche vorhandenen C3-Rezeptoren (*Lay* und *Nussenzweig* 1968; *Huber, Polley, Linscott, Fudenberg* und *Müller-Eberhard* 1968) und dem erythrozytengebundenen C3 ein direkter zytotoxischer Vorgang, das heißt unter Auslassung weiterer C-Reaktionen ausgelöst wurde. Eine evtl. Schädigung der Erythrozyten durch Phagozytose war durch die Versuchsbedingungen ausgeschlossen (*Müller-Eberhard, P. Perlmann, H. Perlmann* und *Manni* 1969).

War auch die reine Lymphozytenpräparation gegenüber EAC1423-Zellen wirkungslos, so war sie doch höchst effektiv, wenn sie mit EAC1–7-Zellen inkubiert wurde (Abb. 46). Die Lyse lief innerhalb Stunden ab und entsprach etwa dem

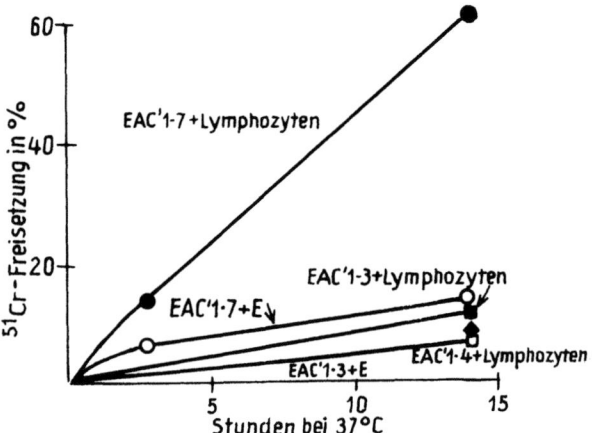

Abb. 46. Schädigung von Hühnererythrozyten in verschiedenen Intermediärstadien der Komplement-Reaktion durch menschliche Blutlymphozyten. Statt der sonst üblichen Messung des freigesetzten Hämoglobins wurde hier freigesetztes radioaktives Chrom gemessen. Nur die EAC1-7-Zielzellen wurden von normalen Lymphozyten zerstört. (Aus: *H. J. Müller-Eberhard, P. Perlmann, H. Perlmann* und *Manni* 1969)

trägen Tempo, mit dem EAC1–7-Zellen nach Zugabe von C8 aber in Abwesenheit von C9 lysierten (*P. Perlmann, H. Perlmann, Müller-Eberhard* und *Manni* 1969) Einwände gegen eine C8-abhängige Lyse siehe B6a. Da aber einerseits die Kinetik der lymphozytotoxischen Lyse der EAC1–7-Zellen derjenigen des spontanen Zerfalles von EAC1–8 entsprach und da andererseits ein C8-ähnlicher Faktor, der EAC1–7 zu lysieren vermochte, aus Lymphozyten des menschlichen Blutes isoliert werden konnte (*Müller-Eberhard, P. Perlmann, H. Perlmann* und *Manni* 1969), lag es nahe, die Lyse auf C8 zurückzuführen, welches die Lymphozyten mit sich trugen. Die Autoren sehen sich hierin noch dadurch bestärkt, daß auch andere unspezifisch (z. B. Phythämagglutinin [PHA]) induzierte Zytotoxizität menschlicher Lymphozyten gegenüber Zielzellen wie z. B. Hühnererythrozyten durch ein Antiserum gegen C8 blockiert werden konnte (*P. Perlmann, H. Perlmann, Müller-Eberhard* und *Manni* 1969). Als Arbeitshypothese (*Perlmann* und *Holm* 1969) wurde unterstellt, daß C8- oder jedenfalls eine C8-ähnliche Aktivität an der zellgebundenen Zytotoxizität beteiligt sei, und daß somit hier eine wichtige Verbindung zwischen der **zellulären Immunität** und dem **C-System** bestehe.

Nur am Rande sei bemerkt, daß sich im Falle der PHA-Stimulierung die Zytotoxizität menschlicher Lymphozyten gegenüber Hühnererythrozyten auch durch Kaninchen-Ak gegen menschliches C5, nicht aber durch Ak gegen C1q, C2, C4 oder C3 blockieren ließ (*Müller-Eberhard, P. Perlmann, H. Perlmann* und *Manni* 1969). Die Befunde sind noch zu vereinzelt, als daß sie sich zu einer kohärenten Vorstellung über den Mechanismus der **PHA-stimulierten Zytotoxizität** zusammenfügen ließen.

Literatur

Bennet, W. E. and *Z. A. Cohn,* The isolation and selected properties of blood monocytes. J. Exp. Med. 123, 145 (1966). — *Huber, H., M. J. Polley, W. D. Linscott, H. H. Fudenberg* and *H. J. Müller-Eberhard,* Human monocytes: distinct receptor sites for the third component of complement and for immunoglobulin G. Science 162, 1281 (1968). — *Lay, W. H.* and *V. Nussenzweig,* Receptors for complement on leukocytes. J. Exp. Med. 128, 991 (1968). — *Mayer, M. M.,* Complement and complement fixation, S. 133. In: E. A. Kabat and Mayer, M. M., Experimental Immunochemistry, 2nd ed. Springfield, Charles C. Thomas (1961). — *Müller-Eberhard, H. J., P. Perlmann, H. Perlmann* and *J. A. Manni,* Destruction of complement-target cell complexes by mononuclear leukocytes. In: "Current Problems in Immunology" S. 5; Eds. O. *Westphal, H. E. Bock, E. Grundmann* (Berlin-Heidelberg-New York 1969). — *Olitzki, A. L.* and *A. Gershon,* The production of complement by mononuclear cells from guinea pig lungs. Boll. Ist. Sieroter. milanese 1–2, 46 (1967). — *Perlmann, P.* and *G. Holm,* Cytotoxic effects of lymphoid cells in vitro. Advan. Immunol. 11, 117 (1969). — *Perlmann, P., H. Perlmann, H. J. Müller-Eberhard* and *J. A. Manni,* Cytotoxic effects of leukocytes triggered by complement bound to target cells. Science 163, 937 (1969). — *Rabinowitz, Y.,* Separation of lymphocytes, polymorphonuclear leucocytes and monocytes on glass columns, including tissue culture observations. Blood 23, 811 (1964).

b) Aktivierung des fibrinolytischen Systems

Die kürzlich vorgelegten ersten Befunde über die Plasminogen-aktivierende Wirkung des C8i sind im Zusammenhang mit der C3-abhängigen Kontraktion und Auflösung von Blutgerinseln unter F4f beschrieben.

9. Die neunte Komponente: C9

Die C9-Aktivität ist als letzte C-Komponente die für die hämolytische Membranperforation (s. B6b) entscheidende. Die membranzerstörende Aktivität ist aber nicht nur gegenüber Erythrozyten wirksam, sondern gegenüber praktisch jeder Zellmembran, an deren Oberfläche eine C-Reaktion abläuft. Aus historischen Gründen haben sich für einige besonders wichtige Reaktionen besondere Bezeichnungen durchgesetzt, denen aber allen die punktuelle Läsion einer biologischen Membran gemeinsam ist. Die C-verursachte „Punktion" von Bakterienzellwänden tötet die Keime und wird als Bakterizidie bezeichnet. Ist der Enderfolg die Auflösung eines Virus, so sprechen wir von Virolyse (s. F9b). In der Transplantations-Immunologie schließlich hat es sich eingebürgert, die durch Ak und C herbeigeführte Zerstörung einer Transplantatzelle als zytotoxische Reaktion (s. F9c) zu bezeichnen.

a) Immunbakterizidie

Unter Immunbakterizidie verstehen wir die Besetzung von Bakterien mit Ak und die hierdurch ausgelöste Aktivierung des C-Systems an der Oberfläche der Keime mit der Folge der Abtötung. Obwohl das C-System durch seine bakterizide Funktion entdeckt wurde (*Grohmann* 1884; *Nuttal* 1888; *Buchner* 1889, 1889a; *Pfeiffer* und *Isaeff* 1894) hat die Überlegenheit der immunhämolytischen Methode die Bakterizidie als Testsystem für C völlig in den Hintergrund gedrängt. Dies ändert aber nichts daran, daß bei beiden Vorgängen ähnliche Reaktionen ablaufen.

Die **Erkennung der bakteriziden Funktion** kann auf zweierlei Weise geschehen. Zunächst läßt man Standardsuspensionen von Bakterien mit Ak und C in ähnlicher Weise reagieren wie dies bei der Hämolyse (s. E3) beschrieben worden ist. Das Reaktionsergebnis läßt sich dann entweder durch Aussaat einer Probemenge auf Agarplatten (*Malløe* 1946) und Auszählung von Kolonien nach entsprechender Inkubation feststellen. Oder man verwendet das Verfahren von *Muschel* und *Treffers* (1956). Es ist schneller, wenn auch hinsichtlich der Erkennung der Zahl der überlebenden Keime weniger exakt. Hierbei werden Proben der auf Keimzahl zu analysierenden Suspension in ein zunächst klares Nährmedium eingeimpft. Entsprechend dem Wachstum des Inokulates wird die Nährflüssigkeit trübe, was sich durch Nephelometrie mittels eines Photometers leicht quantitieren läßt. Untersuchungen über die Immunbakterizidie sind bei *Salmonella* sowie *Vibrio, Escherichia, Shigella, Proteus, Haemophilus* und *Brucella* (*Muschel* 1965) unternommen worden. In letzter Zeit haben sich, vor allem unter dem Einfluß der weniger arbeitsaufwendigen und daher auch für kinetische Analysen zugänglichen Technik von *Muschel*, die im flüssigen Nährmedium gut wachsenden *S. typhi* sowie manche *E. coli*-Stämme besonders bewährt.

Ak-Beladung allein vermochte solche Keime nicht zu töten, und ebenso war auch das Serum-C-System allein hierzu nicht in der Lage. Es mußte durch an – oder jedenfalls sehr nahe – der Oberfläche von Zellen wirksame Ag-Ak-Komplexe aktiviert werden. Hierbei war es gleichgültig, ob das Ag integraler Bestandteil der Bakterienoberfläche selbst war, oder ob ein beliebiges Ag durch Kunstgriffe sekundär der Zelloberfläche aufgelagert worden war. Verschiedene Spezies von *Salmonella* ließen sich passiv mit *E. coli*-Antigenen besetzen und waren dann durch ein Antiserum gegen *E. coli* und durch C (absorbiertes Meerschweinchenserum) abzutöten (*Adler* 1952). Ähnliches gelang auch mit *Serratia marcescens* und *Proteus morganii* nach passiver Beladung mit Ag von *S. typhi* (*Adler* 1952). Bei genaueren quantitativen Studien ergaben sich aber doch Unterschiede. Wurden *S. adelaide* passiv mit BSA*) umhüllt, so ließen sie sich zwar durch ein Anti-BSA-Serum von Kaninchen und C (absorbiertes Meerschweinchenserum) abtöten. Die Wirkung war abhängig von der Konzentration des Anti-BSA-Serums, erreichte aber dennoch nie die Effektivität eines Kontroll-Systems mit spezifischem Antiserum gegen *S. adelaide* (*Rowley* und *Turner* 1968). Es ist eine noch offene Frage, ob die natürlicherweise auf der Bakterienoberfläche vorhandenen Ag im Hinblick auf die Vermittlung bakterizider Reaktionen alle gleich wirksam sind. Möglicherweise ist es auch gar nicht das Ag als solches, welches über die Effektivität des bakteriziden Systems entscheidet, sondern seine relative Position gegenüber anderen, heute noch hypothetischen Rezeptoren für die C-Reaktion. Die Problematik der Rezeptoren wird

---

*) Rinder-Serumalbumin

uns im Zusammenhang mit der Diskussion des Tötungsmechanismus und mit der C-Resistenz noch einmal beschäftigen.

Die **bakterizide C-Reaktion** folgt in allen überprüften Einzelheiten den aus der Immunhämolyse abgeleiteten Regeln und es gibt keine Befunde, die nicht den an der Hämolyse erarbeiteten entsprächen. Dies gilt sowohl für die notwendige Beteiligung aller neun bekannten C-Komponenten (*Dozois, Seifter* und *Ecker* 1943; *Inoue, Yonemasu, Takamizawa* und *Amano* 1968; *Goldman, Ruddy, Austen* und *Feingold* 1969) als auch für die Intermediärprodukte und die Kinetik ihres Aufbaues und Zerfalles (*K. Rother, U. Rother, Petersen, Gemsa* und *Mitze* 1964).

Mittels R-Seren (s. A1) hatte sich schon 1943 erwiesen, daß alle damals bekannten C-Komponenten an der Bakterizidie beteiligt sind. Tab. 13 ist einer Arbeit von *Dozois, Seifter* und *Ecker* (1943) entnommen und zeigt am Beispiel Ak-beladener *Vibrio comma* die Beteiligung der sogenannten „klassischen" vier C-Komponenten an der bakteriziden Reaktion. Man sieht, daß die Entfernung einzelner C-Komponenten sowohl die hämolytische Aktivität als auch die bakterizide Funktion unbehandelten Serums aufhob. Wurden aber verschiedene R-Seren kombiniert, so wurden — in Abhängigkeit von der Quantität der ergänzenden Faktoren — Hämolyse und Bakterizidie in gleicher Weise wiederhergestellt. Bakterizidie und C-Hämolyse hatten ferner auch die Abhängigkeit von Mg^{++}-Ionen gemeinsam (*Muschel* und *Treffers* 1956). Mg^{++}-Empfindlichkeit bei definiertem Reaktionsoptimum ist ein Charakteristikum der Reaktion von C2 (s. B2). Die Aufdeckung der Komplexität von C3 und der Nachweis, daß es tatsächlich aus den heute als C3, C5, C6, C7, C8 und C9 bezeichneten Komponenten besteht, zwang zu einer Neubearbeitung des Problems. Hierbei haben sich die natürlichen C-Defektseren als sehr nützlich erwiesen (s. G2). Kaninchen-Serum, dem durch einen Erbfehler die Aktivität von C6 fehlte (*K. Rother, U. Rother, Müller-Eberhard* und *Nilsson* 1966), war zur Bakterizidie unfähig (Abb. 47). Volle hämolytische und bakterizide Aktivität konnte aber durch Zugabe von C6 in Form des gereinigten „klassischen" C3 aus Schweineserum nach *Leon, Plescia* und *Heidelberger* (1955) restituiert werden (*K. Rother, U. Rother, Petersen, Gemsa* und *Mitze* 1964; Tab. 14). Mit Hilfe der Defektseren ließen sich auch verschiedene Intermediärprodukte aufbauen, die

Tab. 13. Mit der Ausschaltung einzelner C-Faktoren gehen in den R-Seren bakterizide und hämolytische Funktion verloren. Die Kombination von R-Seren stellt beide Funktionen wieder her. Verwendete Keime: Vibrio comma, sensibilisiert mit Antikörper von Kaninchen. Menschenserum als C-Quelle. (Aus: *Dozois, Seifter* und *Ecker* 1943.)

Reagenz	Bakterielles Wachstum	Hämolyse (%)
R 1	+ + + +	0
R 2	+ + + +	0
R 3	+ + + +	0
R 4	+ + + +	0
Unbehandeltes Serum	∅	100
R 1 + R 2	∅	100
R 1 + R 3	+ +	20
R 1 + R 4	+	65
R 2 + R 3	∅	95
R 2 + R 4	∅	95
R 3 + R 4	(+)	80

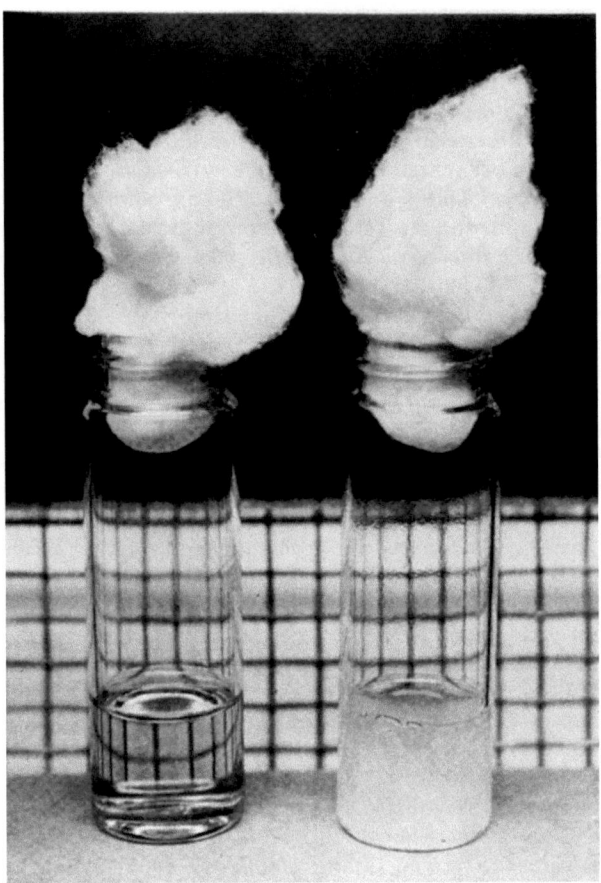

Abb. 47. Die Zugabe von normalem Kaninchenserum tötet antikörperbesetzte S. typhi (linkes Röhrchen). C6-defektes Serum läßt die Bakterien intakt, es resultiert heftiges Wachstum (rechtes Röhrchen. (Aus: *Rother* 1967)

sich wie die aus der Immunhämolyse bekannten verhielten. Abb. 48 gibt den Aufbau und den Zerfall von C142-Aktivität an der Oberfläche Ak-besetzter *S. typhi* 901 (*K. Rother, U. Rother, Petersen, Gemsa* und *Mitze* 1964) wieder (linke Hälfte der Abb.) eine ähnliche Kurve, wie sie im hämolytischen System (vgl. B2d) beobachtet wurde (*K. Rother, U. Rother* und *Leon* 1959). Die Autoren haben die Mitbeteiligung der nach C6 reagierenden Komponenten nicht untersucht. Ähnlich wie bei der aus der Hämolyse bekannten „terminal intrinsic transformation" (s. B6b) haben sie aber auch bei der Bakterizidie eine Endphase beobachtet, die der Reaktion aller C-Komponenten folgte und während der sich die Tötung der Bakterien mittels Suspension in einem hypertonen Medium aufhalten ließ. Auf dieser Grundlage haben sie gefolgert, daß auch die übrigen Reaktionen von C5, C6, C7, C8 und C9 ähnlich wie bei der Hämolyse reaktiv sein müßten, was sich später als richtig erwies. Mit den bekannten 9 C-Faktoren aus Meerschweinchenserum in funktionell gereinigter Form (*Inoue* und *Nelson* 1965, 1966; *Inoue, Mori*

Tab. 14. Bakterizide Aktivität von C6-defektem Kaninchenserum. (Aus: K. Rother, U. Rother, Petersen, Gemsa und Mitze 1964.)

Reagenz	Menge ml	T (0,2 ml) O. D.	TA (0,4 ml) O. D.
Kaninchen-Normalserum	0.2	0.170c	0.010c
Kaninchen-Normalserum 56°	0.3	0.178	0.176
Schweine-C3	0.1	0.170	0.168
Kaninchen-Normalserum 56° und Schweine-C3	0.2+0.1	0.172	0.172
Kaninchen-Normalserum und Schweine-C3	0.2+0.1	0.173	0.014
C6-defektes Kaninchenserum	0.2	0.170	0.170
C6-defektes Kaninchenserum und Kaninchen-Normalserum 56°	0.2+0.2	0.177	0.016
C6-defektes Kaninchenserum und Schweine-C3	0.2+0.1	0.175	0.012

T = S. typhi O 901 Standardsuspension
TA = Ak-beladene S. typhi O 901 Standardsuspension
O. D. = Optische Dichte der Subkulturen als Ausdruck der Überlebensrate der Bakterien

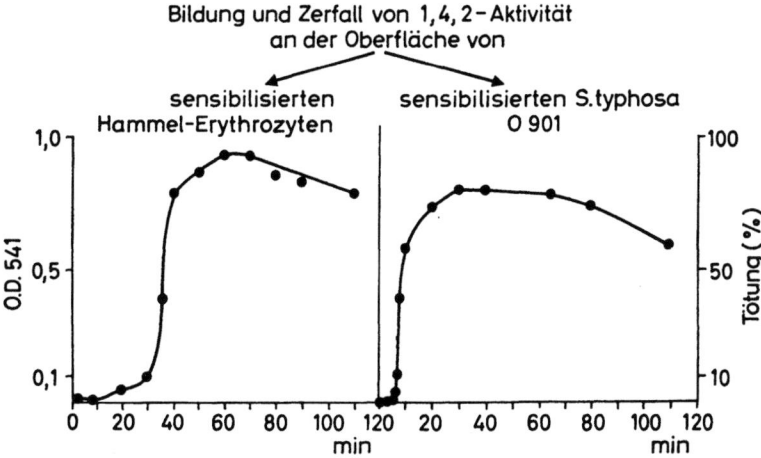

Abb. 48. Die Bildung und der Zerfall von Kaninchen-C142-Aktivität an der Oberfläche von sensibilisierten Hammelerythrozyten oder sensibilisierten S. typhi folgen ähnlichen Regeln. Die Punkte der Kurven spiegeln wider, welcher Anteil von Zellen einer größeren Population sich zu verschiedenen Zeiten nach Zugabe von Defektserum im Stadium C142 befand. Methode der Kaninchen-C142-Erkennung nach Rother, Rother und Leon (1959). Parameter des Endpunktes der C-Reaktion ist bei Erythrozyten die Lyse, ausgedrückt als optische Dichte der Suspensionslösung bei 541 mµ, bei Bakterien die Tötung, gemessen nach Muschel und Treffers (1956). (Aus: Rother, K., Rother, U. und M. Leon 1959) (linke Hälfte der Abbildung) und Rother, K., Rother, U., Petersen, Gemsa und Mitze 1964 (rechte Hälfte der Abbildung)

und Yonemasu 1967; Yonemasu und Inoue 1968) konnte inzwischen gezeigt werden, daß zur Tötung Ak-besetzter coli B 004 alle Komponenten notwendig waren (Inoue, Yonemasu, Takamizawa und Amano 1968).

Die **Tötung** der Bakterien wird im allgemeinen an deren Unfähigkeit erkannt, sich zu vermehren. Sie muß nicht unbedingt mit einer Lyse verbunden sein. Was aber tötet nun eigentlich die Bakterien? Es sind keine Befunde bekannt, die auf ein intrazelluläres Weiterwirken von C-Faktoren während oder nach Ablauf der Oberflächenschädigung hinweisen. Wir müssen also davon ausgehen, daß die Wirksamkeit der C-Reaktion mit der Zerstörung von Membranstrukturen endet und daß alles Folgende sekundär erst durch die Membranläsionen bedingt wird. Diese Läsionen gehen mit morphologischen Veränderungen einher. Nach Einwirkung von Ak und C auf **E. coli** fand sich eine Schwellung der ganzen Zelle. Die normalerweise gewellte Oberfläche wurde glatt. Erst im Gefolge hiervon wurden dann auch cytoplasmatische Membranen zerstört und die Organisation der intrazellulären Strukturen verändert (s. Abb. 49). Von der äußeren Schicht der Bakterienzellwand lösten sich bläschenförmige Gebilde (*Wilson* und *Spitznagel* 1968).

Einen breiten Raum nahm in den letzten Jahren die Diskussion charakteristischer lochähnlicher Ringfiguren ein (Übersicht bei *Humphrey* und *Dourmashkin* 1969). Die Löcher wurden von manchen Autoren als **morphologisches Korrelat** der C-Wirkung gegenüber Membranen angesehen. Die erste Beschreibung betraf Zellmembranen von Schaferythrozyten (*Borsos, Dourmashkin* und *Humphrey* 1964; *Humphrey* und *Dourmashkin* 1965) und ist unter B6c näher dargelegt. Wenig später wurden ähnliche morphologische Veränderungen auch an bakteriellen Membranen beobachtet. Die Behandlung cytoplasmatischer Membranen aus *E. coli* 0127 mit Ak von Kaninchen und mit C aus präkolostralem Kälberserum führte zum Entstehen zahlreicher Ringfiguren mit elektronendichten zentralen Rundungen, die Durchmesser von 80—100 Å aufwiesen. Sie wurden als Löcher interpretiert (*Bladen, Evans* und *Mergenhagen* 1966), was mit darauf beruhte, daß die runden Figuren in der Mitte Aufhellungen aufwiesen und von einem hellen etwa 70 Å breiten Ring umgeben waren. Die Autoren hielten die Figuren für Perforationen, die aber die cytoplasmatische Membran nicht vollständig zu durchdringen schienen. Ähnliche Löcher wurden auch beobachtet, wenn statt der cytoplasmatischen Membranen Lipopolysaccharid (LPS) aus *E. coli* gewonnen wurde und dieses in ge-

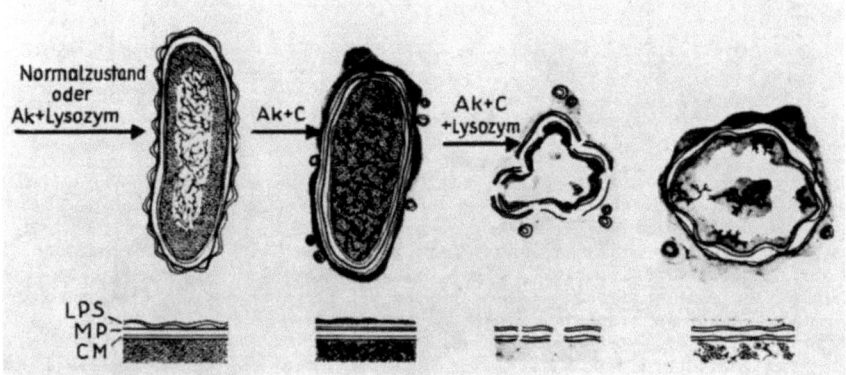

LPS = Lipopolysaccharid
MP = Mukopeptid (Murein)
CM = Zytoplasmatische Membran

Abb. 49. Schema des Effektes von Serumkomponenten auf eine glatte *E. coli*-Zelle. (Aus: *Wilson* und *Spitznagel* 1968)

spreiteter Form mit menschlichem Ak und mit C aus menschlichem oder Meerschweinchenserum inkubiert wurde (*Humphrey, Dourmashkin* und *Payne* 1968). Die Befunde sind nicht auf *E. coli* beschränkt. Ak- und C-Behandlung (Meerschweinchenserum) von *Veillonella alcalescens* oder LPS aus diesen Keimen führte zu ähnlichen morphologischen Veränderungen (*Bladen, Gewurz* und *Mergenhagen* 1967). Auf Abb. 50 sind Ringfiguren wiedergegeben, wie sie sich nach Ak- und C-Einwirkung (Rattenserum) auf Meningokokken darstellen (*Swanson* und *Goldschneider* 1969). Die Löcher sind in diesem Fall mit einem Durchmesser von 110 Å geringfügig größer als die oben beschriebenen. Als Ausdruck der C-Wirkung wurden sie deshalb angesehen, weil sie nur nach Einwirkung von frischem, nicht hitzeinaktiviertem Serum (C) entstanden.

Die Ringfiguren können jedoch auch anders interpretiert werden. Sie könnten elektronenoptischen Projektionen von Bläschen oder keulenförmigen Eruptionen sowie Auflagerungen entsprechen. Es stimmt auch bedenklich, daß sich z. B. im Falle der Meningokokken nur geringfügig kleinere Löcher mit einem Durchmesser von etwa 82 Å bereits ohne C-Einwirkung nachweisen ließen (*Swanson* und *Goldschneider* 1969). Schließlich sind neuere Befunde von *Polley, Müller-Eberhard*

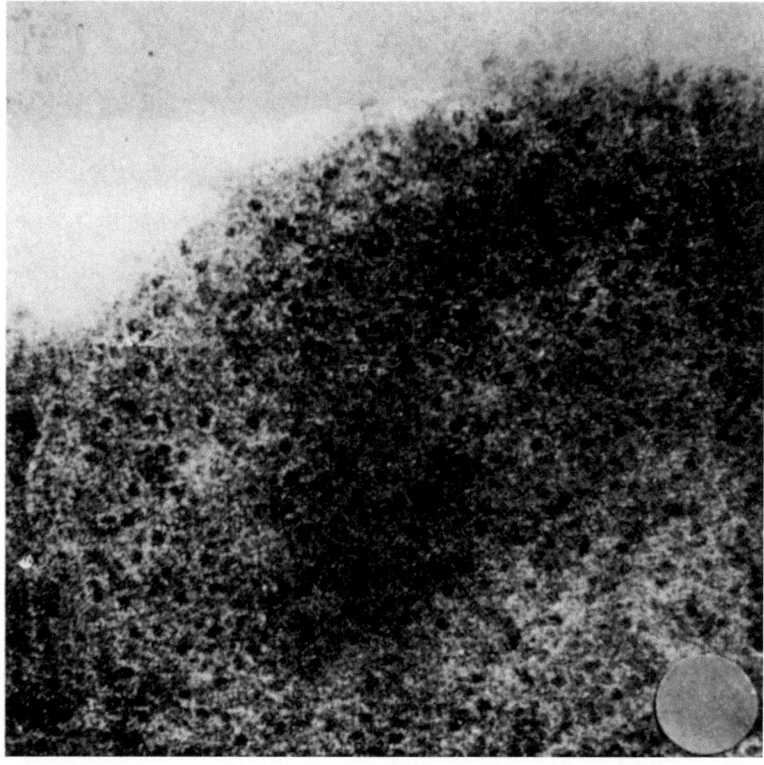

Abb. 50. Oberfläche von N. meningitidis nach bakterizider Reaktion von lysozymfreiem Rattenserum. Die typischen etwa 110 Å großen Löcher entsprechen den unter B6d beschriebenen, für Komplement-Reaktion typischen, Membranveränderungen. (Aus: *Swanson* und *Goldschneider* 1969)

und *Feldman* (1971) mit der „Löcher"-Hypothese nicht in Einklang zu bringen. Am Modell der Erythrozytenmembran wurde eine genauere Analyse der Intermediärschritte, die die Ringfiguren verursachen, durchgeführt. Die Autoren fanden, daß die Ringfiguren bereits mit der Reaktion von C5 erscheinen, bei einem Intermediärschritt also, bei dem von einer Störung der Membrandurchlässigkeit noch keine Rede sein kann.

Mit den Zweifeln an der Interpretation der elektronenoptisch darstellbaren Ringfiguren sind auch Vorstellungen über die Chemie des **C-Substrates** in der Bakterienwand wieder fraglich geworden. Es schien zunächst, als sei Lipopolysaccharid (Endotoxin) ein guter Kandidat für diese Funktion. Die Vermutung beruhte zunächst nur auf der antikomplementären (vgl. C1d) Wirkung des Endotoxin (*Pillemer, Schoenberg, Blum* und *Wurz* 1955) oder — genauer — der Reaktivität des Lipoid A-Anteiles mit dem C-System (*Galanos, Rietschel, Lüderitz* und *Westphal* 1971). Die oben zitierten Beobachtungen über das Auftreten der elektronenoptisch faßbaren „Löcher" nach C-Behandlung von gespreiteten Präparationen von LPS schienen die Auffassung von der Endotoxin-Natur der für die Lyse verantwortlichen C-Rezeptoren glänzend zu rechtfertigen.

Trotz der Kontroverse um das morphologische Korrelat der C-Wirkung bleibt aber bestehen, daß die entscheidende C-Schädigung der Zellwandungen mit Mikroläsionen beginnen muß (s. B6b). Es besteht kein Anlaß, die Befunde von *Green, Barrow* und *Goldberg* (1959) und ihre Interpretation im Analogieschluß nicht auch auf die Verhältnisse bei der Zerstörung der Bakterienwand zu übertragen. Hiernach würden infolge der C-Reaktion eine oder mehrere punktuelle Mikroläsionen pro Bakterium entstehen, mit der Folge eines freien Austausches von K^+ und Na^+ zwischen Bakterienzelle und Umgebung. Infolge des proteinbedingten höheren kolloidosmotischen Druckes des Zellinneren könnte Wasser einströmen mit nachfolgender Quellung der Zelle. Tatsächlich läßt sich bei Bakterien wie bei anderen Zellen die C-verursachte Quellung durch Suspension der geschädigten Keime in einer gegenüber dem Zellinneren hypertonen Umgebung verhindern. Unter solchen Umständen bleiben die Bakterien trotz C-Treffer am Leben. Der protektive Effekt hypertoner Lösungen wurde von *Feingold, Goldman* und *Kuritz* (1968) an C-geschädigten *E. coli* beschrieben, wenn auch vielleicht in diesem Fall die Interpretation nicht ganz eindeutig ist. Einerseits war es hier infolge des schon während der C-Reaktion sehr hohen osmotischen Druckes (0,6 molar Sucrose!) des Reaktionsmilieus zu einer Kontraktion des bakteriellen Zytoplasmaleibes mit Ablösung von der rigiden Zellwandung (Plasmolyse) gekommen. Dies könnte die zytoplasmatische Membran der unter physiologischen Bedingungen auf sie einwirkenden C-Reaktion entzogen haben. Andererseits wurde gegen die Interpretation auch eingewandt (*Muschel* und *Larsen* 1970), daß nicht geprüft worden sei, ob nicht vielleicht die hohe Sucrosekonzentration eine normale C-Reaktion verhindert habe. Trotz der Unsicherheit in der Interpretation dieses Experimentes wird man aber den Zelltod bei der C-Bakterizidie doch auf einen punktuellen Verlust der osmotischen Kontrolle in der Bakterienwandung als den durch Analogie wahrscheinlichsten Mechanismus zurückführen müssen. Dabei muß zunächst noch offen bleiben, an welcher Grenzschicht die osmotische Kontrolle entscheidend gestört wird und ob dies nicht eventuell sogar zweimal, nämlich sowohl an einer äußeren Lipid-Proteinschicht (s. Abb. 51) als auch an der inneren cytoplasmatischen Membran erfolgen muß. Beide Schichten scheinen bei der Aufrechterhaltung der osmotischen Kontrolle zusammenzuarbeiten bzw. sich zu ergänzen, worauf bei der Diskussion der Lysozym-Wirkung (s. unten) noch einmal zurückzukommen ist.

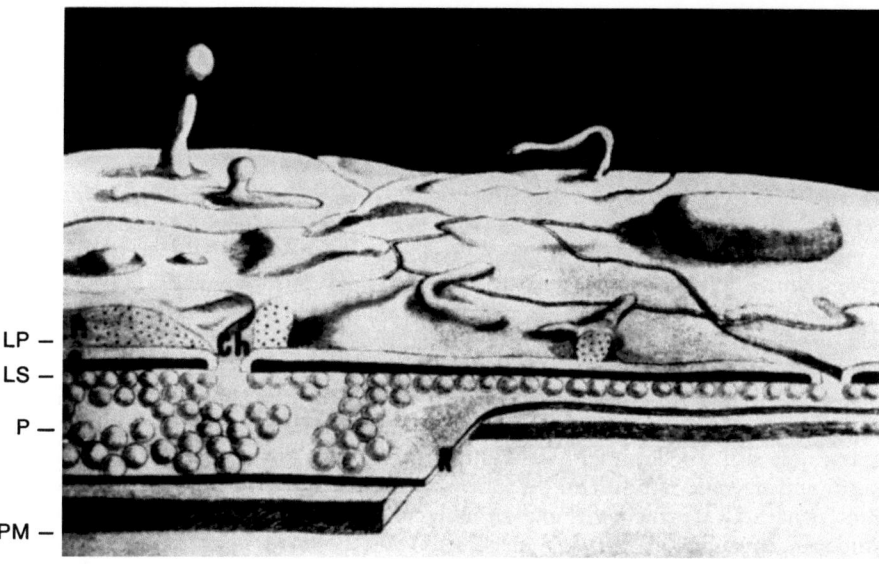

LP = Lipoproteinschicht mit kolbenförmigen Verwölbungen und Buckeln
LS = Lipopolysaccharid mit Kanälen (ch)
P = Proteinelemente, die die rigide Glucosamin-Peptidschicht (R) bedecken
PM = Protoplasmatische Membran

Abb. 51. Schema einer *E. coli*-Zellwand. (Aus *Bayer* und *Anderson* 1965).

Von besonderer biologischer Bedeutung wäre eine etwaige Fähigkeit getroffener Bakterien, eine begrenzte Zahl punktueller Läsionen noch reparieren zu können. Hierüber ist zwar nichts bekannt, doch müssen wir mit der Möglichkeit aufgrund von Untersuchungen an *E. coli* 0127 rechnen (*Davis, Gemsa, Iannetta* und *Wedgewood* 1968). Durch Einwirkung von Ak und C wurden die Keime der Lysozymeinwirkung, wie im folgenden diskutiert wird, zugänglich. Dies war aber nur für eine kurze Zeitspanne der Fall. Später vermochte Lysozym ihnen nichts mehr anzuhaben. Da, wie unten gezeigt werden soll, die Zugänglichkeit für Lysozym auf C-bedingte Läsionen der Lipoprotein-Lipopolysaccharidschichten beruht, müssen wir annehmen, daß der vom C verursachte Schaden zumindest an diesen äußeren Grenzschichten von den getroffenen Bakterien aus eigener Kraft wieder beseitigt werden konnte.

Wie wir schon gehört haben, muß die Tötung der Bakterien nicht unbedingt mit einer Lyse verbunden sein. C-getötete Keime können ihre physiologische Gestalt behalten haben, während der Terminus „Lyse" gerade den Verlust dieser Gestalt beschreibt. Die **Bakteriolyse** wird im Gegensatz zur Tötung nicht durch C allein ausgelöst. Vielmehr bedarf es hier der zusätzlichen Reaktion eines strukturdestruierenden Enzyms, des **Lysozym**. Es ist ein basisches Protein, welches normalerweise in Körperflüssigkeiten einschließlich Serum vorkommt (*Sophianopoulos, Rhodes, Holcomb* und *van Holde* 1962) und nicht dem C-System angehört. Das mit 14 500 relativ geringe Gewicht des Moleküls und seine leichte Isolierbarkeit aus Eiklar (Übersicht bei *Jollés* 1960) haben das besondere Interesse der Enzymforscher angezogen. Lysozym war das erste Enzym, bei dem über die vollständige Aminosäuresequenz hinaus auch die Sekundär- und Tertiärstruktur und vor allem die Korrelation von Struktur und Funktion einsehbar wurde (*Chipman* und *Sharon* 1969). Die enzymatische Aktivität richtet sich gegen bakterielle Zellwandsaccharide, die alternierend N-Acetyl-glucosamin und N-Acetyl-muraminsäurereste enthalten. Lysozym spaltet nur die Glykosidbindung des N-Acetyl-muraminsäurerestes und wird deshalb als N-Acetyl-muramidase definiert.

Als Substrat erwies sich das in der bakteriellen Zellwand vorhandene und für deren Rigidität verantwortliche Murein (*Weidel, Frank* und *Martin* 1960; *Mandelstam* 1961; *Murray, Steed* und *Elson* 1965). Es ist normalerweise auf noch unbekannte Art dem Lysozym entzogen. Erst die C-Reaktion läßt es zugänglich werden (*Amano, Inai, Seki, Kashiba, Fujikawa* und *Nishimura* 1954; *Wardlaw* 1962; *Muschel* 1965; *Glynn* 1969). Wir wissen nicht, wie dies im einzelnen geschieht, doch ist für diesen Vorgang die Reaktivität aller C-Komponenten notwendig (*Inoue, Yonemasu, Takamizawa* und *Amano* 1968). Kommt es zur Lysozymeinwirkung auf das Murein, so geht mit dessen Spaltung die charakteristische Form des getroffenen Bakteriums verloren und es resultiert der **Sphäroplast**. Der Vorgang läßt sich sowohl im Phasenkontrastmikroskop als auch elektronenmikroskopisch verfolgen. Zusätzlich zu den oben beschriebenen Folgen der C-Einwirkung kommt es nach Lysozymeinwirkung zu morphologisch faßbaren, charakteristischen Veränderungen auch des Mureins (siehe Abb. 49). Es wird fibrillär umgewandelt und die Strukturen erscheinen fragmentiert (*Wilson* und *Spitznagel* 1968). Ein Sphäroplast ist also sowohl durch die C-Reaktion der osmotischen Kontrolle, als auch durch die Lysozymeinwirkung seiner rigiden Schicht (Murein) beraubt. Da unter physiologischen Bedingungen im Suspensionsmilieu eine gegenüber dem Zellinneren hypotone Osmolarität herrscht, kommt es jetzt zum Aufquellen und schließlich zum Platzen des Bakteriums, zur Lyse. Es soll hier nochmals betont werden, daß aber auch die C-bedingte Mikropunktion allein — also ohne Lysozymbeteiligung — zur Quellung und zur Lyse führen kann. Nur liefe dieser letztere Vorgang dann eben sehr viel langsamer ab (*Amano, Inai, Seki, Kashiba, Fujikawa* und *Nishimura* 1954; *Wardlaw* 1962; *Glynn* und *Milne* 1965). Während einerseits die C-vermittelte Bakterizidie bei intaktem Murein ohne vorhergehenden Formverlust eintreten kann (*Inoue, Tanigawa, Takubo, Satani* und *Amano* 1959), muß umgekehrt auch die Umwandlung zu Sphäroplasten nicht notwendigerweise die Tötung der Bakterien bedeuten. Aus *E. coli* 0127 entstandene Sphäroplasten konnten durch ausreichende Konzentration von Mg^{++}- und Ca^{++}-Ionen am Quellen und Platzen gehindert werden (*Davis, Gemsa* und *Wedgewood* 1966) und überlebten. Ähnliche Beobachtungen machten *Iannetta* und *Wedgewood* (1967) an *Vibrio cholerae*, ebenfalls nach Umwandlung in Sphäroplasten mittels C und Lysozym. Auf Spezialnährmedien erwiesen sich die Sphäroplasten nicht nur als lebensfähig, sondern teilten sich sogar, so daß schließlich wieder eine Population von normalen *Vibrio cholerae* resultierte.

Abgesehen von der Formwandlung läßt sich die Mithilfe des Lysozym bei der Zerstörung von Bakterien auch durch die Untersuchung freigesetzter Keimbestandteile verfolgen. Als charakteristische Indikatoren wurden in der Suspensionslösung Enzym-Aktivitäten gefunden, von denen bekannt ist, daß sie normalerweise zwischen der cytoplasmatischen Membran und der äußeren Schicht der Bakterienzellwand (periplasmatischer Raum) lokalisiert sind (*Inoue, Takamizawa, Kurimura* und *Yonemasu* 1968). So verloren *E. coli* B, die mit lysozymfreiem Ak und C inkubiert wurden, zwar große Mengen von an der cytoplasmatischen Membran gebundener (*Malamy* und *Horecker* 1961) alkalischer Phosphatase, aber nur Spuren der normalerweise intrazellulärer β-D-Galactosidase. Die Bakterien behielten ihre Form. Zusätzliche Lysozym-Einwirkung führte zum Verlust des Mureins, zur Umwandlung in Sphäroplasten und erst dann durch die mechanische Zerstörung der fragilen cytoplasmatischen Membran auch zur Freisetzung größerer Mengen von β-D-Galactosidase. Ähnliche Ergebnisse brachten Untersuchungen mittels Markierungsmethoden (*Spitznagel* und *Wilson* 1966; *Spitznagel* 1966, 1966a und *Wilson* und *Spitznagel* 1968). Nach Einwirkung der lysozymfreien Ak und C gingen von ^{32}P-markierten Glattformen von E. coli etwa 63 bis 72% der ^{32}P-markierten wandständigen Phospholipide und 74 bis 85% der kleinmolekularen intrazellulären Bestandteile in das Medium über. Große intrazelluläre Moleküle, wie z. B. markierte Nukleinsäuren, wurden aber nicht freigesetzt. Das geschah erst, wenn außer Ak und C auch Lysozym dem Reaktionsgemisch zugegeben wurde. Aus den Befunden ist die bildhafte Vorstellung abgeleitet worden (*Inoue, Takamizawa, Kurimura* und *Yonemasu* 1968), Ak und C würden Löcher oder Kanäle in die Bakterienwand graben, durch die ein Austausch von Makromolekülen mit der Umgebung vor sich gehen könnte. So könnten einerseits Oberflächenenzyme wie z. B. alkalische Phosphatase entweichen und andererseits Enzyme, wie eben das Lysozym, eindringen mit dem Resultat der Sphäroplasten-Bildung.

Überschaut man die Fülle der Einzelbefunde, so muß man gestehen, daß sich eine befriedigende und alle Fakten integrierende Hypothese über den Tötungs-

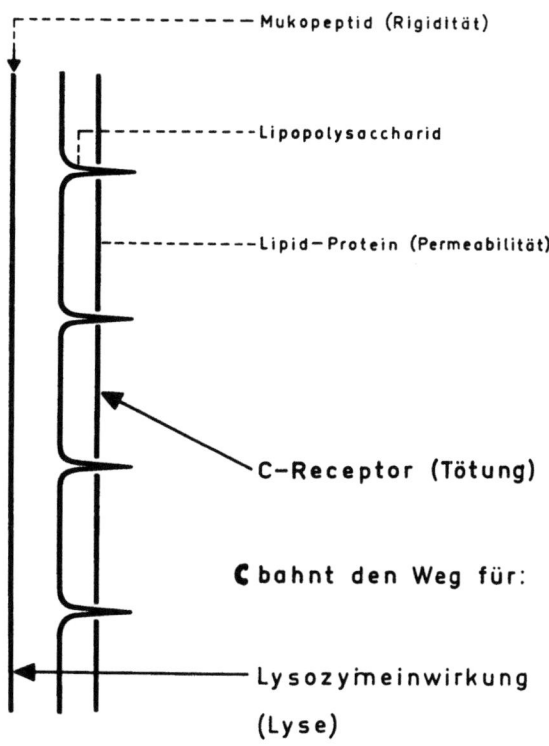

Abb. 52. Schematische Darstellung der Struktur der Wandung eines gramnegativen Bakteriums mit den möglichen Angriffsstellen von Komplement und Lysozym. (In Anlehnung an *Wardlaw* 1962)

vorgang durch C noch nicht entwerfen läßt. Um dennoch eine kohärente Vorstellung anbieten zu können, sei auf ein an *E. coli* entwickeltes Denkmodell (Abb. 52) von *Wardlaw* (1963) zurückgegriffen. Es ist mit Rücksicht auf neuere Befunde etwas erweitert worden und hat den Vorzug, das komplizierte und sonst kaum überschaubare Ineinandergreifen von C- und Lysozymwirkung anschaulich zu machen. Die Hypothese geht von einer Dreischichtung der Bakterienwandung aus (*Kellenberger* und *Ryter* 1958; *Weidel* und *Primosigh* 1958; *Weidel, Frank* und *Martin* 1960). Innen liegt eine Schicht aus Murein (Mukopeptiden), die dank ihrer Rigidität die charakteristische Form der Keime gewährleistet. Darüber schließt sich nach außen hin eine Schicht aus Lipopolysacchariden an, die möglicherweise mit einigen Gruppen die folgende äußerste Schicht durchdringt. Diese wiederum besteht aus einem Mosaik von Lipiden und Proteinen. Ihr wird die Kontrolle der Permeabilität zugeschrieben (*Wardlaw* 1963). Folgerichtig wird man daher die C-Wirkung auf einen Eingriff an den Lipoprotein-Lipopolysaccharidschichten zurückführen müssen (*Wardlaw* 1963; *Glynn* 1969). Die C-Wirkung legt zugleich aber auch das Murein frei (*Wardlaw* 1963; *Muschel* und *Gustafson* 1968), das nunmehr der Wirkung des Lysozyms ausgesetzt wird, mit allen Folgen der Auflösung des Mureins und des Gestaltverlustes des Keimes.

Es ist aber nicht ganz überblickbar, ob diese Läsionen wirklich schon ausreichen, die osmotische Kontrolle zu stören und damit, wie oben entwickelt, den Tod der Zelle herbeizuführen. Es könnte auch noch ein weiterer C-Angriff auf die cytoplasmatische Membran notwendig sein (*Muschel* und *Jackson* 1966), was eine Erweiterung der Hypothese nach sich ziehen würde. Man müßte dann sagen, daß die osmotische Regulation nicht allein von den äußeren Schichten, sondern durch ein Zusammenspiel der äußeren und der cytoplasmatischen Membran gewährleistet wird (*Swanson* und *Goldschneider* 1969). Hinsichtlich der Lysozymreaktion bliebe aber bestehen, daß es der C-Angriff allein auf die äußere Schicht wäre, der für die Freilegung der Rezeptoren nötig und ausreichend ist. Es ist leicht vorstellbar, daß die Lysozymwirkung durch Auflösung des Mureins in einer Art Wechselwirkung dann wiederum denjenigen Teil der C-Wirkung erleichtern könnte, der sich gegen die Plasmamembran richtet.

Vom Standpunkt der Theorie des C-Mechanismus ist die erweiterte Hypothese um so attraktiver, als sie die Möglichkeit einer einheitlichen Betrachtungsweise von Bakterizidie, Hämolyse und anderen cytolytischen C-Reaktionen umschließt. Die C-Bakterizidie würde, wie auch alle anderen Zellzerstörungen durch C, letztlich auf der Läsion der cytoplasmatischen Membran beruhen und die vorangehende Reaktion, wie die Einwirkung auf die Lipoprotein-Lipopolysaccharidschichten und die Lysozym-Wirkung, wären nur vorbereitende Schritte für die eigentliche Membranschädigung. Dem würden sich Beobachtungen am Beispiel von *Paracolobactrum ballerup* gut einfügen. Dieser gramnegative Keim ist durch Ak und C normalerweise nicht zu töten. In Gegenwart von Penicillin gewachsene Keime wandelten sich in Sphäroplasten um, die dann durch Ak und C leicht lysierbar waren (*Muschel* und *Jackson* 1966).

Bei den Betrachtungen ist bisher übergangen worden, daß nicht alle Bakterienarten durch C getötet werden können. Viele Spezies haben sich als C-resistent erwiesen. Eine grobe Orientierung ist vielfach in der Färbbarkeit nach Gram gesehen worden, weil sich die Mehrzahl der gramnegativen Bakterien durch Ak und C töten lassen (*Pfeiffer* 1895; *Dozois, Seifter* und *Ecker* 1943; *Muschel* und *Treffers* 1956; *Osawa* und *Muschel* 1960; *Wardlaw* 1963; *K. Rother, U. Rother, Petersen, Gemsa* und *Mitze* 1964; *Muschel* 1965; *Davis* und *Wedgewood* 1965; *Spitznagel* und *Wilson* 1966; *Glynn* und *Medhurst* 1967; *Inoue, Yonemasu, Takamizawa* und *Amano* 1968, u. v. a.), während die meisten grampositiven resistent sind. Diese Unterscheidung hat sich aber als zu grob erwiesen. Auch unter den gramnegativen Bakterien fanden sich resistente und selbst innerhalb einer Spezies wie z. B. *E. coli* ließen sich noch C-empfindliche und C-resistente Stämme unterscheiden.

Über die Ursachen der **C-Resistenz** sind in letzter Zeit viele Einzelbefunde mitgeteilt worden, die die Entwicklung einer Arbeitshypothese erlauben. Zunächst wurde gesichert, daß die C-Resistenz nicht auf einem prinzipiellen Mangel an Reaktivität mit dem C-System beruht. Die Möglichkeit, die C-Sequenz auch auf der Oberfläche resistenter Bakterien in Gang setzen zu können, geht schon daraus hervor, daß sich auch resistente Keime durch Ak und C optimal opsonisieren (vgl. F4c) lassen *(Menzel* 1971). Vieles spricht dafür, daß die Resistenz nicht auf der Abwesenheit der entscheidenden Rezeptoren für die letzten C-Komponenten beruht, sondern daß solche Rezeptoren zwar vorhanden sind, aber nicht erreicht werden können. Die Resistenz scheint von der Dicke der äußeren Zellwand abzuhängen. Grampositive Bakterien weisen Zellwände auf, deren Dicke zwischen 15 und 80 nm liegt, während gramnegative Bakterien nur etwa 7,5—10 nm starke Wände besitzen *(Salton* 1964). Bei den grampositiven Bakterien könnte daher die Ak-Reaktion mit den Oberflächenantigenen in so großer Entfernung von der cytoplasmatischen Membran ablaufen, daß diese von der C-Aktivität nicht mehr getroffen werden kann *(Muschel* und *Jackson* 1966; *Muschel* 1968). Tatsächlich wird vielleicht die relativ weit außen befindliche und C-empfindliche Lipoprotein-Lipopolysaccharidschicht nicht einmal erreicht. C-resistente *Paracolobactrum ballerup* blieben trotz Ak- und C-Behandlung der Lysozymwirkung unzugänglich *(Muschel* 1965). Andererseits ließen sich resistente Keime durch Abtragung ihrer dicken Wände in C-empfindliche verwandeln. Wurden grampositive *Bacillus subtilis* durch Enzym-Einwirkung ihrer Zellwände beraubt, so waren die verbleibenden „Protoplasten" durch Ak gegen ihre Oberfläche und C lysierbar *(Muschel* und *Jackson* 1966). Ähnliche Befunde wurden auch an anderen Keimen erhoben. Die ebenfalls grampositiven und zunächst C-resistenten *Staphylococcus albus* oder *Listeria monocytogenes* gaben nach 30minütiger Inkubation in 0,1 M Tris (hydroxymethyl)-aminomethan-Puffer (pH 7,0) soviel ihrer Wandsubstanzen in das Suspensionsmilieu ab, daß sie nunmehr durch Ak und C getötet werden konnten *(Reynolds* und *Rowley* 1969). Auch bei einigen gramnegativen Keimen konnte eine Umwandlung von C-Resistenz zu C-Empfindlichkeit erreicht werden. Wurden *Paracolobactrum ballerup* in Gegenwart von Penicillin gezüchtet, so entstanden wandlose Sphäroplasten, die im Gegensatz zu den normalen Keimen durch natürliche Ak in Kaninchenserum und C lysierbar waren *(Muschel* und *Jackson* 1966). Auch durch weniger drastische Verfahren selektiver Ablösung von Wandsubstanzen, ließ sich C-Empfindlichkeit herstellen. Zunächst resistente *S. typhi*-Stämme wurden durch Aufschwemmung in 2×10^{-4} molarem EDTA-Puffer C-empfindlich *(Muschel* und *Gustafson* 1968) und ähnliches gelang auch mit *S. typhimurium* C5 *(Reynolds* und *Rowley* 1969). Ein C-resistenter *E. coli* Stamm wurde durch Behandlung mit Diphenylamin C-empfindlich *(Feingold* 1969). Von besonderem klinischem Interesse sind in diesem Zusammenhang Beobachtungen, nach denen selbst ein so geringfügiger Eingriff wie eine leichte Temperaturerhöhung des Nährmediums auf 41° C zunächst C-resistente *S. typhi* (*Jude* und *Nicolle* 1952), *Paracolobactrum ballerup* und *S. typhimurium* (*Muschel* 1965) zu C-empfindlichen transformierte. Es ist verlockend, hier eine mögliche Bedeutung der Fieberreaktion zu suchen. Der Temperatur-Effekt könnte auf einer spezifischen Blockade biosynthetisierender Enzyme beruhen.

Von *S. typhi* ist z. B. aus anderem Zusammenhang bekannt, daß die bei 37° C erfolgende Bildung der Vi-Antigene (Kapselsubstanz) bei niederen (14° C) oder höheren (45° C) Temperaturen nicht mehr stattfindet (*Jude* und *Nicolle* 1952). Die oben erwähnten *Paracolobactrum ballerup*, die zunächst bei 41° C kultiviert und damit C-empfindlich wurden, erlangten nach Reinkubation bei 37° C ihre Resistenz zurück (*Muschel* 1965).

Bei den gramnegativen Bakterien haben sich Rauformen im großen und ganzen als empfindlich und Glattformen zumeist als resistent erwiesen (*Thjøtta* und *Waaler* 1932; *Rowley* 1956; *Michael* und *Landy* 1961; *Wardlaw* 1963). Man kann daher annehmen, daß die bei den Glattformen vorhandenen O-spezifischen Polysaccharide (Übersicht: *Lüderitz, Jann* und *Wheat* 1968) die entscheidenden Rezeptoren unerreichbar machen und dadurch zur Ursache der Resistenz werden. Verloren sonst C-resistente *S. typhimurium* und *S. enteritidis* durch Mutation das O-spezifische Polysaccharid, so wurden die Mutanten C-empfindlich (*Nelson* und *Roantree* 1967).

Ein weiterer, die C-Resistenz beeinflussender Faktor scheinen die negativ geladenen Kapsel(K)-Antigene zu sein. Eine Schleimschicht aus K-Antigenen führte — vielleicht aufgrund der Ladung dieser Schicht (*Ceppelini* und *Landy* 1963) — zur Unfähigkeit von Anti-O-Seren, O-haltige *E. coli* zu agglutinieren. Parallel zu der Inagglutinabilität verlief auch die C-Resistenz solcher Bakterien (*Muschel* 1960). Es wird zurzeit diskutiert, ob die K-Antigene die Ak-Bindung an das Bakterium selbst behindern (*Glynn* und *Howard* 1970) oder ob erst die „Gitterbildung" zwischen Bakterien-gebundenen Ak blockiert wird (*Ceppelini* und *Landy* 1963). Ferner ist auch noch offen, ob es allein der Einfluß der K-Antigene auf den Ak ist, der die Resistenz ausmacht, oder ob ähnlich wie die Ak-Bindung auch die Anlagerung der C-Komponenten behindert wird (*Glynn* und *Howard* 1970).

Nach allen diesen Mühen um die Aufklärung des Mechanismus der Immunbakterizidie war es eine große Enttäuschung, als die ersten Berichte über C-defekte Kaninchen und Mäuse (s. G2) veröffentlicht wurden. Obwohl das Serum dieser Tiere wegen Fehlens von C6 (*K. Rother, U. Rother, Müller-Eberhard* und *Nilsson* 1966) bzw. C5 (*Rosenberg* und *Tachibana* 1962; *Nilsson* und *Müller-Eberhard* 1967) unfähig waren, sensibilisierte Bakterien zu töten, schien ihre Lebenserwartung hierdurch nicht beeinträchtigt zu sein. Die zunächst geäußerte Vermutung, die Immunbakterizidie sei biologisch überhaupt irrelevant, hat sich aber inzwischen als zu weitgehend erwiesen. Die Immunbakterizidie stellt neben der Immun-Opsonisierung und -Phagozytose einen sehr wirkungsvollen Schutzmechanismus dar. Beide Mechanismen wirken normalerweise nebeneinander und ergänzen sich, was im Abschnitt über die **Abwehr bakterieller Infektionen** (s. H1) im Zusammenhang diskutiert wird.

Literatur

Adler, F. L., Bactericidal action mediated by antibodies specific for heterologous antigens adsorbed to bacterial cells. Proc. Soc. Exp. Biol. Med. 79, 590 (1952). — *Amano, T., S. Inai, T. Seki, S. Kashiba, K. Fujikawa* and *S. Nishimura*, Studies on the immune bacteriolysis. I. Accelerating effect on the immune bacteriolysis by lysozyme-like substance of leukocytes and eggwhite lysozyme. Med. J. Osaka Univ. 4, 401 (1954). — *Bayer, M. E.* and *T. F. Anderson*, The surface structure of *Escherichia coli*. Proc. Nat. Acad. Sci. 54, 1592 (1965). — *Bladen, H. A., R. T. Evans* and *S. E. Mergenhagen*, Lesions in *Escherichia coli* membranes after action of antibody and complement. J. Bakteriol. 91, 2377 (1966). — *Bladen, H. A., H. Gewurz* and *S. E. Mergenhagen*, Interactions of the complement system with the surface and endotoxic lipopolysaccharide of *Veillonella alcalescens*. J. Exp. Med. 125, 767 (1967). — *Borsos, T., R. R. Dourmashkin* and *J. H. Humphrey*, Lesions in erythrocyte membranes caused by immune hemolysis. Nature 202, 251 (1964). — *Buchner, H.*, Über die bakterientödtende Wirkung des zellenfreien Blutserums. Zbl. Bakt. 5, 817 (1889) und 6, 1 (1889). — *Buchner, H.*, Über die nähere Natur der bakterientötenden Substanz im Blutserum. Zbl. Bakt. 6, 561 (1889 a). — *Ceppellini, R.* and *M. Landy*, Suppression of blood group agglutinability of human erythrocytes by certain bacterial polysaccharides. J. exp. Med. 117, 321 (1963). — *Chipman, D. M.* and *N. Sharon*, Mechanism of lysozyme action. Science 165, 454 (1969). — *Davis, S. D.* and *R. J. Wedgewood*, Kinetics of the bactericidal action of normal serum on gram-negative bacteria. J. Immunol. 95, 75 (1965). — *Davis, S. D., D. Gemsa* and *R. J. Wedgewood*, Kinetics of the transformation of gram-negative rods to spheroplasts and ghosts by serum. J. Immunol. 96, 570 (1966). — *Davis, S. D., D. Gemsa, A. Jannetta* and *R. J. Wedgewood*, Potentiation of serum bactericidal activity by lysozyme. J. Immunol. 101, 277 (1968). — *Dozois, T. F., S. Seifter* and *E. E. Ecker*, Immunochemical studies on human serum. IV. The role of human complement in bactericidal phenomena. J. Immunol. 47, 215 (1943). — *Feingold, D. S.*, The serum bactericidal reaction. IV. Phenotypic conversion of *E. coli* from serum-resistance to serum-sensitivity by diphenylamine. J. Inf. Disease 120, 437 (1969). — *Feingold, D. S., J. N. Goldman* and *H. M. Kuritz*, Locus of the action of serum and the role of lysozyme in the serum bactericidal reaction. J. Bakteriol. 96, 2118 (1968). — *Galanos, C., E. T. Rietschel, O. Lüderitz* and *O. Westphal*, Interaction of lipopolysaccharides and lipid A with complement. Eur. J. Biochem. 19, 143 (1971). — *Glynn, A. A.* and *C. M. Milne*, Lysozyme and immune bacteriolysis. Nature 207, 1309 (1965). — *Glynn, A. A.* and *F. A. Medhurst*, Possible extracellular and intracellular bactericidal actions of mouse complement. Nature 213, 608 (1967). — *Glynn, A. A.*, The complement lysozyme sequence in immune bacteriolysis. Immunology 16, 463 (1969). — *Glynn, A. A.* and *C. J. Howard*, The sensitivity to complement of strains of *Escherichia coli* related to their K antigens. Immunology 18, 331 (1970). — *Goldman, J. N., S. Ruddy, K. F. Austen* and *D. S. Feingold*, The serum bactericidal reaction. III. Antibody requirements for killing a rough E. coli. J. Immunol. 102, 1379 (1969). — *Green, H., P. Barrow* and *G. Goldberg*, Effect of antibody and complement on permeability control in ascites tumor cells and erythrocytes. J. Exp. Med. 110, 699 (1959). — *Grohmann, W.*, Über die Einwirkung des zellenfreien Blutplasma auf einige pflanzliche Microorganismen (Schimmel-Sprross-pathogene und nicht pathogene Spaltpilze). Inaug. Diss. (Dorpat 1884). — *Humphrey, J. H.* and *R. R. Dourmashkin*, Electron microscope studies of immune cell lysis. In: Ciba Found. Symp. Complement S. 175. Eds.: *G. E. W. Wolstenholme* and *J. Knight* (Boston 1965). — *Humphrey, J. H., R. R. Dourmashkin* and *S. Payne*, The nature of lesions in cell membranes produced by action of complement and antibody. Vth. Int. Symp. Immunopathology, S. 209. Eds.: *P. A. Miescher* and *P. Grabar* (Basel 1968). — *Humphrey, J. H.* and *R. R. Dourmashkin*, The lesions in cell membranes caused by complement. Advan. Immunol. 11, 75 (1969). — *Iannetta, A.* and *R. J. Wedgewood*, Culture of serum-induced spheroplasts from *Vibrio cholerae*. J. Bact. 93, 1688 (1967). — *Inoue, K., Y. Tanigawa, M. Takubo, M. Satani* and *T. Amano*, Quantitative studies on immune bacteriolysis. II. The role of lysozyme in immune bacteriolysis. Biken J. 2, 1 (1959). — *Inoue, K.* and *R. A. Nelson*, The isolation and characterization of a new component of hemolytic complement, C3e. J. Immunol. 95, 355 (1965). — *Inoue, K.* and *R. A. Nelson*, The isolation and characterization of a ninth component of hemolytic complement, C3f. J. Immunol. 96, 386 (1966). — *Inoue, K., T. Mori* and *K. Yonemasu*, Studies on the C3d of guinea pig complement. Biken J. 10, 143 (1967). — *Inoue, K., A. Takamizawa, T. Kurimura* and *K. Yonemasu*, Studies on the immune bacteriolysis. XIII. Leakage of enzymes from *Escherichia coli* during immune bacteriolysis. Biken J. 11, 193 (1968). — *Inoue, K., K. Yonemasu, A. Takamizawa* and *T. Amano*, Studies on the immune bacteriolysis. XIV. Requirement of all nine components of complement for immune bacteriolysis. Biken J. 11, 203 (1968). — *Jollés, P.*, Lysozyme. In: The Enzymes, 2nd Ed. Vol. IV. S. 431. Eds.: *Boyer, P. D., Lardy, H., Myrbäck, K.* (New York/London 1960). — *Jude, A.* et *P. Nicolle*, Persistance, à l'état potential, de la capacité d'élaborer l'antigène Vi chez le bacille typhique cultivé en série à basse temperature. C. R. Acad. Sci. 234, 1718 (Paris 1952). — *Kellenberger, E.* and *A. Ryter*, Cell wall and cytoplasmic membrane of *Escherichia coli*. J. Biophys. Biochem. Cytol. 4, 323 (1958). — *Leon, M. A., O. J. Plescia* and *M. Heidelberger*, The preparation

and properties of fractions of pig complement. J. Immunol. 74, 313 (1955). — *Lüderitz, O.,
K. Jann* and *R. Wheat*, Somatic and capsular antigenes of gram-negative bacteria. In:
Comprehensive biochemistry, 26 A. (Amsterdam-London-New York 1968). — *Maaløe, E. O.*,
On the relation between alexin and opsonin. p. 24 (Kopenhagen 1946). — *Malamy, M. H.*
and *L. Horecker*, The localization of alkaline phosphatase in *E. coli* K 12. Biochem.
Biophys. Res. Commun. 5, 104 (1961). — *Mandelstam, J.*, Isolation of lysozyme — soluble
mucopeptides from the cell wall of *Escherichia coli*. Nature 189, 855 (1961). — *Menzel, J.*,
Possible participation of serum-complement in the intracellular killing of *E. coli*. The
Reticuloendothelial System and Immune Phenomena. Ed: N. R. Di Luzio, Plenum Press
(1971). — *Michael, J. G.* and *M. Landy*, Endotoxic properties of gram-negative bacteria
and their susceptibility to the lethal effect of normal serum. J. infect. Dis. 108,
90 (1961). — *Muschel, L. H.*, Bactericidal activity of normal serum against bacterial
cultures. II. Activity against *Escherichia coli* strains. Proc. Soc. Exp. Biol. Med. 103,
632 (1960). — *Muschel, L. H.*, Immune bactericidal and bacteriolytic reactions. In:
Complement, Ciba Foundation Symp. p. 155. Eds.: *Wolstenholme, G. E. W., Knight, J.*
(Boston 1965). — *Muschel, L. H.*, Bacterial anatomy and the immune bactericidal
reaction. J. Immunol. 101, 818 (1968). — *Muschel, L. H.* and *H. P. Treffers*, Quantitative
studies on the bactericidal actions of serum complement. I. A rapid photometric growth
assay for bactericidal activitiy. J. Immunol. 76, 1 (1956). — *Muschel, L. H.* and *J. E. Jackson*, The reactivity of serum against protoplasts and spheroplasts. J. Immunol. 97, 46
(1966). — *Muschel, L. H.* and *L. Gustafson*, Antibiotic, detergent, and complement sensitivity of *Salmonella typhi* after ethylenediaminetetraacetic acid treatment. J. Bact. 95,
2010 (1968). — *Muschel, L. H.* and *L. J. Larsen*, Effect of hypertonic sucrose upon the
immune bactericidal reaction. Infec. Immun. 1, 51 (1970). — *Murray, R. G. E., P. Steed*
and *H. E. Elson*, The location of mucopeptide in sections of the cell wall of *Escherichia coli*
and other gramnegative bacteria. Can. J. Microbiol. 11, 547 (1965). — *Nelson, B. W.* and
R. J. Roantree, Analysis of lipopolysaccharides extracted from penicillin-resistant, serumsensitive salmonella mutants. J. Gen. Microbiol. 48, 179 (1967). — *Nilsson, U. R.* and
H. J. Müller-Eberhard, Deficiency of the fifth component of complement in mice with
an inherited complement defect. J. Exp. Med. 125, 1 (1967). — *Nuttall, G.*, Experimente
über die bakterienfeindlichen Einflüsse des thierischen Körpers. Z. Hyg. 4, 353 (1888). —
Osawa, E. and *L. H. Muschel*, The bactericidal action of normal serum and the properdin
system. J. Immunol. 84, 203 (1960). — *Pfeiffer, R.*, Die Differentialdiagnose der Vibrionen
der Cholera asiatica mit Hülfe der Immunisierung. Z. Hyg. Infekt. 19, 75 (1895). —
Pfeiffer, R. und *R. Isaeff*, Über die specifische Bedeutung der Choleraimmunität. Z. Hyg.
Infekt. 17, 355 (1894) und 18, 1 (1894). — *Pillemer, L., M. D. Schoenberg, L. Blum* and
L. Wurz, Properdin system and immunity. II. Interaction of the properdin system with
polysaccharides. Science 122, 545 (1955). — *Polley, M. J., H. J. Müller-Eberhard* and
J. D. Feldman, Production of ultrastructural membrane lesions by the fifth component of
complement. J. Exp. Med. 133, 53 (1971). — *Reynolds, B. L.* and *D. Rowley*, Sensitization
of complement resistant bacterial strains. Nature 221, 1259 (1969). — *Rosenberg, L. T.*
and *D. K. Tachibana*, Activity of mouse complement. J. Immunol. 89, 861 (1962). —
Rother, K., Serumkomplement als möglicher Resistenzfaktor: Opsonisierung und Bakterizidie. In: Infektionskrankheiten. Eds. *G. Mössner* und *R. Thomssen* (Stuttgart 1967). —
Rother, K., U. Rother and *M. A. Leon*, Quantitative studies of rabbit complement. II. The
reaction between the complex EARaCA and rabbit C3. Z. Immun. Forsch. 118, 396 (1959). —
Rother, K., U. Rother, K. F. Petersen, D. Gemsa and *F. Mitze*, Immune bactericidal
activity of complement. Separation and description of intermediate steps. J. Immunol. 93,
319 (1964). — *Rother, K., U. Rother, H. J. Müller-Eberhard* and *U. R. Nilsson*, Deficiency
of the sixth component of complement in rabbits with an inherited complement defect.
J. Exp. Med. 124, 773 (1966). — *Rowley, D.*, Rapidly induced changes in the level of
nonspecific immunity in laboratory animals. Brit. J. Exp. Pathol. 37, 223 (1956). —
Rowley, D. and *K. J. Turner*, Passive sensitization of *Salmonella adelaide* to the bactericidal action of antibody and complement. Nature 217, 657 (1968). — *Salton, M. R. J.*,
The bacterial cell wall, S. 243 (New York 1964). — *Sophianopoulos, A. J., C. K. Rhodes,
D. N. Holcomb* and *K. E. van Holde*, Physical studies of lysozyme. I. Characterization.

J. Biol. Chem. **237**, 1107 (1962). — *Spitznagel, J. K.*, Normal serum cytotoxicity for ^{32}P-labeled smooth Enterobacteriaceae. II. Fate of macromolecular and lipid phosphorus of damaged cells. J. Bacteriol. **91**, 148 (1966). — *Spitznagel, J. K.*, Normal serum cytotoxicity for ^{32}P-labeled smooth Enterobacteriaceae. III. Isolation of a γG normal antibody and characterization of other serum factors causing ^{32}P loss. J. Bacteriol. **91**, 401 (1966 a). — *Spitznagel, J. K.* and *L. W. Wilson*, Normal serum cytoxicity for ^{32}P-labeled smooth Enterobacteriaceae. I. Loss of label, death, and ultrastructural damage. J. Bacteriol. **91**, 393 (1966). — *Swanson, J.* and *J. Goldschneider*, The serum bactericidal system. Ultrastructural changes in *Neisseria meningitidis*. J. Exp. Med. **129**, 51 (1969). — *Thjøtta, R.* and *E. Waaler*, Dissoziation and sensitiveness to normal serum in dysentery bacilli of type III. J. Bact. **24**, 301 (1932). — *Wardlaw, A. C.*, The complement dependent bacteriolytic activity of normal human serum. I. The effect of pH and ionic strength on the role of lysozyme. J. Exp. Med. **115**, 1231 (1962). — *Wardlaw, A. C.*, The complement-dependent bacteriolytic activity of normal human serum. II. Cell wall composition of sensitive and resistant strains. Canad. J. Microbiol. **9**, 41 (1963). — *Weidel, W.* and *J. Primosigh*, Biochemical parallels between lysis by virulent phage and lysis by penicillin. J. Gen. Microbiol. **18**, 513 (1958). — *Weidel, W., H. Frank* and *H. H. Martin*, The rigid layer of the cell wall of *Escherichia coli*, strain B. J. Gen. Microbiol. **22**, 158 (1960). — *Wilson, L. A.* and *J. K. Spitznagel*, Molecular and structural damage to *Escherichia coli* produced by antibody, complement, and lysozyme systems. J. Bacteriol. **96**, 1339 (1968). — *Yonemasu, K.* and *K. Inoue*, Studies on the third component (C3) of guinea pig complement. I. Purification and characterization. Biken J. **11**, 169 (1968).

b) Immunvirolyse

Während bei der unter F2a behandelten Virusneutralisation nur die Infektiosität und damit die Vermehrungsfähigkeit „neutralisiert" wird, die Struktur aber erhalten bleibt, kommt es bei der hier zu behandelnden Virolyse zur **strukturellen Desintegration**. Der Zerstörungsmechanismus ist im einzelnen bisher noch unbekannt, doch lassen erste Ergebnisse an einer begrenzten Anzahl von Virus-Arten vermuten, daß nur solche Viren einer Immun-Lyse zugänglich sind, die eine Lipoprotein enthaltende Hülle besitzen (*Berry* und *Almeida* 1968). Für den tötenden Effekt war ferner das Zusammenspiel von Ak und C notwendig. Unsere Kenntnis der Beteiligung einzelner C-Faktoren beruht noch auf ersten bahnbrechenden Untersuchungen mittels der „klassischen" R-Seren (vgl. A1). Alle vier damals bekannten C-Faktoren waren an der Abtötung Ak-besetzter *Western equine encephalomyelitis* Viren beteiligt (*Dozois, Wagner, Chemerda* und *Andrew* 1949). Auch die morphologische Untersuchung getroffener Viren deckte Parallelitäten zu den Vorgängen bei der C-abhängigen Zerstörung von Erythrozyten auf. *Infektiöse Bronchitis*-Viren der Vögel wiesen nach Behandlung mit C-aktivem Anti-Serum von Kaninchen „Löcher" in der Hülle auf, die bei einem Durchmesser von ca. 100 Å denen in C-getroffenen Erythrozyten-Membranen ähnelten (*Berry* und *Almeida* 1968). Solche „Löcher" sind bei B6c beschrieben und hinsichtlich ihrer Natur und Entstehungsweise kritisiert. Ähnliche morphologisch faßbare Schäden wurden später auch an Ak- und C-behandelten *Röteln*- und *Influenza*-Viren beobachtet (*Almeida* und *Waterson* 1969). Sie waren der Anlaß, den Schädigungsvorgang in Anlehnung an das Konzept der Hämolyse als „Virolyse" zu bezeichnen, wenngleich die Autoren freigesetzte Virus-Bestandteile noch nicht beobachteten. Dies gelang bei Untersuchungen an *Mäuse-Leukämie*-Viren (AKR-Stamm), einem RNA-Virus des Typs C. Die Reaktion mit Ak aus Meerschweinchen gegen die Hülle agglutinierte diese Viren zwar, ließ sie aber im übrigen intakt. Sie desintegrierten erst, wenn sie zusätzlich noch für 30 Min. bei 37° mit Meerschweinchen-C inkubiert wurden (*Oroszlan* und *Gilden* 1970). Die Lyse führte zur Freisetzung des sonst unzugänglichen gruppenspezifischen Antigens sowie zur Herauslösung der Ribonukleinsäure, möglicherweise infolge Zugänglichwerdens für die Einwirkung von Ribonuklease.

Literatur

Almeida, J. D. and *A. P. Waterson*, The morphology of virus-antibody interaction. Advan. Virus Res. 15, 307 (1969). — *Berry, D. M.* and *J. D. Almeida*, The morphological and biological effects of various antisera on avian infectious bronchitis virus. J. gen. Virol. 3, 97 (1968). — *Dozois, T. F., J. C. Wagner, C. M. Chemerda* and *V. M. Andrew*, The influence of certain serum factors on the neutralization of Western equine encephalomyelitis virus. J. Immunol. 62, 319 (1949). — *Oroszlan, S.* and *R. V. Gilden*, Immune virolysis: Effect of antibody and complement on C-type RNA virus. Science 168, 1478 (1970).

c) Zytotoxizität

Der Begriff hat zu viel Verwirrung Anlaß gegeben, weil er oft mit der hier nicht zu behandelnden Wirkung sensibilisierter Lymphozyten gegenüber Zielzellen („target cells") verwechselt wird. Und ferner ist er auch sprachlich irreführend, weil er nicht eine toxische Zerstörung von Zellen beschreiben will, sondern eine Ak-vermittelte C-Reaktion analog der des hämolytischen Systems. Die Zytotoxizität gehört also neben der Hämolyse, der Bakterizidie und der Immunlyse anderer Zellen zur Gruppe der C-abhängigen zytolytischen Immun-Reaktionen und hat sich nur aus historischen Gründen zur Bezeichnung einiger besonderer Reaktionssysteme erhalten. Die wichtigsten hiervon beruhen auf Vermittlung von **Transplantations-Ak.** Im folgenden wird die C-Reaktion bei der Zerstörung von Zellen durch Ak gegen Histokompatibilitäts-Antigen diskutiert.

Als Zielzellen der zytotoxischen Reaktion werden meist Lymphozyten verwendet, die sich als technisch besonders gut zugängliche Repräsentanten von Histokompatibilitäts-Antigenen bewährt haben. Weil ihre Zerstörung nicht wie die von Erythrozyten leicht an der Freisetzung von Inhaltsstoffen zu erkennen ist, mußten zunächst neue Methoden entwickelt werden. Eine von ihnen wird als Farbstoff-Ausschluß-Methode („dye exclusion") bezeichnet. Sie beruht auf einer alten Beobachtung (*Pappenheimer* 1917), nach der Trypanblau nur in membrangeschädigte, nicht aber in normale Lymphozyten eindringt und wurde von *Gorer* und *O'Gorman* (1956) im Detail ausgearbeitet. Spenderlymphozyten werden aus Blut oder besser noch aus regionalen Lymphknoten entnommen und quantitativ standardisiert. Die Zellen werden dann mit Verdünnungsreihen des zuvor hitzeinaktivierten (30 min, 56°C) Testserum des Empfängers inkubiert. Enthalten die Testseren Ak, so werden die Lymphozyten sensibilisiert was nach Zugabe eines C-haltigen normalen (Nichtimmun)-Serum zu deren Lyse führt. Um diese sichtbar zu machen, wird dem Reaktionsgemisch Trypanblau zugegeben und man kann nun unter dem Mikroskop die geschädigten blauverfärbten Zellen leicht von den intakten und farblosen trennen (Abb. 53). Die Relation der geschädigten zu den ungeschädigten Zielzellen kann in Verbindung mit der jeweils benutzten Verdünnung des Testserums zur Berechnung des Ak-Titers benutzt werden. Eine zweite Methode ist etwas umständlicher, führt aber zu besseren quantitativen Resultaten. Hier werden die Lymphozyten zunächst mit Radioisotopen, meist ^{51}Cr, markiert und der Lysegrad dann anhand des freigesetzten ^{51}Cr bestimmt (*Sanderson* 1964).

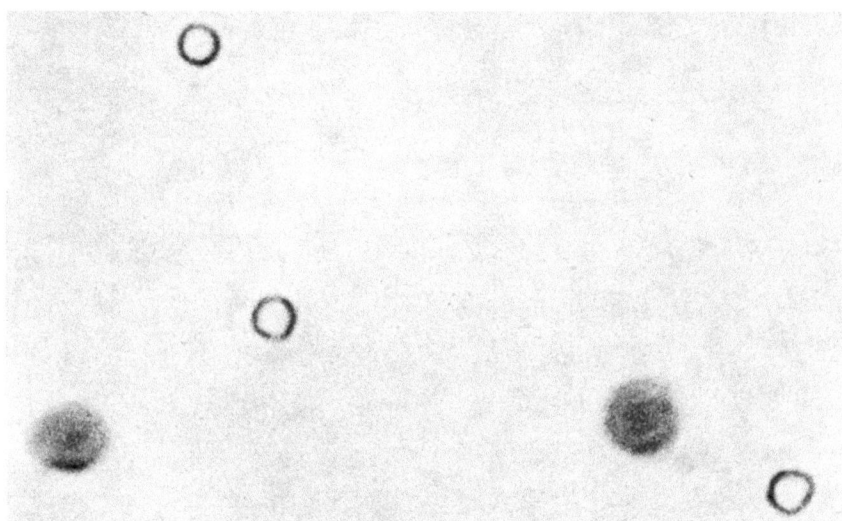

Abb. 53. Ergebnis eines zytotoxischen Testes nach *Gorer* und *O'Gorman* (1956). Durch die geschädigten Membranen der Lymphozyten ist Farbstoff (Trypanblau) in zwei geschädigte Zellen eingedrungen, wodurch sie sich leicht von drei intakten farblosen Zellen unterscheiden lassen. Die geschädigten Zellen sind gequollen

In Anlehnung an die Immunlyse von Erythrozyten wurde von vornherein auch die Zytotoxität auf C-Wirkung zurückgeführt, ohne daß die hier vorliegenden Systeme zunächst im einzelnen überprüft wurden. Sie unterscheiden sich von der Hämolyse, der Bakterizidie usw. dadurch, daß die Transplantations-Ak nicht heterolog sind, sondern aus Mitgliedern der gleichen Spezies stammen wie die getroffenen Zellen. Immerhin ließ sich die Analogie zum hämolytischen System aber schon bei den ersten Untersuchern auf die notwendige Beteiligung von frischem normalem Serum stützen. Nach Erhitzung der beteiligten Seren blieb die Zytotoxizität aus (*Gorer* und *O'Gorman* 1956; *Terasaki, Esall, Cannon* und *Longmire* 1961). Die Hypothese hat sich inzwischen als stichhaltig erwiesen. Die Zytotoxizität ist ähnlich der Immunhämolyse (vgl. B6) EDTA empfindlich. Intermediärprodukte, wie die C142-Aktivität lassen sich auch an der Oberfläche sensibilisierter Lymphozyten aufbauen, und die Kinetik ihres Aufbaues entspricht der von der Hämolyse bekannten (Abb. 54). Auch sonst folgt die Reaktion in allen untersuchten Einzelheiten den Abläufen der C-Reaktion bei der Hämolyse (*Rubin, U. Rother* und *K. Rother* 1967). Die Überprüfung wurde bis zum Intermediärschritt der C6-Reaktion durchgeführt. Es zeigte sich, daß C6-defekte Seren (vgl. G2c) nur dann Zytotoxizität vermittelten, wenn ihnen gereinigtes C6 aus anderer Quelle zugegeben war. Da auch die Endphase der Zellperforation ähnlich wie bei der Hämolyse (B6b) oder anderen Systemen (vgl. F9) durch Suspension der Zellen in hypertonem Medium blockierbar war, sahen die Autoren keinen Grund, die Mitwirkung der nicht im einzelnen überprüften Faktoren C7—C9 in Frage zu stellen. Die „zytotoxische" Perforation von Lymphozyten wird daher heute allgemein als ein C-abhängiger Vorgang analog der Immunhämolyse angesehen.

Die mögliche biologische Bedeutung der durch Transplantations-Ak erfolgenden C-Aktivierung wird im Abschnitt über die Allotransplantation (H4b) diskutiert.

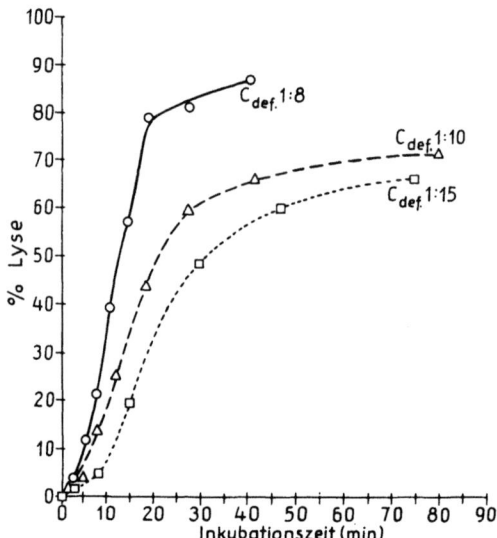

Abb. 54. Bildung von C42-Aktivität an der Oberfläche von Ratten-Lymphozyten (Lewis-Ratten), die mit zytotoxischem Antiserum von BN-Ratten sensibilisiert waren. Der Aufbau dieses (und anderer) Intermediärkomplexes nach Inkubation mit verschiedenen Verdünnungen eines C6-defekten Kaninchenserums entspricht in allen Einzelheiten der Bildung ähnlicher Intermediärkomplexe auf Erythrozyten. (Aus: *Rubin, Rother, U.* und *Rother, K.* 1967)

Literatur

Gorer, P. A. and *P. O'Gorman,* The cytotoxic activity of isoantibodies in mice. Transplant. Bull. **3,** 142 (1956). — *Pappenheimer, A. M.,* Experimental studies upon lymphocytes. I. The reactions of lymphocytes under various experimental conditions. J. Exp. Med. **25,** 633 (1917). — *Rubin, D., U. Rother* and *K. Rother,* The reactivity of complement in cytotoxicity by isoantibodies (abstr.). Fed. Proc. **26,** 362 (1967). — *Sanderson, A. R.,* Cytotoxic reactions of mouse isoantisera: Preliminary considerations. Brit. J. exp. Path. **45,** 398 (1964). — *Terasaki, P. J., M. L. Esall, J. A. Cannon* and *W. P. Longmire,* Destruction of lymphocytes in vitro by normal serum from common laboratory animals. J. Immunol. **87,** 383 (1961).

G. In vivo-Störungen des Komplement-Systems

1. Störungen beim Menschen

a) Erniedrigte Gesamt-Aktivität

Selbst bei stürmisch verlaufenden Immunreaktionen erreicht der Verbrauch an C-Aktivität nur selten Größenordnungen, die sich in einer signifikanten Depression des hämolytischen Gesamt-C-Titers niederschlagen. Eine Ausnahme machen wohl nur die Nephritiden, bei denen wegen der Größe der betroffenen Oberflächen ausnahmsweise große Mengen von Ag, Ak und C reagieren, was detailliert am Beispiel der **Masugi-Nephritis** bei H3 diskutiert wird. Beim Menschen beträgt z. B. die gesamte innere Oberfläche der Glomerulum-Kapillaren 1,5 m² (!) bei einer Gesamtlänge von 25 km (*Bargmann* 1962). Die gleichmäßige Auskleidung dieser riesigen Oberfläche mit Ak-gebundenem C bei Nephritis läßt sich auf Abb. 71 erkennen. Es leuchtet ohne weiteres ein, daß sich die Absorption derartig großer Mengen in einem Schwund der zirkulierenden C-Menge widerspiegeln muß. Dies gilt sowohl für die experimentellen Glomerulonephritiden nach dem Verfahren von Masugi als auch für die menschlichen Nephritiden und die Nephritiden mit nephrotischen Verläufen, wie sie besonders bei Kindern auftreten. Wie nicht anders zu erwarten, führt die intrarenale Ag-Ak-Reaktion zur Aktivierung des C-Systems unter Einbeziehung aller Komponenten (vgl. H3) und folglich läßt sich der periphere Schwund des C auch bei Titration der Einzelkomponenten erfassen. Der C-Schwund ist bei dieser Krankheitsgruppe so charakteristisch, daß sogar vorgeschlagen wurde, ihn zur Beurteilung der Intensität der Immunreaktion und damit zur Beurteilung der Prognose der Nephritis zu benutzen (*Lange, Wasserman* und *Slobody* 1960). Als einfaches Verfahren hat sich in der Klinik die quantitative Bestimmung des C3 Protein nach der Methode von *Mancini* (*Mancini, Carbonara* und *Heremans* 1965) durchgesetzt. Andere Erkrankungen mit ähnlichem Verbrauch großer C-Mengen sind **Lupus erythematodes disseminatus** (vgl. auch H2 und H3), die **Serumkrankheit** (vgl. H3) und die **Immunvaskulitis**, alles wie man sieht, Erkrankungen mit Einbeziehung der Niere. Die Erkrankungen werden gelegentlich fälschlich als C-„Mangel"-Krankheiten bezeichnet, obwohl doch von vornherein offensichtlich ist, daß primär kein Mangel, sondern ein erhöhter Verbrauch vorliegt. Die C-Produktion kann im Gegenteil bei verbrauchenden Immunreaktionen wie z. B. Transplantatabstoßung selbst bei niedrigen C-Titern sogar gesteigert sein (*Carpenter, Ruddy, Shehadeh, Merrill, Austen* und *Müller-Eberhard* 1969).

Literatur

Bargmann, W., Histologie und mikroskopische Anatomie des Menschen. 4. Aufl. (Stuttgart 1962). — *Carpenter, C. R., S. Ruddy, I. H. Shehadeh, J. P. Merrill, K. F. Austen* and *H. J. Müller-Eberhard*, Metabolism of radiolabeled C3 and C4 in human renal allograft recipients. Transplant. Proc. 1, 279 (1969). — *Lange, K., E. Wasserman* and *L. B. Slobody*, The significance of serum complement levels for the diagnosis and prognosis of acute and subacute glomerulonephritis and lupus erythematosus disseminatus. Ann. Intern. Med. **53**, 636 (1960). — *Mancini, G., A. O. Carbonara* and *J. F. Heremans*, Immunochemical quantitation of antigens by single radial immunodiffusion. Immunochemistry 2, 235 (1965).

b) Erniedrigte C1-Aktivität

Entsprechend der Zusammensetzung des C1 aus den drei Subkomponenten C1q, C1r und C1s (vgl. A4b) ist bei C1-Mangel jeweils zu prüfen, welche einzelne der Unterkomponenten betroffen ist.

C1q ist ein früher auch als 11S bezeichnetes γ-Globulin (*Müller-Eberhard* und *Kunkel* 1961) und dementsprechend sind Mangelzustände an C1q bisher ausschließlich im Zusammenhang mit Agammaglobulinämien beschrieben worden. Beim Brutontyp, einer angeborenen, geschlechtsgebundenen Agammaglobulinämie, war C1q auf 50—30 % des Normalen erniedrigt (*Kohler* und *Müller-Eberhard* 1969). Pathologische Folgen dieses spezifischen Mangels waren durch die vorherrschenden

Symptome der Agammaglobulinämie nicht auszumachen. Dies gilt allgemein für Agammaglobulinämien. Beim Brutontyp ist im übrigen auch bei einer Untersuchung eines größeren Patientenkollektivs eine besonders hohe Inzidenz an C1q-Mangel gefunden worden. Alle acht solcher Patienten aus einer Gruppe von 58 Immunglobulinabnormalitäten hatten auch reduzierte C1q-Titer (*Kohler* und *Müller-Eberhard* 1969). Die verminderten Serumkonzentrationen an C1q waren signifikant korreliert mit dem Grad der Synthesestörung des IgG.

Bei einem Neugeborenen mit Agammaglobulinämie vom Schweizertyp (*O'Connel, Enriquez, Linman, Gleich* und *McDuffie* 1966) war die C1q-Konzentration, geprüft im Ouchterlony-Test mittels spezifischen Antiserums, auf ein Zwanzigstel des Normalwertes reduziert (*Müller-Eberhard, Hadding* und *Calcott* 1968). Trotz Übertragung von insgesamt 1×10^9 mütterlicher Knochenmarkszellen, verstarb das Kind in der siebenten Lebenswoche. Bei einem anderen Kind, ebenfalls mit einer Agammaglobulinämie vom Schweizertyp war die C1q-Konzentration auf 6,5 µg N pro ml Serum vermindert gegenüber 18—30 µg N bei gesunden Probanden. Die hämolytische C-Aktivität war mit 132 CH_{50}-Einheiten an der unteren Grenze der Norm (*Jacobs, de Capo, McGilvray, Morse, Schullinger, Blanc, Heird, Miller, Rossen* und *Walzer* 1968). Unter den oben schon zitierten 58 Patienten mit Immunglobulinabnormalitäten waren 6 Kinder mit Agammaglobulinämien vom Schweizertyp, von denen 5 erniedrigte C1q-Spiegel aufwiesen. In einer anderen Klinik wurden 3 weitere agammaglobulinämische Kinder (Schweizertyp) untersucht. Sie wiesen ebenfalls eine Verminderung der C1q-Konzentration auf (*Gewurz, Pickering, Christian, Snyderman, Mergenhagen* und *Good* 1968).

Trotz der auffallenden engen Verknüpfung zwischen der Störung der Immunglobulinsynthese und derjenigen der C1q-Produktion sind pathogenetische Vorstellungen bisher nicht entwickelt worden, wenn man einmal von der besonderen Vorstellung absieht (*Gewurz, Pickering, Christian, Snyderman, Mergenhagen* und *Good* 1968), nach der der C1q-Mangel als sekundäre Folge der für Agammaglobulinämien typischen pathologischen Veränderungen der Dünndarmschleimhaut (*Johnson, van Arsdel, Tobe* und *Ching* 1967) anzusehen ist. Die Vorstellung baut auf Untersuchungen der Dünndarmepithelien von Meerschweinchen auf, die unter Kulturbedingungen *in vitro* alle drei Subkomponenten von C1 produzierten (*Colten, Borsos* und *Rapp* 1966).

Über C1r-Mangel findet sich nur eine vereinzelte Publikation (*Pickering, Naff, Stroud, Good* und *Gewurz* 1970), die ein 13jähriges Kind betrifft, welches gleichzeitig an einer chronischen Glomerulonephritis litt. Das Serum des Kindes hatte eine verminderte hämolytische C-Aktivität bei starker Verminderung von C1. Zwar war auch die C1s-Konzentration (siehe unten) vermindert, doch ergab sich überraschenderweise, daß die alleinige Zugabe von gereinigtem C1r die normale hämolytische C-Aktivität voll rekonstituierte. Die C1r-Zugabe hatte die vorher fehlende regelrechte Assoziierung der C1-Subkomponenten zu dem trimolekularen C1-Komplex (s. A4b und B1a) bewirkt. Es blieb offen, ob der C1r-Defekt auf ein Fehlen der Subkomponente infolge einer Synthesestörung oder auf einen strukturellen Defekt des an sich vorhandenen Moleküls, verbunden mit der Unfähigkeit C1q oder C1s zu binden, zurückzuführen war.

C1s-Mangel wurde bei einem Fall beobachtet, der dem von *Pickering* und Mitarb. (1970) beschriebenen C1r-Defekt sehr ähnlich war. Wieder handelte es sich um ein Kind, diesmal aber mit einem generalisierten Lupus erythematodes, ohne ausdrückliche Hinweise auf eine zu vermutende Nierenbeteiligung (*Pondman, Stoop, Cormane* und *Hannema* 1968). Die Gesamt-C-Aktivität lag unter 1 CH_{50}-

Einheit und C1-Esteraseaktivität ließ sich ebenfalls nicht nachweisen. Zugabe von gereinigtem C1s in Mengen zwischen 0,01 und 0,1 µg Protein auf 1 ml Serum stellte die normale hämolytische Funktion wieder her, während Zugabe von C1q oder C1r wirkungslos blieb.

Literatur

Colten, H. R., T. Borsos and *H. J. Rapp,* In vitro synthesis of the first component of complement by guinea pig small intestine. Proc. nat. Acad. Sci. 56, 1158 (1966). — *Gewurz, H., R. J. Pickering, C. L. Christian, R. Snyderman, S. E. Mergenhagen* and *R. A. Good,* Decreased C1q protein concentration and agglutinating activity in aggammaglobulinemia syndromes: An inborn error reflected in the complement system. Clin. Exp. Immunol. 3, 437 (1968). — *Jacobs, J. C., A. de Capoa, E. McGilvray, J. H. Morse, J. N. Schullinger, W. A. Blanc, W. C. Heird, O. J. Miller, R. D. Rossen* and *R. A. Walzer,* Complement deficiency and chromosomal breaks in a case of Swiss-type agammaglobulinemia. Lancet 1968/I, 499. — *Johnson, R. E., P. P. Van Arsdel, A. D. Tobe* and *Y. Ching,* Adult hypogammaglobulinemia with malabsorption and iron deficiency anemia. Amer. J. Med. 43, 935 (1967). — *Kohler, P. F.* and *H. J. Müller-Eberhard,* Complement-immunoglobulin relation: Deficiency of C1q associated with impaired IgG synthesis. Science 163, 474 (1969). — *Müller-Eberhard, H. J.* and *H. G. Kunkel,* Isolation of a thermolabile serum protein which precipitates γ-globulin aggregates and participates in immune hemolysis. Proc. Soc. exp. Biol. Med. 106, 291 (1961). — *Müller-Eberhard, H. J., U. Hadding* and *M. A. Calcott,* Current problems in complement research. In: Immunopathology, p. 179. 5th Intern. Symp. Eds.: *P. A. Miescher* and *P. Grabar* (Basel 1968). — *O'Connell, E. J., P. Enriquez, J. W. Linman, G. J. Gleich* and *F. C. McDuffie,* Swiss type agammaglobulinemia associated with an abnormality of the inflammatory response. J. Pediat. 69, 981 (1966). — *Pickering, R. J., G. B. Naff, R. M. Stroud, R. A. Good* and *H. Gewurz,* Deficiency of C1r in human serum. Effects on the structure and function of macromolecular C1. J. Exp. Med. 131, 803 (1970). — *Pondman, K. W., J. W. Stoop, R. H. Cormane* and *A. J. Hannema,* Abnormal C1 in patient with systemic lupus erythematosus. J. Immunol. 101, 811 (1968).

c) *Hereditäres angioneurotisches Ödem*

Fehlen des C1-Esterase-Inaktivators

Von *Quincke* wurden 1882 umschriebene subepitheliale Ödeme der Haut als ein besonderes klinisches Krankheitsbild beschrieben. Es erhielt später (*Strubing* 1885) die Bezeichnung angioneurotisches Ödem. Von dem Syndrom wurde von *Osler* (1888) eine besondere hereditäre Form mit dominantem Erbgang abgetrennt. Das hereditäre angioneurotische Ödem ist charakterisiert durch wiederholte flüchtige, akut auftretende, umschriebene subepitheliale Ödeme der Haut, der Schleimhaut des Magen-Darmtraktes und der Atemwege. Meist ist ein Teil der Gesichtshaut oder einer Extremität betroffen. Bei Beteiligung des Magen-Darmtraktes resultieren Schwindel, Übelkeit, Erbrechen und Koliken. Lebensbedrohliche Situationen mit Erstickungsgefahr entstehen bei Auftreten laryngealer Ödeme.
Die Pathogenese blieb völlig im Dunkeln, bis kürzliche Serumanalysen das Fehlen eines normalerweise vorhandenen Inaktivators des Plasma-Kallikrein (*Landerman, Webster, Becker* und *Ratcliffe* 1962) und der C1-Esteraseaktivität (*Donaldson* und *Evans* 1963) aufdeckten. Die Injektion von Kallikrein (*Landerman* 1962) oder von C1s (*Klemperer, Donaldson* und *Rosen* 1968) löste bei anfallsfreien Patienten die typischen Krankheitssymptome aus, während dies bei Normal-

personen folgenlos blieb. Die Ödeme werden seither als Ausdruck mangelhafter Zügelung dieser Serumesterasen angesehen.

Der in normalem Serum vorhandene Inaktivator wird an seiner Fähigkeit definiert, die esterolytische Wirkung von C1-Esterase gegenüber N-Acetyl-L-Tyrosin-Äthyl-Ester (ATE) zu blockieren (*Ratnoff* und *Lepow* 1957; *Levy* und *Lepow* 1959; *Pensky*, *Levy* und *Lepow* 1961). Eine C1-Esterase-Inaktivator-Einheit ist diejenige Menge, die die spaltende Wirkung von zehn C1-Esterase-Einheiten (s. D1), gemessen gegenüber N-Acetyl-L-Tyrosin-äthylester, blockiert (*Levy* und *Lepow* 1959). In normalen menschlichen Seren fanden sich etwa 6 Inaktivator-Einheiten pro ml (*Levy* und *Lepow* 1959). Die Esterase-inaktivierende Wirkung beschränkte sich aber nicht nur auf das C1s. Der Inaktivator blockierte auch die esterolytische Funktion des C1r (*Ratnoff*, *Pensky*, *Ogston* und *Naff* 1969) sowie die des Plasma-Kallikrein (*Kagen* und *Becker* 1963; *Kagen* 1964; *Ratnoff*, *Pensky*, *Ogston* und *Naff* 1969) und das in normalem menschlichem Plasma vorhandene Kininfreisetzende Enzym PF/Dil (Permeability factor by dilution = durch Serumverdünnung freiwerdender Permeabilitätsfaktor), ferner auch die fibrinolytische Wirkung des Plasmins (*Ratnoff*, *Pensky*, *Ogston* und *Naff* 1969) und die Eiweiß-spaltende Wirkung des Chymotrypsins (*Pensky*, *Levy* und *Lepow* 1961).

Als Träger der hitzelabilen (*Levy* und *Lepow* 1959) Inaktivator-Funktion wurde ein α_2-Neuraminglykoproteid erkannt und auch präparativ in isolierter Form dargestellt (*Pensky* und *Schwick* 1969). Die Antigenität des Moleküls erwies sich als spezies-spezifisch. Ein in Kaninchen gegen menschlichen C1-Inaktivator hergestelltes Antiserum ergab im Ouchterlony-Test nur gegenüber menschlichem und Primaten-Serum eine Präzipitationslinie (*Donaldson* und *Pensky* 1970). Obwohl ein ähnlicher Inaktivator anhand seiner Funktion auch in Meerschweinchen-Serum nachweisbar war (*Levy* und *Lepow* 1959; *Tamura* und *Nelson* 1967), wurde er durch die Antiseren nicht erkannt.

Es stellte sich bald heraus, daß die Ödem-Patienten hinsichtlich des Inaktivator-Defektes in zwei Untergruppen aufteilbar waren. In der Mehrzahl der Fälle fehlte sowohl die biochemisch (s. oben) meßbare Inaktivator-Aktivität als auch die im Ouchterlony-Test normalerweise nachweisbare Antigenität des Eiweiß-Trägers (*Rosen*, *Charache*, *Pensky* und *Donaldson* 1965). Daneben fand sich aber auch eine Gruppe von 2 Sippen mit bisher 9 Patienten, bei denen nur die C1-inaktivierende Wirkung fehlte, die Serum-Konzentration (Methode nach *Ouchterlony*) des normalerweise diese Funktion tragenden Eiweißes mit etwa 2,4 mg pro 100 ml aber normal war. In einem weiteren Fall wurde sogar eine extrem hohe Konzentration nichtfunktionierenden Inaktivators gefunden (*Laurell*, *Lindegren*, *Malmros* und *Martensson* 1969), und es scheint nicht ausgeschlossen, daß in solchen Fällen die Funktion durch Komplexierung — vielleicht unter Vermittlung eines noch unbekannten abnormalen Proteins — mit Serum-Albumin blockiert wird (*Laurell* und *Martensson* 1971). Die Inaktivatordefekte waren in beiden Gruppen hereditär. Abb. 55 läßt 3 Familien mit funktioneller Inaktivatorstörung bei erhaltener Produktion des Eiweißträgers erkennen. Wie man sieht, waren die Merkmalsträger heterozygot. Der Erbgang war autosomal dominant (*Donaldson* und *Evans* 1963) und entsprach somit auch der klinischen Erstbeschreibung von *Osler* (1888).

Die **pathogenetischen Zusammenhänge** zwischen der Abwesenheit des Esterase-Inaktivators und den angio-neurotischen Ödemen sind unklar. Besonders beunruhigend ist, daß wir nicht wissen, was bei der doch permanenten Abwesenheit des Inaktivators die Einzelanfälle auslöst. Über die Prädilektionen der Ödeme

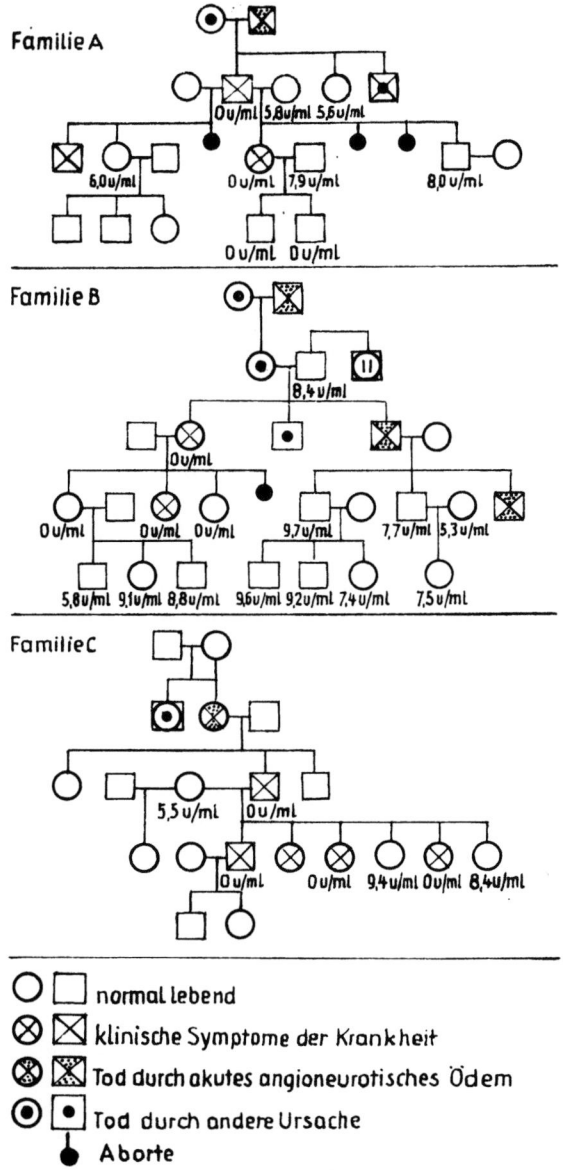

Abb. 55. Stammbäume von drei Familien mit hereditärem angioneurotischem Ödem. Unter den Personensymbolen sind die Serumkonzentrationen des C1-Esterase-Inaktivators (Einheiten pro ml-Serum) angegeben. Mit einer Ausnahme waren alle Aborte spontan. (Aus: *Donaldson* und *Evans* 1963)

im Rachenraum sind nicht einmal Vermutungen möglich. Vor allem aber sind wir auch im unklaren darüber, welche der vielen entzügelten esterolytischen Serumfunktionen nun eigentlich der Hauptübeltäter und welches der Weg ihrer Aktivierung ist. Überblickt man die hierzu vorliegenden Einzelbefunde, so ergeben sich bisher nur Umrisse einer Arbeitshypothese. Am Anfang könnte eine unbekannte Primär-

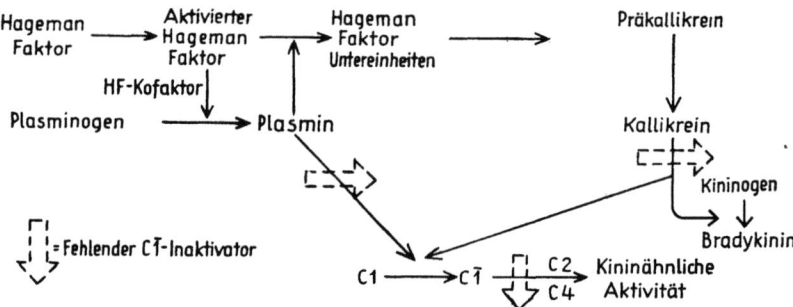

Abb. 56. Schematische Darstellung der möglichen Pathogenese des hereditären angioneurotischen Ödems. (In Anlehnung an *Austen* 1971)

noxe, wie z. B. Mikroverletzungen o. ä., mit Aktivierung des Hageman-Faktors des Gerinnungssystems stehen (Abb. 56). Tatsächlich hat sich an Seren aus Patienten in der Remissionsphase zeigen lassen, daß zugegebener Hageman-Faktor zur vermehrten Aktivierung von C1-Esterase führte (*Donaldson* 1968). Dies könnte entweder direkt über die Einwirkung des vom Hageman-Faktor aktivierten Plasmins (*Iatridis* und *Ferguson* 1962) geschehen sein (*Ratnoff* und *Lepow* 1957) oder indirekt über das plasminaktivierte Kallikreinogen (*Back*, *Munson* und *Guth* 1960), welches nun seinerseits als Kallikrein erst auf das C1 einwirkte (*Gigli*, *Mason*, *Colman* und *Austen* 1968; 1970). Die Beteiligung derartiger Enzymsysteme geht auch daraus hervor, daß sich der bei den Patienten fehlende Inaktivator durch Sojabohnen-Trypsininhibitor ersetzen ließ (*Donaldson*, *Ratnoff*, *Dias da Silva* und *Rosen* 1969). Dieser vermag C1-Esterase nicht zu blockieren, wohl aber Plasmin und Kallikrein. Wie immer im einzelnen auch die Aktivierung der C1-Esterase zustandgekommen sein mag, so würde man jedenfalls weiter vermuten, daß sie nun ihrerseits die Sequenz der C-Reaktion in Gang setzte. Während der Ödem-Anfälle ist wiederholt ein Abfall der C4- und der C2-Titer im Serum beobachtet worden (*Donaldson* und *Rosen* 1964; *Austen* und *Sheffer* 1965, *Ruddy*, *Carpenter*, *Müller-Eberhard* und *Austen* 1968). Eine weitergehende Aktivierung der C-Sequenz war nicht nachweisbar. Die Titer an C3 und den folgenden Faktoren waren auch während der Ödem-Anfälle normal (*Ruddy*, *Carpenter*, *Müller-Eberhard* und *Austen* 1968). Überprüft man die biologische Potenz der aktivierten Komponenten, so erscheint es sehr verlockend, den letztlich auslösenden Faktor in einem Spaltprodukt von C2 zu sehen. Im Plasma der Patienten fand sich ein Polypeptid mit Kinin-ähnlichen Eigenschaften (*Donaldson*, *Ratnoff*, *Dias da Silva* und *Rosen* 1969). Es ließ sich isolieren und löste in der Haut von Versuchspersonen eine histaminunabhängige Permeabilitätssteigerung aus. Isolierten Rattenuterus brachte es zur Kontraktion. Die für Kinine sonst typischen Schmerzen und Erytheme blieben aber aus. Das Polypeptid war hitzestabil und trypsinempfindlich. Obwohl eine Identität bisher nicht gesichert werden konnte, entsprach es doch in funktioneller Hinsicht einem ähnlichen Peptid, welches sich von C2 nach Inkubation mit gereinigter C1-Esterase und C4 abspalten ließ (*Donaldson*, *Ratnoff*, *Klemperer* und *Rosen* 1968; *Klemperer*, *Rosen* und *Donaldson* 1969). Ein solcher C2-Ursprung ließe sich auch durch die bei Menschen mit C2-Mangel (vgl. G1e) nach i. d. Injektionen von C1-Esterase ausbleibende Permeabilitätssteigerung (*Klemperer*, *Austen* und *Rosen* 1967) indirekt stützen.

Literatur

Austen, K. F. and *A. L. Sheffer,* Detection of hereditary angioneurotic edema by demonstration of a reduction in the second component of human complement. New Engl. J. Med. **272,** 649 (1965). — *Austen, K. F.,* Chemical Mediators of the Acute Inflammatory Response in Man. Progress in Immunology. Ed.: B. Amos New York, London (1971). — *Back, N., A. E. Munson* and *P. S. Guth,* Anaphylactic shock in dogs. J. Amer. Med. Ass. **183,** 260 (1960). — *Donaldson, V. H.,* Mechanisms of activation of C1 esterase in hereditary angioneurotic edema plasma in vitro. The role of Hageman factor, a clot-promoting agent. J. Exp. Med. **127,** 411 (1968). — *Donaldson, V. H.* and *R. R. Evans,* A biochemical abnormality in hereditary angioneurotic edema: absence of serum inhibitor of C1-esterase. Amer. J. Med. **35,** 37 (1963). — *Donaldson, V. H.* and *F. S. Rosen,* Action of complement in hereditary angioneurotic edema: The role of C1-esterase. J. clin. Invest. **43,** 2204 (1964). — *Donaldson, V. H., O. D. Ratnoff, M. R. Klemperer* and *F. S. Rosen,* Studies on a peptide from hereditary angioneurotic edema plasma with permeability factor and kinin activity. J. Immunol. **101,** 818 (1968). — *Donaldson, V. H., O. D. Ratnoff, W. Dias da Silva* and *F. S. Rosen,* Permeability-increasing activity in hereditary angioneurotic edema plasma. II. Mechanism of formation and partial characterization. J. clin. Invest. **48,** 642 (1969). — *Donaldson, V. H.* and *J. Pensky,* Some observations on the phylogeny of serum inhibitor of C1 esterase. J. Immunol. **104,** 1388 (1970). — *Gigli, I., J. W. Mason, R. W. Colman* and *K. F. Austen,* Interaction of kallikrein with the C1 esterase inhibitor (abstr.). J. Immunol. **101,** 814 (1968). — *Gigli, I., J. W. Mason, R. W. Colman* and *K. F. Austen,* Interaction of plasma kallikrein with the C1 inhibitor. J. Immunol. **104,** 574 (1970). — *Iatridis, S. G.* and *J. H. Ferguson,* Active Hageman factor: A plasma lysokinase of the human fibrinolytic system. J. clin. Invest. **41,** 1277 (1962). — *Kagen, L. J.,* Some biochemical and physical properties of the human permeability globulins. Brit. J. Exp. Pathol. **45,** 604 (1964). — *Kagen, L. J.* and *E. L. Becker,* Inhibition of permeability globulins by C1 esterase inhibitor (abstr.). Fed. Proc. **22,** 613 (1963). — *Klemperer, M. R., K. F. Austen* and *F. S. Rosen,* Hereditary deficiency of the second component of complement (C2) in man: further observations on a second kindred. J. Immunol. **98,** 72 (1967). — *Klemperer, M. R., V. H. Donaldson* and *F. S. Rosen,* Effect of C1 esterase on vascular permeability in man: studies in normal and complement-deficient individuals and in patients with hereditary angioneurotic edema. J. clin. Invest. **47,** 604 (1968). — *Klemperer, M. R., F. S. Rosen* and *V. H. Donaldson,* A polypeptide derived from the second component of human complement (C2) which increases vascular permeability. J. clin. Invest. **48,** 44a (1969). — *Landerman, N. S.,* Hereditary angioneurotic edema. I. Case reports and review of the literature. J. Allergy **33,** 316 (1962). — *Landerman, N. S., M. E. Webster, E. L. Becker* and *H. E. Ratcliffe,* Hereditary angioneurotic edema. II. Deficiency of inhibitor for serum globulin permeability factor and / or plasma kallikrein. J. Allergy **33,** 330 (1962). — *Laurell, A. B., J. Lindegren, I. Malmros* and *H. Mårtensson,* Enzymatic and immunochemical estimation of C1 esterase inhibitor in sera from patients with hereditary angioneurotic edema. Scand. J. Clin. Lab. Invest. **24,** 221 (1969). — *Laurell, A. B.* and *U. Mårtensson,* C1 inactivator protein complexed with albumin in plasma from a patient with angioneurotic edema. Eur. J. Immunol. **1,** 146 (1971). — *Levy, L. R.* and *I. H. Lepow,* Assay and properties of serum inhibitor of C1-esterase. Proc. Soc. Exp. Biol. Med. **101,** 608 (1959). — *Osler, W.,* Hereditary angioneurotic oedema. Amer. J. med. Sci. **95,** 362 (1888). — *Pensky, J., L. R. Levy* and *I. H. Lepow,* Partial purification of a serum inhibitor of C1-esterase. J. Biol. Chem. **236,** 1674 (1961). — *Pensky, J.* and *H. G. Schwick,* Human serum inhibitor of C1 esterase: Identity with α2-neuraminoglycoprotein. Science **163,** 698 (1969). — *Quincke, H.,* Über akutes umschriebenes Hautödem. Mh. prakt. Derm. **1,** 129 (1882). — *Ratnoff, O. D.* and *I. H. Lepow,* Some properties of an esterase derived from preparations of the first component of complement. J. Exp. Med. **106,** 327 (1957). — *Ratnoff O. D., J. Pensky, D. Ogston* and *G. B. Naff,* The inhibition of plasmin, plasma kallikrein, plasma permeability factor (PF/Dil) and the C1r subcomponent of the first component of complement by serum C1 esterase inhibitor. J. Exp. Med. **129,** 315 (1969). — *Rosen, F. S.,*

P. Charache, J. Pensky and *V. H. Donaldson*, Hereditary angioneurotic edema: two genetic variants. Science **148**, 957 (1965). — *Ruddy, S., C. B. Carpenter, H. J. Müller-Eberhard* and *K. F. Austen*, Complement component levels in hereditary angioneurotic edema and isolated C2 deficiency in man. p. 231. In: Immunopathology, Vth. Int. Symp.; ed. by *P. A. Miescher* and *P. Grabar* (Basel/Stuttgart 1968). — *Strubing, P.*, Über akutes (angioneurotisches) Ödem. Z. klin. Med. **9**, 381 (1885). — *Tamura, N.* and *R. A. Nelson*, Three naturally occuring inhibitors of components of complement in guinea pig and rabbit serum. J. Immunol. **99**, 582 (1967).

d) Verbrauchsmangel von C4

Von der japanischen Arbeitsgruppe um *Torisu* (*Torisu, Sonozaki, Inai* und *Arata* 1970) ist in den letzten Jahren der Versuch unternommen worden, durch groß angelegte Untersuchungen einen Überblick über die Häufigkeit von C-Anomalien in gesunden Bevölkerungsgruppen zu gewinnen. Bei Prüfung von insgesamt 42 000 Seren gesunder Probanden fanden sich bei zwei 43- bzw. 57jährigen Männern sowie bei einer 32jährigen Frau fast völlig fehlende hämolytische Aktivitäten mit CH_{50}-Einheiten unter 1 gegenüber Normalwerten von etwa 40. Die C4-Aktivität dieser Seren war mit Titern von 8, 6 und 4 gegenüber 128 000 in Normalseren stark erniedrigt. Die Titer entsprachen einer Verminderung auf etwa 0,008 %. Auch die Einzelaktivitäten der übrigen Komponenten einschließlich des Immunadhärenztiters waren vermindert, wenn auch nicht in so extremer Weise wie C4. Die Titrationsergebnisse sind auf Tab. 15 zusammengefaßt. Volle hämolytische Aktivität ließ sich jedoch allein durch Zugabe von hochgereinigtem menschlichem C4 restituieren, wobei der Hämolyse-Titer der zugegebenen Menge von C4 direkt proportional war. Bei der Anomalie könnte es sich um einen funktionellen Defekt handeln. Sowohl bei quantitativer Analyse mittels Ouchterlony-Test als auch bei immunelektrophoretischen Untersuchungen fanden sich normale Konzentrationen von C4-Protein und normale Wanderungsgeschwindigkeit. Dagegen scheint bereits die Anlagerung des C4 an $EAC1^{gp}$-Zellen gestört zu sein, jedenfalls ließen sich diese Zellen nach der Behandlung mit C4-defektem Serum durch Anti-C4-Serum nicht agglutinieren.

Dennoch läßt sich von der Produktion eines funktionell geschädigten C4-Proteins nicht mit Sicherheit sprechen. Die Defektseren besaßen eine sehr starke C4-inaktivierende Wirkung, so daß der Verlust der C4-Titer auch Folge eines im Serum vorhandenen und im Einzelnen noch unbekannten Inaktivators sein könnte. Manches spricht dafür, daß es sich bei diesem Inaktivator um C1-Esteraseaktivität (C1s) handeln könnte (*Torisu, Nagaki, Inai* und *Sonozaki* 1971). Die C4-inaktivierende Wirkung der Defektseren wurde durch Erhitzen (56° C, 30 min) auf

Tab. 15. Aktivitäten der C-Komponenten im Serum normaler Probanden und solcher mit C4-Mangel. (Aus: *Torisu, Sonozaki, Inai* und *Arata* 1970.)

Serum von	C1	C4	C2	C3	C5	C6	C7	C8	C9
C4 defekt 1	3,200	8	1,600	3,200	1,600	1,200	12,800	32,000	24,000
C4 defekt 2	6,400	6	1,600	1,600	2,400	3,200	6,400	64,000	32,000
C4 defekt 3	3,200	4	800	800	3,200	2,400	9,600	24,000	32,000
Normal 1	25,600	128,000	3,200	3,200	6,400	4,800	25,600	64,000	48,000

5,5 % des Ausgangswertes reduziert. Der C4-Mangel würde damit Parallelen zu dem unten beschriebenen C1-Esterase-Inhibitormangel besitzen. Er unterscheidet sich aber dadurch, daß die Aktivität des C1-Esterase-Inhibitor in den vorliegenden Fällen normal war und den Patienten zudem auch die typischen klinischen Ödemsymptome (s. oben) fehlten. Die Autoren denken an die Möglichkeit einer genetischen Übertragung der Abnormalität.

Untersuchungen über die biologischen Folgen des Defektes sind an den drei Personen nicht durchgeführt worden. Jedenfalls war aber eine besondere Infektanfälligkeit trotz der extremen Limitierung der C4-Aktivität nicht vorhanden. Alle drei Probanden waren klinisch unauffällig, wobei zunächst offenbleiben muß, ob die minimale Restaktivität an C4 genügte, die folgenden Komponenten in ausreichendem Maße zu aktivieren oder ob eher an Nebenschlußreaktionen mit Direktaktivierung von C3 zu denken ist, wie sie im Abschnitt über die C4-defekten Meerschweinchen (s. G2a) diskutiert werden.

Literatur

Torisu, M., H. Sonozaki, S. Inai and *M. Arata*, Deficiency of the fourth component of complement in man. J. Immunol. 104, 728 (1970). — *Torisu, M., K. Nagaki, S. Inai* and *H. Sonozaki*, C4 inactivating factor in C4 deficient human serum (abstr.). J. Immunol. 107, 312 (1971).

e) *Minderproduktion von C2*

Bei einem klinisch gesunden Mann fiel ein fast völliges Fehlen der hämolytischen C-Aktivität auf (*Silverstein* 1960). Der Mangel beruhte auf einem Fehlen von C2. Ähnliche Beobachtungen sind seither mehrfach mitgeteilt worden (*Hässig, Borel, Ammann, Thoni* und *Butler* 1964; *Klemperer, Woodworth, Rosen* und *Austen* 1966; *Cooper, ten Bensel* und *Kohler* 1968; *Ruddy, Klemperer, Rosen, Austen* und *Kumate* 1970). Während sich in solchen Seren C2-Aktivität zunächst überhaupt nicht fand und sich auch das C2-Protein als Ag nicht nachweisen ließ (*Polley* 1968; *Klemperer* 1969), hat sich neuerdings mit verfeinerter Methodik doch eine Restaktivität finden lassen. Sie lag zwischen etwa 0,5—4,0 % (*Klemperer, Woodworth, Rosen* und *Austen* 1966; *Cooper* 1968) des Aktivitätstiters normaler Personen. Es bleibt noch zu klären, ob der fehlende Nachweis der C2-Antigenität auf der relativen Unempfindlichkeit der Ouchterlony-Methode beruhte. Nicht auszuschließen ist aber auch die Möglichkeit, daß bei den C2-defekten Personen ein pathologisch verändertes C2-Protein gebildet wird, welches zwar noch eine C2-Restfunktion wahrnehmen kann, das aber mittels Antiserum gegen normales C2 nicht nachweisbar ist. Der Defekt konnte allein durch Zugabe von gereinigtem C2 ausgeglichen werden (*Klemperer, Woodworth, Rosen* und *Austen* 1966).

Trotz der nur minimalen Restaktivität von C2 und der hierdurch bedingten fehlenden hämolytischen Aktivität, war der IA-Titer der Defektseren kaum (*Klemperer, Woodworth, Rosen* und *Austen* 1966; *Klemperer, Austen* und *Rosen* 1967), bzw. gar nicht (*Gewurz, Pickering, Muschel, Mergenhagen* und *Good* 1966; *Cooper, ten Bensel* und *Kohler* 1968) vermindert. Man muß wohl annehmen, daß die Restaktivität an C2 noch ausreichend war, die für den IA-Test ausreichende Minimalzahl von 10 C3-Molekülen (vgl. F4a) auf der Zelloberfläche zu fixieren, während andererseits die zur Weiterführung der hämolytischen Reaktionskette statistisch notwendige Anzahl von aktiven C3-Stellen (vgl. B3) nicht erreicht wurde.

Die C2-Mangel-Patienten waren klinisch unauffällig und auch eine besondere Infektionsanfälligkeit war nicht zu erkennen, obwohl entsprechend der hämolytischen Funktionsstörung doch auch die bakterizide Potenz der Seren deutlich vermindert war. Die C2-Defektseren vermochten nur etwa 40% der Menge sensibilisierter *Salmonella typhi* zu töten, die durch Normalserum abzutöten war (*Silverstein* 1960), gemessen mit der nephelometrischen Methode von *Muschel* und *Treffers* (1956). Erfolgte die Messung mittels Kolonienzählung (*Michael, Whitby* und *Landy* 1962), war der Unterschied noch deutlicher. Am meisten aber sprang die Differenz ins Auge, wenn die 50%-Bakterizidie als Referenz-Wert genommen wurde. Während Normalserum in einer Verdünnung von etwa 1:25 fünfzig Prozent der zugegebenen und optimal sensibilisierten *S. typhi* 0901 abtötete, mußte C2-defektes Serum fast zehnfach konzentrierter (1:3) zugegeben werden (*Klemperer, Woodworth, Rosen* und *Austen* 1966). Zur Erklärung der offenbar **normalen Infektionsresistenz** dieser Personen könnte man annehmen, daß die bakterizide Serumfunktion zwar reduziert, aber dennoch ausreichend war, oder man könnte vermuten, daß die fast normale Immunadhärenz (s. oben) die limitierte bakterizide Potenz dieser Seren über den Mechanismus der Immun-Phagozytose kompensierte. Wegen der Zusammenhänge zwischen IA und Infektabwehr siehe F4b und H1.

Der C2-Defekt wurde, wie auf Abb. 57 illustriert, autosomal rezessiv vererbt (*Klemperer, Woodworth, Rosen* und *Austen* 1966; *Klemperer, Austen* und *Rosen* 1967). Heterozygote Individuen wiesen einen auf etwa 50% der Norm verminderten C2-Titer auf.

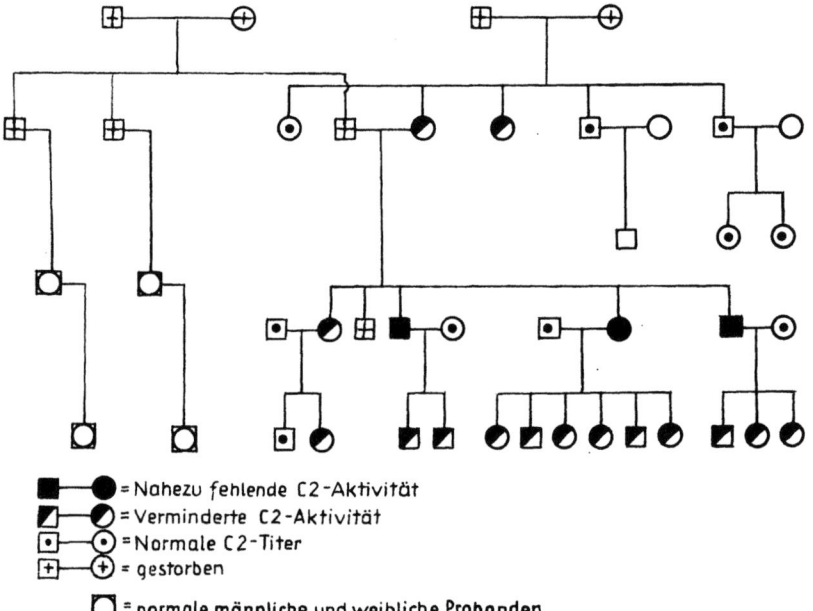

Abb. 57. Stammbaum bei Patienten mit C2-Anomalie. (Aus: *Klemperer, Woodworth, Rosen* und *Austen* 1966)

Literatur

Cooper, N. R., Molecular measurement of the second component (C2) of human complement (C). Fed. Proc. 27, 314 (1968). — *Cooper, N. R., R. ten Bensel* and *P. F. Kohler*, Studies of an additional kindred with hereditary deficiency of the second component of human complement (C2) and description of a new method for the quantitation of C2. J. Immunol. 101, 1176 (1968). — *Gewurz, H., R. J. Pickering, L. H. Muschel, S. E. Mergenhagen* and *R. A. Good*, Complement-dependent biological functions in complement deficiency in man. Lancet 1966/II, 356. — *Hässig, A., J. F. Borel, P. Ammann, M. Thoni* and *R. Butler*, Essentielle Hypokomplementämie. Path. et. Microbiol. (Basel) 27, 542 (1964). — *Klemperer, M. R.*, Hereditary deficiency of the second component of complement in man: An immunochemical study. J. Immunol. 102, 168 (1969). — *Klemperer, M. R., H. C. Woodworth, F. S. Rosen* and *K. F. Austen*, Hereditary deficiency of the second component of human complement (C2) in man. J. clin. Invest. 45, 880 (1966). — *Klemperer, M. R., K. F. Austen* and *F. S. Rosen*, Hereditary deficiency of the second component of complement (C2) in man: Further observations on a second kindred. J. Immunol. 98, 72 (1967). — *Michael, J. G., I. L. Whitby* and *M. Landy*, Studies on natural antibodies to gram-negative bacteria. J. Exp. Med. 115, 131 (1962). — *Muschel, L. H.* and *H. P. Treffers*, Quantitative studies on the bactericidal actions of serum complement. I. A rapid photometric growth assay for bactericidal activity. J. Immunol. 76, 1 (1956). — *Polley, M.*, Inherited C2 deficiency in man: Lack of immunochemically detectable C2 protein in serums from deficient individuals. Science 161, 1149 (1968). — *Ruddy, S., M. R. Klemperer, F. S. Rosen, K. F. Austen* and *J. Kumate*, Hereditary deficiency of the second component of complement (C2) in man: Correlation of C2 haemolytic activity with immunochemical measurements of C2 protein. Immunology 18, 943 (1970). — *Silverstein, A. M.*, Essential hypocomplementemia: Report of a case. Blood 16, 1338 (1960).

f) Störungen von C3

Bei Überprüfung von 2321 gesunden Blutspendern fielen 10 Seren mit signifikant **verminderter Funktion von C3** auf (*Torisu, Arata, Sonozaki* und *Majima* 1967), gemessen anhand der Immunadhärenz (IA)-vermittelnden Wirkung des C3b (*Nishioka* und *Linscott* 1963). Der IA-Titer der defekten Seren betrug mit 1 : 2 bis 1 : 9 nur den zweihundertsten bis tausendsten Teil der Aktivitäten normaler Seren (1 : 1000 bis 1 : 4000). Infolge der C3-Insuffizienz war auch die hämolytische Gesamt-C-Aktivität dieser Seren stark erniedrigt. Sie lag unter einer CH_{50}-Einheit (Methode nach *Mayer* 1961). Normale Seren haben etwa 35—50 CH_{50}-Einheiten. Im übrigen war ähnlich wie bei den oben zitierten C4-defekten Probanden der gleichen Autoren zwar auch hier eine Komponente (C3) wieder besonders betroffen, aber auch die anderen wiesen z. T. subnormale Konzentrationen (Titrationsmethode nach *Nelson, Jensen, Gigli* und *Tamura* 1966) auf, was auf eine mehr allgemeine Eiweiß-Störung schließen ließ. Die Einzelbefunde sind auf Tab. 16 zusammengestellt.

Dieser Defekt nimmt im Vergleich zu den anderen in diesem Kapitel beschriebenen insofern eine Sonderstellung ein, als es sich hier um die funktionelle Insuffizienz eines im übrigen in normaler Menge produzierten Proteins handelt. Die Bestimmung der Ag-Konzentration mittels der Doppeldiffusionsmethode nach Ouchterlony und unter Verwendung eines Antiserums vom Kaninchen ergab gleich starke Präzipitate mit den C3-defekten und normalen Seren. Abgesehen vom Ausschluß einer möglicherweise pathologisch vermehrten C3-Inaktivierung in diesen Seren, die einen funktionellen Defekt nur hätte vortäuschen können, wurden weitere Analysen nicht vorgenommen und insbesondere liegen auch keine Angaben über an sich doch

Tab. 16. Titer einzelner C-Komponenten bei Personen mit C3-Defekt im Vergleich zu normalen. (Aus: *Torisu, Arata, Sonozaki* und *Majima* 1967).

Name	Defekt-Serum					Serum-Verdünnung bei ++ Reaktion								
	Alter	Geschlecht	Blutgruppe	CH50-Einheiten	CIA50[a]	C1	C4	C4 und C2	C3	C5	C6	C7	C8	C9
S.M.	41	M	B	<1	1:2	1:2000	1:32000	1:8000	1:2	1:250	1:64	1:500	1:2000	1:128
D.M.	37	M	A	<1	1:3	1:8000	1:32000	1:8000	1:2	1:250	1:64	1:2000	1:2000	1:8
Z.M.	39	M	B	<1	1:2	1:8000	1:64000	1:8000	1:2	1:2000	1:500	1:500	1:4000	1:128
K.K.	28	M	0	<1	1:4	1:8000	1:32000	1:8000	1:9	1:500	1:500	1:2000	1:1000	1:128
K.E.	16	F	B	<1	1:30	1:12000	1:128000	1:16000	1:3	1:250	1:1000	1:2000	1:1000	1:250
T.Y.	45	M	A	<1	1:3	1:64000	1:32000	1:16000	1:9	1:1000	1:64	1:1000	1:250	1:16
S.K.	30	M	AB	<1	1:9	1:32000	1:128000	1:16000	1:2	1:2000	1:16	1:1000	1:1000	1:250
L.G.	24	M	A	<1	1:2	1:64000	1:64000	1:8000	1:2	1:500	1:1000	1:1000	1:200	1:1000
N.N.	59	M	0	<1	1:2	1:32000	1:64000	1:8000	1:6	1:1000	1:1000	1:1000	1:250	1:1000
Y.S.	20	M	A	<1	1:9	1:8000	1:32000	1:8000	1:6	1:500	1:2000	1:500	1:1000	1:16
K.S.	19	M	A	35	1:4000	1:64000	1:128000	1:16000	1:1200	1:2000	1:1000	1:8000	1:2000	1:2000
T.O.	24	M	B	42	1:6000	1:32000	1:128000	1:8000	1:2000	1:8000	1:4000	1:14000	1:16000	1:2000
L.T.	35	M	A	38	1:4000	1:64000	1:256000	1:8000	1:1000	1:2000	1:2000	1:14000	1:16000	1:2000
H.Y.	21	F	0	37	1:4000	1:32000	1:128000	1:8000	1:4000	1:2000	1:500	1:16000	1:8000	1:2000
N.I.	38	F	AB	39	1:6000	1:32000	1:64000	1:8000	1:2000	1:1000	1:2000	1:4000	1:32000	1:2000
T.H.	28	M	0	40	1:6000	1:32000	1:128000	1:16000	1:4000	1:2000	1:2000	1:4000	1:8000	1:2000
M.A.	32	M	B	41	1:4000	1:32000	1:128000	1:16000	1:4000	1:4000	1:2000	1:8000	1:16000	1:2000
Meerschweinchen-Serum				280	1:6000	1:64000	1:128000	1:16000	1:8000	1:16000	1:2000	1:32000	1:128000	1:32000

[a] Immun-Adhärenz

zu erwartende biologische Konsequenzen des Defektes vor. Eine besondere Infektgefährdung oder sonstige immunologische Anomalie fiel den Autoren nicht auf. Auch über den Zeitpunkt des Erwerbs bzw. über die Erblichkeit des Defektes wird nichts berichtet.

Ebenfalls frei von klinischen Besonderheiten war auch eine Familie, deren Mitglieder **verminderte Serumkonzentrationen** von C3-Protein aufwiesen, die mit etwa 70 mg/100 ml nur etwa die Hälfte normaler Seren (150,3 mg/100 ml) ausmachten (*Alper, Propp, Klemperer* und *Rosen* 1969). Die C3-Bestimmung erfolgte als Ag mittels der elektroimmunchemischen Methode nach *Laurell* (1966) und der nephelometrischen Technik nach *Boyden, Bolton* und *Gemeroy* (1947). Im Gegensatz zu den oben beschriebenen Fällen der Arbeitsgruppe von *Torisu*, stand aber hier die klinische Unauffälligkeit mit der hämolytischen Serumfunktion in Einklang. Sie war nur geringfügig herabgesetzt und vor allem waren auch die IA-Titer völlig normal. Obwohl diese Fälle also biologisch nichts Neues boten, waren sie aber doch wegen des Einblickes interessant, den sie in die **Genetik der C3-Produktion** boten. Die Minderproduktion an C3 wurde in einem autosomal dominanten Erbgang weitergegeben und war am ehesten als Nichtausdruck eines Allels aufzufassen. Alle Mitglieder der Familie mit C3-Mangel wiesen die Merkmale von Heterozygoten auf, doch war die mögliche Existenz auch von homozygoten Individuen allein auf der Grundlage dieser Beobachtung natürlich nicht auszuschließen. Sie wird aber bis zum Beweis des Gegenteils aus allgemein biologischen Gesichtspunkten (s. H1) mit dem Leben für nicht vereinbar gehalten.

Kürzlich wurde in Boston ein Patient mit einem Klinefelter-Syndrom untersucht, der durch seine Vorgeschichte auffällig war. Seit dem ersten Lebensjahr machte der jetzt 25jährige Arbeiter eine nahezu ununterbrochene Kette von Infektionen durch. Im einzelnen wurden angegeben: hämorrhagische Masern, recurrierende Otitiden, Mastoiditiden mit *Staph. aureus, Proteus vulgaris* und *Pseudomonas aeruginosa*, die bei fünf von elf Krankenhausaufenthalten zu operativen otolaryngologischen Eingriffen zwangen. Ferner traten auf: eine Bronchopneumonie, eine Lappenpneumonie, eine *Hämophilus influenza*-Pneumonie, ein Inguinalabszeß, zweimal akute Sinusitis, zwei diphtherische Abszesse, mehrmalige Hautinfektionen und schließlich eine Septikämie durch β-hämolytische *Streptokokken* und durch *Meningokokken*. Alle Infektionen sprachen auf Antibiotika gut an.

Die Ursache der **Infektanfälligkeit** war lange Zeit nicht zu eruieren, so daß schließlich eine genauere Analyse des Immunsystems vorgenommen wurde. Ein Ak-Mangelsyndrom lag nicht vor. Gegenüber Tetanustoxoid bildete der Patient normale Mengen humoraler Ak, gemessen mittels passiver Hämagglutination Tetanustoxoid-beladener Pferdeerythrozyten. Erst die Untersuchung des C-Systems deckte dann die mögliche Ursache auf. Das Serum des Patienten besaß kaum C3 (*Alper, Abramson, Johnston, Jandl* und *Rosen* 1970). Elekrophoretisch wanderte das aus dem Serum des Patienten gewonnene C3 fast ausschließlich als C3b (vgl. A4b). Die Restmenge des wie natives C3 wandernden C3 betrug nur 8 mg/100 ml Serum, während normale Personen zwischen 97 mg und 104 mg/100 ml aufwiesen. Wurde auch der wie C3b wandernde Serumanteil mit einbezogen, so ergab sich eine Konzentration von 27 mg/100 ml Serum. Die Kombination von Infektgefährdung und C3-Mangel wurde sofort als Experiment der Natur erkannt und ausführlich analysiert, ohne daß sich aber bisher mit letzter Klarheit sagen ließe, wo der C3-Mangel nun eigentlich herrührt. Er beruhte jedenfalls nicht auf einer Bildungsstörung, sondern auf einer in der Zirkulation nachweisbaren Spaltung des Moleküls unter Entstehung von C3b. Das C3b war (s. oben) sowohl in der Zirkulation nachweisbar, als auch fixiert auf der Oberfläche der autologen Erythrozyten. Nach i. v. Injektion wurde menschliches ^{125}I-C3 sofort in C3b verwandelt, an dem sich weiterhin das ^{125}I befand (*Alper, Abramson, Johnston, Jandl* und *Rosen* 1970a). Die schnelle Umwandlung unterblieb aber, wenn dem Patienten normales Plasma infundiert wurde. Einige Tage nach Gabe von 500 ml begann der Spiegel des autologen C3 in der Zirkulation anzusteigen. Es handelte sich um neu synthetisiertes C3, das infolge der Plasmainfusion der sonst zu erwartenden Aufspaltung entging. Erst nach dem 17. Tage fiel der C3-Titer wieder ab unter Neuauftreten von zirkulierendem C3b. Es sieht demnach so aus, als sei der C3-Mangel des Patienten auf das Fehlen eines im übrigen noch unbekannten Serumfaktors (5—6S β-Pseudoglobulin?) zurückzuführen, der normalerweise die Umwandlung des C3 in C3b hemmt.

Die Beurteilung der bisher bekannten **biologischen Konsequenzen des C3-Mangels** steht insofern auf schwankendem Boden, als auf eine funktionelle Analyse des C3 — sei es anhand der Immunadhärenz, sei es anhand der Immunhämolyse — verzichtet wurde und weil dieser außergewöhnliche Fall noch weitere, bisher nicht völlig aufgeklärte Proteinanomalien aufwies (*Abramson, Alper, Lachmann, Rosen* und *Jandl* 1971). Die mittels R-Reagenzien durchgeführte Bestimmung des klassischen C3 (*Alper, Abramson, Johnston, Jandl* und *Rosen* 1970) ergab einen Normalwert (!) und ist daher eher irreführend. Die Gesamt-C-Aktivität war mit 13,2 CH_{50}-Einheiten im Vergleich zu 32—45 CH_{50}-Einheiten in Normalseren deutlich erniedrigt. Eine kausale Verknüpfung der biologischen Defekte mit dem C3-Mangel wäre hinsichtlich der noch unaufgeklärten Komplexität der Defekte dieses Serums voreilig. Auffällig war die herabgesetzte Fähigkeit des Serums zu **opsonisieren**. *Diplococci pneumoniae* Typ II wurden mit Ak vom Kaninchen sensibilisiert und mit normalem oder Patientenserum inkubiert. Während das Normalserum zu einer ausreichenden Opsonisierung und nach Zusammenbringen mit menschlichen Leukozyten aus Normalblut zu guter Phagozytose führte, wurden die mit Defektserum inkubierten Keime nicht phagozytiert. Ähnlich wie oben bei den Restitutionsversuchen mit Plasma, konnte der Mangel wiederum nicht durch Zugabe von C3, wohl aber durch kleine Mengen normalen Serums ausgeglichen werden. Überraschenderweise und mit der relativ wenig beeinflußten gesamthämolytischen Aktivität unvereinbar, fehlte dem Defektserum auch die Fähigkeit zur **Bakterizidie**, soweit Untersuchungen an unsensibilisierten Keimen diesen Schluß zulassen. *Escherichia coli* oder eine Glattform von *Salmonella Newport* wurden durch das Patientenserum nicht abgetötet. Hier wäre eine Nachprüfung unter dem Gesichtspunkt der neuerlich entdeckten C3-Aktivierung im Nebenschluß (s. C) dringend. Schließlich waren auch die **chemotaktischen C-Funktionen** gestört. Ag-Ak-Komplexe aus Rinder- oder menschlichem Serumalbumin und Ak vom Kaninchen wurden entweder mit normalem oder Patientenserum inkubiert und das Reaktionsgemisch mittels der Methode von *Boyden* (1962) auf chemotaktische Aktivität geprüft. Das Patientenserum war außerstande, chemotaktische Aktivität (vgl. F5c und F7) zu entwickeln.

Literatur

Abramson, N., C. A. Alper, P. J. Lachmann, F. S. Rosen and *J. H. Jandl*, Deficiency of C3 inactivator in man. J. Immunol. 107, 19 (1971). — *Alper, C. A., R. P. Propp, M. R. Klemperer* and *F. S. Rosen*, Inherited deficiency of the third component of human complement (C3). J. clin. Invest. 48, 553 (1969). — *Alper, C. A., N. Abramson, R. B. Johnston Jr., J. H. Jandl* and *F. S. Rosen*, Increased susceptibility to infection associated with abnormalities of complement-mediated functions and of the third component of complement (C3). N. Engl. J. Med. **282**, 349 (1970). — *Alper, C. A., N. Abramson, R. B. Johnston Jr., J. H. Jandl* and *F. S. Rosen,* Studies in vivo and in vitro on an abnormality in the metabolism of C3 in a patient with increased susceptibility to infection. J. Clin. Invest. **49**, 1975 (1970 a). — *Boyden, A., E. Bolton* and *D. Gemeroy,* Precipitin testing with special reference to the photoelectric measurement of turbidity. J. Immunol. **57**, 211 (1947). — *Boyden, S. V.,* The chemotactic effect of mixtures of antibody and antigen on polymorphonuclear leucocytes. J. Exp. Med. **115**, 453 (1962). — *Laurell, C. B.,* Quantitative estimation of proteins by electrophoresis in agarose gel containing antibody. Anal. Biochem. **15**, 45 (1966). — *Mayer, M. M.,* Complement and complement fixation, S. 133. In: *E. A. Kabat* and *Mayer, M. M.,* Experimental Immunochemistry 2nd ed. (Springfield 1961). — *Nelson, R. A., J. Jensen, I. Gigli* and *N. Tamura,* Methods for the separation, purification and measurement of nine components of hemolytic complement in guinea-pig serum. Immunochemistry **3**, 111 (1966). — *Nishioka, K.* and *W. D. Linscott,* Components of guinea pig complement. I. Separation of a serum fraction essential for immune hemolysis and immune adherence. J. Exp. Med. **118**, 767 (1963). — *Torisu, M., M. Arata, H. Sonozaki* and *H. Majima,* C3c deficient human sera with a β1c precipitin line. J. Immunol. **99**, 629 (1967).

g) Opsonische C5-Insuffizienz

Eine bisher unbekannte opsonische Funktion von C5 ergab sich bei der näheren Analyse des Serums eines wegen chronisch rezidivierender Hautinfektionen moribunden Kindes (*Miller* und *Nilsson* 1969; *Nilsson* und *Miller* 1969). Dieser besondere funktionelle C5-Defekt und seine biologischen Konsequenzen sind bei F5a näher beschrieben.

Literatur

Miller, E. and *U. R. Nilsson,* A familial deficiency of humoral opsonic activity related to a dysfunction of the fifth component of complement (C5) (abstr.). Z. med. Mikrobiol. Immunol. **155**, 104 (1969). — *Nilsson, U.* and *M. Miller,* Studies on the opsonic activity of C5 from normal and opsonically deficient human sera (abstr.). Z. med. Mikrobiol. Immunol. **155**, 105 (1969).

2. Komplement-defekte Tiere

Obwohl wir heute eine große Zahl von Totaldefekten wichtiger Enzyme kennen, ist die völlige Abwesenheit von Komplement-Funktionen beim Menschen bisher nicht beobachtet worden. Hieraus ist lange Zeit abgeleitet worden, daß die C-Komponenten lebenswichtige biologische Funktionen erfüllen und daß ihr Fehlen letal wäre. Die Ansicht wurde erstmals durch das Auftauchen C-defekter Meerschweinchen in den 20iger Jahren erschüttert, wenn auch — vielleicht durch das plötzliche Aussterben des Stammes — nicht völlig entkräftet. Dann erschien 1961 der erste Bericht über einen C-defekten Kaninchen-Stamm (s. unten) und wenige Jahre später die Mitteilungen über die große Zahl C-defekter Mäuse-Inzuchtstämme (vgl. unten). Alle diese Defekte betrafen die nach C3 reagierenden Komponenten, nie aber die Komponenten C1, C4, C2 oder C3, so daß nunmehr in Verbindung mit den überragenden biologischen Funktionen von C3 (s. Tab. I) das Fehlen der ersten Komponenten bis einschließlich C3 mit dem Leben für nicht vereinbar gehalten wurde. Die ganze Konzeption von der Funktion und Bedeutung der ersten C-Komponenten schien daher in Frage gestellt, als sich völlig gesunde Meerschweinchen fanden, die weder C4-Protein noch C4-Aktivität besaßen (s. unten). Es stellte sich aber schnell heraus, daß in Erweiterung des bisher bekannten Reaktionsmechanismus biologische Funktionen des C3 auch unter Umgehung des „normalerweise" über C1, C4 und C2 laufenden Reaktionsweges aktiviert werden können, und daß dies in der Tat bei den C4-defekten Meerschweinchen auch geschieht (s. unten). Es wäre daher äußerst aufregend, wenn sich allen unseren heutigen Vorstellungen zum Trotz doch auch Menschen oder Tiere mit Fehlen von C3 fänden und wenn sich diese als lebensfähig erwiesen. Im Hinblick auf die desolate Krankengeschichte eines einzigen bisher beobachteten Falles mit einer schwerwiegenden C3-Anomalie (s. G1) ist dies sehr wenig wahrscheinlich.

Der wesentliche Beitrag, den die C-defekten Tiere für das Verständnis der Biologie der C-Reaktion geliefert haben, liegt in dem Nachweis der doppelten oder mehrfachen Absicherung vieler biologischer Funktionen. Solche parallelen und sich gegenseitig abdeckenden Funktionen haben sich Dank der Defekttiere z. B. bei der Infektabwehr als Opsonisierung und Bakterizidie klarer als früher erkennen lassen. Ähnliches läßt sich bei der Entzündungspathogenese (s. H2 und H3) z. B. für die verschiedenen Entstehungsweisen chemotaktischer Aktivität (vgl. Tab. 7) sagen. Die Defekttiere haben uns gezwungen, unsere Fragestellungen zu ändern. Es hat sich in vielen Fällen als irrig erwiesen, die Abhängigkeit einer komplexen Erfolgsreaktion wie z. B. der Glomerulonephritis (vgl. H3) von einer bestimmten biologischen Funktion, wie z. B. der C567-Chemotaxis abhängig machen zu wollen. Wir haben gelernt, stattdessen nach dem relativen Anteil zu fragen, den eine solche Funktion neben möglichen Parallelwegen an der Entstehung der Erfolgsreaktion leistet.

a) C-defekte Meerschweinchen

aa) Fehlen des dritten Stückes

C-defekte Tiere sind erstmals 1919 (*Moore*) beschrieben worden. Damals wurden auf der Vermont Agricultural Station Meerschweinchen entdeckt, deren Serum außerstande war, sensibilisierte Pferde- oder menschliche Erytrozyten zu lysieren. Eine genauere Analyse mit den damals üblichen R-Seren (vgl. A1) ergab ein Fehlen des sogenannten dritten Stücks (s. A1) des Serum-C. Menschliches oder normales Meerschweinchen-Serum, dessen drittes Stück durch Kobragift, Hefezellen oder Bakterien beseitigt war, vermochte die Defektseren nicht zu hämolytischer Aktivität zu ergänzen (*Coca* 1920), während hitzeinaktiviertes Serum (56° C; 30 min.), dessen drittes Stück erhalten blieb, dazu imstande war (*Hyde* 1923). Schon ein einziger Tropfen eines hitzeinaktivierten Serums reichte aus, 20 ml frischen „C-freien" Meerschweinchenserums voll zu restituieren. Welche der 6 heute bekannten Komponenten (C3, C5, C6, C7, C8, C9) des damals als „drittes Stück" bezeichneten Faktors fehlte, läßt sich auch aus indirekten Hinweisen retrospektiv nicht mehr rekonstruieren. Jedenfalls aber muß es wohl eine hitzestabile (vgl. A4) gewesen sein. Auch *in vivo* ließ sich der C-Defekt ausgleichen. Nach intravenöser oder intraperitonealer Injektion von 2 ml normalen Serums erlangten C-defekte Meerschweinchen volle hämolytische Aktivität über einen Zeitraum bis zu 3 Tagen.

Unmittelbar nach der Entdeckung setzten Züchtungsexperimente ein, um die offenbar durch Mutation entstandene „C-freie" Meerschweinchenrasse zu erhalten und die Genetik ihres C-Defektes aufzuklären. Die neue Eigenschaft war erblich mit einem autosomal rezessiven Erbgang (*Rich* und *Dowing* 1923; *Hyde* 1923; 1932).

Bereits damals wurde dem C eine besondere Bedeutung bei der **natürlichen Abwehr von Infektionen** zugesprochen und so bot sich in der Existenz „C-freier" Meerschweinchen die ideale Gelegenheit, diese Hypothese zu erhärten. Die „C-freien" Meerschweinchen erwiesen sich als empfindlicher gegenüber experimentellen bakteriellen Infektionen als normale (*Moore* 1919). Nach Injektion lebender Kulturen von *Bacillus cholerae suis* starben 77 von 100 C-defekten Tieren, wohingegen von 100 Normaltieren 80 die bakterielle Infektion überlebten (*Moore* 1919). Die Unterschiede wurden auf eine verminderte opsonische Potenz der Seren C-defekter Meerschweinchen zurückgeführt, eine erste und später glänzend bestätigte (s. F4c) Hypothese über einen möglichen Zusammenhang zwischen C und Opsonisierung. Nach Vorimmunisierung mit abgetöteten Keimen waren solche Unterschiede nicht mehr nachweisbar. Defekt- und Normaltiere produzierten in gleicher Weise C-bindende und agglutinierende Ak und unterschieden sich dann nicht mehr in ihrer Widerstandskraft gegen eine Infektion mit den lebenden Bakterien. Die Mehrzahl der Tiere beider Gruppen überlebte. Auch gegenüber Stall-Infektionen mit hämolytischen Streptokokken verhielten sich beide Gruppen während einer langen Beobachtungszeit gleich (*Hyde* und *Parsons* 1928; *Hyde* 1932), doch lassen sich hier kaum Schlüsse ziehen, weil die Quantität der Infektion offenbar so massiv war, oder die Virulenz der Keime so ausgeprägt, daß beide Gruppen in gleicher Weise dahingerafft wurden. Drei aufeinanderfolgende Schübe der Seuche durchzogen den 500 Defekt-Tiere umfassenden Bestand und rotteten ihn ebenso wie die in den gleichen Ställen gehaltenen normalen Meerschweinchen fast vollständig aus. Bei keiner dieser Gelegenheiten war eine signifikante Differenz zwischen Meerschweinchen mit und ohne C zu beobachten. Die Ursache des bald darauf eingetretenen völligen Verlustes des Defekttier-Stammes ist aus der Literatur nicht zu entnehmen.

An sonstigen Besonderheiten fiel auf, daß sich bei den Defekttieren mit Forssman-Ak weder eine Hautreaktion noch ein tödlicher Schock auslösen ließ. Selbst das Fünffache einer normalerweise tödlichen Dosis von Anti-Forssmanserum wurde von den Defekttieren überlebt (*Hyde* 1932). Weiterhin wurde auch der Verdacht auf eine verstärkte Blutungsneigung der C-defekten Tiere geäußert, doch konnte diese damals nicht näher analysiert werden. Während bei der üblichen Blutgewinnung mittels Herzpunktion nur etwa 2 % C-normaler Meerschweinchen an einer intrapericardialen Blutung starben, waren es bei den Defekttieren rund 20 %.

Literatur

Coca, A. F., A study of the serum of complement-deficient guinea pigs. Proc. Soc. Exp. Biol. Med. **18**, 71 (1920). — *Hyde, R. R.*, Complement deficient guinea pig serum. J. Immunol. **8**, 267, (1923). — *Hyde, R. R.*, The complement deficient guinea-pig: a study of an inheritable factor in immunity. Amer. J. Hyg. **15**, 824 (1932). — *Hyde, R. R.* and *E. I. Parsons*, Spontaneous streptococcus infections in guinea pigs. Amer. J. Hyg. **8**, 356 (1928). — *Moore, H. D.*, Complementary and opsonic functions in their relation to immunity. A study of serum of guinea-pigs naturally deficient in complement. J. Immunol. **4**, 425 (1919). — *Rich, F. A.* und *R. Downing*, zitiert nach *R. R. Hyde* (1923).

ab) Fehlen der vierten Komponente

Bei Versuchen, allotypische Antiseren gegen Immunglobuline herzustellen, stießen *Ellman, Green* und *Frank* (1970) am National Institut of Health (NIH) auf ein Meerschweinchen, das einen Ak gegen Serumprotein anderer Meerschweinchen bildete. Dieses Serumprotein erwies sich als C4 und das Ak-bildende Tier als C4-defekt. Bald fanden sich noch mehrere solcher Defekt-Tiere. Ihnen fehlte das normalerweise mit der C4-Funktion assoziierte Serumprotein (*Frank, May, Gaither* und *Ellman* 1971). Infolge des Fehlens von C4 waren diese Seren außerstande, EAC1 in EAC14 zu verwandeln und waren somit im üblichen Hämolyse-Ansatz inaktiv. Auch andere Komponenten wie C1 und insbesondere auch das auf etwa 50 % des Normalen reduzierte C2 (*Frank, May, Gaither* und *Ellman* 1971) schienen betroffen zu sein. Der Defekt ließ sich durch teilweise gereinigtes C4 ausgleichen und kann auch aus funktioneller Sicht nicht auf einen anormalen Inhibitor zurückgeführt werden. Zugabe des Defektserums zu normalem Meerschweinchen-Serum führte stets zur Steigerung der hämolytischen Funktionen. Der Defekt erwies sich als hereditär und folgte einem einfachen autosomal rezessiven Erbgang (Abb. 58). Heterozygote Tiere aus Kreuzungen zwischen defekten und normalen Meerschweinchen hatten auf etwa ein Drittel reduzierte C4-Titer.

Die Entdeckung dieser Tiere war eine große Überraschung, weil im Hinblick auf die überragende Bedeutung des C3 bislang angenommen worden war, daß ein Fehlen dieser Komponente oder der zu ihrer Aktivierung führenden Vorkomponente mit dem Leben unvereinbar sei. Die Tiere lebten aber und erwiesen

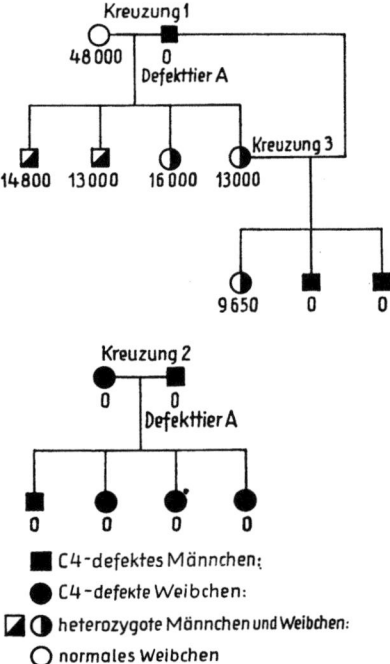

Abb. 58. Kreuzungsstudien mit C4-defekten Meerschweinchen; der Serum-C4-Titer eines jeden Tieres ist unter den Symbolen angegeben. (Aus *Ellman, Green* and *Frank* 1970)

sich unter den üblichen Tierstallbedingungen als vollkommen gesund, von normaler Fertilität und ohne besondere Frühsterblichkeit (*Ellmann, Green* und *Frank* 1970). Dieses brennende Problem, das die ganze auch in dieser Schrift entwickelte Konzeption der Biologie des C-Systems in Frage zu stellen schien, wurde alsbald intensiv untersucht. Die Erklärung lag in dem kurz zuvor entdeckten **Nebenschluß der C3-Aktivierung** unter Umgehung von C1, C4 und C2 (s. C), der in diesen Seren ungestört war. Die von C3 und den später reagierenden Faktoren abhängigen biologischen Aktivitäten können sich daher auch in den Defekt-Seren sehr wohl entwickeln. Man muß die C4-defekten Meerschweinchen wegen dieses Nebenschlusses im biologischen Sinne als weniger gestört ansehen als die C5-defekten Mäuse und die C6-defekten Kaninchen (s. G2b, c). Ag-Ak-Komplexe vermochten immerhin etwa 50 % derjenigen Menge an spätreagierenden Komponenten (C3—C9) zu inaktivieren, die sich in Normalseren ausschalten ließ (*Frank, Ellman* und *Green* 1971). Noch effektiver war der Nebenschluß bei Untersuchungen mit Lipopolysacchariden aus *E. coli*. Das Endotoxin fixierte identische Mengen der spätreagierenden Komponenten aus normalem oder aus C4-defektem Meerschweinchenserum. Dementsprechend war bei den gleichen Versuchen in den C4-defekten Seren auch die Bildung der von diesen Faktoren abhängigen und in der Boyden-Kammer nachweisbaren chemotaktischen Aktivität (vgl. F4i) ungestört. Es kann infolgedessen nicht überraschen, daß auch *in vivo* die von der Chemotaxis gegenüber Granulozyten abhängige **Arthus-Reaktion** (s. H2) unauffällig war. Nach aktiver Immunisierung mit Hühnereier-Albumin oder DNP-BGG*) antworteten die Defekttiere auf lokale Injektion der betreffenden Ag in gleicher Weise mit der Entwicklung eines Arthus-Phänomens wie normale Meerschweinchen (*Frank, Ellman* und *Green* 1971). Auch in der besser quantitierbaren umgekehrten passiven Versuchsanordnung mit intravenöser Injektion von menschlichem Serumalbumin und nachfolgender intradermaler Einbringung von Ak aus Meerschweinchen oder Kaninchen war ein Unterschied in der Arthus-Reaktivität zwischen defekten und Normaltieren nicht festzustellen.

Reaktionen, von denen eine notwendige C-Beteiligung nicht bekannt ist, wie die passive cutane Anaphylaxie und die verzögerte Hautreaktion gegenüber PPD (Tuberkulinreaktion), DNP-BGG*) und gegen Ovalbumin, sowie auch die unspezifische exsudativ-entzündliche Reaktion des Gewebes auf Fremdkörperreiz entwickelten sich normal (*Ellman, Green, Judge* und *Frank* 1971).

Auch hinsichtlich der **Schutzfunktionen gegenüber Infektionen** lassen sich die Befunde auf der Grundlage der für lytische Reaktionen notwendigen 9 Faktoren und des für andere biologische Funktionen, darunter Opsonisierung, ausreichenden Nebenschlußmechanismus erklären. Während normales Meerschweinchenserum etwa 3000 *E. coli*-Bakterien unter Standardbedingungen auf eine Restmenge von etwa 9,0 abtötete, änderte sich die Keimzahl (4000 gegenüber 2000) nach Inkubation mit Defektserum kaum (*Root* 1971). Auch bei der Bakterizidie ließ sich durch Beimengung von defektem zu Normalserum die Wirksamkeit steigern, ein weiteres Indiz gegen das Vorhandensein eines Inhibitors in den Defektseren. Die im Nebenschluß über C3-Aktivierung auslösbare Opsonisierung war ungestört. *Candida albicans, Streptococcus aureus, Streptococcus albus* und *Pneumococcus* 25 (s. Tab. 17) wurden durch segmentkernige Granulozyten aus der Peritonealhöhle von Meerschweinchen nach Behandlung mit Normalserum in gleicher Weise phagozytiert, wie Bakterien, die vorher mit Defektserum inkubiert worden waren (*Root*

---

*) Dinitrophenol-Rinder-γ-Globulin

Tab. 17. Phagozytose verschiedener Bakterienstämme nach Opsonisierung mit normalem und C4-defektem Meerschweinchenserum. Zahlenangaben in % (Aus: *Root* 1971).

Serum	Zahl d. Exp.	C. albicans	S. aureus	S. albus	Pneumo. 25
Normales Meerschweinchenserum	3	85,0 ± 11,0	80,3 ± 9,6	91,5 ± 7,5	79,0 ± 3,0
C4-defektes Meerschweinchenserum	3	83,0 ± 11,0	83,0 ± 9,0	85,0 ± 14,0	82,0 ± 3,0
Erhitztes (56° C) Normalserum	1	8,0	80,0	64,0	4,0

1971). Demgegenüber war aber die Immunclearance (vgl. F4c) bei den Defekttieren deutlich verlangsamt (Abb. 59).

Die Clearance-Rate konnte durch Injektion von normalem Meerschweinchenserum vorübergehend beschleunigt werden (*Ellman, Green, Judge* und *Frank* 1971). Es ist nicht ganz klar, worauf die Diskrepanz gegenüber den Opsonisierungsversuchen *in vitro* beruht. Im Hinblick auf die ebenfalls normale Clearance-Rate nach Inkubation der Testerythrozyten mit einer Antiserumverdünnung von 1 : 50 und darauf, daß Unterschiede erst bei Verwendung einer höheren Serumverdünnung nachweisbar wurden (s. Abb. 58), könnte man daran denken, daß bei den *in vitro*-Versuchen die für den Nachweis evtl. doch vorhandener Unterschiede notwendige niedrige Ak-Konzentration nicht erreicht wurde.

An sonstigen Besonderheiten wiesen die C4-defekten Meerschweinchen eine Ak-Bildung gegenüber Hühnereieralbumin oder gegenüber begrenzten Mengen von Rinderserumalbumin auf, die nur 50 % der bei Normaltieren zu erwartenden betrug, während die **Immunantwort** gegenüber DNP-BGG normal war. Die Gründe hierfür sind nicht einsehbar (*Frank, Ellman* und *Green* 1971).

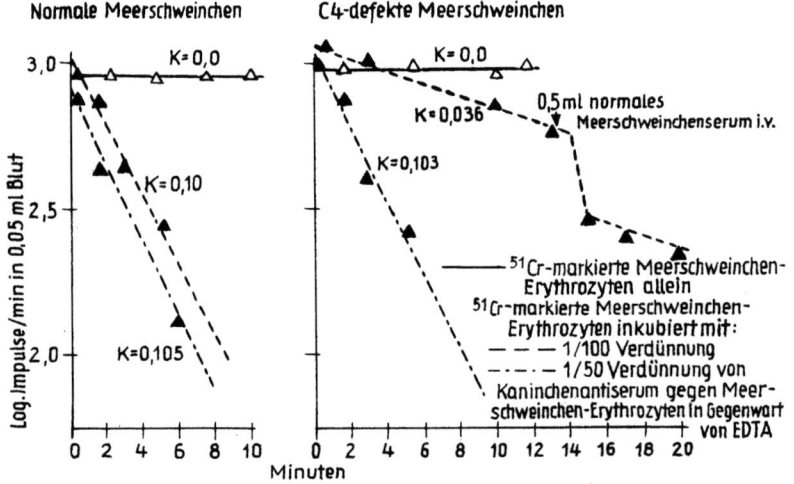

Abb. 59. Clearance ^{51}Cr-markierter Meerschweinchen-Erythrozyten in normalen und C4-defekten Meerschweinchen. (Aus: *Ellman, Green, Judge* und *Frank* 1971)

Literatur

Ellman, L., I. Green and *M. Frank*, Genetically controlled total deficiency of the fourth component of complement in the guinea pig. Science 170, 74 (1970). — *Ellman, L., I. Green, F. Judge* and *M. M. Frank*, In vivo studies in C4-deficient guinea pigs. J. Exp. Med. 134, 162 (1971). — *Frank, M. M., J. May, T. Gaither* and *L. Ellman*, In vitro studies of complement function in sera of C4-deficient guinea pigs. J. Exp. Med. 134, 176 (1971). — *Frank, M. M., L. Ellman* and *I. Green*, Studies of immunologic function in C4 deficient guinea pigs (abstr.). J. Immunol. 107, 312 (1971). — *Root, R. K.*, Bactericidal and opsonic properties of serum from C4 deficient guinea pigs. Fed. Proc. 30, 356 (1971).

b) C5-defekte Mäuse

Bei Mäuseseren war die C-Titration von jeher umstritten. Wurde überhaupt eine Hämolyse beobachtet, so war sie meist nur gering. Wir wissen heute, daß die unklaren und scheinbar unvorhersehbaren Befunde auf mehrere Ursachen zurückzuführen sind. Erstens sind die Aktivitäten von C4, C2 und C3 bei Mäusen ohnehin schon wesentlich geringer als bei anderen Spezies wie z. B. Meerschweinchen (*Borsos* und *Cooper* 1961). Die hierdurch bedingte, vergleichsweise schwache Gesamt-C-Aktivität hat zur Entwicklung besonderer Nachweistechniken gezwungen. Man verwendet relativ hohe Konzentrationen von sensibilisierendem Ambozeptor und niedere Konzentrationen von Zellen (*Rosenberg* und *Tachibana* 1962). Die Messung der Lyse basiert im Gegensatz zu den üblichen Methoden nicht auf der Einschätzung der lysierten Zellen, sondern auf der Messung der nach der C-Reaktion unzerstört zurückbleibenden Erythrozyten (*Churchill, Weintraub, Borsos* und *Rapp* 1967). Zweitens hat sich gezeigt, daß in der Tat bestimmte Mäuse-Inzuchtstämme ohne hämolytische C-Aktivität sind (*Rosenberg* und *Tachibana* 1962).

Den C-defekten Mäusen fehlt die Aktivität von C5 (*Nilsson* und *Müller-Eberhard* 1967). Der Defekt ist total und auf C5 beschränkt, so daß sich die Defektseren durch Zugabe allein von gereinigtem C5 (Methode nach *Nilsson* und *Müller-Eberhard* 1965) aus menschlichem Serum zu voller hämolytischer Aktivität restaurieren lassen. Die mangelhafte Funktion beruht auf dem Fehlen des C5-Proteins. Schon vor der Entdeckung des C5-Defekts war bei proteinchemischen Untersuchungen von Mäuseseren die relativ häufige Abwesenheit eines bei der Elektrophorese im β-Bereich wandernden Proteins aufgefallen. Es wurde von den Autoren als hc' (*Erickson, Tachibana, Herzenberg* und *Rosenberg* 1964) bzw. als MuB1 (*Cinader, Dubiski* und *Wardlaw* 1964) bezeichnet und erwies sich als Träger der Aktivität von C5 (*Nilsson* und *Müller-Eberhard* 1967). Beim Menschen entsprach es funktionell dem damals als β1F-Globulin bezeichneten Protein und war auch hinsichtlich seiner Antigenität ihm verwandt (*Nilsson* und *Müller-Eberhard* 1967). Heute werden sowohl die Proteine als auch ihre Funktionen mit „C5" bezeichnet. Mäuse-C5 (MuB1) besitzt ein Molekulargewicht von etwa 150 000 (*Cinader, Dubiski* und *Wardlaw* 1964). C5-defekte Mäuse können nach Immunisierung mit C-aktivem Mäuseserum oder mit gereinigtem C5 vom Menschen Antiseren gegen C5 entwickeln, ein weiterer wichtiger Hinweis auf die Abwesenheit des C5-Proteins bei den Defekt-Tieren (*Nilsson* und *Müller-Eberhard* 1967).

Die Präzipitation des C5 mit dem Antiserum läßt sich im Agargel als Linie darstellen. Funktionell führt diese Ag-Ak-Reaktion zu einem Verlust der C5-Aktivität. Auf Tab. 18 sind einige bekannte Mäuse-Inzuchtstämme mit fehlendem oder vorhandenem MuB1 aufgeführt.

Tab. 18. Die Verteilung des MuB1-Antigens in Inzucht-Mäusestämmen (Aus: *Cinader, Dubiski* und *Wardlaw* 1964).

Stamm	Zahl positiv / Zahl getestet	Quelle	
		Untersucher	Institut
A/J	0/8*	PES †	Roscoe B. Jackson Memorial Laboratories, Bar Harbor
A/HeJ	0/7*	PES †	Roscoe B. Jackson Memorial Laboratories, Bar Harbor
AKR/J	0/8*	PES †	Roscoe B. Jackson Memorial Laboratories, Bar Harbor
AU	0/12*	Willys K. Silvers	The Wistar Institute, Philadelphia
BALB/cJ	8/8*	PES †	Roscoe B. Jackson Memorial Laboratories
BDP/J	2/2*	PES †	Roscoe B. Jackson Memorial Laboratories
BRVR/Sr	8/8*	Howard A. Schneider	The Rockefeller Institute
BSVS/Sr	8/8*	Howard A. Schneider	The Rockefeller Institute
BUA/Wi	0/8*	J. Walter Wilson	Brown University, Providence, Rhode Island
BUB/Bn	4/4*	Sheldon Bernstein	Roscoe B. Jackson Memorial Laboratories
BUB/Bn-C	4/4*	Sheldon Bernstein	Roscoe B. Jackson Memorial Laboratories
BUB/Wi	8/8*	J. Walter Wilson	Brown University
BUC/Wi	0/7*	J. Walter Wilson	Brown University
BUE/Wi	0/8*	J. Walter Wilson	Brown University
CBA/J	8/8*	PES †	Roscoe B. Jackson Memorial Laboratories
CE/J	0/7*	PES †	Roscoe B. Jackson Memorial Laboratories
C3Hf/BiOci	2/2*	A. A. Axelrad	Ontario Cancer Institute, Toronto
C3H/HeJ	7/7*	PES †	Roscoe B. Jackson Memorial Laboratories
C3H/HeN	4/4	Harold H. Hoffman	National Institutes of Health, Genetics Unit, Laboratory Aids Branch, Bethesda
CHI/St	8/8*	L. C. Strong	Roswell Park Memorial Institute, Biological Station, Springville, New York
C57BL/HaOci	1/1	A. A. Axelrad	Ontario Cancer Institute
C57BL/6J	6/6§	PES †	Roscoe B. Jackson Memorial Laboratories
C57BL/10J	8/8§	PES †	Roscoe B. Jackson Memorial Laboratories
C57BR/cdJ	9/9*	PES †	Roscoe B. Jackson Memorial Laboratories
C57L/J	8/8*	PES †	Roscoe B. Jackson Memorial Laboratories
C58/J	9/9*	PES †	Roscoe B. Jackson Memorial Laboratories
DBA/1J	6/6*	PES †	Roscoe B. Jackson Memorial Laboratories
DBA/2J	0/6*	PES †	Roscoe B. Jackson Memorial Laboratories
DDK	0/10*	Takeshi Tomita	Nagoya University School of Agriculture, Nagoya-Shi, Japan
DM/Ms	0/4*	Kazuo Moriwaki	National Institute of Genetics, Yata 1, III, Misima, Sizuoka-Ken, Japan
F/St	6/6*	L. C. Strong	Roswell Park Memorial Institute, Biological Station
FAKI	0/7*	J. F. A. P. Miller	Pollards Wood Research Station, Chester Beatty Research Institute, Buckinghamshire, England
FU	8/8*	Liane B. Russell	Oak Ridge National Laboratory, Oak Ridge, Tennessee

Fortsetzung Tab. 18

Stamm	Zahl positiv / Zahl getestet	Quelle	
		Untersucher	Institut
GFF	0/12*	P. W. Muggleton	Glaxo Research Ltd., Greenford, Middlesex, England
HR/De	4/4§	M. Deringer	National Institutes of Health, National Cancer Institute
IF/Bcr	0/7*	June Marchant	University of Birmingham, Birmingham, England
I/FnLn	0/6*	John B. Lyon, Jr.	Emory University, Atlanta, Georgia
JU/Fa	0/8*	D. S. Falconer	Institute of Animal Genetics, Edinburgh, Scotland
KK	0/10*	Takeshi Tomita	Nagoya University School of Agriculture
MA/J	2/2*	PES †	Roscoe B. Jackson Memorial Laboratories
MaS/A	0/8*	O. Mülbock	Antoni van Leeuwenhoek-huis, Amsterdam, Holland
MO/Ko	9/9*	N. Kobozieff	Ecole Nationale Veterinaire d'Alfort, Laboratoire de Genetique, Alfort, France
NBL/N	0/6§	Harold A. Hoffman	National Institutes of Health, General Biology Section
NC	0/10*	Takeshi Tomita	Nagoya University School of Agriculture
NS/Fr	0/5§	F. Clarke Fraser	McGill University, Department of Genetics, Montreal, Canada
NZB/Bl	0/7*	W. K. Lane Petter	Laboratory Animals Center, M. R. C. Laboratories, Carshalton, Surrey, England
NZO/Bl	8/8*	J. C. Kile, Jr.	Cumberland View Farms, Clinton, Tennessee
PE/R1	9/9*	Liane B. Russell	Oak Ridge National Laboratory
PHH	0/6§	J. A. Weir	University of Kansas, Department of Zoology, Lawrence, Kansas
PHL	8/8*	J. A. Weir	University of Kansas, Departement of Zoology, Lawrence, Kansas
P/J	3/3*	PES †	Roscoe B. Jackson Memorial Laboratories
PL/J	4/4*	PES †	Roscoe B. Jackson Memorial Laboratories
PS	9/9*	J. Mouriquand	Centre d'Etudes Nucleaires de Grenoble, Grenoble, France
RF/J	0/8*	PES †	Roscoe B. Jackson Memorial Laboratories
RIII/AnJ	4/4	PES †	Roscoe B. Jackson Memorial Laboratories
RIII/J	4/4*	PES †	Roscoe B. Jackson Memorial Laboratories
RIII/WyJ	4/4	PES †	Roscoe B. Jackson Memorial Laboratories
SEA/Gn-se	8/8*	Earl L. Green	Roscoe B. Jackson Memorial Laboratories
SEC/1Gn	8/8*	Margaret C. Green	Roscoe B. Jackson Memorial Laboratories
SJL/J	6/6§	PES †	Roscoe B. Jackson Memorial Laboratories
SL/R1	8/8*	Liane B. Russell	Oak Ridge National Laboratory
SMA/Ms	0/3*	Kazuo Moriwaki	National Institute of Genetics
SM/J	3/3§	PES †	Roscoe B. Jackson Memorial Laboratories
ST/J	0/3*	PES †	Roscoe B. Jackson Memorial Laboratories
STOLI/Lw	7/7*	Lloyd W. Law	National Institutes of Health, Carcinogenesis Section
SWR/J	0/8*	PES †	Roscoe B. Jackson Memorial Laboratories
T6	7/7*	K. G. Millican	Pollard's Wood Research Station, St. Giles, England

Fortsetzung Tab. 18

Stamm	Zahl positiv / Zahl getestet	Quelle	
		Untersucher	Institut
WH/Ht	10/10 §	H. Hewitt	Mount Vernon Hospital, Northwood, Middlesex, England
YBR/HeWiHa	0/10*	Theodore S. Hauschka	Roswell Park Memorial Institute, Buffalo, New York
129/J	5/5*	PES †	Roscoe B. Jackson Memorial Laboratories
2BC3H	3/3*	Commercial stock	Simonsen Laboratories, Inc., Gilroy, California
2C3H	3/3*	Commercial stock	Simonsen Laboratories, Inc., Gilroy, California

* MuA2-negativ.
† „Pedigreed Expansion Stocks".
§ MuA2-positiv.

Der Defekt folgt einem autosomalen rezessiven **Erbgang**. Homozygote Defekttiere sind völlig C5-frei. Genetische Untersuchungen deuten darauf hin, daß eine einfache Gendifferenz für den beobachteten C-Defekt verantwortlich zu machen ist. Der Genlocus ist mit Hc bezeichnet und die Allele, die die Anwesenheit oder das Fehlen der C-Aktivität ausdrückten mit Hc^1 und Hc^0, wobei dann das positive Hc^1-Allel dominant wäre. Zwischenstufen an Aktivität, wie sie bei den C6-defekten Kaninchen (vgl. G2c) auftreten, sind bei der genetischen Analyse eines Inzuchtstammes (B10D2) nicht beobachtet worden (*Herzenberg, Tachibana, Herzenberg* und *Rosenberg* 1963; *Tachibana, Ulrich* und *Rosenberg* 1963). Hinsichtlich der funktionellen Störungen haben die Defektmäuse keine Überraschungen gebracht. Soweit geprüft, fehlen alle von C5-abhängigen Funktionen (vgl. Tab. I), während alle diejenigen Funktionen voll erhalten sind, die von C-Faktoren abhängen, welche vor C5 reagieren.

Auf eine Besonderheit soll noch eingegangen werden, weil sie zur Beurteilung des relativen Beitrags der C5-abhängigen Funktionen bei komplexen Immunreaktionen viel beigetragen hat. Es handelt sich um den **Inzuchtstamm B10D2**. Er wurde aus den C57Bl/10Sn- und DBA/2J-Mäuseinzuchtstämmen in der Absicht gezüchtet, die zwischen diesen Stämmen bestehende starke H2-Histoinkompatibilität zu isolieren. Sie sollte in dem neu sich entwickelnden B10D2-Stamm gegenüber C57Bl/10Sn erhalten bleiben, während hinsichtlich des restlichen Genoms Coisogenität angestrebt wurde. Nun aber war die Kombination insofern etwas Besonderes, als C57Bl/10Sn ein C-aktiver und DBA/2J ein C-defekter Mäusestamm ist. Es entstanden 3 B10D2-Parallelstämme. Zwei von ihnen, später als B10D2/old line bezeichnet, waren infolge des DBA/2J-Erbgutes C5-defekt. Der dritte Parallelstamm dagegen wurde, verglichen mit den beiden old line-Stämmen, fünf zusätzlichen Rückkreuzungen mit C57Bl/10Sn unterzogen. Er erwies sich als C-aktiv und wurde später als B10D2/new line bezeichnet. Es wird angenommen, daß das dominierende Hc^1-Allel (s. oben) infolge dieser zusätzlichen Rückkreuzungen wieder in die new line-Tiere gelangt ist (*Herzenberg, Tachibana, Herzenberg* und *Rosenberg* 1963). Die Injektion von new line-Serum in old line-Tiere führt zur Bildung eines Ak gegen C5 (*Erickson, Tachibana, Herzenberg* und *Rosenberg* 1964; *Cinader, Dubiski* und *Wardlaw* 1964). Old line- und new line-Stamm sind, abgesehen vom Vorhandensein bzw. vom Fehlen des C5 coisogen (*Snell* 1958; *Herzenberg, Tachibana, Herzenberg* und *Rosenberg* 1963).

Die vergleichende old line/new line Kombination ist das zur Zeit beste Werkzeug für Untersuchungen über die biologische Bedeutung des C5 und der post-C5-Schritte. In manchen Fällen ist eine Beurteilung der relativen Bedeutung einzelner Funktionen erst durch diesen Vergleich überhaupt möglich geworden. So hat sich die relative Schutzfunktion der Immunbakterizidie gegenüber der Bedeutung der Immunopsonisierung erst an diesen Mäusen abschätzen lassen, was im einzelnen unter H1 diskutiert wird. Ähnliches gilt für die Bedeutung der C-Beteiligung bei der Zerstörung von Allotransplantaten. Die Ergebnisse sind im Zusammenhang mit der Besprechung der humoralen Abwehrmechanismen gegenüber Allotransplantaten unter H4 zusammengestellt. C5-defekte Mäuse haben ferner geholfen, die relative Bedeutung der von C5 (s. F5c) bzw. vom C567-Komplex (s. F7) abhängigen Chemotaxis im Vergleich mit der von C3 (s. F4i) abhängigen Chemotaxis abzuschätzen. Dieser Gesichtspunkt ist besonders am Modell der Chemotaxis-abhängigen experimentellen Nephritis bearbeitet worden und wird unter H3 behandelt.

Literatur

Borsos, T. and *M. Cooper,* On the hemolytic activity of mouse complement. Proc. Soc. exp. Biol. Med. 107, 227 (1961). — *Churchill, W. H., R. M. Weintraub, T. Borsos* and *H. J. Rapp,* Mouse complement: The effect of sex hormones and castration on two of the late-acting components. J. Exp. Med. 125, 657 (1967). — *Cinader, D. S., S. Dubiski* and *A. C. Wardlaw,* Distribution, inheritance and properties of an antigen, MuB1 and its relation to hemolytic complement. J. Exp. Med. 120, 897 (1964). — *Erickson, R. P., D. K. Tachibana, L. A. Herzenberg* and *L. T. Rosenberg,* A single gene controlling hemolytic complement and a serum antigen in the mouse. J. Immunol. 92, 611 (1964). — *Herzenberg, L., D. K. Tachibana, L. A. Herzenberg* and *L. T. Rosenberg,* A gene locus concerned with hemolytic complement in *Mus musculus.* Genetics 48, 711 (1963). — *Nilsson, U. R.* and *H. J. Müller-Eberhard,* Isolation of $\beta 1F$-globulin from human serum and its characterization as the fifth component of complement. J. exp. Med. 122, 277 (1965). — *Nilsson, U. R.* and *H. J. Müller-Eberhard,* Deficiency of the fifth component of complement in mice with an inherited complement defect. J. Exp. Med. 125, 1 (1967). — *Rosenberg, L. T.* and *D. K. Tachibana,* Activity of mouse complement. J. Immunol. 89, 861 (1962). — *Snell, G. D.,* Histocompatibility genes of the mouse. II. Production and analysis of isogenic resistant lines. J. Nat. Cancer Inst. 21, 843 (1958). — *Tachibana, D. K., M. Ulrich* and *L. T. Rosenberg,* The inheritance of hemolytic complement activity in CF—1 mice. J. Immunol. 92, 576 (1963).

c) C6-defekte Kaninchen

Bei Versuchen zur *in vivo* Inaktivierung des C-Systems stießen *U. Rother* und *K. Rother* (1961) auf ein Kaninchen, dessen Serum auch ohne vorhergehende Zymosaninjektion (vgl. C1d) unfähig war, sensibilisierte Hammel-Erythrozyten zu lysieren. Nachforschungen beim Züchter auf einem Schwarzwaldhof förderten ein Geschwistertier mit dem gleichen Defekt zutage, was allein schon den Schluß auf die Heredität („Freiburg-Stamm") der Störung nahelegte. Später sind andere Untersucher in Mexiko (*Biro* und *Garcia* 1965) und in England (*Lachmann* 1967) bei Untersuchung lokal käuflicher Versuchskaninchen aus offenen Zuchten auf ähnliche Defekte gestoßen, so daß die Mutation nicht so selten sein kann, wie dies zunächst den Anschein hatte.

Bei seiner Entdeckung ließ sich der Defekt zunächst nur auf das Fehlen des „klassischen" C3 zurückführen (*U. Rother* und *K. Rother* 1961). Bei Vergleich mit der in den folgenden Jahren am menschlichen- und am Meerschweinchen-C-System erarbeiteten Aufteilung des dritten Stücks in 6 weitere Faktoren, ließ sich der Defekt auf C6 lokalisieren (*K. Rother, U. Rother, Müller-Eberhard* und *Nilsson* 1966). Vielen anfänglichen Zweifeln zum Trotz wird die ursprüngliche Auffassung der Entdecker heute allgemein akzeptiert, daß der Defekt nicht auf möglichen Inhibitoren, sondern auf der **völligen Abwesenheit von C6** beruht. Dies ist deshalb von weitreichender Bedeutung, weil eine etwaige Unsicherheit in dieser Frage schwerwiegende Konsequenzen in der Interpretation der vielen Befunde nach sich ziehen müßte, die inzwischen an den Defekttieren erhoben wurden. Die Annahme des völligen Fehlens des C6 (*K. Rother, U. Rother, Müller-Eberhard* und *Nilsson* 1966) ruht im wesentlichen auf den folgenden Stützen. (1) Die Aktivität von C6 ist mit besonders großer Empfindlichkeit nachweisbar, wenn statt der sonst üblichen Hammelerythrozyten solche von Hühnern zur Sensibilisierung mit *Forssman*-Ambozeptor benutzt werden (vgl. A5a). So ließ sich bei Verwendung von Hühner-Erythrozyten im Stadium EAC14235 die C6-Aktivität aus normalem Kaninchenserum noch in einer Verdünnung von 1 : 150 000 nachweisen. Selbst mit unverdünnten Defektseren aber war in diesem hochempfindlichen System eine C6-Aktivität nicht zu entdecken. (2) Der Defekt ließ sich allein durch Zugabe von hochgereinigtem C6 aus Kaninchen oder aus menschlichem Serum voll ausgleichen, ein Befund, der gleichzeitig auch das Vorhandensein aller übrigen C-Komponenten außer C6 nachweist. (3) Zugabe von defektem Serum zu normalem Serum — in welchen Mengenrelationen auch immer — verstärkte durch die im Defektserum vorhandenen C-Faktoren stets die lytische Potenz der Normalseren, führte also niemals zu einer Inhibition. (4) Die Injektion von gereinigtem C6 aus normalem Kaninchenserum führte bei den Defekttieren zur Bildung von Ak gegen C6, die sich sowohl als Präzipitation als auch anhand der funktionellen Blockierung der Aktivität nachweisen ließen.

Trotz dieses letzteren Befundes ist der Nachweis einer Proteinlücke im Serum der Defekttiere — vielleicht wegen der normalerweise schon minimalen Serumkonzentration an C6 — bisher nicht mit Sicherheit gelungen. Trotzdem wird man aber wohl eine ausbleibende Synthese des C6-Moleküls eher als Ursache für den Defekt annehmen dürfen, als die etwaige Produktion eines „verkrüppelten" und nur hinsichtlich der aktiven Gruppe annormalen Proteins. Die Ansicht erfährt eine gewisse Stützung auch durch eine nähere Analyse der Ak. Wurde Defektserum mit Ak gegen isologes (Kaninchen-) C6 mit aktivem Kaninchen-C6 inkubiert, so entstand ein Präzipitat. Aus diesem Immunkomplex ließ sich durch Zugabe von gereinigtem, aber durch Hitzeinaktivierung seiner Funktion beraubten Kaninchen-C6 das ursprünglich inkorporierte aktive C6-Molekül durch „Substratkonkurrenz" wieder herausdrängen (*K. Rother, U. Rother, Müller-Eberhard* und *Nilsson* 1966).

Auf Abb. 60 ist ein Stammbaum wiedergegeben, der den autosomalen rezessiven **Erbgang** des Defektes erkennen läßt. Nur homozygote Tiere waren frei von C6-Aktivität. Heterozygote Tiere besaßen C6-Titer, die zwischen denen von defekten und normalen Tieren lagen. Die Züchtung des Freiburg-Stammes machte anfänglich große Schwierigkeiten. Die ersten aufgefundenen Defekttiere waren Geschwister und wurden mit normalen Kaninchen verpaart. Um die Weitergabe des Defektgens erkennen zu können, blieb keine andere Wahl, als die heterozygoten (C-aktiven) Nachkommen wieder mit einem der beiden Geschwistertiere zu verpaaren und so fort. Die Zahl der Nachkommen wurde dabei von Wurf zu Wurf

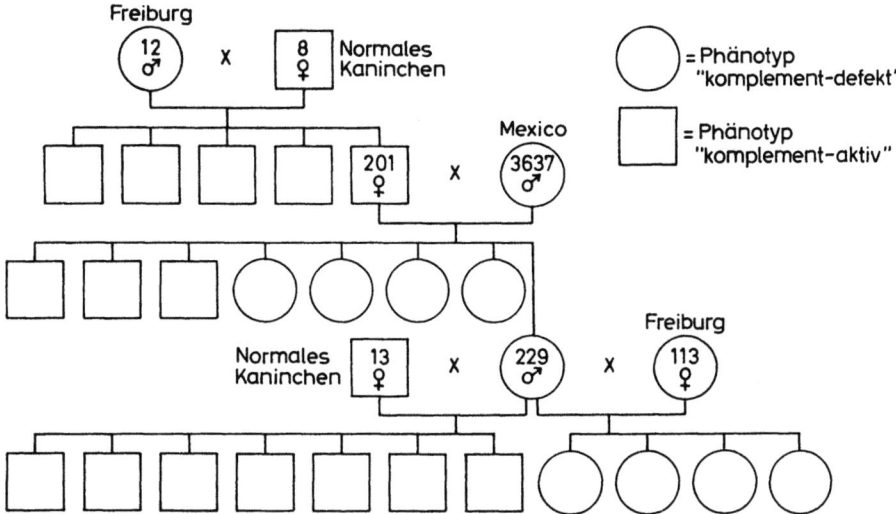

Abb. 60. Der Erbgang des C6-Defektes ist rezessiv. Die Kreuzung zwischen defekten und normalen Kaninchen führt zu Nachkommen, die alle komplementaktives Serum haben, doch sind die Titer auf etwa 50 % des Normalen reduziert. Die Kreuzung dieser Nachkommen mit defekten Tieren resultiert in Würfen, von denen grob die Hälfte den Phänotyp „C6-defekt" aufweisen. Kreuzung zwischen defekten Tieren führt ausschließlich zu defekten Tieren. Sie sind klinisch unauffällig. (Aus: *Rother* 1967)

geringer und auch die wenigen Jungtiere wurden von den Müttern oft nicht angenommen. Es hat sich inzwischen herausgestellt, daß diese Schwierigkeiten auf die Akkumulation genetischer Letalfaktoren und nicht auf den C6-Defekt als solchen zurückzuführen waren. Dies wurde ganz deutlich, als ähnliche C6-defekte Stämme außer in Freiburg auch in Mexiko (*Biro* und *Garcia* 1965) und in Cambridge (*Lachmann* 1967) entdeckt wurden. Kreuzungen zwischen homozygoten C6-defekten Freiburg- und Mexiko-Kaninchen hatten eine unauffällige Geburtenrate und die Nachkommen eine normale Lebenserwartung einschließlich der Perinatalperiode. Dasselbe wurde nach Kreuzung eines C6-defekten Cambridge-Männchens mit mehreren C6-defekten Freiburg-Weibchen beobachtet.

Weil sie ohne weitere Behandlung des Serums als natürliche R-Seren vorkommen, haben sich die C6-defekten Seren inzwischen als einfaches und zuverlässiges Reagenz zur Titration von C6 aus Mensch, Kaninchen, Meerschweinchen, Ratte und Maus erwiesen. Für zeitsparende Grobanalysen ist es lediglich nötig, die Defektseren mit dem unbekannten Serum in geeigneten Relationen zu mischen und das Gemisch dann nach dem Standardverfahren (s. E3) mit EA zu titrieren. Für feinere Messungen werden Hühner-EA durch Inkubation mit dem Defektserum in den Zustand EAC14235 überführt und das Reaktionsprodukt gewaschen. Die Zellen werden dann wieder in EDTA-Puffer resuspendiert. Bei neuerlicher Zugabe von Defektserum ist die Lyse des Systems dann ebenfalls wieder nur von der mit dem Unbekannten zugegebenen C6-Menge abhängig. Der Vorteil dieses Vorgehens liegt einmal in der Ausschaltung möglicher Störungen beim Aufbau der C14235-Aktivität durch die in manchen Seren enthaltenen Inhibitoren und zum anderen in der günstigeren Ausgangslage bei großem Überschuß von EAC14235-reaktiven Stellen pro Zelle zum Zeitpunkt der C6-Zugabe. Diese Art der Bereitung

Tab. 19. Beobachtungen an C6-defekten Kaninchen und deren Serum.

Heredität des Defektes	autosomal rezessiv
Gereinigtes Kaninchen-C6 wird als Antigen erkannt	ja
Andere C-Faktoren im Serum	alle vorhanden außer C6
Konzentration der Serumproteine	normal
Immunelektrophoretische Analyse des Serums (Anti Kaninchenserum von der Ziege)	fraglich fehlende Linie in der β-Region
Properdin-Aktivität	normal
Blutungszeit	normal
Gerinnungszeit	verlängert
Blutsenkungsgeschwindigkeit nach Westergren	normal
Differenzialblutbild	normal
Immunbakterizidie-Reaktion (S. typhi)	fehlend, kann durch C6-Zugabe wiederhergestellt werden
Zytotoxische C-Reaktion	fehlend, kann durch C6-Zugabe wiederhergestellt werden
Immunadhärenz	normal
Immunopsonisierung	normal
Phagozytose durch Granulozyten	normal
Immunclearance von S. typhi	normal
Chemotaxis	normal
Leukozytenmobilisierung	normal
Antikörperproduktion:	
Präzipitation	nicht vermindert
indirekte Agglutination	nicht vermindert
indirekte Hämolyse	nicht vermindert
zytotoxische Isoantikörper	nicht vermindert
PCA in Meerschweinchen	nicht vermindert
Anaphylatoxinbildung	normal
Anaphylaktischer Schock	zufällig beobachtet bei einem C6-defekten Kaninchen
Aktive Arthus-Reaktion	normal
Passive Arthus-Reaktion	deutlich vermindert bei definierten Versuchsbedingungen, kann durch lokale Injektion von klassischem C3 normalisiert werden
Masugi-Nephritis	normale Entwicklung (nur zweite Phase untersucht)
Tuberkulin-Hautreaktion	vermindert
Unspezifische Entzündungsreaktion (Rinderfibrinogen i. d.)	unvermindert
Systemische Reaktion auf Endotoxin	normal, biphasische Fieberreaktion

von EAC14235 ist die einfachste und zugleich sicherste überhaupt bekannte und ist zu einer großen Hilfe bei C-chemischen Arbeiten geworden. Neben den Vorteilen bei der C6-Titration hat sich die unkomplizierte Aktivierung der C1—5 Schritte aber vor allem auch auf die Sicherheit der Zuordnung biologischer Aktivitäten ausgewirkt. Mit Hilfe der Defekt-Seren ist die Abtrennung der biologischen Aktivitäten, die von den frühreagierenden C-Komponenten ausgehen, von denen der post-C5-Komponenten und insbesondere von der Zell-Lyse übersichtlich und sicher geworden.

Die Beobachtungen über die Reaktivität der Defektkaninchen sind auf Tab. 19 summarisch zusammengefaßt. Wie nicht anders zu erwarten, fehlten alle die von C6 abhängigen Funktionen, während die übrigen erhalten waren. Der wesentliche Beitrag, den die Defekttiere für die Einschätzung der Biologie der C-Reaktionen leisteten, liegt nicht in der Aufdeckung neuer Funktionen oder im Nachweis bzw. in der Widerlegung der Abhängigkeit bestimmter Funktionen von C6. Er liegt vielmehr darin, daß erst durch die Defekttiere eine Einschätzung der relativen Bedeutung einzelner Faktoren in der komplexen Pathogenese verschiedener immunologischer *in vivo*-Reaktionen ermöglicht worden ist. Für die Verhältnisse bei der **Infektabwehr** ist dies bei H1 sowie im Zusammenhang mit **Opsonisierung und Phagozytose** (F4c) und **Bakterizidie** (s. F9a) dargestellt. Die mit Hilfe der an C6-defekten Seren von Kaninchen erarbeitete Bedeutung der C6-abhängigen **Chemotaxis** bei der Entstehung immunologischer Gefäßschädigungen, ist bei der Besprechung des Arthus-Phänomens (s. H2) und der Nephritiden (s. H3) behandelt worden. Ohne die C-defekten Kaninchen und Mäuse wäre die Aufdeckung der Mitwirkung des Serum-C-Systems bei der **Transplantat-Abwehr** nicht denkbar gewesen, worauf im Abschnitt über die Allotransplantation bei H4 näher eingegangen wird.

Erste Beobachtungen an den C6-defekten Kaninchen lassen ferner auch eine Mitwirkung des Serum-C-Systems an der Entstehung von **Tuberkulin-Reaktionen** möglich erscheinen. Bei Vergleich der Hautreaktivität C-defekter Kaninchen und C-aktiver heterozygoter Geschwistertiere fanden sich bei den Defekttieren wesentlich geringere monozytäre perivaskuläre Infiltrate und dementsprechend waren auch makroskopisch die Hautreaktionen bei den Defekttieren weniger stark ausgeprägt (*K. Rother, McCluskey* und *U. Rother* 1967). Die Immunisierung dieser Tiere war durch Injektion von je 1 mg Trockensubstanz BCG-Keimen erfolgt und die Auslösung der Hautreaktionen durch intrakutane Injektion von 0,1 ml Alt-Tuberkulin. Nur bei dieser milden Immunisierung waren die Unterschiede zwischen Defekt- und Normaltieren beobachtbar. Nach forcierter (wiederholter) Immunisierung entstanden massivere Läsionen, bei denen die Unterschiede zwischen den beiden Tiergruppen nicht mehr erkennbar waren. Es blieb zunächst offen, welche C-Faktoren im Einzelnen beteiligt waren und insbesondere, ob die C-Mitwirkung innerhalb des Systems der zellulären Immunität erfolgte oder durch Vermittlung der nach BCG-Immunisierung schon früher beschriebenen Serum-Ak.

Literatur

Biro, C. E. and *G. Garcia*, The antigenicity of aggregated and aggregatefree human gamma-globulin for rabbits. Immunology **8**, 411 (1965). — *Lachmann, P. J.*, Unveröffentlichte Beobachtungen (1967). Zitiert bei *Lachmann, P. J.* S. 406 (1968). — *Lachmann, P. J.*, Complement. In: Clinical aspects of immunology. Eds.: *Gell, P. G. H., Coombs, R. R. A.* (Oxford, Edinburgh 1968). — *Rother, K.*, Serumkomplement als möglicher Resistenzfaktor: Opsonisierung und Bakterizidie. In: Infektionskrankheiten. Eds.: *Mössner, G., Thomssen, R.* (Stuttgart 1967). — *Rother, K., U. Rother, H. J. Müller-Eberhard* and *U. R. Nilsson*, Deficiency of the sixth component of complement in rabbits with an inherited complement defect. J. Exp. Med. **124**, 773 (1966). *Rother, K., R. T. McCluskey* and *U. Rother*, Tuberculin hypersensitivity in C6 defective rabbits. Fed. Proc. **26**, 787 (1967). — *Rother, U.* und *K. Rother*, Über einen angeborenen Komplement-Defekt bei Kaninchen. Z. Immunitätsforsch. **121**, 224 (1961).

H. Einige immunpathologische Aspekte des Komplements

1. Abwehr bakterieller Infektionen

Wie in der Einleitung beschrieben, war die bakterizide Wirkung des Serums die Grundlage der Entdeckung des C-Systems. Auch später ist selbst während des historischen langen Disputs über die Bedeutung der zellulären gegenüber der humoralen Abwehr an der prinzipiellen Schutzwirkung bakterizider Mechanismen kaum ernsthaft gezweifelt worden. Eine erste, wenn auch nicht nachhaltige Erschütterung der Auffassung von Schutzfunktionen ging von der Entdeckung C-defekter Meerschweinchen (vgl. G2a) aus, doch schien das wenige Jahre später erfolgende Aussterben des Defektstammes die Schutzfunktion des C-Systems schließlich doch wieder zu bestätigen. Unter dem Eindruck des zunehmenden Wissens über Einzelheiten des Wirkungsmechanismus erfuhr die Auffassung vom Infektionsschutz durch C im folgenden dann eine stets weiter zunehmende Aufwertung, bis mit den jüngsten Publikationen über neuerlich bekanntgewordene C-defekte Tiere wieder ein Umschwung eintrat.

Kaninchen mit angeborenem Fehlen von C6 (s. G2), zahlreiche Mäuse-Inzuchtstämme mit Abwesenheit von C5 (s. G2b) und schließlich Meerschweinchen mit C4-Defekt (s. G2ab) — alle haben sie eine Lebenserwartung, die sich von der normaler Tiere nicht unterscheidet. Die Zweifel am Infektionsschutz durch C wurden noch vertieft, als die infolge des C-Defekts mangelnde Serum-Bakterizidie bestätigt wurde (*K. Rother, U. Rother, Petersen, Gemsa* und *Mitze*, 1964; *Rother*, 1967). Es konnte kein Zweifel mehr sein, daß Tiere auch ohne C-abhängige Bakterizidie infektionsgeschützt sind. Andererseits hat es sich aber nun als abwegig herausgestellt, aus dem Überleben der Defektstämme eine Bedeutungslosigkeit der Bakterizidie auch dann ableiten zu wollen, wenn sie — wie dies normalerweise der Fall ist — im lebenden Organismus funktioniert. Die C-defekten Tiere haben sich inzwischen als ideales Studienmaterial für Untersuchungen über die **biologische Bedeutung der Immun-Bakterizidie** erwiesen. Tatsächlich lassen quantitative Analysen es nicht ausgeschlossen erscheinen, daß die C-abhängige Bakterizidie *in vivo* sogar mehrfach wirksamer ist als die Bakterizidie-unabhängigen Schutzmechanismen, obwohl diese unter „normaler" Infektionsbelastung zur Keimabwehr offensichtlich ausreichend sind.

Inzuchtmäuse vom B10D2/new line-Stamm weisen ein normales C-System auf und unterscheiden sich von Mäusen des coisogenen B10D2/old line-Stammes nur dadurch, daß den old line-Tieren C5 fehlt. Das Serum der old line-Tiere ist infolgedessen einer Immun-Cytolyse (Hämolyse, Immun-Bakterizidie, Cytotoxizität) unfähig. Für vergleichende Untersuchungen über C5-abhängige Funktionen sind diese Tiere das ideale Material. Quantitative Untersuchungen mit Aussagewert über Infektabwehr wurden zunächst mittels i. p. Injektion von Ascites-Tumorzellsuspensionen (Sarcoma I aus A/J-Mäusen) durchgeführt. Die Zellen bieten den Vorteil einer guten Auszählbarkeit und relativ langsamen Teilungsrate. Die Quantität der „Infektion" bleibt auf diese Weise einigermaßen übersichtlich. Wie auf Abb. 61 schematisch dargestellt, vermochten präsensibilisierte C-aktive und C-defekte Tiere i. p. Inokulationen mit Zellmengen bis zu 5×10^5 in gleicher Weise abzutöten (*Phillips, U. Rother* und *K. Rother* 1968). Bei 5×10^6 Zellen fand sich bereits eine deutliche Resistenzschwäche der C-defekten Tiere und bei Inokulation von 5×10^7 Zellen versagte die Abwehr bei der Mehrzahl der Defekttiere. Von ihnen erlagen 80 % den sich teilenden Tumorzellen, während

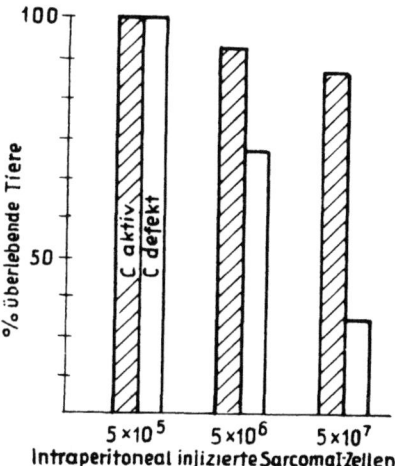

Abb. 61. Intraperitoneale Inokulation von Sarcoma-I-Tumorzellen aus Mäusen des Stammes A/Jax in Mäuse der koisogenen Stämme B10 D2 / old line (C5-defekt) und B10 D2 / new line (C-aktiv). Beide Stämme können die übertragenen Zellen zerstören. Bei größeren Tumorzellmengen wird die bessere Abwehrfähigkeit in Gegenwart eines aktiven C-Systems deutlich. (Aus: *Phillips, U. Rother* und *K. Rother* 1968)

die Majorität der coisogenen C-aktiven Tiere auch mit dieser Zellmenge noch fertig wurde und überlebte. Erst bei Grenzbelastung zeigte sich also die Bedeutung der C-abhängigen Abwehr. Überschlagmäßig ergäbe eine Umrechnung aus diesen Werten, daß der C5-abhängige Mechanismus 10 mal mehr Zellen abzutöten in der Lage war als der C5-unabhängige Mechanismus. Diese Relation würde sich noch weiter zugunsten des C-abhängigen Mechanismus verschieben, wenn man die exponentielle Teilungsrate der inokulierten Tumorzellen berücksichtigte.

Ein prinzipiell gleiches Ergebnis wurde mit der gleichen Kombination von Inzuchtstämmen auch nach Infektion mit *Pneumokokken* gewonnen. Wurden bei B10D2/old line- und B10D2/new line-Mäusen durch Infektion mit mäßig virulenten *Pneumokokken* (Pn3-int Stamm) Peritonitiden erzeugt, so waren 5 Tage nach Inokulation mit 1×10^6 Keimen noch alle C-normalen und C-defekten Tiere am Leben. Wurde die Dosis verdoppelt (2×10^6 Keime), so lebten nach fünf Tagen noch alle C-normalen, aber es starben 4 von 10 C-defekten Mäusen. Eine weitere Verdoppelung der Inokulationsmenge auf 4×10^6 Pneumokokken schadete den C-normalen Tieren noch immer nicht. Am 5. Tag lebten 10 von 10 Tieren, wohingegen sämtliche C-defekten Mäuse (10 von 10) an der Infektion gestorben waren (*Shin, Smith* und *Wood* 1969). Man kann also sagen, daß bei Infektion mit begrenzter Keimzahl, bzw. mit Keimen mäßiger Virulenz, Bakterizidie-unabhängige Mechanismen ausreichenden Schutz bieten und daß die biologische Bedeutung der im übrigen sehr effizienten Immunbakterizidie erst unter Grenzbelastungen evident wird.

Worauf nun im Einzelnen der **Bakterizidie-unabhängige Schutz** beruht, läßt sich nur aus indirekten Schlüssen ableiten. Zunächst einmal fällt jedem Beobachter die Diskrepanz zwischen dem Wohlbefinden C-defekter Tiere und der Mortalität agammaglobulinämischer Patienten auf. Ohne Bakterizidie kann man leben, ohne Antikörper aber nicht. In der Tat haben agammaglobulinämische Neugeborene seit der Antibiotika-Ära erst eine Chance, das Säuglingsalter zu überstehen. Der lebenserhaltende Schutz muß also von Funktionen abhängen, die von Intermediärreaktionen irgendwo zwischen der Ag-Ak-Reaktion und der C6-Aktivierung (Kaninchen; vgl. G2c) bzw. C5-Aktivierung (Mäuse; vgl. G2b) ausgehen. Prüft man die Ak, so könnten sie über zwei Reaktionswege wirksam sein: Erstens wäre es denkbar, daß sie per se zu einer Immunopsonisierung der Oberfläche von Krankheitserregern führen, wonach diese dann durch Phagozytose beseitigt werden. Hierfür kämen bei Menschen insbesondere die Ak der IgA-Klasse in Frage, was zur Zeit in mehreren Laboratorien geprüft wird. Zweitens könnten C-bindende Ak mit den Invasoren reagieren und durch Aktivierung des C-Systems die infektiösen Partikel opsonisieren mit folgender Phagozytose und intrazellulärer Abtötung. Da der optimale Opsonisierungsgrad bereits mit der Anlagerung von C3 an die Bakterienoberfläche erreicht wird (s. F4c); vgl. aber auch F5a), kann sich der C5- bzw. C6-Defekt nicht auswirken und die Tiere könnten hierdurch geschützt sein.

Die Auffassung läßt sich durch weitere Beobachtungen an den oben beschriebenen Versuchen mit i. p. Injektion von Ascites-Tumor-Zellen stützen (vgl. auch H4). Die Anlagerung von C3 an die Oberfläche der Tumorzellen hat sich schon kurz nach der Injektion in die Peritonealhöhle immunisierter C5-defekter Mäuse nachweisen lassen (*Phillips, U. Rother* und *K. Rother* 1968). Ferner war auch die Immunclearance Ak-besetzter Keime in C6-defekten Kaninchen gleich effizient wie die bei Normaltieren (*K. Rother* und *U. Rother* 1965; vgl. auch G2c), wobei der Clearance-Vorgang (vgl. F4c) auf eine Opsonisierung durch C3 mit nachfolgender Phagozytose durch wandständige Makrophagen im Gefäßsystem von Leber und Milz zurückgeführt wird. Dementsprechend erwiesen sich die C6-defekten Kaninchenseren erwartungsgemäß auch *in vitro* infolge ihres normalen Gehaltes an C1, C4, C2 und C3 als gleich effizient in der Vermittlung der Opsonisierung von sensibilisierten *E. coli* wie normale Kaninchenseren (*Menzel* und *Rother* 1970).

Der Auffassung vom Schutz durch Immun-Opsonisierung schienen die C4-defekten Meerschweinchen (s. G2ab) zunächst zu widersprechen. Wie könnte die C3-abhängige Opsonisierung den entscheidenden Schutz ausmachen, wenn doch bei diesen Tieren infolge des Fehlens von C4 die Reaktionssequenz bereits bei diesem frühen Schritt unterbrochen ist? Eine Analyse hat diesen schwerwiegenden Einwand aber bald ausräumen können. Wie unter G2 im einzelnen beschrieben, zeigte sich, daß bei diesen Tieren der „klassische" Reaktionsablauf über C1, C4 und C2 zwar unterbrochen war, daß der erst kurz zuvor beschriebene Nebenschluß mit Aktivierung der C-Sequenz ab C3 (s. C) aber funktionierte.

Vieles spricht also dafür, daß es nach Ausfall der Bakterizidie die **Immunopsonisierung** ist, die den Defekttieren einen wesentlichen Infektionsschutz gegen bakterielle Infektionen verleiht. Wir können heute davon ausgehen, daß sich Immun-Opsonisierung und Immun-Bakterizidie normalerweise bei der Infektabwehr ergänzen.

Während die C3-abhängige Immunopsonisierung hier als funktionelle Einheit diskutiert wurde, darf doch nicht übergangen werden, daß es sich möglicherweise um einen komplexen Vorgang handelt, in den die — ebenfalls von C3 ausgehende — **Immunadhärenz** (IA) (vgl. F4b) helfend mit eingreift. Auf die enge Verflechtung von IA und Immunopsonisierung ist weiter oben (vgl. F4b und F4c) schon hingewiesen worden. Die IA ist seit den ersten Beobachtungen (*Lavern* und *Mesnil* 1901) daher verschiedentlich auch unter Verwischung möglicher Unterschiede gegenüber der Immunopsonisierung als Vorstufe zur **Phagozytose** (*Kritschewsky* und *Brussin* 1931) angesehen worden. Diese Hypothese wurde zuletzt von

R. A. Nelson (1953; 1956) erweitert und im Detail diskutiert. Die IA könnte bei der Phagozytose dadurch mitwirken, daß sie zunächst eine Anheftung des zu phagozytierenden Materials an den Phagozyten bewirkt. Die Vorstellung käme im Grunde einer Identität von IA und Immunopsonisierung sehr nahe. Die Unterscheidung würde lediglich noch auf den Nachweismethoden beruhen. Die Anheftung von C3-besetzten Partikeln an Erythrozyten würde vielleicht nur deshalb nicht zur Phagozytose führen, weil die Indikatorzellen dies nicht können. Auch Untersuchungen an menschlichen Monozyten (Makrophagen) haben nur quantitative aber keine qualitative Abgrenzung des Anheftungsvorganges von dem Verschlingungsprozeß erbracht. Für die Phagozytose von roten Hammelblutkörperchen durch menschliche Monozyten waren bei diesen Untersuchungen erheblich mehr C3-Moleküle notwendig, als für die Immunadhärenz (*Huber, Polley, Linscott, Fudenberg* und *Müller-Eberhard* 1968).

Eine zweite Möglichkeit der Mitwirkung der IA wurde von *R. A. Nelson* (1953; 1956) darin erblickt, daß antigenes Fremdmaterial durch Bindung an Erythrozyten (oder sonstige Zellen) zu größeren Komplexen aufgebaut wird. Das auf den Erythrozyten angebotene Ag könnte dann möglicherweise leichter phagozytiert werden. Tatsächlich wurden *Pneumokokken* etwa 4—5mal so wirksam aus Suspensionen phagozytiert, in denen sie in Form von IA-Komplexen angeboten wurden, als aus Suspensionen, in denen sie sich ohne IA-Komplexbildung befanden (*R. A. Nelson* 1953). Die Erythrozyten wurden bei diesem Vorgang von den Phagozyten (gelapptkernige Granulozyten) gewissermaßen abgegrast und blieben selbst intakt und außerhalb der Freßzellen (*R. A. Nelson* 1956).

Dieser Aspekt könnte insbesondere bei der *Abwehr lokaler Infektionen* von Bedeutung sein (vgl. F4c). *D. S. Nelson* (1963) stellte sich vor, daß Erythrozyten im Schädigungsgebiet aus den lädierten Kapillaren austreten könnten und in das Interstitium gelangen. Dort könnten sie eingedrungene Ak-beladene Bakterien mittels der IA-Funktion binden und den Leukozyten zur Phagozytose präsentieren. Die mögliche Bedeutung des Anaphylatoxins bei der Abwehr bakterieller Infektionen wird bei F5b diskutiert.

Literatur

Huber, H., M. J. Polley, W. D. Linscott, H. H. Fudenberg and *H. J. Müller-Eberhard*, Human monocytes: Distinct receptor sites for the third component of complement and for immunoglobulin G. Science 162, 1281 (1968). — *Kritschewsky, I. L.* and *A. M. Brussin*, Über die Bedeutung der Thrombozytobarine als Abwehrmittel im Infektionsprozeß. Z. Bakt. 120, 150 (1931). — *Laveran, A.* and *F. Mesnil*, Recherches morphologiques et experimentales sur le Trypanosome des rats. (*Tr. Lewisi* Kent.) Ann. Inst. Pasteur 15, 673 (1901). — *Menzel, J.* und *K. Rother*, Unveröffentlicht (1970). — *Nelson, D. S.*, Immunadherence. Advan. Immunol. 3, 131 (1963). — *Nelson, R. A.*, The immune-adherence phenomenon. An immunologically specific reaction between microorganisms and erythrocytes leading to enhanced phagocytosis. Science 118, 733 (1953). — *Nelson, R. A.*, The immune-adherence phenomenon. A hypothetical role of erythrocytes in defense against bacteria and viruses. Proc. Roy. Soc. Med. 49, 55 (1956). — *Phillips, M. E., U. Rother* and *K. Rother*, Serum complement in the rejection of sarcoma I ascites tumor grafts. J. Immunol. 100, 493 (1968). — *Rother, K.*, Serumkomplement als möglicher Resistenzfaktor: Opsonisierung und Bakterizidie. In: Infektionskrankheiten. Eds.: Mössner, G., R. Thomssen (Stuttgart 1967). — *Rother, K., U. Rother, K. F. Petersen, D. Gemsa* and *F. Mitze*, Immune bactericidal activity of complement. Separation and description of intermediate steps. J. Immunol. 93, 319 (1964). — *Rother, K.* and *U. Rother*, Studies on complement defective rabbits. IV. Blood clearance of intravenously injected. S. typhi by the reticuloendothelial

system. Proc. Soc. exp. Biol. Med. **119**, 1055 (1965). — *Shin, H. S., M. R. Smith* and
W. B. Wood, Heat labile opsonins to pneumococcus. II. Involvement of C3 and C5. J. Exp.
Med. **130**, 1229 (1969).

2. Arthus-Reaktion

Bei Untersuchungen von Hautreaktionen nach Injektion von Pferdeserum machte *M. Arthus* (1903) die überraschende Beobachtung, daß sich die Versuchstiere — Kaninchen — nach mehreren Injektionen anders verhielten als nach der ersten. Während die s. c. Applikation zunächst ohne sichtbare Hautreaktionen vertragen wurde, stellten sich nach Zweit- oder Mehrfach-Injektionen schwere Entzündungen und Nekrosen ein. Der zeitliche Abstand von der Erstinjektion mußte dabei 5 Tage oder mehr betragen. Die Reaktion wurde in der Folgezeit nach ihrem Entdecker benannt und ist zu einer wichtigen Modellreaktion immunologischer Gewebszerstörung geworden.

Wir wissen heute, daß sie auf Ak-Bildung beruht und daß der notwendige 5-tägige Abstand zwischen Erst- und Erfolgsinjektion den Zeitraum darstellt, der zur Bildung der Ak notwendig ist. Wird dann in oder unter die Haut eines sensibilisierten Tieres wiederum das gleiche Ag injiziert, so kommt es zum Einbruch des Ag in die Blutbahn und dort zur Bildung pathogener Ag-Ak-Komplexe (*Fischel* und *Kabat* 1947). Man kann die Arthus-Reaktion daher als die Folge einer **intravasalen Immun-Präzipitation** definieren. Es zeigte sich bald, daß sie sich außer an Kaninchen noch an vielen anderen Spezies ausführen ließ, darunter Meerschweinchen, Ratten, Mäuse und Menschen (Übersichten bei *Cochrane* 1965, *Udaka* 1971).

Anstelle von Serum als Ag wird die Reaktion heute meist mit Rinderserumalbumin (*Fischel* und *Kabat* 1947) ausgelöst, doch erwiesen sich Diphtherietoxoid (*Kuhns* 1953), bakterielle Polysaccharide (*Benacerraf* und *Kabat* 1950), Ferritin (*Sabesin* und *Banfield* 1961) und viele andere Ag in gleicher Weise als zuverlässig. Wegen der an Albumin vorhandenen zahlreichen unterschiedlichen Determinanten ist es für viele Versuchszwecke vorteilhafter, mit besser definierten Ag zu arbeiten, wobei sich die haptene DNP (Dinitrophenyl)-Gruppe besonders bewährt hat (*Benacerraf* und *Levine* 1962; *Benacerraf, Ovary, Bloch* und *Franklin* 1963). Man immunisiert z. B. mit DNP-gekuppeltem Rinder-γ-Globulin und löst dann die Hautreaktion mit DNP-gekuppeltem Rinderserumalbumin aus, wodurch gewährleistet ist, daß nur die hapten-spezifischen Ak in die Reaktion eingehen.

Für quantitative Studien über die beteiligten Ag-Ak-Mengen ist die **passive Arthus-Reaktion** vorzuziehen. Hierbei wird sowohl das Ag als auch der Ak passiv zugeführt. Man kann das Ag intravenös injizieren und den Ak lokal oder umgekehrt, und man kann auch sowohl Ak als auch Ag nacheinander lokal einbringen, wobei jeweils die zeitliche Reihenfolge beliebig ist. Als wichtiges Ergebnis bei Studien mittels der passiven Verfahren ergab sich, daß die Einbringung von Ag und Ak unmittelbar aufeinanderfolgen konnten, ja sogar gleichzeitig durchführbar waren.

Weder Ag noch Ak bedürfen also einer Fixierung am Gewebe. Zur Auslösung der Läsion ist allein die intravasale Bildung der Aggregate von Ag und Ak erforderlich, was zu einem entscheidenden Kriterium bei der Abgrenzung gegenüber anaphylaktischen Reaktionen und insbesondere der passiven kutanen Anaphylaxie geworden ist. Arthus-Reaktionen lassen sich daher durch Ak auslösen, deren

Fc-Fragment die Fähigkeit zur Gewebsfixierung fehlt, solange sie nur die Fähigkeit zur Präzipitation und — wie wir unten sehen werden — zur C-Bindung haben.

Die Arthus-Läsion entwickelt sich innerhalb von 4—10 Stunden. Die charakteristische **Morphologie** mit dem kokardenförmigen Aussehen der Hautreaktion läßt sich auf Abb. 62 erkennen. Man sieht eine zentrale Nekrose, die von einem hämorrhagischen Ring umgeben ist. Weiter außen erkennt man die Zone der Gefäßdilatation mit Hautrötung und ödematöser Schwellung, wobei letztere u. U. noch einen weiteren blaß erscheinenden Ring erzeugt.

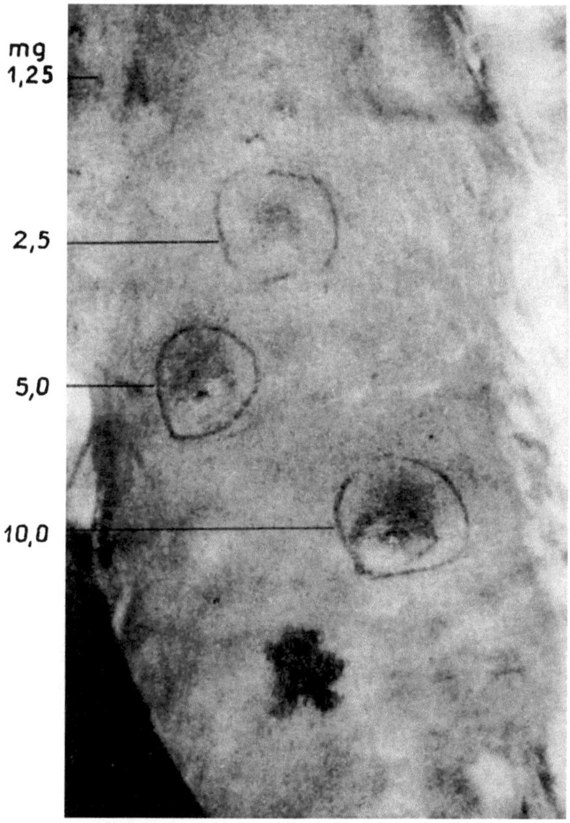

Abb. 62. Passive Arthus-Reaktion beim Kaninchen. Nach i. v. Injektion eines Antiserums (Anti-BSA), wurde das Antigen (BSA) in unterschiedlich großen Dosen in die Haut injiziert wo es zur Entwicklung der typischen kokardenförmigen Hautreaktionen 12 Stunden später kam. (Aus: Rother, K., U. Rother und Schindera 1964)
BSA = Rinderserumalbumin

Mikroskopisch ist das Bild durch eine zunächst von den Gefäßen ausgehende, später aber zunehmend diffus werdende Infiltration durch gelapptkernige Granulozyten (Abb. 63a) gekennzeichnet. Die Infiltration ist bereits innerhalb der ersten Stunden voll ausgeprägt. Nach 12 bis 14 Stunden erscheinen auch Monozyten und Lymphozyten, die in der Spätphase das Bild so beherrschen können, daß es histo-

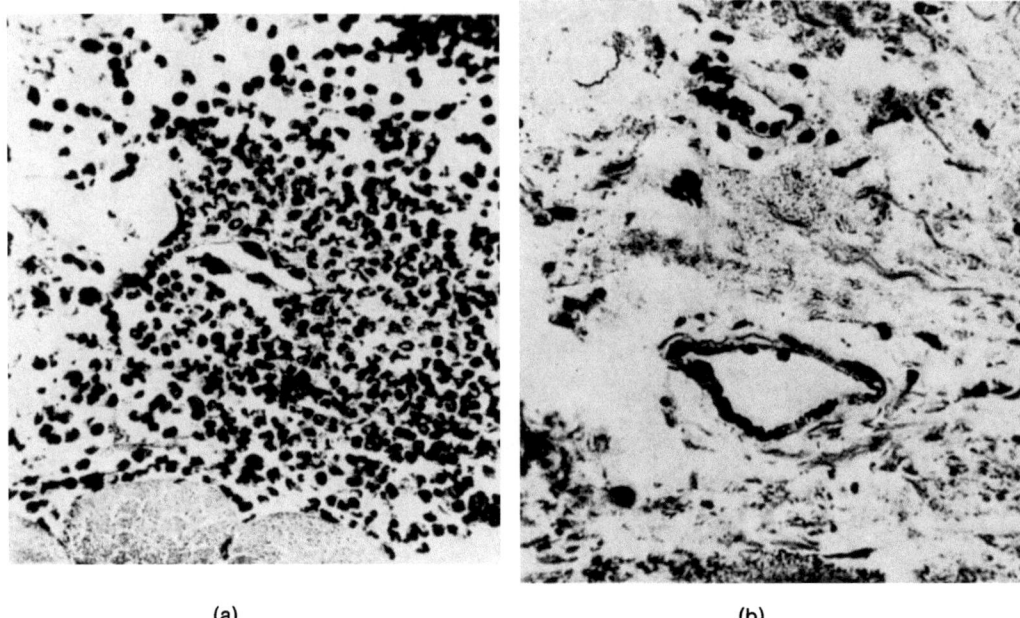

(a) (b)

Abb. 63. a) Zwei Stunden alte Arthus-Reaktion in der Rattenhaut. Man erkennt eine massive granulozytäre Infiltration der Gefäßwandung und um sie herum. b) Die gleiche Versuchsanordnung wie auf a), nur war die Ratte vor Auslösung der Arthus-Reaktion durch Zymosan-Behandlung dekomplementiert worden. Keine zelluläre Infiltration und keine Gefäßläsionen. (Aus: *Cochrane* und *Ward* 1966)

logisch mit der Tuberkulin-Reaktion verwechselt werden kann. Das volle Ausmaß der Nekrose wird etwa 12—24 Stunden nach Injektion erreicht. Dann setzen Reparaturprozesse mit Demarkation, Abstoßung und schließlich narbiger Ausheilung ein.

Über die **Pathogenese** ist in den letzten Jahren viel Einzelwissen gesammelt worden. Wir nehmen heute an, daß nur C-bindende Ak die Reaktion auslösen können und daß es die C-Aktivierung ist, die schließlich für die Gewebszerstörung verantwortlich ist. Auf Abb. 64 ist mit Hilfe der immunfluoreszenzoptischen Technik (*Coons* und *Kaplan* 1950) die Ablagerung von Ak an und in der Gefäßwandung eines Gebietes mit Arthus-Reaktion dargestellt. Solche Ablagerungen sind charakteristisch und finden sich vorwiegend in den Wandungen von Kapillaren und Venolen (*Cochrane* und *Weigle* 1958; *Sabesin* und *Banfield* 1961; *Oort* und *van Rijssel* 1961). Ebenso lassen sich in gleicher Lokalisation auch die beteiligten Ag und C, letzteres in der Form von Niederschlägen von C3 (Abb. 64), darstellen.

Ohne **C-Aktivierung** keine Arthus-Reaktion (*Cochrane* 1963). Bei Versuchen mit passiver Arthus-Reaktion an Ratten erwiesen sich Ak von Enten, welche gut präzipitierten, aber Ratten-C nicht zu aktivieren vermochten, als unfähig, eine Arthus-Reaktion auszulösen (*Ward* und *Cochrane* 1965). Hierbei wurden die Ak in die Haut eingebracht und das Ag (BSA) i. v. Die Präzipitation und die Einlagerung der Komplexe in den lokalen Gefäßen war dabei ähnlich wie auf Abb. 64. Daß tatsächlich die fehlende C-Aktivierung der entscheidende Einfluß

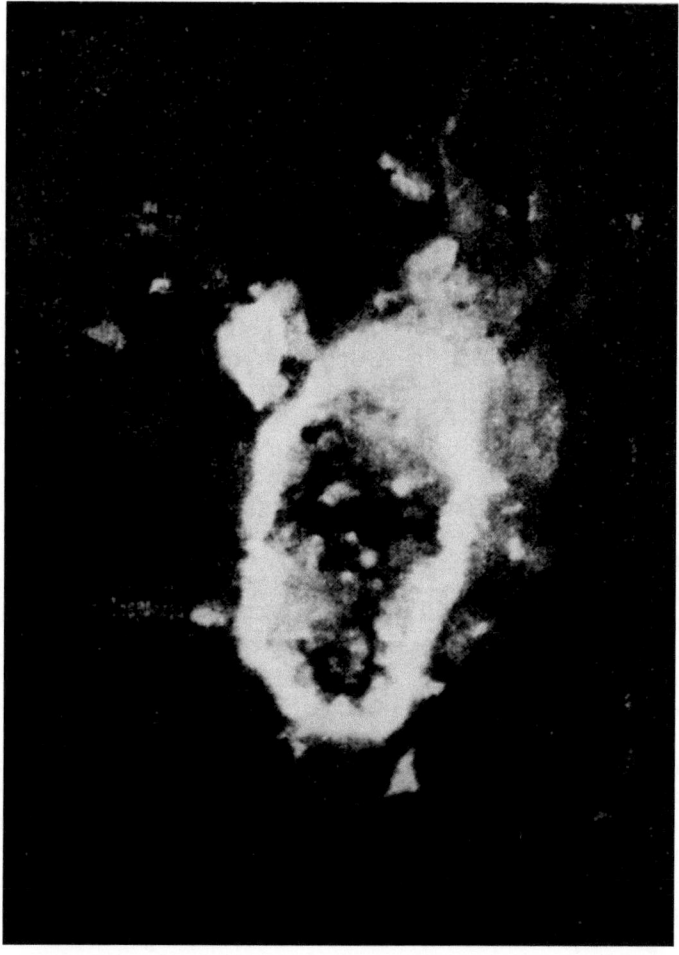

Abb. 64. Zwei Stunden alte umgekehrte passive Arthus-Reaktion in einem Meerschweinchen. Man erkennt die mit immunfluoreszenzoptischer Technik dargestellte Ablagerung von C3 in und an der Gefäßwandung. Ähnliche Bilder wurden erhalten, wenn das beteiligte Antigen (Rinderserum-Albumin) oder der Antikörper (Kaninchen-Globulin) dargestellt wurden. (Aus: *Levenson* und *Cochrane* 1964)

war, ließ sich auf andere Weise sichern. Kaninchen-Ak gegen BSA in der Form der γ-Globulin-Fraktion von Immunserum lösten bei Ratten eine passive Arthus-Reaktion aus. Wurde aber den Ak mittels Pepsin das für die C-Aktivierung verantwortliche Fc-Fragment abgedaut (vgl. A5), so blieben $F(ab)_2$-Stücke übrig, die zwar noch mit dem Ag reagierten und auch lokal ähnlich wie auf Abb. 64 nachweisbar waren, die aber Läsionen nicht mehr auszulösen vermochten (*Ward* und *Cochrane* 1965). Schließlich ließ sich die Abhängigkeit der Reaktion vom C-System auch durch Eingriffe an diesem selbst nachweisen. Ausschaltung oder jedenfalls wesentliche Unterdrückung der zirkulierenden C-Aktivität durch Injektion von hitzeaggregiertem menschlichen γ-Globulin, Zymosan (vgl. C1d), oder von Ak gegen C3 unterdrückten (Abb. 63b) die Arthus-Reaktivität (passive Versuchsanordnung) von Ratten und Meerschweinchen (*Ward* und *Cochrane* 1965). Diese außerordentlich eindrucksvolle Unterdrückung einer immunpathologischen Reaktion durch Eingriffe am C-System hat im übrigen wesentlich zur Stimulierung einer Arbeitsrichtung beigetragen, die gegenwärtig über Eingriffe am C neue Wege der **Immunsuppression** zu erarbeiten sucht (s. J).

Die Entstehung der Läsionen war ferner von **Granulozyten** abhängig (*Stetson* 1951; *Humphrey* 1955, 1955a; *Cochrane, Weigle* und *Dixon* 1959). Wurden Kaninchen mittels Stickstoff-Lost agranulozytotisch gemacht, so war damit auch die Möglichkeit beseitigt, bei ihnen Arthus-Reaktionen auszulösen, obwohl Ag, Ak und C sich lokal ähnlich wie bei positiven Reaktionen angesammelt hatten (*Cochrane, Weigle* und *Dixon* 1959). Auch mit Hilfe von Antiseren gegen gelapptkernige Granulozyten ließ sich die Arthus-Reaktion sowohl bei Meerschweinchen (*Humphrey* 1955a; *Waksman, Arbouys* und *Arnason* 1961) als auch bei Kaninchen (*Kniker* und *Cochrane* 1964) und Ratten (*Cochrane* 1965) unterdrücken.

Die funktionelle Verbindung zwischen der Notwendigkeit der C-Aktivierung einerseits und der Leukozytenbeteiligung andererseits wurde in biologischen Aktivitäten des C-Systems gesehen. Die C-Aktivierung könnte in einer systemischen Reaktion durch Freisetzung des **Leukozyten-mobilisierenden Faktors** (LMF; s. F4g) zur Mobilisierung größerer Mengen von Granulozyten aus den Depots des Knochenmarks und damit zur Leukozytose führen. Zirkulierende Leukozyten könnten dann durch die verschiedenen **chemotaktischen Aktivitäten** der C-Reaktion (C3-, C5- bzw. C567-abhängige Chemotaxis; vgl. F4i, F5c und F7) an den Ort herangezogen werden, wo auch die C-Aktivierung erfolgte, d. h. an bzw. in die Wandung der betroffenen Gefäße (vgl. Abb. 63a).

Was die relativen Beiträge der einzelnen Faktoren C3a, C5a und C567 betrifft, so haben sich die Auffassungen hierüber in letzter Zeit verschoben. Die zuerst entdeckte und ursprünglich für entscheidend gehaltene C567-Chemotaxis hat sich als weniger bedeutsam erwiesen, während die C5-abhängige Chemotaxis ganz in den Vordergrund gerückt ist. Wurden Kaninchen- oder Meerschweinchenseren mit BSA-Anti BSA-Komplexen inkubiert, so entstanden chemotaktische Aktivitäten, die sich nach Auftrennung mittels Sephadex G-100-Chromatographie immer nur einem einzigen Gipfel zuordnen ließen. Das Molekulargewicht dieser Aktivität lag um 15 000, sie war hitzestabil (56° C; 30 min). Ihre Bildung konnte nicht von C6 abhängig sein, denn die Inkubation der Ag-Ak-Komplexe mit C6-defektem Kaninchenserum (vgl. G2c) ergab, wie zuvor schon von *Stecher* und *Sorkin* (1969) beobachtet, die gleiche chemotaktische Aktivität wie die Inkubation mit normalem Kaninchenserum (*Snyderman, Phillips* und *Mergenhagen* 1970). Die Befunde weisen insgesamt auf C5a als Hauptträger chemotaktischer Aktivität nach Serumaktivierung durch Immunkomplexe hin. Auch bei vergleichenden Untersuchungen mit Hilfe von C-defekten Kaninchen war es schwierig, bei der aktiven sowohl als auch bei der passiven Arthus-Reaktion eine Mitbeteiligung der von C6 ausgehenden Aktivitäten überhaupt zu erfassen (*K. Rother, U. Rother* und *Schindera* 1964; *Biro* 1966). Schließlich wurde die Beteiligung einzelner Faktoren auch direkt überprüft. Aus den Hautläsionen bei passiver Arthus-Reaktion in Ratten ließen sich chemotaktische Aktivitäten isolieren, die durch ein Anti-Serum gegen C5 und nur gelegentlich auch durch Ak gegen C6 blockierbar waren. Keinen Effekt zeigte ein Antiserum gegen C3. Wurde radioaktiv markiertes menschliches C5 intravenös injiziert, so ließ sich die Radioaktivität in der chemotaktischen Aktivität aus den Hautläsionen wiederfinden (*Hill* und *Ward* 1971).

Als Alternative zur Chemotaxis ließe sich auch diskutieren, ob die Granulozyten nicht vielleicht infolge der **Immunadhärenz-Funktion** des C3 (s. F4b) am Orte der Ablagerung der Ag-Ak-Komplexe konzentriert werden, wohin sie passiv mit dem Blutstrom herangeschwemmt werden. Wie auch im einzelnen der Mechanismus der Akkumulation sei, so würden jedenfalls die weiteren Schritte in einer Attacke der Leukozyten gegenüber der Gefäßmembran bestehen. Die Granulozyten könnten unter die Gefäßintima geraten und könnten dort ihre vorwiegend in den Lysosomen konzentrierten destruktiven Enzyme freisetzen, wie dies im einzelnen im Nephritis-Kapitel (s. unten) diskutiert wird. Die Folge hiervon wäre die Zerstörung der Gefäßwand und damit die Freisetzung weiterer chemotaktischer Aktivität, möglicherweise mitbedingt wiederum durch die Freisetzung chemotaktischer Aktivität infolge Einwirkung von Gewebsproteasen auf C3 (F4i). Leider fehlen uns noch jegliche Vorstellungen über die weiteren Steuerungsmechanismen der Reaktion und insbesondere über die Faktoren, die das weitere Vordringen der Granulozyten zum Stillstand bringen und den Heilungsprozeß einleiten.

Die Vorstellung ist, wie man sieht, recht einseitig auf die Leukozyten-wirksamen Funktionen der C-Reaktion orientiert. Dies mag auch eine wesentliche Reaktionskette sein. Wir sollten aber deshalb nicht die Augen vor der Möglichkeit verschließen, daß auch andere bereits bekannte C-Funktionen (s. Tab. 1) mitwirken könnten, wobei man in erster Linie an die Steigerung der Gefäßpermeabilität, an die C2-abhängige Kinin-Wirkung oder die Anaphylatoxin-Funktionen von C3 oder C5 denken wird. Es bleibt auch abzuwarten, wieweit noch unbekannte und möglicherweise auch C-unabhängige Folgen der Ag-Ak-Reaktion beteiligt sind, wie sie sich in der Nephritis-Pathogenese (vgl. unten) neuerdings abzeichnen.

Literatur

Arthus, M., Injections répétées des serum de cheval chez le lapin. Compt. Rend. Soc. Biol. **55**, 817 (1903). — *Benacerraf, B.* and *E. A. Kabat*, A quantitative study of the Arthus phenomenon induced passively in the guinea pig. J. Immunol. **64**, 1 (1950). — *Benacerraf, B.* and *B. Levine*, Immunological specificities of delayed and immediate hypersensitivity reactions. J. Exp. Med. **115**, 1023 (1962). — *Benacerraf, B., Z. Ovary, K. J. Bloch* and *E. C. Franklin*, Properties of guinea pig 7S antibodies. I. Electrophoretic separation of two types of guinea pig 7S antibodies. J. Exp. Med. **117**, 937 (1963). — *Biro, C. E.*, The role of the sixth component of complement in some types of hypersensitivity. Immunology **10**, 563 (1966). — *Cochrane, C. G.*, Studies on the localization of antigen-antibody complexes and other macromolecules in vessels. I. Structural studies. J. Exp. Med. **118**, 489 (1963). — *Cochrane, C. G.*, The Arthus reaction. In: The inflammatory process. S. 613. Eds.: *B. W. Zweifach, L. Grant* and *R. T. McCluskey* (New York / London 1965). — *Cochrane, C. G.* and *W. O. Weigle*, The cutaneous reaction to soluble antigen-antibody complexes. A comparison with the Arthus phenomenon. J. Exp. Med. **108**, 591 (1958). — *Cochrane, C. G., W. O. Weigle* and *F. J. Dixon*, The role of polymorphonuclear leukocytes in the initiation and cessation of the Arthus vasculitis. J. Exp. Med. **110**, 481 (1959). — *Cochrane, C. G.* and *P. A. Ward*, The role of complement in lesions induced by immunologic reactions. In: Immunopathology, IV. Int. Symp., p. 433. Eds.: *P. Grabar* and *P. Miescher*. (Basel 1966). — *Coons, A. H.* and *M. H. Kaplan*, Localization of antigen in tissue cells. II. Improvements in a method for the detection of antigen by means of fluorescent antibody. J. Exp. Med. **91**, 1 (1950). — *Fischel, E. E.* and *E. A. Kabat*, Quantitative study of Arthus phenomenon induced passively in the rabbit. J. Immunol. **55**, 337 (1947). — *Hill, J. H.* and *P. A. Ward*, Extractable leukotactic factors in lesions of vasculitis. Fed. Proc. **30**, 45 (abstr.) (1971). — *Humphrey, J. H.*, The mechanism of Arthus reaction.

I. The role of polymorphonuclear leukocytes and other factors in reversed passive Arthus reactions in rabbits. Brit. J. exp. Path. 36, 268 (1955). — *Humphrey, J. H.*, The mechanism of the Arthus reaction. II. The role of polymorphonuclear leukocytes and platelets in reversed passive Arthus reaction in the guinea-pig. Brit. J. exp. Path. 36, 283 (1955 a). — *Knicker, W. T.* and *C. G. Cochrane*, Pathogenic factors in vascular lesions of experimental serum sickness. J. Exp. Med. 122, 83 (1965). — *Kuhns, W.*: Immunochemical studies of antitoxin produced in normal and allergic individuals hyperimmunized with diphtheria toxoid. III. Studies of the passive Arthus reaction in guinea-pigs using human precipitating and non-precipitating diphtheria antitoxin. J. Exp. Med. 97, 903 (1953). — *Levenson, H.* and *C. G. Cochrane:* Non precipitating antibody and the Arthus vasculitis. J. Immunol. 92, 118 (1964). — *Oort, J.* and *T. G. Van Rijssel*, Fluorescent protein trace studies in allergic reactions. I. The fate of fluorescent antigen in active and passive Arthus reaction in the guinea-pig skin. Immunology 4, 329 (1961). — *Rother, K., U. Rother* und *F. Schindera*, Passive Arthus-Reaktion bei Komplement-defekten Kaninchen. Z. Immunforsch. 126, 473 (1964). — *Sabesin, S. M.* and *W. G. Banfield*, Electron microscopy of the Arthus reaction, using ferritin as antigen. Proc. Soc. exp. Biol. Med.107, 546 (1961). — *Snyderman, R., J. Phillips* and *S. E. Mergenhagen*, Polymorphonuclear leucocyte chemotactic activity in rabbit serum and guinea-pig serum treated with immune complexes: evidence for C5a as the major chemotactic factor. Infec. Immun. 1, 521 (1970). — *Stecher, V. J.* and *E. Sorkin*, Studies on chemotaxis — XII. Generation of chemotactic activity for polymorphonuclear leucocytes in sera with complement deficiencies. Immunology 16, 231 (1969). — *Stetson, C. A.*, Similarities in the mechanisms determining the Arthus and Shwartzman phenomena. J. Exp. Med. 94, 347 (1951). — *Udaka, K.*, The Arthus reaction. In: Inflammation, immunity and hypersensitivity, p. 390, Ed. *H. Z. Movat* (New York 1971). — *Waksman, B. H., S. Arbouys* and *B. G. Arnason*, The use of specific "lymphocyte" antisera to inhibit hypersensitive reactions of the "delayed" type. J. Exp. Med. 114, 997 (1961). — *Ward, P. A.* and *C. G. Cochrane*, Bound complement and immunologic injury of blood vessels. J. Exp. Med. 121, 215 (1965).

3. Experimentelle Glomerulonephritis durch Antikörper gegen Niere

Bei keiner anderen immunologisch bedingten Krankheitsgruppe ist so viel Detailwissen über die Pathogenese gesammelt worden wie bei den verschiedenen Formen experimenteller Nephritis (Übersichten bei *Rother* 1965; *Unanue* und *Dixon* 1967). Aus dieser Gruppe sollen im folgenden die Nephritiden durch heterologe Ak gegen Niere („Nephrotoxische Nephritis"; Masugi-Nephritis) untersucht werden und zwar unter dem besonderen Gesichtswinkel der Beteiligung des C-Systems.

Die Auslösung von Nierenentzündungen durch heterologe Antiseren gegen Nieren geht auf *Lindemann* (1900) zurück, wurde aber erst durch die bahnbrechenden Arbeiten von *Masugi* (*Masugi* 1933, 1934; *Masugi* und *Sato* 1934; *Masugi* und *Isibasi* 1935) zu einem gut steuerbaren Modell experimenteller Nephritiden ausgebaut. Man entnimmt einer beliebigen Spezies, z. B. Kaninchen, die Nieren, arbeitet sie zu einem Brei auf und injiziert diesen Brei dann einer phylogenetisch möglichst entfernten anderen Spezies, z. B. Enten, intramuskulär oder intraperitoneal. Die Empfänger-Tiere, in unserem Beispiel also Enten, bilden nun Ak gegen das injizierte Nierenmaterial. Solches Entenserum vermag dann bei Kaninchen nach i. v. Injektion Nierenentzündungen auszulösen.

Die Erkrankung ähnelt in vielen Einzelheiten des **klinischen Verlaufs** und der Histologie der Glomerulonephritis des Menschen. Man findet, u. a. abhängig von der Menge des injizierten Antiserums, Schweregrade von flüchtiger Proteinurie mit funktioneller und histologischer restitutio ad integrum bis hin zum perakuten tödlichen Ausgang in Urämie bei Zerstörung des gesamten glomerulären Apparates.

Es gibt chronische Verläufe mit proliferativer Reaktion des visceralen und parietalen Blattes der *Bowman*schen Kapsel und auch die aus der Klinik bekannten sogenannten vasculären bzw. nephrotischen Verlaufsformen kommen vor. Bei Jungtieren schließlich ließen sich Bilder auslösen, die in allen Einzelheiten der kindlichen, sogenannten genuinen Lipoid-Nephrose entsprachen (*Moench* und *Rother* 1956).

Histologisch stehen bei Ratten in dem schon wenige Stunden nach Injektion von Antiserum aus Kaninchen gegen Rattenniere einsetzenden Initialstadium Veränderungen der Kapillarendothelien und der Basalmembran im Vordergrund (*Bohle, Miller, Sitte* und *Yolak* 1959). Bis zum dritten oder vierten Versuchstag nimmt die Schwellung der Endothelzellen unter gleichzeitiger Vakuolenbildung im Plasma und auch im Bereich der Mitochondrien noch zu (*Miller* und *Bohle* 1957). Besonders auffällig ist im Frühstadium die Ansammlung von neutrophilen und mononukleären Leukozyten im Kapillarraum. Die Leukozyten (Abb. 65) fanden sich eng an die Kapillarwand angeschmiegt (*Churg, Grishman* und *Mautner* 1960), ein Befund, der später von *Cochrane, Unanue* und *Dixon* (1965) bestätigt und in den Mittelpunkt der pathogenetischen Interpretation (s. unten) gerückt wurde. Mit fortschreitender Entwicklung der Erkrankung kommt es im Bereich der Basalmembran zunächst zur Verdickung (Abb. 66) der lamina densa und später zur Aufsplitterung der Membran, die so ausgeprägt sein kann, daß sie schon lichtmikroskopisch (Abb. 67 d) wahrgenommen wird. Im weiteren Verlauf — nach Wochen — wird schließlich eine völlige Auflösung der Basalmembran beobachtet. Auch die Deckzellen werden schon früh erfaßt. Es kommt zu einer Schwellung des Zytoplasma,

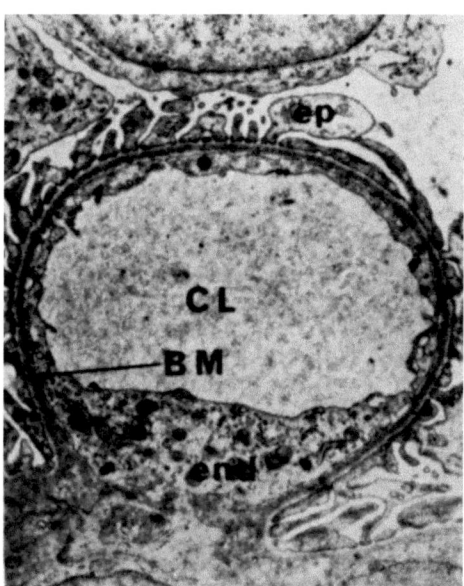
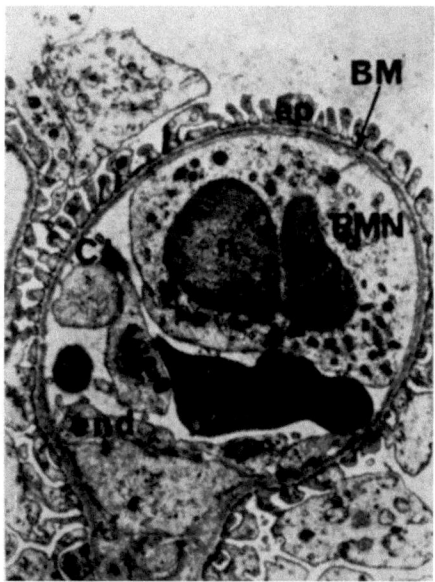

Abb. 65. Glomerulum-Kapillaren von Ratten-Nieren. Links eine normale Kapillare, deren Basalmembran (BM) überall von der Endothel-Zelle (end) bedeckt ist. CL = Kapillarlumen. ep = Fortsätze (Pedikel) der Epithelzelle. Rechte Hälfte: Kapillare aus einer nephritischen Niere. Ein Granulozyt (PMN) hat das Endothel bis auf kleine Reste verdrängt und sich eng der Basalmembran angeschmiegt. n = Nucleus. RBC = Erythrozyt. (Aus: *Cochrane, Unanue* und *Dixon* 1965)

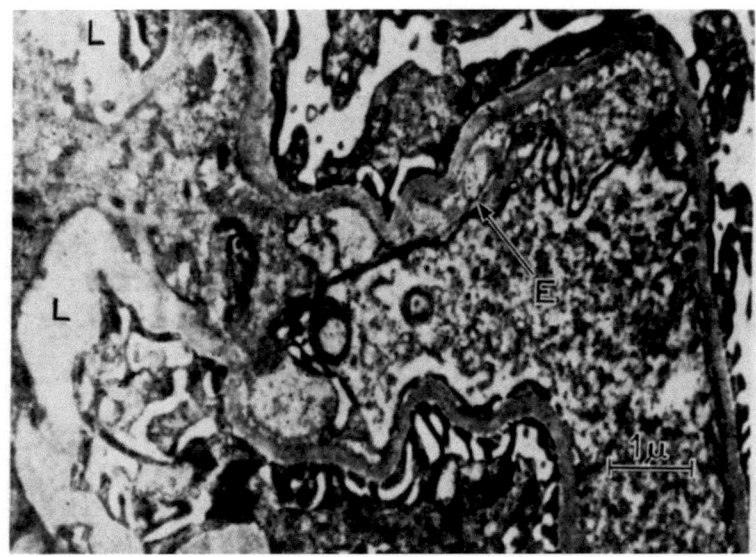

Abb. 66. Ausschnitt aus einem Glomerulum einer Ratte eine Stunde nach Injektion von nephrotoxischem Serum von Kaninchen. Umschriebene Ablösung des Endothels (E) von der Basalmembran. Deutliche z. T. wellenförmige Verdickung der Lamina densa der Basalmembran (L), besonders im Bereich der taillenartigen Einschnürung des Kapillarlumens. Elektronenoptisch 5000 mal. (Aus: *Bohle, Miller, Sitte* und *Yolak* 1959)

zu einer Verkürzung, Abflachung oder zu einem völligen Verlust der Pedikel, der aber nicht alle Deckzellen in gleicher Weise erfaßt (*Churg, Grishman* und *Mautner* 1960). Man kann sagen, daß der Schweregrad der Epithelzellveränderungen im großen und ganzen dem Ausmaß der Kapillarwandschädigung entspricht (*Winemiller, Steblay* und *Spargo* 1961). Ebenfalls schon innerhalb der ersten 24 Stunden ist das Kapillarlumen mit fibrillären Substanzen ausgefüllt, bei denen es sich wahrscheinlich um Fibrin handelt (*Churg, Grishman* und *Mautner* 1960). Sie füllen das Kapillarlumen teilweise völlig aus.

Die Bilder sind bei allen untersuchten Spezies bei nur kleinen Variationen ähnlich. Dies gilt für alle Phasen der Erkrankung. Man findet Übergänge von rein membranöser Schädigung (Abb. 68) mit nephrotischem Syndrom (Proteinurie, Hypoproteinämie, Hyperlipoidämie und Ödemen) bis hin zur rein proliferativen Reaktionsform mit Wucherung der Kapselepithelien, Verlötung der Kapillarschlingen untereinander und mit der *Bowman*schen Kapsel und selbst Halbmondbildung und schließlicher narbiger Umwandlung des Glomerulum (Abb. 69). Klinisch stehen bei letzteren Verläufen Hypertonie und funktionelles Nierenversagen im Vordergrund.

Charakteristisch ist die bei der meistverwendeten Tierkombination Kaninchen – Ente 4—6 Tage betragende *genormte Latenz* zwischen Injektion der Antiseren und klinischem Ausbruch der Erkrankung. Dabei war von vornherein auffällig, daß die Verzögerungsperiode auftrat, obwohl an der sofortigen, innerhalb von Minuten erfolgenden Bindung der Ak in der Niere kein Zweifel sein konnte (*Sarre* und *Wirtz* 1942; *Ortega* und *Mellors* 1956). Es stellte sich bald heraus, daß die Bindung der Enten-Ak ohne pathologische Folgen blieb und daß erst die in einer zweiten Phase einsetzende Bildung autologer Ak gegen das injizierte Enteneiweiß die Erkrankung

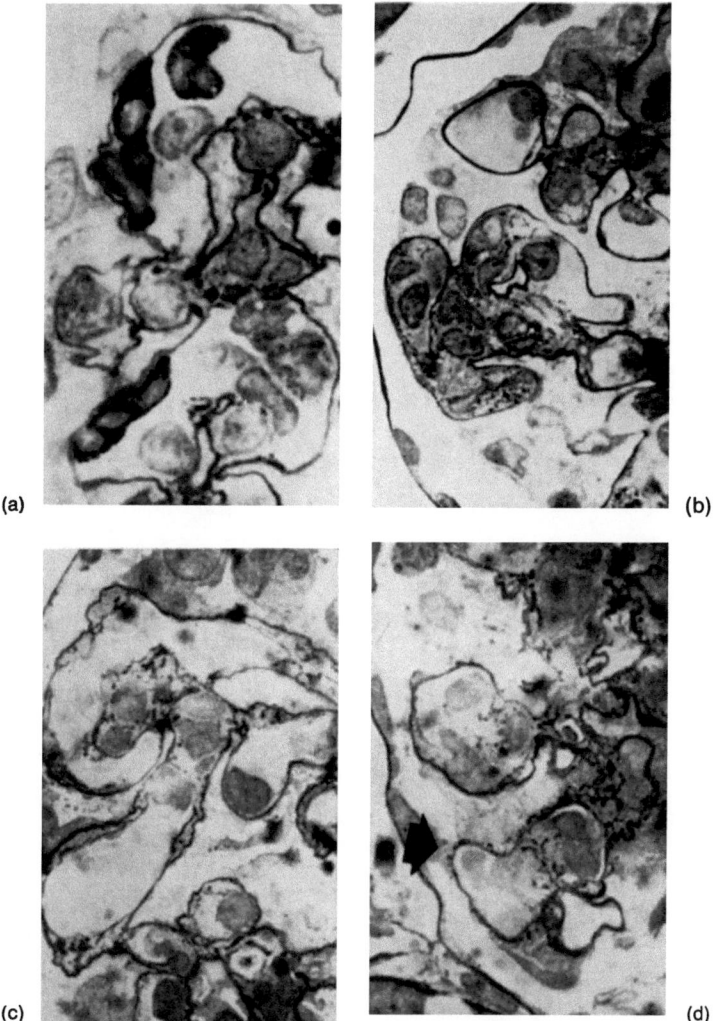

Abb. 67a—d. a) Rattenglomerulum 2 Std. nach Injektion von nephrotoxischem Antiserum. Zahlreiche neutrophile und mononukleäre Leukozyten im Kapillarlumen. Die dunkel getönten granulierten Neutrophilen kleben fest an der Kapillarwand. PAS-Färbung 2200 mal. b) 6. Tag. Deutliche Schwellung der Epithelien und der Endothelien. Zellvermehrung zwischen den Kapillaren. 1600 mal. c) 8. Tag. Die Aufsplitterung der Basalmembran der Kapillaren ist erkennbar. 1600 mal. d) 6. Woche. Aufsplitterung und Fragmentierung der Basalmembran der unteren Kapillare. 1600 mal. (Aus: *Churg, Grishman* und *Mautner* 1960)

auslöste (*Kay* 1940; *Hammer* und *Dixon* 1963). Diese letztere Phase wird allgemein als autologe und die erste Phase der Bindung der speziesfremden Ak als herterologe Phase bezeichnet (Abb. 70). Wir wissen heute, daß die Harmlosigkeit der Enten-Ak durch deren Unfähigkeit bedingt ist, das Kaninchen-C-System zu aktivieren (*Hayasi* 1940; *Izumi* 1940). Nach Injektion von nephrotoxischem Antiserum aus Enten kam es bei Kaninchen weder zu einer Erniedrigung des C-Titers in der

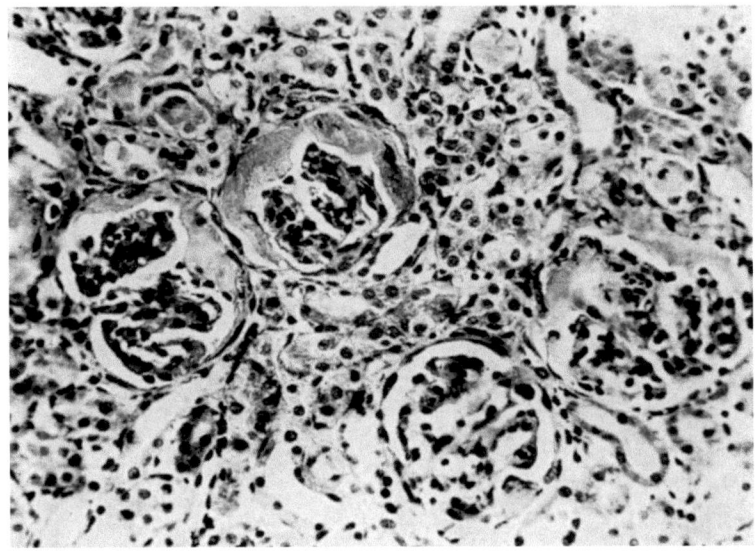

Abb. 68. Masugi-Nephritis bei einem Kaninchen-Jungtier nach Injektion von Antiserum aus Enten. Vorwiegend membranöse (nephrotische) Verlaufsform. HE-Färbung. (Aus: *Moench* 1956)

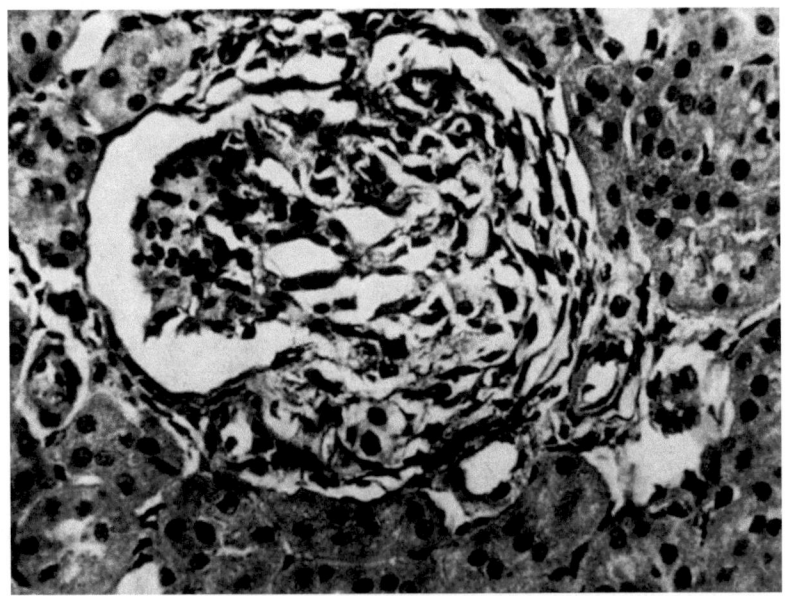

Abb. 69. Masugi-Nephritis bei einem Kaninchen nach Injektion von Antiserum aus Enten. Glomerulum bei vorwiegend proliferativer Verlaufsform. Verlötung der Glomerulumschlingen mit der *Bowman*'schen Kapsel. (Aus: *Moench* 1956)

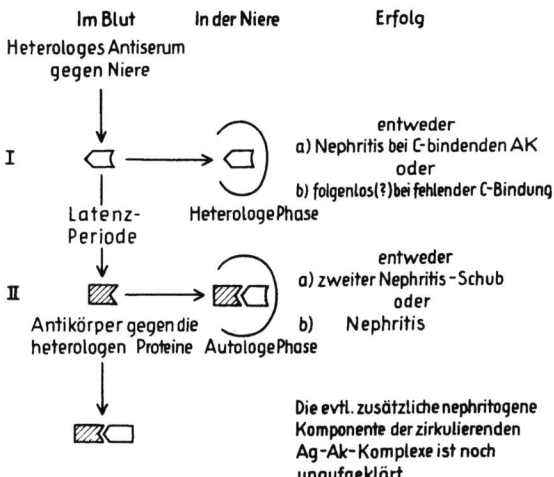

Abb. 70. Schematische Darstellung der immunbiologischen Vorgänge bei der Masugi-Nephritis

Zirkulation (*Unanue* und *Dixon* 1964), noch zu einer Ablagerung von C3 im Glomerulum (*Vogt* und *Kochem* 1961; *Hammer* und *Dixon* 1963; *Unanue* und *Dixon* 1964) noch zu einer Akkumulation von Leukozyten (*Cochrane, Unanue* und *Dixon* 1965), was alles, wie wir gleich sehen werden, nach Injektion von Antiserum aus Säugetieren zu beobachten ist. Säuger-Ak vermögen das C-System anderer Säuger-Spezies und natürlich erst recht das der eigenen Spezies zu aktivieren. In unserem Falle konnten also erst die autologen Ak der zweiten Phase zu C-Aktivierung führen (*Pressman, Korngold* und *Heyman* 1953). Tatsächlich gehört die von Masugi besonders herausgearbeitete Tierkombination Kaninchen – Ente zu einer Ausnahmegruppe. Bei Kombination innerhalb der Säugetiergruppe, wie z. B. Ratte – Kaninchen, erwiesen sich erwartungsgemäß auch die vom Kaninchen stammenden Ak als fähig, Ratten-C zu aktivieren. Die Injektion von Nieren-Ak aus Kaninchen in Ratten führt daher zum unmittelbaren Ausbruch der Nephritis innerhalb der heterologen Phase und zwar schon Stunden nach Injektion des Antiserums.

Die **nephritogene Wirkung der heterologen Nieren-Ak** bedeutet nun aber nicht, daß in diesen Fällen nicht zusätzlich noch eine ebenfalls nephritogene autologe Phase abliefe. Sie ist tatsächlich in jedem Fall wirksam und führt zu einer unübersichtlichen Komplizierung der Verhältnisse, so daß sich die Untersuchungen über die Pathogenese auf die heterologe (Sofort-)Phase konzentrieren. Sie bietet außerdem den Vorteil besserer Quantitierung, während die in der autologen Phase sich bildende Ak-Menge der Kontrolle des Untersuchers weitgehend entzogen ist.

Auf der schematischen Darstellung der Abb. 70 ist die autologe Phase als Ak-Bildung gegen die in der Niere haftenden Ak von der Ente dargestellt. Es darf aber nicht übersehen werden, daß das Empfängertier Ak gegen alle mit dem Enten-Serum eingebrachten Proteine entwickelt. Wir müssen also mit der Bildung zirkulierender Komplexe aus Enten-Protein und Ak des Kaninchens rechnen. Bei den **Nephritiden durch Ag-Ak-Komplexe,** die hier nicht diskutiert werden sollen, ist die nephritogene Wirkung solcher zirkulierender Komplexe gut gesichert worden (Übersicht bei *Rother* 1965; *Unanue* und *Dixon* 1967), doch tritt sie bei der Masugi-Nephritis wohl in den Hintergrund. Sie ist jedenfalls bisher nicht analysiert worden.

Viel Mühe ist auf die Identifizierung des **pathogenetisch relevanten Ag** der Nieren verwendet worden. Die entscheidende Ak-Spezifität der Masugi-Seren richtet sich gegen Ag des visceralen Anteils der Glomerula und zwar hier wieder gegen Bestandteile der Basalmembran der Kapillaren (*Krakower* und *Greenspon* 1951). Die chemische Feinaufklärung der Determinanten ist noch nicht abgeschlossen, doch könnte es sich nach *Shibata, Naruse, Miyakawa* und *Nagasawa* (1970) um ein Glykoprotein mit erheblichem Glukose-Anteil handeln. Andere Autoren dagegen (*Skoza* 1970) halten ein glucosefreies macromolekulares Glykoprotein mit einem Heteropolysaccharid aus Galactose, Mannose, Glucosamin, Galactosamin, Fucose und N-Acetyl-Neuraminsäure für entscheidend.

Die **Fixierung der heterologen Ak in der Niere** ließ sich mit immunfluoreszenzoptischer Technik (*Coons* und *Kaplan* 1950) sichtbar machen. Die Ak finden sich in gleichmäßiger linearer Verteilung (Abb. 71) entlang der Innenseite der Kapillarwände (*Ortega* und *Mellors* 1956; *Unanue* und *Dixon* 1965). Im Elektronenmikroskop läßt sich ihre Ablagerung an der lumenzugewandten Seite der Basalmembran erkennen(Abb. 72; *Vogt, Bockhorn, Kozima* und *Sasaki* 1968). Dieses Muster der gleichmäßig linearen Ablagerung ist vom *Dixon-*

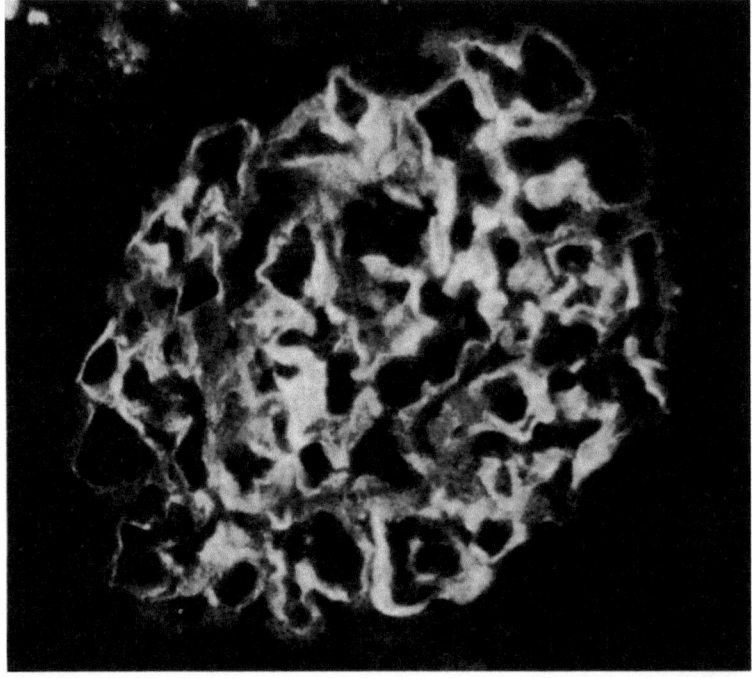

Abb. 71. Mittels immunfluoreszenzoptischer Technik ist hier die Ablagerung der nephrotoxischen Antikörper aus einem Hammelserum in einem Kaninchen-Glomerulum dargestellt. Typisch für das Ablagerungsmuster solcher gegen Nierenbestandteile gerichteter Antikörper ist die gleichmäßig lineare Verteilung entlang der Innenseite der Glomerulum-Kapillaren. Masugi-Nephritis am 9. Tag nach Injektion eines nephrotoxischen Antiserums. (Aus: *Rother, K., U. Rother, Vasalli* und *McCluskey* 1967)

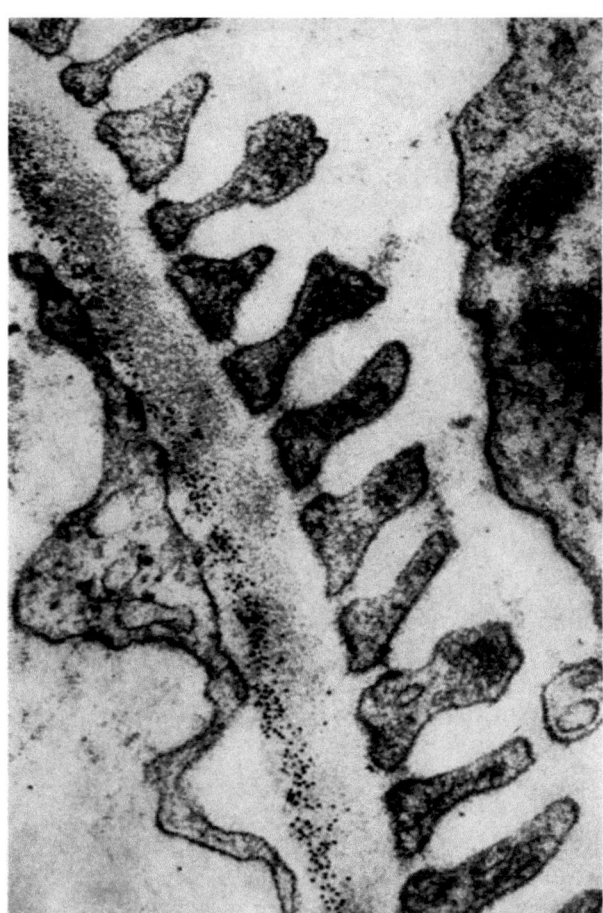

Abb. 72. Ferritinmarkierte Antikörper gegen glomeruläre Basalmembran (schwarze Pünktchen) finden sich nach Injektion in Ratten entlang der endothelialen Seite der glomerulären Basalmembran. Vergr. 1 × 80 000. (Aus: *Vogt, Bockhorn, Kozima* und *Sasaki* 1968)

schen Arbeitskreis als pathognomonisch für Nephritiden durch Ak gegen Nieren besonders herausgearbeitet und den Nephritiden durch Ag-Ak-Komplexe gegenübergestellt worden. Bei diesen finden sich die Ak zusammen mit den beteiligten Ag als klümpchenförmige Ablagerungen an der Außenseite der Basalmembran unterhalb der Epithelien.

Dort, wo die Ak sich in der Niere binden, aktivieren sie auch das Serum-C-System. C-Proteine, dargestellt in Form von C3, lagern sich nun ihrerseits an bzw. nahe den Ak ab (*Lange* und *Wenk* 1954; *Klein* und *Burkholder* 1959). Das Ablagerungsmuster ist mit dem der Ak kongruent (Abb. 73). Die **C-Aktivierung** ist für den Ausbruch der Erkrankung notwendig. Abgesehen von der oben schon diskutierten Unfähigkeit von Vogel- und insbesondere Enten-Ak, in Säugern, deren C sie nicht binden können (*Hayasi* 1940), Nephritiden auszulösen, ließ sich die Hypothese von der C-Abhängigkeit der Nephritisentstehung auch auf noch andere Weise stützen. Kaninchen-Ak verloren mit der Pepsinabdauung ihrer C-aktivierenden Fc-Stücke (s. A5) ihre nephritogene Potenz fast völlig (*Taranta, Badalamenti* und *Cooper* 1963). Die Abhängigkeit von der C-Aktivierung ließ sich auch durch direkte Eingriffe am C-System nachweisen. Nach Ausschaltung des zirkulierenden

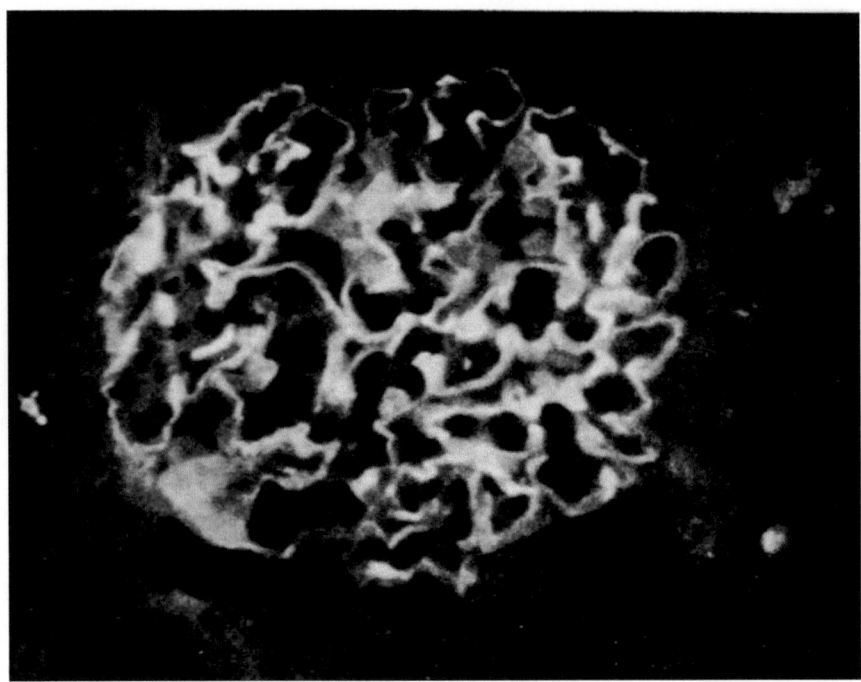

Abb. 73. Das gleiche Glomerulum wie auf Abb. 71. Diesmal ist die Ablagerung von C3 dargestellt. Man erkennt, daß sie den Ablagerungen der gegen Niere gerichteten Antikörper (Abb. 71) entspricht. (Aus: *Rother, K., U. Rother, Vasalli* und *McCluskey* 1967)

C-Pools blieben Nephritiden bei Ratten aus, obwohl die renale Fixierung der an sich C-bindungsfähigen Ak ungestört ablief. Die C-Inaktivierung erfolgte bei den Tieren entweder durch Injektion von hitzeaggregiertem menschlichem γ-Globulin, (*Cochrane, Unanue* und *Dixon* 1965), oder durch Behandlung mit Kobragift (vgl. C1b), das lediglich C3 ausschaltet (*Cochrane* und *Müller-Eberhard* 1967).

Die Entstehung der Nephritis erwies sich ferner als **Leukozyten-abhängig** (*Cochrane, Unanue* und *Dixon* 1965). Morphologisch fällt die initiale Ansammlung von Leukozyten in den betroffenen Glomerulumschlingen (Abb. 73 a) und der enge Kontakt der Zellen mit der Kapillarwandung auf (Abb. 67 a–d). Er wird im elektronenmikroskopischen Bild noch deutlicher (Abb. 65). Bei Kaninchen, die mittels Stickstofflost, oder bei Ratten, die durch Injektion von Anti-Leukozytenserum vor Injektion der nephrotoxischen Seren aleukämisch gemacht worden waren, blieben Nephritiden trotz ungestörter Bindung von Ak und trotz C-Aktivierung aus (*Cochrane, Unanue* und *Dixon* 1965).

Die verbindene Funktion zwischen der notwendigen C-Beteiligung einerseits und der Leukozytenbeteiligung andererseits wurde in den verschiedenen **chemotaktischen Funktionen des C-Systems** vermutet (*Cochrane, Unanue* und *Dixon* 1965). Diese Funktionen würden — so lautet die Hypothese — Leukozyten an die Basalmembran und zwar dorthin locken, wo Ak und C fixiert sind. Als Ergebnis resultiert der auf Abb. 65 dargestellte innige Kontakt des Granulozyten mit der Basalmembran.

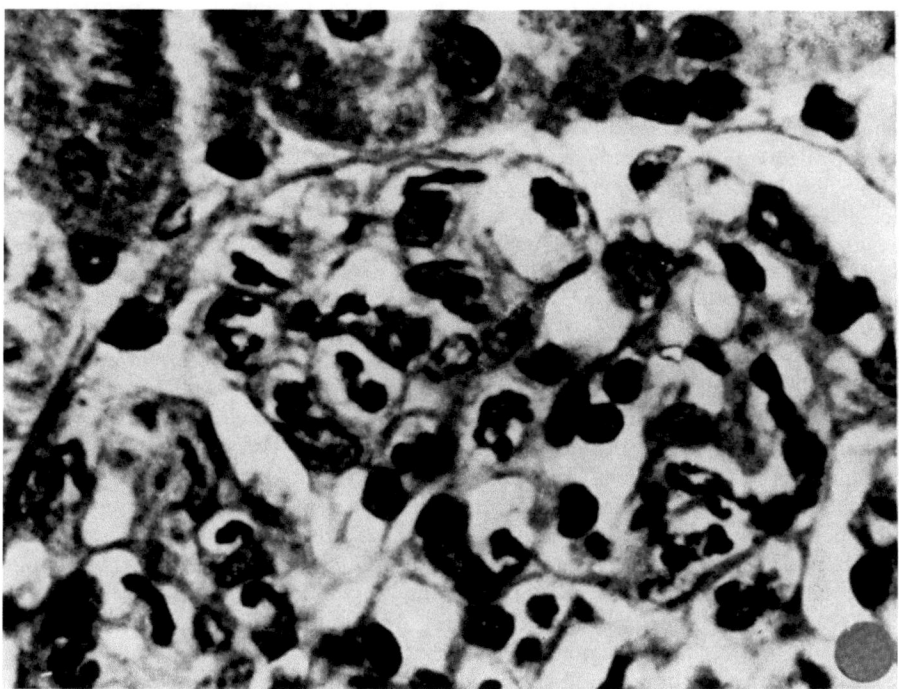

Abb. 73a. In der nephritischen Kapillare einer Ratten-Niere erkennt man die Ansammlung gelapptkerniger Granulozyten. (Aus: *Cochrane, Unanue* und *Dixon* 1965)

Es ist aber auch möglich, daß es nicht oder jedenfalls nicht nur die Chemotaxis ist, welche der lokalen Ansammlung von Leukozyten zugrunde liegt. Man könnte sich ebensogut vorstellen, daß die Aktivierung von C3 zu einer **Opsonisierung der inneren Kappillarwandung** führt, ähnlich wie dies für die Oberfläche von Bakterien unter F4b beschrieben wurde. Passiv mit dem Blutstrom herangeführte Granulozyten könnten hierdurch zu einem Phagozytose-ähnlichen Vorgang angeregt werden, als dessen Konsequenz die Aktivierung lysosomaler Enzyme, wie unten beschrieben, bekannt ist. Von der opsonischen Aktivität ist die auch von C3 ausgehende **Immunadhärenzaktivität** schwer abzutrennen (s. F4b). Sie ist ebenfalls als mögliche Ursache der Haftung der Leukozyten diskutiert und von *Cochrane* (1969) sogar als führender Mechanismus angesehen worden.

Alle diese Varianten — nur Chemotaxis oder Zusammenwirken mit Opsonisierung bzw. Immun-Adhärenz — lassen sich mit den Beobachtungen an C-defekten Tieren vereinbaren. Zunächst hatte sich bei Untersuchung der autologen (zweiten) Phase an C6-defekten Kaninchen erwiesen, daß sich trotz des Fehlens der damals allein bekannten C567-abhängigen chemotaktischen Aktivität (s. F7) Nephritiden entwickeln konnten (*K. Rother; U. Rother; Vasalli* und *McCluskey* 1967). Auch bei C5 defekten B10D2/old line-Mäusen konnte ähnliches beobachtet werden (*Unanue, Mardiney* und *Dixon* 1967). Später hat aber eine genauere quantitative Nachuntersuchung selbst bei der schwer übersehbaren (s. oben) autologen (zweiten) Phase der Nephritis doch eine Abhängigkeit von C5 aufgedeckt. Als Maß für den Schweregrad der Erkrankung diente die Proteinurie, die in verschiedenen Abständen nach Injektion von 0.6 ml nephrotoxischem Serum von Kaninchen gemessen wurde.

Während der gesamten Beobachtungsperiode fand sich bei C5-aktiven B10D2/new line-Mäusen eine wesentlich höhere Proteinkonzentration im Urin als sie bei den C5-defekten B10D2/old line-Mäusen beobachtet wurde. Von den C-aktiven Mäusen starben 60 % an der Nephritis, während alle Defekttiere bei milderem Verlauf überlebten (*Lindberg* und *Rosenberg* 1968). Man könnte, wie man sieht, die Unterschiede allein auf der Grundlage der Chemotaxis als entscheidendes pathogenetisches Prizip erklären. Die C3-abhängige Chemotaxis könnte ausreichend gewesen sein, bei den Defekttieren eine — wenn auch nur geringfügige — Akkumulation von Leukozyten herbeizuführen, während bei den C-aktiven Tieren die vereinigte chemotaktische Wirkung von C3, C5 und C567 zu massiver Leukozytenansammlung und schwerer Nephritis führte. Ebensogut ließe sich aber auch sagen, daß die C5- und C567-abhängige Chemotaxis zwar zu den wesentlich schwereren Krankheitsbildern der C-aktiven Tiere geführt habe, daß es aber die opsonisierende, bzw. Immunadhärenz-vermittelnde C3-Funktion war, die bei den Defekttieren allein ausreichend war, eine — wenn auch mildere — Nephritis auszulösen. Der Nephritisbefund bei den vorausgegangenen Untersuchungen bei C6-defekten Kaninchen bzw. C5-defekten Mäusen (s. oben) ließe sich retrospektiv am ehesten dadurch erklären, daß die Parallelität mehrerer Pathomechanismen zu dem damaligen Zeitpunkt noch nicht bekannt war, und daß daher nicht versucht wurde, den für die Erkennung der C6- bzw. C5-Mitwirkung notwendigen kritischen Schweregrad der Erkrankung einzustellen, was in anderem Zusammenhang (s. G2) ausführlich diskutiert wird.

Was auch immer zu ihrer Attraktion und Akkumulation an der Basalmembran führen mag, so werden die Leukozyten jedenfalls auf im einzelnen noch unbekannte Weise veranlaßt, die destruierenden Fermente ihrer Lysosomen freizugeben. Gleichzeitig mit der Granulozytenansammlung in den Glomerula ließ sich bei Kaninchen das Erscheinen großer Mengen von Basalmembran-Fragmenten im Urin feststellen (*Hawkins* und *Cochrane* 1968). Solche Ausscheidungen fehlten bei Tieren, denen vor Injektion des nephrotoxischen Serums die Granulozyten aus dem Blute entfernt worden waren. Während einer akuten „Neutrophilen-abhängigen" Glomerulitis ließ sich Kathepsin E neben einem kationischen Protein im Urin von Kaninchen nachweisen (*Hawkins* und *Cochrane* 1968), so daß die membrandestruierende Wirkung vorwiegend auf diese beiden Enzyme zurückgeführt wurde. Auch bei *in vitro*-Versuchen erwiesen sich Extrakte aus den Neutrophilen von Kaninchen als fähig, isolierte glomeruläre Basalmembranen von Kaninchen zu hydrolysieren (*Cochrane* und *Aikin* 1966). Weiterhin wurde aus menschlichen Neutrophilen eine Protease isoliert, die glomeruläre Basalmembranen *in vitro* zerstörte (*Janoff* und *Zeligs* 1968) und schließlich enthielten Lysosomen menschlicher Neutrophiler noch eine Kollagenase (*Janoff* und *Scherer* 1968), die ebenfalls für die membrandestruierende Wirkung in Frage kommt.

Es scheint plausibel, solchen Aktivitäten die nephritischen Veränderungen der glomerulären Kapillar-Membran zuzuschreiben, obwohl wir bisher nicht wissen, was die Granulozyten veranlassen könnte, die Enzyme freizusetzen. Hier wurde u. a. an phagozytotische Prozesse gedacht, die durch die opsonisierende Wirkung von C3 gegenüber der inneren Oberfläche der Kapillaren eingeleitet worden sein könnten. Über eine Freisetzung von Enzymen aus Granulozyten nach Adhärenz an Immunkomplexen berichtete *Henson* (1971). Eine wirkliche Phagozytosetätigkeit der an der Nephritisentstehung beteiligten Neutrophilen ist nie beobachtet worden und auch eine Lyse oder ein sonstiges Verschwinden der Granula oder der Phagosomen, aus denen nach der Arbeitshypothese die Enzyme doch stammen sollen, wurde nicht beobachtet (*Cochrane*, *Unanue* und *Dixon* 1965).

Neben dieser Unsicherheit im Detail ist in den letzten Jahren immer deutlicher geworden, daß die Arbeitshypothese zudem auch zu eng ist, um der Vielschichtigkeit der Pathogenese gerecht zu werden. Hatte früher schon die Möglichkeit, bei Injektion von nephrotoxischem Antiserum aus Enten entgegen dem oben Gesagten doch Glomerulitis und Proteinurie auslösen zu können, wenn man nur genügend große Mengen injiziert (*Hammer* und *Dixon* 1963), zu ersten Zweifeln geführt, so fielen später bei einer erweiterten Analyse von Schaf-Antiseren gegen glomeruläre Basalmembran einige Seren auf, die selbst bei agranulozytotisch gemachten Kaninchen (s. oben) Schäden an den Glomerula verursachten (*Hawkins* und *Cochrane* 1968; *Tucker, Hawkins* und *Cochrane* 1968). Wir müssen somit **zwei prinzipiell verschiedene Pathomechanismen** in Betracht ziehen: einen durch Chemotaxis bzw. Granulozyten vermittelten und einen Granulozyten-unabhängigen. Die Mehrzahl der Seren vermittelt beide Reaktionswege. Sie ließen sich durch quantitative Analyse voneinander trennen: Antiseren vom Hammel gegen die Basalmembran von Kaninchen-Glomerula lösten bei Kaninchen schwere Nephritiden aus. Wurden die Tiere aber agranulozytotisch gemacht, so waren wesentlich höhere Dosen der Antiseren erforderlich, um vergleichbare Proteinurie auszulösen (*Tucker, Hawkins* und *Cochrane* 1968). Der Leukozyten-unabhängige Reaktionsweg scheint auch C-unabhängig zu sein. Mit den entsprechenden Antiseren ließen sich Nephritiden auch bei C6-defekten und bei mittels Kobra-Faktor (s. C1b) C3-defekt gemachten Kaninchen auslösen (*Tucker, Hawkins* und *Cochrane* 1968). Welche Mediatoren im einzelnen an der Entwicklung der C-unabhängigen Nephritis mitwirken, ist zurzeit noch Gegenstand der Bearbeitung. Die beiden unterschiedlichen Reaktionswege gehen jedenfalls auf unterschiedliche Ak zurück, die sich mit physikochemischen Methoden, wie DEAE-Sephadex-Fraktionierung, voneinander trennen ließen (*Cochrane* und *Henson* 1971). Weitere Einzelheiten über die biologischen Eigenschaften der beiden Ak-Klassen sind bisher nicht bekannt. Man kann zur Erklärung der C- bzw. Leukozyten-unabhängigen Nephritis mit *Cochrane* (1969) an eine Aktivierung des Kinin-Systems denken, doch sind auch andere C-unabhängige Mechanismen (z. B. Anaphylaxie) bisher nicht ausgeschlossen worden.

Literatur

Bohle, A., F. Miller, H. Sitte and *A. Yolak*, Frühveränderungen bei der Masugi-Nephritis der Ratten, elektronenmikroskopische Untersuchungen. In: *Grabar-Miescher*, Immunpathologie (Basel-Stuttgart 1959). — *Churg. J., E. Grishman* and *W. Mautner*, Nephrotoxic serum nephritis in the rat, electron and light microscopic studies. Amer. J. Path. **37**, 2, 729 (1960). — *Cochrane, C. G.*, Mediation of immunologic glomerular injury. Transplant. Proc. **I**, 949 (1969). — *Cochrane, C. G., E. R. Unanue* and *F. J. Dixon*, A role of polymorphonuclear leucocytes and complement in nephrotoxic nephritis. J. Exp. Med. **122**, 99 (1965). — *Cochrane, C. G.* and *B. S. Aikin*, Polymorphonuclear leukocytes in immunologic reactions. The destruction of vascular basement membrane in vivo and in vitro. J. Exp. Med. **124**, 733 (1966). — *Cochrane, C. G.* and *H. J. Müller-Eberhard*, Biological effects of C3 fragmentation. Fed. Proc. **26**, 362 (1967). — *Cochrane, C. G.* and *P. M. Henson*, Complement and immunologic reactions in vivo (abstr.). J. Immunol. **107**, 321 (1971). — *Coons, A. H.* and *M. H. Kaplan*, Localization of antigen in tissue cells. II. Improvements in a method for the detection of antigen by means of fluorescent antibody. J. Exp. Med. **91**, 1 (1950). — *Hammer, D. K.* and *F. J. Dixon*, Experimental glomerulonephritis. II. Immunologic events in the pathogenesis of nephrotoxic serum nephritis in the rat. J. Exp. Med. **117**, 1019 (1963). — *Hawkins, D.* and *C. G. Cochrane*, Glomerular basement membrane damage in immunological glomerulonephritis. Immunology **14**, 665 (1968). — *Hayasi, D.*, Forschungen über den Komplementtiter des Serums im Verlaufe der diffusen Glomerulonephritis des Menschen und der experimentellen Nephritis des Hundes. Mitt. med. Ges. Chiba 18, 39 (1940). — *Henson, P. M.*, Interaction of cells with immune complexes: Adherence, release of constituents, and tissue injury. J. Exp. Med. 134, 114s (1971). — *Izumi, F.*, Experimental studies on glomerulonephritis. I. Serological studies of the nephrotoxic antiserum, the hemolysis and the precipitin (anti-rabbit-serum). Folia endocrinol. (Roma) 16, 48 (1940). — *Janoff, A.* and *J. Scherer,* Mediators of inflammation in leukocyte lysosomes. IX. Elastinolytic activity in granules of human polymorphonuclear leukocytes. J. Exp. Med. 128, 1137 (1968). — *Janoff, A.* and *J. D. Zeligs,* Vascular injury and lysis of basement membrane in vitro by neutral protease of human leukocytes. Science 161, 702 (1968). — *Kay, C. F.*, The mechanism by which experimental nephritis is produced in rabbits injected with nephrotoxic duck serum. J. Exp. Med. 72, 559 (1940). — *Klein, P.* und *P. Burkholder,* Ein Verfahren zur fluoreszenzoptischen Darstellung der Komplementbindung und seine Anwendung zur histoimmunologischen Untersuchung der experimentellen Nierenanaphylaxie. Dtsch. med. Wschr. 84, 2001 (1959). — *Krakower, C. A.* and *S. Greenspon,* Localization of the nephrotoxic antigen within the isolated renal glomerulus. Arch. Path. 51, 629 (1951). — *Lange, K.* and *E. J. Wenk,* Investigation into the site of complement loss in experimental glomerulonephritis. Amer. J. Med. Sci. 228, 454 (1954). — *Lindberg, L. H.* and *L. T. Rosenberg,* Nephrotoxic serum nephritis in mice with a genetic deficiency in complement. J. Immunol. 100, 34 (1968). — *Lindemann, W.*, Über das Wesen der toxischen Nephritis. Zbl. allg. Path. path. Anat. 11, 308 (1900). — *Masugi, M.*, Über das Wesen der spezifischen Veränderungen der Niere und der Leber durch das Nephrotoxin, bzw. Hepatoxin. Zugleich ein Beitrag zur Pathogenese der Glomerulonephritis und der eklamptischen Lebererkrankungen. Zieglers Beitr. 91, 82 (1933). — *Masugi, M.*, Über die experimentelle Glomerulonephritis durch das spezifische Antinierenserum. Ein Beitrag zur Pathogenese der diffusen Glomerulonephritis. Zieglers Beitr. 92, 429 (1934). — *Masugi, M.* und *Y. Sato,* Über die allergische Gewebsreaktion der Niere, zugleich ein experimenteller Beitrag zur Pathogenese der diffusen Glomerulonephritis und der Periateriitis nodosa. Virchows Arch. path. Anat. 293, 615 (1934). — *Masugi, M.* und *I. Isibasi,* Über allergische Vorgänge bei Allgemeininfektion vom Standpunkt der experimentellen Forschung. Zieglers Beitr. 96, 391 (1935). — *Miller, F.* und *A. Bohle,* Elektronenmikroskopische Untersuchungen am Glomerulum bei der Masugi-Nephritis der Ratte. Virchows Arch. path. Anat. 330, 483 (1957). — *Moench, A.*, Untersuchungen zur Pathogenese des nephrotischen Syndroms, zugleich ein Beitrag zur Pathogenese der genuinen Lipoidnephrose. Habilitationsschrift (Freiburg 1956). — *Moench, A.* und *K. Rother,* Monophasische Immunpathogenese der experimentellen Nephritis-Nephrose bei Jungtieren. Arch. exp. Pathol. Pharmakol. 229, 469 (1956). — *Ortega, L. G.* and *R. C. Mellors,* Analytical pathology. IV. The role of localized antibodies in the pathogenesis of nephrotoxic nephritis in the rat. J. Exp. Med. 104, 151 (1956). — *Pressman, D., L. Korngold* and *W. Heyman,* Localizing properties of anti-rat-kidney serum prepared in ducks. Arch. Path. 55, 347 (1953). — *Rother, K.*, Experimentelle Nierenkrankheiten. In: Handbuch der experimentellen Pharmakologie. Vol. XVI/4, Springer (Berlin-Göttingen-Heidelberg 1965). — *Rother, K., U. Rother, P. Vasalli* and *R. T. McCluskey,* Nephrotoxic serum nephritis in C6 deficient rabbits. J. Immunol. 98, 965 (1967). — *Sarre, H.* und *H. Wirtz,* Geschwindigkeit und Ort der Antigen-Antikörper-Reaktion bei der experimentellen Nephritis. Dtsch. Arch. klin. Med. 189, 1 (1942). — *Shibata, S., T. Naruse, Y. Miyakawa* and *T. Nagasawa,* Further purification of the glycoprotein that induces nephrotoxic antibody: Isolation of the active polysaccharide fraction mainly composed of glucose. J. Immunol. 104, 215 (1970). — *Skoza, L.*, Further definition of the nephritogenic antigen. Fed. Proc. 29, 287 (1970). — *Taranta, A., G. Badalamenti* and *N. S. Cooper,* The role of complement in nephrotoxic nephritis. Nature 200, 373 (1963). — *Tucker, E. S., D. Hawkins* and *C. G. Cochrane,* Mediation systems in acute immunologic glomerular injury. Fed. Proc. 27, 544 (1968). — *Unanue, E. R.* and *F. J. Dixon,* Experimental glomerulonephritis. IV. Participation of C in nephrotoxic nephritis. J. Exp. Med. 119, 965 (1964). — *Unanue, E. R.* and *F. J. Dixon,* Experimental glomerulonephritis. V. Studies on the interaction of nephrotoxic antibodies with tissues of the rat. J. Exp. Med. 121, 697 (1965). — *Unanue, E. R.* and *F. J. Dixon,* Experimental glomerulonephritis. Immunological events and pathogenetic mechanisms. Advan. Immunol. 6, 1 (1967). —

Unanue, E. R., M. R. Mardiney and *F. J. Dixon,* Nephrotoxic serum nephritis in complement intact and deficient mice. J. Immunol. 98, 609 (1967). — *Vogt, A.* and *H. G. Kochem,* Immediate and delayed nephrotoxic nephritis in rats. Amer. J. Path. 39, 379 (1961). — *Vogt, A., H. Bockhorn, K. Kozima* and *M. Sasaki,* Electron microscopic localization of the nephrotoxic antibody in the glomeruli of the rat after intravenous application of purified nephritogenic antibody-ferritin conjugates. J. Exp. Med. 127, 867 (1968). — *Winemiller, R., R. Steblay* and *B. Spargo,* Electron microscopy of acute anti-basement membrane nephritis in rats. Fed. Proc. 20, 408 (1961).

4. Abstoßung von Transplantaten

Weil dies mit der serologischen Nomenklatur nicht in allem übereinstimmt, sei vorausgeschickt, daß wir in Übereinstimmung mit der internationalen Nomenklatur solche Transplantationen, die zwischen Individuen verschiedener Spezies vorgenommen werden, als Xenotransplantationen bezeichnen. Gewebsübertragungen von einem Individium auf ein anderes der gleichen Spezies sind Allotransplantationen und die Übertragung auf genetisch identische Individuen der gleichen Spezies wie z. B. bei eineiigen Zwillingen oder Inzucht-Tieren, wird als Isotransplantation bezeichnet. Wird Gewebe auf ein und demselben Individuum verpflanzt, so spricht man von Autotransplantation.

a) Xenotransplantation

Xenotransplantate werden innerhalb weniger Minuten abgestoßen, was nur durch die Intervention präformierter humoraler Faktoren erklärbar ist. Der Abstoßungsvorgang wird daher allgemein auf „natürliche" Ak zurückgeführt, die zur Zeit der Gewebsübertragung im Empfänger zukulieren. Bei der Übertragung von Kaninchennieren auf Hunde fanden sich bereits 4—12 Minuten nach Anschluß der Nieren an die Empfängerzirkulation schwere Gefäßveränderungen mit Dilatation der Gefäße und Stase. Die Lumina waren mit amorphen eosinophilen Massen ausgefüllt, die bei der Haematoxilin- und Eosin-Färbung (Abb. 74a und b) als ein Konglomerat vorwiegend aus Thrombozyten, gelapptkernigen Granulozyten und Fibrin erkannt wurden (*Gewurz, Clark, Finstad, Kelly, Varco, Good* und *Gabrielsen* 1966). Im Vergleich dazu auf Abb. 75 ein normales Glomerulum eines Kaninchens. Mit immunfluoreszenzoptischer Technik ließ sich die Ablagerung autologer γ-Globuline des Empfängers — der mutmaßlichen Ak — an der Wandung der betroffenen Gefäße nachweisen (*Gewurz, Clark, Finstad, Kelly, Varco, Good* und *Gabrielsen* 1966). Es wird angenommen, daß diese Ak durch Aktivierung des Serum-C wirksam waren. Wurde bei Hunden vor Transplantation einer Kaninchen-Niere durch Behandlung mit Kobra-Faktor (vgl. C1b) C3 im Serum inaktiviert, so verlängerte sich die Überlebenszeit der Niere gegenüber Kontrollen auf das Zehnfache, obwohl nach der Kobragiftbehandlung meist noch Restmengen an C von etwa 10 % des Ausgangswertes verblieben (*Nelson* 1966; *Gewurz, Clark, Finstad, Kelly, Varco, Good* und *Gabrielsen* 1966; *Gewurz, Clark, Cooper, Varco* und *Good* 1967). Auch die Ausschaltung von C4 wirkte sich auf die Xenograft-Abstoßung aus. Wurden Hunde mit C4-Inaktivator aus Haifisch-Serum (vgl. D2) behandelt, so überlebten später transplantierte Schweinenieren länger als in unbehandelten Hunden (*Jensen* 1969). Obwohl Haut als notorisch resistent gegen die Wirkung von Ak gilt, gelang es doch, in einem Xenotransplantationssystem selbst dieses Gewebe durch die Wirkung von Ak zu zerstören. Auch hierbei

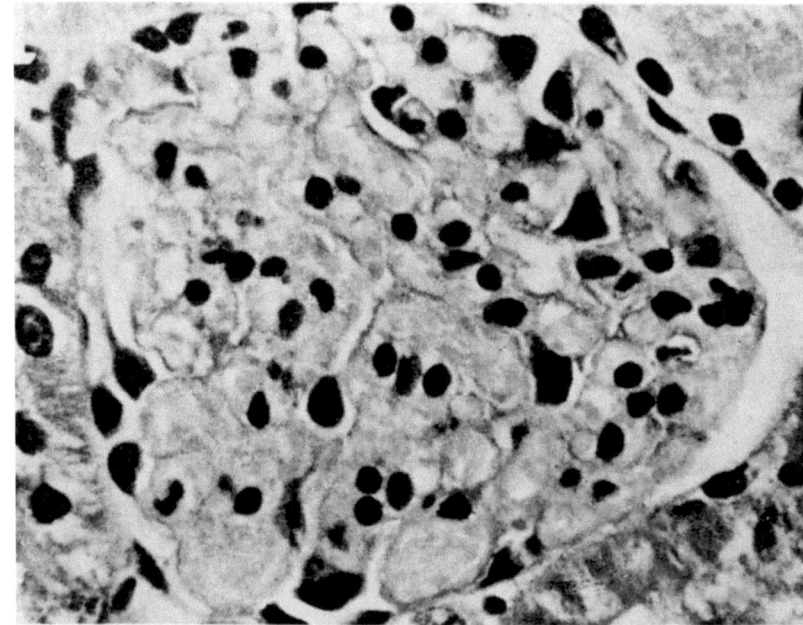

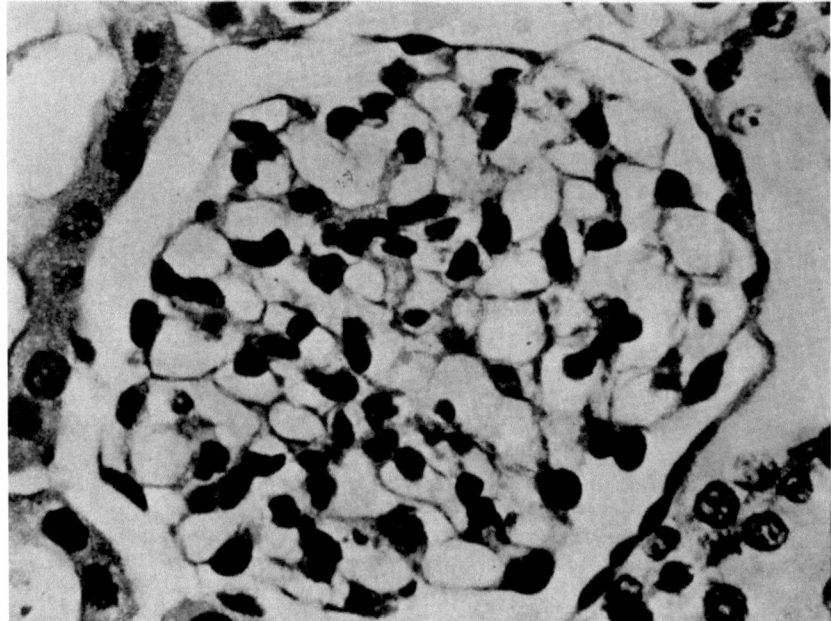

Abb. 74. a) Glomerulum einer Kaninchenniere, 7½ Minuten nach Transplantation in einen Hund. Die Glomerulum-Kapillaren sind erweitert und von eosinophilem Material angefüllt und verstopft. Die Ablagerung von Thrombozyten und Granulozyten am Endothel und dessen Veränderung charakterisieren die für Xenotransplantation typischen Läsionen. b) Normales Glomerulum eines Kaninchens zum Vergleich. (Aus: *Gewurz, Clark, Finstad, Kelly, Varco, Good* und *Gabrielsen* 1966)

wiesen die histologischen Veränderungen wieder auf die Wirkung Ak-vermittelter C-Reaktionen hin. Es handelte sich um Rattenhaut, die auf thymektomierten und mit Antilymphozyten-Serum behandelten B10D2-Mäusen für etwa 20 Tage zu überleben pflegte. Wurde aber dem Empfänger ein zytotoxisches Serum gegen Ratte (hergestellt in Mäusen gegen Ratten-Lymphozyten) injiziert, so kam es innerhalb von 10 Minuten zu sichtbaren Veränderungen der Rattenhaut und innerhalb von 24 Stunden zur Abstoßung des Xenotransplantates (*Baldamus, Winn* und *Russel* 1970).

Wir wissen nicht, welche der biologischen Aktivitäten des C-Systems bei der schnellen Zerstörung der Xenotransplantate mitwirken. Die Thrombozyten-Agglutination sowie die Fibrinausfällung (Abb. 74) legt die Mitwirkung der C3-vermittelten Immunadhärenz (vgl. F4b) nahe, doch wäre im Hinblick auf neuere Ergebnisse auch an eine Anaphylatoxin-Wirkung (s. F4h und F5b) zu denken. Die Injektion von gereinigtem Anaphylatoxin aus Schweine-Serum in die Arterie von Schweinenieren führte zu histologischen Veränderungen, die denen bei der Xenotransplantatabstoßung ähnelten (*Jensen, Linn, Pardo, Davies* und *Hutson* 1970). Und schließlich ist auch die Möglichkeit nicht auszuschließen, daß die natürlichen Ak der Xenograft-Empfänger eine zytolytische C-Reaktionskette in Gang gesetzt haben könnten, die unter Einbeziehung aller C-Komponenten analog der hämolytischen Reaktion verlaufen sein könnte. Die Zielzellen solcher Reaktionen könnten sowohl die mit dem Transplantat übertragenen Blutzellen als auch die Gefäßintima der Nieren selbst gewesen sein. Solche Zytolysen spielen aber wahrscheinlich nur eine untergeordnete Rolle. Jedenfalls wurden xenotransplantierte Hundenieren von C6-defekten Kaninchen (vgl. G2c) ebenso rasch abgestoßen wie von normalen Kaninchen (*Mejia-Laguna, Garcia-Cornejo, Lopez-Soriano* und *Biro* 1970), obwohl doch die Seren der Defekt-Tiere infolge Fehlens von C6 einer zytolytischen Reaktion unfähig sind.

b) Allotransplantation

Hier soll nur der besondere Gesichtspunkt der Beteiligung des C-Systems besprochen werden, wobei wir von der heute allgemein vertretenen Ansicht ausgehen, nach der der Abstoßungsprozeß vorwiegend Ausdruck der Intervention sensibilisierter mononukleärer Zellen, der sogenannten „Transplantatabstoßungs-Zellen" („graft rejection cells") ist. Wir können ferner davon ausgehen, daß Allotransplantate auch ohne die Mitwirkung eines hämolytisch aktiven C-Systems abgestoßen werden können. Dies hat sich an primitiven Tieren, z. B. Neunaugen (Petromyces marinus), die kein C besitzen, gut nachweisen lassen (*Gewurz, Clark, Finstad, Kelly, Varco, Good* und *Gabrielsen* 1966). Auch Mäuse des B10D2/old line Stammes, deren Serum hämolytisch inaktiv ist, weil ihm C5 fehlt (s. G2b) und Kaninchen, denen C6 fehlt (G2c) können Allotransplantate in normaler Weise zerstören (*Volk, Mauersberger, K. Rother* und *U. Rother* 1964; *Caren* und *Rosenberg* 1965; *Biro* 1966; *U. Rother, Ballantyne, Cohen* und *K. Rother* 1967).

Hieraus kann aber natürlich nicht umgekehrt gefolgert werden, daß sich das C-System auch dann nicht beteiligt, wenn es vorhanden ist. In der Tat spricht manches dafür, einem aktiven C-System eine Mitwirkung bei der Abstoßungsreaktion zuzusprechen. Im folgenden sind einige Befunde zusammengestellt, die zugunsten einer relevanten pathogenen C-Beteiligung angeführt werden könnten.

Zunächst wäre darauf hinzuweisen, daß antikörpervermittelte C-Funktionen prinzipiell in der Lage sind, Transplantate zu zerstören, was im vorhergehenden

Abschnitt über die Xenotransplantation im einzelnen dargelegt wurde. Man wird daher zunächst fragen, ob auch bei der Allotransplantation mit dem Auftreten von **Serum-Ak** zu rechnen ist. Sie sind in zahlreichen Publikationen nachgewiesen worden. Als regelmäßige Folge von Allotransplantation bilden die Empfänger Ak gegen Histokompatibilitäts-Ag des Transplantates. Solche Ak wurden im Serum von Menschen (*Iwasaki, Talmage* und *Starzl* 1967; *Manzler* 1968; *Cochrum* und *Kountz* 1969), Mäusen (*Jensen* und *Stetson* 1961), Ratten (*Guttmann, Lindquist, Parker, Carpenter* und *Merrill* 1967), Hunden (*Simonsen* 1953) und Kaninchen (*Terasaki, Bold, Cannon* und *Longmire* 1961) gefunden. Sie werden mittels des zytotoxischen Tests erkannt, der bei F9 besprochen wird. Dort wird auch die C-Reaktivität der Transplantations-Ak (*Rubin, U. Rother* und *K. Rother* 1967) im einzelnen belegt. Abb. 75 zeigt typische Titerverläufe solcher zytotoxischer Antikörper bei Lewis-Ratten nach Übertragung von Haut von BN-Ratten und umgekehrt (*Ballantyne* und *Stetson* 1964). Es ist a priori schwer einzusehen, warum dieser regelmäßig nach Allotransplantation auftretende C-aktivierende Ak nicht auch unter *in vivo*-Bedingungen wirksam sein sollte.

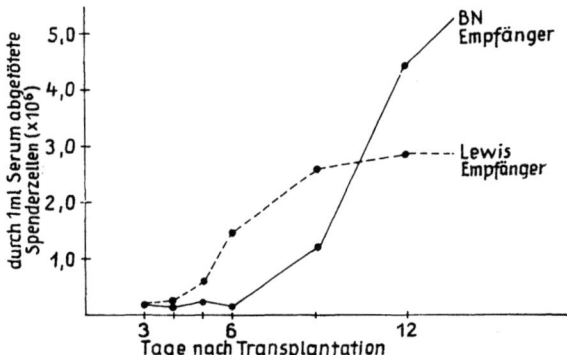

Abb. 75. Die reziproke Hauttransplantation zwischen BN und Lewis-Ratten ist vom Erscheinen zytotoxischer Serumantikörper begleitet. Die Kurven spiegeln die Serumaktivität gegenüber Spenderlymphozyten wider. Abstoßung erfolgte bei den BN-Empfängern zwischen dem 7. und dem 14. Tag und bei den Lewis-Tieren zwischen dem 8. und 11. Tag. (Aus: *Ballantyne* und *Stetson* 1964)

Die **morphologische Grundlage** einer C-Aktivierung im allotransplantierten Gewebe ist in den letzten Jahren erarbeitet worden. In den kleinen Gefäßen menschlicher allotransplantierter Nieren ließen sich mittels immunfluoreszenzoptischer Methodik Ablagerungen von autologem γ-Globulin und C3 (Abb. 76) finden (*Hadley* und *Rosenau* 1967). Die Deutung war zunächst noch problematisch, weil die Mehrzahl der Transplantatempfänger unter chronischen Nephritiden litt, die ihrerseits zu ähnlichen Ablagerungen führen können (vgl. H3). Bei Rattenversuchen konnte dieser Einwand aber ausgeräumt werden. Nieren von DA-Ratten wurden mit zellfreien, C-aktiven zytotoxischen Seren aus Lewis-Ratten durchströmt. Die zytotoxischen Ak reagierten mit der Wandung der kleinen Gefäße, und insbesondere der Venen, und aktivierten am Ort ihrer Reaktion das Serum-C-System (Abb. 77a u. b), dargestellt als Fixation von C3 (*Sellin, Kövary, U. Rother, K. Rother* 1970). Darüber hinaus konnten Transplantations-Ak sogar aus abgestoßenen allotransplantierten Hundenieren zurückgewonnen werden. Solche Ak

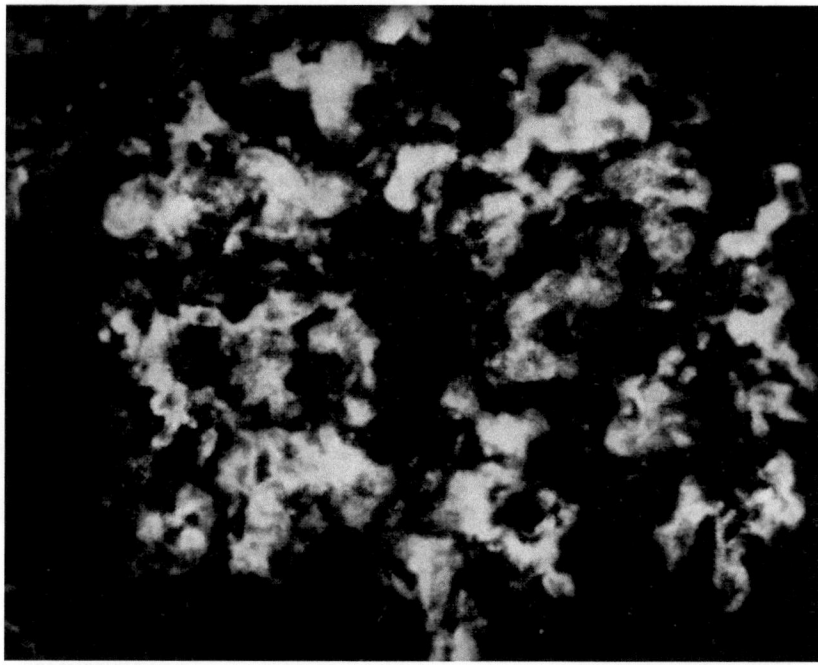

Abb. 76. Abgestoßenes menschliches Nierentransplantat. Bei immunfluoreszenzoptischer Darstellung körpereigener IgG-Moleküle erkennt man deren Ablagerung entlang der Basalmembran der Kapillaren und im Mesangium. Teilweise klümpchenförmige fleckige Ablagerung. Ähnliche Bilder wurden nach Färbung auf C3-Ablagerung erhalten. (Aus: *Hadley* und *Rosenau* 1967)

reagierten auch *in vitro* wieder mit Gewebspräparationen aus Hundenieren, wobei sich ihre Fähigkeit, C zu fixieren wiederum nachweisen ließ (*Hampers, Kolker* und *Hager* 1967). Die Besetzung von Allotransplantaten mit C-bindenden Ak hat sich auch mittels C-Bindung *in vitro* zeigen lassen. Aus überpflanzten Hundenieren wurden zum Zeitpunkt der Abstoßung Zellen gewonnen und mit Meerschweinchenserum inkubiert. Sie erwiesen sich (Abb. 78) als immunadhärent (*Hager, DuPuy* und *Wallach* 1964).

Bei Versuchen mit immunisierten Tieren ging die Aktivierung des C-Systems an der Oberfläche übertragener Allotransplantatzellen innerhalb weniger Minuten vor sich. Wurden Transplantate aus frei schwimmenden Sarcoma-I-Zellen in die Bauchhöhle immunisierter Mäuse (C57 B/6 × DBA/2) übertragen, so gaben bereits die nach nur einer Minute zurückgewonnenen Zellen positive Agglutinationsreaktionen mit Anti-Mäuse-γ-Globulin und mit Anti-C3 Seren. Die gleichen Zellen waren auch positiv im Immunadhärenztest. Mindestens bis zum C3-Schritt muß also die C-Reaktion in dieser kurzen Zeit abgelaufen sein (*Phillips, U. Rother* und *K. Rother* 1968).

Der **C-Verbrauch** spiegelte sich bei diesen Versuchen auch im peripheren C-Titer wider. Je höher die Zahl der i. p. injizierten Tumorzellen, desto niedriger in den folgenden Tagen die C-Titer. Die Zahl der injizierten Tumorzellen, der Verbrauch an C und die erfolgreiche Abwehr der Transplantate waren direkt korreliert (Abb. 79).

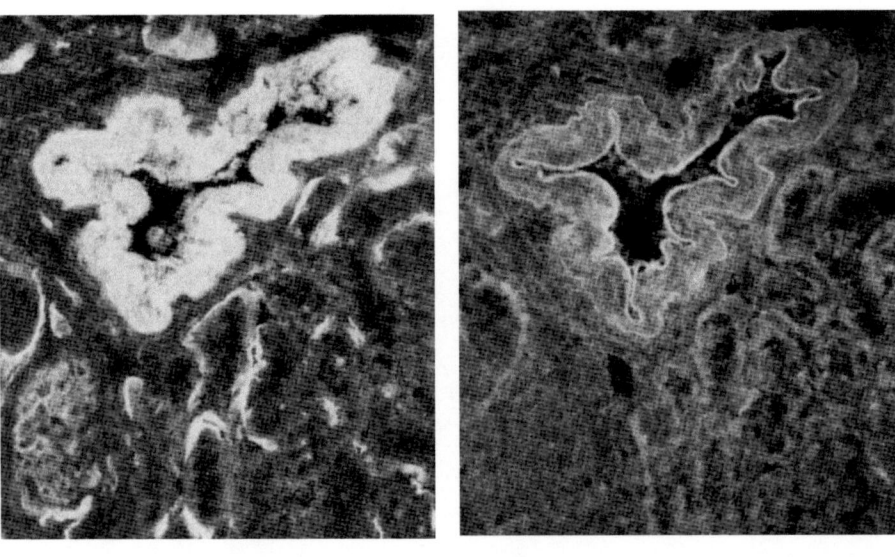

a) b)

Abb. 77. Immunfluoreszenzhistologische Untersuchung von Kryostatschnitten einer Arterie (DA-Rattenniere) nach Durchströmung mit zytotoxischem Anti-DA-Serum aus Lewis-Ratten. a) Nach Anfärbung mit fluoresceinmarkiertem Anti-Ratten-C3-Globulin aus Entenserum: leuchtende, gelbgrüne — in der Abbildung weißliche — Immunfluoreszenz von Endothelzellen der Intima und der Gefäßwandung, schwache Immunfluoreszenz eines Glomerulus (im Bild links unten); scharf begrenzte Fluoreszenz der Basalmembran von proximalen Tubulusabschnitten. b) Kontrolle nach Anfärbung mit fluoresceinmarkierten Antikörpern von Kaninchen gegen Rattenalbumin: leuchtende Eigenfluoreszenz der Elastica interna der Arterie bei sonst dunklem Gewebe. (Aus: *Sellin, Kövary, U. Rother* und *K. Rother* 1969)

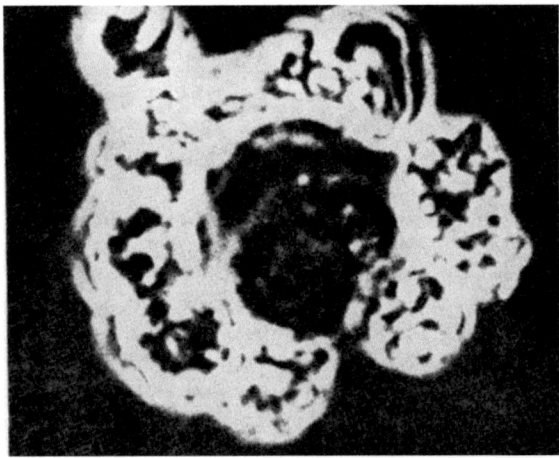

Abb. 78. Eine Zelle (Bildzentrum) aus einer in Abstoßung begriffenen allotransplantierten Hundeniere. Die Besetzung mit C-bindenden Antikörpern wurde hier mittels Immunadhärenz nachgewiesen. Durch zugegebenes Meerschweinchen-C wurden menschliche Erythrozyten als Indikatorzellen (Bildperipherie) gebunden. Phasenkontrast × 1200. (Aus: *Hager, DuPuy* und *Wallach* 1964)

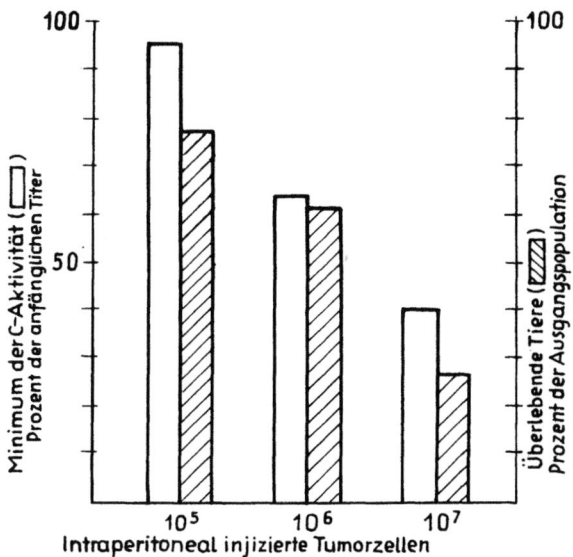

Abb. 79. Überlebensrate und Komplementdepression bei immunisierten BDF1-Mäusen nach Übertragung verschiedener Mengen von Sarcoma-I.-Tumorzellen aus A/J-Mäusen. Man erkennt die enge Korrelation zwischen maximaler Komplementdepression und Überlebensrate. (Aus: *Phillips, U. Rother* und *K. Rother* 1968)

Von diesem Sonderfall abgesehen, kann aber der C-Verbrauch bei Allotransplantation im allgemeinen nur eine kleine Fraktion des C-Pooles ausmachen. Bei Hauttransplantation ließ sich ein C-Schwund in der peripheren Zirkulation selbst während der Abstoßungsreaktion kaum nachweisen, möglicherweise, weil die serologisch disponible Oberfläche bei dieser Art von Transplantaten zu gering ist. Bei Hunden, die Nieren-Allotransplantate erhielten, stieg der periphere C-Titer sogar eher noch etwas an (*Favour, Murray, Wemyss, Colodny* und *Miller* 1953), während er bei Ratten vom Zeitpunkt einer Hautübertragung bis zur völligen Abstoßung praktisch unverändert blieb (*Guiney, Austen* und *Russel* 1964). Selbst bei extremen Größen von Hauttransplantaten blieben signifikante Schwankungen des Gesamt-C-Titers aus (*K. Rother, U. Rother* und *Ballantyne* 1967).

Auch bei menschlichen Nierenverpflanzungen wurden Depressionen des C-Titers in der Zirkulation zunächst vermißt (*Guiney, Austen* und *Russel* 1964). Nur mit besonderer Methodik der Messung einzelner Komponenten wie C2 (*Austen* und *Russel* 1966) oder bei genauer Erfassung des Zeitpunktes der Abstoßung (*Levine, Merrill, Kohler* und *Claman* 1970) ließen sich Verminderungen des Titers nachweisen. Daß unter solchen Umständen tatsächlich erhebliche C-Mengen verbraucht werden, ging erst aus Untersuchungen der **Umsatzraten der C-Proteine** hervor. Während der Abstoßung menschlicher allotransplantierter Nieren wurde signifikant mehr C4 und C3 umgesetzt als normalerweise, was aber durch Synthese jeweils schnell wieder ausgeglichen wurde. Es resultierten stark schwankende, insgesamt aber nicht erniedrigte Titer in der Zirkulation (*Carpenter, Ruddy, Shehadeh, Merrill, Austen* und *Müller-Eberhard* 1969).

Experimentelle Untersuchungen zur biologischen Bedeutung der C-Reaktion bei der Allotransplantation sind behindert, weil eine genügend lange und zudem notwendigerweise völlige Ausschaltung der C-Aktivität im lebenden Tier bisher nicht gelungen ist. Immerhin hat aber bei Hühnern und bei Mäusen eine Senkung des C3-Spiegels durch einen Faktor aus Kobragift (s. C1b) zu einer geringen, wenn auch möglicherweise nicht signifikanten, Verlängerung der Überlebenszeit von allotransplantierter Haut geführt (*Gewurz, Clark, Cooper, Varco* und *Good* 1967). Günstiger waren die Ergebnisse bei Meerschweinchen. Kobragift-Behandlung führte zu einer Verlängerung der mittleren Überlebensdauer von Hauttransplantaten von 7,5 auf 11 Tage (*Villegas* und *Coppola* 1968).

Auch andere Hinweise stützen die Annahme einer pathogenen Bedeutung der Transplantations-Ak und der durch sie aktivierten C-Funktionen. Lewis-Ratten bildeten nach Einpflanzung von BN-Ratten-Nieren Transplantations-Ak gegen BN-Gewebsantigene. Das Anti-Serum wurde zellfrei gewonnen und BN-Ratten i. v. appliziert. Drei Tage später fanden sich bei den Rezipienten **mononukleäre perivaskuläre Infiltrate** um die kleinen Gefäße der Niere, deren histologisches Bild von dem einer Frühphase der Abstoßungsreaktion nicht zu unterscheiden war (*Spong, Feldman* und *Lee* 1968). Bei den ganz ähnlichen Durchspülungsversuchen (s. oben; Abb. 77) von *Sellin, Kövary, U. Rother* und *K. Rother* (1970) sahen die Autoren schon wenige Minuten nach der Durchspülung mit zytotoxischem Antiserum und C eine Auflockerung der Intima mit Protrusion der Kerne des Endothels, was als Frühphase der Gefäßschädigung aufgefaßt wurde. In Fortsetzung dieser Versuchsreihe wurden die aus Lewis-Ratten gewonnenen zytotoxischen Antiseren gegen Lymphknoten- und Milzzellen von DA-Ratten in die

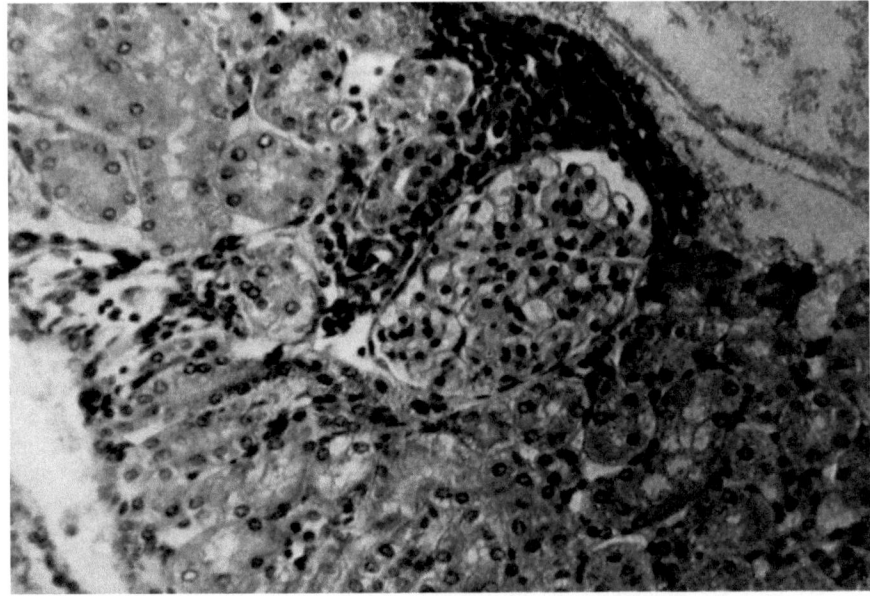

Abb. 80. Ein zytotoxisches Antiserum aus Lewis-Ratten, die vorher gegen Milz- und Lymphknotenzellen aus DA-Ratten immunisiert worden waren, wurde *in situ* in die Nierenarterie von (DA × Lewis) F_1 injiziert. Nach 48 bis 72 Stunden fanden sich in den Nieren dieser Tiere mononukleäre Infiltrate, wie sie bei einer Abstoßungsreaktion von Transplantaten beobachtet werden

Nierenarterie von F_1 (DA × Lewis) injiziert. Die Nieren wurden für längere Zeit in den Tieren belassen. Nach 48 bis 72 Stunden fanden sich wiederum die charakteristischen Veränderungen (Abb. 80) wie bei beginnender Abstoßung (*Kamarytova* und *Rother* 1971). In die gleiche Richtung weisen auch Beobachtungen an Hunden. Mittels Transplantation einer Niere aus einem Tier A wurde ein Tier B immunisiert. Nach 4 Tagen wurde die Niere entfernt und die Lymphozyten des Empfängers durch Röntgen-Ganzkörperbestrahlung (600 r) zerstört. Dann wurde neuerlich eine A-Niere eingepflanzt, für vier Stunden in B belassen und anschließend wieder in den Spender A retransplantiert. In mehreren untersuchten Fällen kam es zu einer Zerstörung der Nieren in dem ursprünglichen Eigentümer. Die Abstoßung ging mit einem Absinken des C-Titers einher, was als ein weiterer Hinweis auf die Wirkung von Ak angesehen wurde, die sich während der kurzen Gastrolle in B in der Niere angesammelt hatten (*Foker, Clark, Pickering, Good* und *Varco* 1969). Bei Ziegen genügte die einmalige Injektion von zytotoxischem (Transplantations-Ak enthaltendem) Plasma in die Arteria renalis, die Abstoßung der eigenen Niere auszulösen (*Cochrum, Davis, Kountz* und *Fudenberg* 1969).

Überblickt man das bisher Gesagte, so wird es schwierig, die relative Rolle der *in vivo* möglichen Abwehrmechanismen — einerseits Abstoßung durch Zellen auch in Abwesenheit von C und andererseits Abstoßung allein durch Ak-vermittelte C-Funktionen — richtig abzuschätzen. Hier waren die **C-defekten Tiere** (vgl. G2) eine große Hilfe. Besonders schlüssig sind Experimente an B10D2-Inzucht-Mäusen, von denen sich der Unterstamm (B10D2/old line) durch das Fehlen von C5 auszeichnet, während der sonst identische coisogene B10D2/new line-Stamm diese Aktivität besitzt (vgl. G2b). Zunächst schien der C5-Defekt ohne Bedeutung. Die C5-defekten Tiere stießen Haut von CF/1- oder von C57Bl/6J-Mäusen ebenso prompt ab wie C-aktive Tiere (*Caren* und *Rosenberg* 1965). Wurde aber die Haut von ebenfalls C5-defekten A/WySn-Mäusen übertragen (Tab. 20), so war die Abstoßung bei den Defekttieren deutlich verzögert (*Weitzel* und *Rother* 1970). Ähnlich wie bei anderen komplexen Immunreaktionen scheint die Mitwirkung der Serum-C-Funktion also nur unter besonderen Bedingungen evident zu werden. Die Natur dieser besonderen Umstände ist bisher nicht einsichtig. Sie könnte im vorliegenden Fall durch die fehlende C5-Aktivität der Spender gegeben sein oder sie könnte in der Antigenität der A/WySn-Haut gegenüber B10D2-Mäusen liegen, wobei diese Spender-Empfänger-Kombination vielleicht ähnlich derjenigen ist, die auch bei manchen C6-defekten Kaninchen zu einer verlängerten Abstoßungszeit führte (s. unten). Auch durch die Masse oder besonders gute Zugänglichkeit von Transplantatgewebe können solche Grenzbedingungen gegeben sein. Sie waren im Falle von Sarcoma-I-Tumorzellen allein durch Steigerung der übertragenen Zellzahl zu erreichen. Begrenzte Mengen von Tumortransplantaten wurden von B10D2/old line-Mäusen ebensogut wie von den new line-Tieren zerstört. Erst wenn die Menge überpflanzter Tumorzellen auf mehr als 5×10^6 gesteigert wurde, zeigte sich der Einfluß der C-Aktivität. Die Mehrzahl der C-aktiven Mäuse zerstörte das Transplantat und überlebte (s. Abb. 81), während von den C-defekten Mäusen 70% zugrunde gingen (*Phillips, U. Rother* und *K. Rother* 1968).

Unter dem Aspekt der Grenzbelastung sind vielleicht auch die ansonsten widersprüchlichen Beobachtungen an C6-defekten Kaninchen zu verstehen. Die Mehrzahl dieser Tiere stieß allotransplantierte Haut in normaler Weise ab (*Volk, Mauersberger, K. Rother* und *U. Rother* 1964; *Biro* 1966; *U. Rother, Ballantyne, Cohen* und *K. Rother* 1967). Bei größeren Versuchstierzahlen ergaben sich aber doch einige Kombinationen mit signifikant verlängerter Überlebensdauer. Von

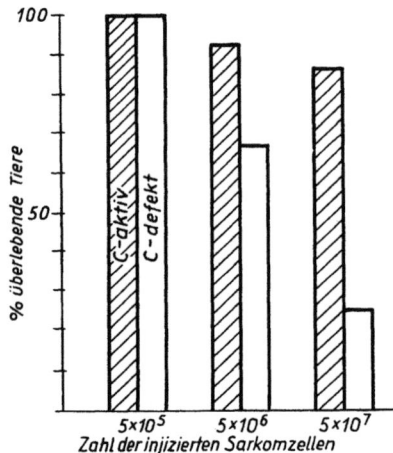

Abb. 81. Je größer die Zahl injizierter Sarkomzellen, desto deutlicher der Unterschied der Überlebensrate zwischen C-aktiven und C-defekten Mäusen (B 10 D 2 new und old line) (aus: *Phillips, U. Rother* und *K. Rother* 1968)

27 Hautstückchen auf 17 C6-defekten Empfängertieren hatten 10 Abstoßungszeiten, die zwischen dem 12. und dem 25. Tag nach der Transplantation lagen, also gegenüber der Norm um 6 bis 14 Tage verlängert waren. Drei Hautstückchen wurden sogar angenommen. Als Besonderheit wurde von einem Empfänger sogar ein Transplantat abgestoßen, während gleichzeitig zwei andere, von verschiedenen Spendertieren stammende, angenommen wurden (*U. Rother, Ballantyne, Cohen* und *K. Rother* 1967). Die Autoren haben die bei C6-defekten Tieren weniger wirksame Allotransplantatzerstörung auf das Fehlen von C6 zurückgeführt. Die infolge C6-Mangel geringere Effektivität der Abstoßungsreaktion wurde nur unter Bedingungen offenkundig, die von unbekannten Faktoren der Spender-Empfänger-Kombination abhängig gewesen sein mußten.

Überblickt man die Gesamtheit der Befunde über die C-Beteiligung bei der Abstoßung von Allotransplantaten, so scheinen sie folgende Arbeitshypothese (*U. Rother, Ballantyne, Cohen* und *K. Rother* 1967) zu stützen: Einerseits kann die Abstoßung von Allotransplantaten in Abwesenheit der hämolytischen C-Funktion vor sich gehen. Andererseits kann das C-System während der Abstoßungsperiode aktiviert werden und C-Funktionen unter Einschluß von C5 und von C6 zusätzlich schädigend auf das Transplantat einwirken. Diesem Reaktionsweg kommt im allgemeinen nur eine untergeordnete Bedeutung zu, er könnte aber unter besonderen Bedingungen, wie z. B. bei großen Transplantatmassen oder spezifischen Spender-Empfänger-Kombinationen, entscheidend werden.

Literatur

Austen, K. F. and *P. S. Russel,* Detection of renal allograft rejection in man by demonstration of a reduction in the serum concentration of the second component of complement. Ann. N. Y. Acad. Sci. **129,** 657 (1966). — *Baldamus, C. A., H. J. Winn* and *P. S. Russel,* Acute rejection of skin xenografts in the mouse after passive transfer of humoral antibody (abstr.). Fed. Proc. **29,** 785 (1970). — *Ballantyne, D. L.* and *C. A. Stetson,* Serologic reactions to skin homografts of various sizes in the rat. Ann. N. Y. Acad. Sci.

120, 7 (1964). — *Biro, C. E.*, The role of the sixth component of complement in some types of hypersensitivity. Immunology 10, 563 (1966). — *Caren, L. D.* and *L. T. Rosenberg*, Complement in skin grafting in mice. Immunology 9, 359 (1965). — *Carpenter, C. R., S. Ruddy, I. H. Shehadeh, J. P. Merrill, K. F. Austen* and *H. J. Müller-Eberhard*, Metabolism of radiolabeled C3 and C4 in human renal allograft recipients. Transplant. Proc. 1, 279 (1969). — *Cochrum, K. C., W. C. Davis, S. L. Kountz* and *H. H. Fudenberg*, Renal autograft rejection initiated by passive transfer of immune plasma. Transplant. Proc. 1, 301 (1969). — *Cochrum, K. C.* and *S. L. Kountz*, Cytotoxic antibodies following human renal transplantation (abstr.). Fed. Proc. 28, 485 (1969). — *Favour, C. B., J. G. Murray, C. T. Wemyss, A. Colodny* and *B. F. Miller*, Serum complement levels in dogs undergoing kidney homotransplantation. Proc. Soc. exp. Biol. Med. 83, 352 (1953). — *Foker, J. E., D. S. Clark, R. J. Pickering, R. A. Good* and *R. L. Varco*, Studies on the mechanism of canine renal allograft rejection. Transplant. Proc. 1, 296 (1969). — *Gewurz, H., D. S. Clark, D. J. Finstad, W. D. Kelly, R. L. Varco, R. A. Good* and *H. E. Gabrielsen*, Role of the complement in graft rejections in experimental animals and man. Ann. N. Y. Acad. Sci. 129, 673 (1966). — *Gewurz, H., D. S. Clark, M. D. Cooper, R. L. Varco* and *R. A. Good*, Effect of cobra venom-induced inhibition of complement activity on allograft and xenograft rejection reactions. Transplantation 5, 1296 (1967). — *Guiney, E. J., K. F. Austen* and *P. S. Russel*, Measurement of serum complement during homograft rejection in man and rat. Proc. Soc. exp. Biol. Med. 115, 1113 (1964). — *Guttmann, R. D., R. R. Lindquist, R. M. Parker, C. B. Carpenter* and *J. P. Merrill*, Renal transplantation in the inbred rat. Transplantation 5, 668 (1967). — *Hadley, W. K.* and *W. Rosenau*, Study of human renal disease by immuno-fluorescent methods. Arch. Path. 83, 342 (1967). — *Hager, E. B., M. P. DuPuy* and *D. F. H. Wallach*, Immunologic suicide and studies on the role of antibody and complement in canine kidney homograft rejection. Ann. N. Y. Acad. Sci. 120, 447 (1964). — *Hampers, C. L., K. Kolker* and *E. B. Hager*, Isolation and characterization of antibody and other immunologically reactive substances from rejecting renal allografts. J. Immunol. 99, 514 (1967). — *Iwasaki, J., D. Talmage* and *T. E. Starzl*, Humoral antibodies in patients after renal homotransplantation. Transplantation 5, 191 (1967). — *Jensen, E.* and *C. A. Stetson*, Humoral aspects of the immune response to homografts. II. Relationship between the haemagglutinating and cytotoxic activities of certain isoimmune sera. J. Exp. Med. 113, 785 (1961). — *Jensen, J. A.*, A specific inactivator of mammalian C4 isolated from nurse shark *(Ginglymostoma cirratum)* serum. J. Exp. Med. 130, 217 (1969). — *Jensen, J. A., B. S. Linn, V. Pardo, D. Davies* and *D. Hutson*, The possible role of vasoactive mediators (anaphylatoxin?) in xenograft rejections (abstr.). Fed. Proc. 29, 374 (1970). — *Kamarytova, V.* und *K. Rother*, Manuskript in Vorbereitung (1971). — *Levine, P. H., D. A. Merrill, P. F. Kohler* and *H. N. Claman*, Changes in serum immunoglobulin and complement levels following renal homotransplantation. Transplantation 10, 141 (1970). — *Manzler, A. D.*, Serum cytotoxin in human kidney transplant recipients. Transplantation 6, 787 (1968). — *Mejia-Laguna, J. E., M. Garcia-Cornejo, F. Lopez-Soriano* and *C. E. Biro*, The role of the sixth component of complement in the rejection of kidney xenografts. Immunology 19, 767 (1970). — *Nelson, R. A.*, A new concept of immuno-suppression in the hypersensitivity reactions and in transplantation immunity. Surv. Ophthal. 11, 498 (1966). — *Phillips, M. E., U. Rother* and *K. Rother*, Serum complement in the rejection of sarcoma I ascites tumor grafts. J. Immunol. 100, 493 (1968). — *Rother, K., U. Rother* and *D. L. Ballantyne*, Serum complement activity in rat recipients of small and massive skin allografts. Proc. Soc. exp. Biol. Med. 124, 439 (1967). — *Rother, U., D. L. Ballantyne, C. Cohen* and *K. Rother*, Allograft rejection in C6 defective rabbits. J. Exp. Med. 126, 565 (1967). — *Rubin, D., U. Rother* and *K. Rother*, The reactivity of complement in cytotoxicity by isoantibodies. Fed. Proc. 26, 362 (1967). — *Sellin, D., M. Kövary, U. Rother* und *K. Rother*, Antikörper und Komplementreaktion in Allotransplantaten. Verh. Dtsch. Ges. Inn. Med. 75, 686 (1969). — *Sellin, D., M. Kövary, U. Rother* and *K. Rother*, Intrarenal complement fixation by cytotoxic antibodies. J. Exp. Med. 132, 829 (1970). — *Simonsen, M.*, Biological incompatibility in kidney transplantation in dogs. II. Serological investigations. Acta Pathol. Microbiol. Scand. 32, 36 (1953). — *Spong, F. W., J. D. Feldman* and *S. Lee*, Transplantation antibody associated with first set renal homografts. J. Immunol. 101, 418 (1968). — *Terasaki, P. J., E. J. Bold, J. A. Cannon* and *W. P. Longmire*, Antibody response to homografts. VI. In vitro cytotoxins produced by skin homografts in rabbits. Proc. Soc. Exp. Biol. Med. 106, 133 (1961). — *Villegas, G. R.* and *E. D. Coppola*, Induction of prolonged survival of skin allografts in guinea pigs by complement inhibition. Fed. Proc. 27, 505 (1968). — *Volk, H., D. Mauersberger, K. Rother* and *U. Rother*, Prolonged survival of skin homografts in rabbits defective in the third component of complement. Ann. N. Y. Acad. Sci. 120, 26 (1964). — *Weitzel, H.* and *K. Rother*, Studies on the role of serum complement in allograft rejection and in immunosuppression by antithymocyte serum (ATS). Europ. Surg. Res. 2, 310 (1970).

J. Immunsuppression durch C-Ausschaltung

Bei der Pathogenese der durch Ak vermittelten immunologischen Gewebszerstörung, wie sie am Beispiel der Glomerulonephritis und des Arthus-Phänomens unter H2 und H3 dargestellt ist, lassen sich drei Gruppen von Kausalfaktoren voneinander trennen. Die auslösende Ag-Ak-Reaktion, die vermittelnde C-Reaktion und die Wirkung der Effektorzellen (Leukozyten). Die Ausschaltung auch nur eines dieser Faktoren muß zur Unterbrechung der pathogenen Reaktionskette führen. Die Wirkungsweise der in der Klinik als Immunsuppression bezeichneten therapeutischen Maßnahmen ist noch weitgehend unerforscht. Grundlagen dieser Behandlung sind im wesentlichen tierexperimentelle Befunde über die Ausschaltung von Immunglobulinen.

Die zunehmend sich vertiefende Einsicht in die pathogene Bedeutung des C-Systems hat in letzter Zeit auch zu Versuchen geführt, die Folgen von Ag-Ak-Reaktionen durch **Ausschaltung der C-Aktivität** zu beherrschen. Diese Perspektive ist letztlich der Antrieb und die Hoffnung für die C-Forschung. Tatsächlich hat sich die Idee im Prinzip auch als richtig erwiesen. Die Unterdrückung des Arthus-Phänomens durch Kobragift oder Zymosan (s. Tab. 20) sind hierfür gute Beispiele. Aber auch bei den über längere Zeit ablaufenden immunologischen Mechanismen, wie z. B. bei denen der experimentellen Gomerulonephritis war Kobragift wirksam und selbst die Abstoßung von Allotransplantaten konnte durch die C3-ausschaltende Wirkung des Giftes günstig beeinflußt werden.

Tab. 20. Experimentelle Inhibition der C-Reaktion in vivo

C-Ausschaltung durch:	Vorwiegend betroffene Faktoren	Unterdrückte Reaktion	Autoren
Hitzeaggregiertes γ-Globulin	alle	C-Titerabfall Passive Arthus-Reaktion Nephrotoxische Nephritis Erysipelothrix rhusiopathiae-Infektion der Maus	*Christian* (1960) *Ward* und *Cochrane* (1965) *Cochrane, Unanue* und *Dixon* (1965) *Timoney* (1970)
Ag-Ak-Komplexe	alle	Passive Arthus-Reaktion Serumkrankheit	*Bier* und *Siqueira* (1959) *Rhyne* und *Germuth* (1961)

Fortsetzung Tab. 20

C-Ausschaltung durch:	Vorwiegend betroffene Faktoren	Unterdrückte Reaktion	Autoren
Anti-C (Maus)	—	Abwehr bakterieller Infektionen	McKee und Jeter (1962)
Anti-C3	C3	Passive Arthus-Reaktion	Ward und Cochrane (1965)
C4-Inhibitor aus Haifisch (Ginglymostoma cirratum)	C4	Passive Arthus-Reaktion Xenotransplantat-Abstoßung Anaphylatoxinfreisetzung durch Ag-Ak-Komplexe	Jensen (1969)
Kobrafaktor	C3	Forssman-Schock im Meerschweinchen Xenotransplantat-Abstoßung Nephrotoxische Nephritis Aktive und passive Arthus-Reaktion Experimentelles Goodpasture-Syndrom Allergische Enzephalomyelitis Shwartzman-Reaktion Myocarditis bei Ratten	Nelson (1966) Gewurz, Clark, Cooper, Varco und Good (1967) Cochrane und Müller-Eberhard (1967) Maillard und Zarco (1968) Mercola und Hagadorn (1971) Pabst, Day, Gewurz und Good (1971) Fong und Good (1971) Hill und Ward (1971)
Zymosan	C3	Passive Arthus-Reaktion Passive Arthus-Reaktion	Rosenfeld und Kouhenouri (1961/1963) Ward und Cochrane (1965)
Endotoxin (Proteus)	C3	Passive Arthus-Reaktion	Jaques, Bein und Meier (1959)
Heparin	C1	C-Titer erniedrigt bei Meerschweinchen	Seidenstücker (1949)
Carrageenin	C1	C-Titer erniedrigt bei Meerschweinchen Passive Arthus-Reaktion	Davies (1963) Ward und Cochrane (1965)
Trasylol	—	C-Titer erniedrigt bei Kaninchen	Rother, U. und K. Rother (1965)
Fumaropimarsäure	post C3	Passive Arthus-Reaktion und lokaler Forssman	Glovsky, Ward, Becker und Halbrook (1969)
Flufenamat-Na	C3	Arthus-Reaktion	Kohler und Martinez (1971)
Germanin	alle	C-Titer erniedrigt bei Kaninchen	Manski, Vogel und Zylberberg (1957)
Polyvinylalkohol-Nicotinsäureester	(alle)	Lokaler Forssman beim Meerschweinchen Forssman-Schock	Lauenstein (1969)

So vielversprechend diese Ergebnisse auch sein mögen, so steckt diese Arbeitsrichtung doch erst in den Anfängen. Die therapeutische C-Ausschaltung ist von der klinischen Reife noch weit entfernt. Zwei Schwierigkeiten sind zu überwinden. Erstens hat es sich als unmöglich erwiesen, die C-Aktivität, sei es auch nur die einzelner Faktoren, völlig auszuschalten, während doch oft kleinste Mengen — wie am Beispiel der C2-defekten Patienten (vgl. G1e) sehr eindrucksvoll demonstriert — ausreichen können, biologische Aktivitäten zu vermitteln. Die quantitative Begrenzung der Ausschaltung müßte jedoch nicht unbedingt zu Pessimismus Anlaß geben. Die Kombination von Eingriffen am C-System könnte sich mit anderen Maßnahmen zu therapeutischer Wirkung addieren oder gar potenzieren, wenn auch die Einzelmaßnahmen allein unzulänglich sein mögen. Ein Beispiel hierfür war die Abstoßung von Allotransplantaten. Bei Mäusen hatte sowohl das Fehlen von C5 als auch die Gabe von Antilymphozytenserum wenig Effekt. In Kombination aber ergab beides eine Verlängerung der Überlebenszeit der Transplantate von 8 auf 18 Tage (s. Tab. 21). Schwierigkeiten bestehen aber eben leider nicht nur hinsichtlich der Intensität, sondern auch hinsichtlich des richtigen Zeitpunktes, bzw. der Dauer der Ausschaltung. Einer protrahierten Zufuhr des Suppressivums stehen meist dessen Antigenität (z. B. Eiweißnatur des Kobrafaktors) entgegen.

Große Schwierigkeiten bereiten ferner die Nebenwirkungen der Verfahren. Abgesehen von dem offenbar nur C3-spaltenden Kobrafaktor hat sich bisher kein Pharmakon gefunden, das spezifisch genug wäre, ausschließlich die Eiweißträger der C-Funktion oder gar nur die Funktion selbst zu stören. Viele der in Tab. 21 aufgeführten Substanzen führen z. B. neben der Ausschaltung von C-Faktoren zu schwersten Gerinnungsstörungen. Auch unter einer größeren Gruppe von synthetischen polymeren Makromolekülen (z. B. Polystyrole) fand sich zwar eine Reihe C-ausschaltender Präparate, doch war diese Eigenschaft immer auch mit Störungen des Gerinnungssystems verknüpft (*Rother* 1960).

Tab. 21. Die Kombination von C-Defekt und ATS (Anti-Thymocyten-Serum)-Behandlung des Rezipienten führt zu signifikant längerer Überlebenszeit von Hauttransplantaten (Aus: *Weitzel* und *Rother* 1970)

	Überlebenszeit in Tagen		
C-aktive Empfänger	C-defekte Empfänger	C-aktive Empfänger +ATS	C-defekte Empfänger +ATS
6	7	9	10
7	10	11	10
7	10	12	10
7	10	12	17
7	10	12	17
8	10	13	18
8	10	13	18
8	10	13	19
8	10	13	21
8	10	13	21
8	11	15	21
9	12	16	22
9		17	23
9		17	
9			

Die Auswahl in Tab. 20 gibt eine Übersicht über tierexperimentell bisher erfolgreich versuchte C-Unterdrückung. Sie ist unter den oben genannten Einschränkungen zu betrachten.

Literatur

Bier, O. and *M. Siqueira,* Prevention by intravenous injection of antigen and antibody of passive Arthus reaction to unrelated immune system. Proc. Soc. exp. Biol. Med. **101,** 502 (1959). — *Christian, L.,* Studies of aggregated γ-globulin. II. Effect *in vivo.* J. Immunol. **84,** 117 (1960). — *Cochrane, C. G., E. R. Unanue* and *F. J. Dixon,* A role of polymorphonuclear leucocytes and complement in nephrotoxic nephritis. J. exp. Med. **122,** 99 (1965). — *Cochrane, C. G.* and *H. J. Müller-Eberhard,* Biological effects of C3 fragmentation (abstr.). Fed. Proc. **26,** 362 (1967). — *Davies, G. E.,* Inhibition of guinea-pig complement *in vitro* and *in vivo* by carrageenin. Immunology **6,** 561 (1963). — *Fong, J.* and *R. A. Good,* Prevention of the localized and generalized Shwartzman reactions by an anticomplementary agent, cobra venom factor. J. exp. Med. **134,** 642 (1971). — *Gewurz, H., D. S. Clark, M. D. Cooper, R. L. Varco* and *R. A. Good,* Effect of cobra venom-induced inhibition of complement activity on allograft and xenograft rejection reactions. Transplantation **5,** 1296 (1967). — *Glovsky, M. M., P. A. Ward, E. L. Becker* and *N. J. Halbrook,* Role of fumoropimaric acid in guinea-pig complement dependent and non-complement dependent biologic reaction. I. Inhibition of Forssman, reversed passive Arthus, and PCA reaction by fumaropimaric acid. J. Immunol. **102,** 1 (1969). — *Hill, J. H.* and *P. A. Ward,* The phlogistic role of C3 leukotactic fragments in myocardial infarcts of rats. J. exp. Med. **133,** 885 (1971). — *Jaques, R., H. J. Bein* and *R. Meier,* Influence of bacterial polysaccharides and steroids on the passive Arthus phenomenon in guinea-pigs. Int. Arch. Allergy **14,** 144 (1959). — *Jensen, J. A.,* A specific inactivator of mammalian C4 isolated from nurse shark *(Gingylmostoma cirratum)* serum. J. exp. Med. **130,** 217 (1969). — *Kohler, P. F.* and *J. S. Martinez,* Inactivation of C3 and inhibition of Arthus reaction in mice by flufenamate Na. (abstr.) Fed. Proc. **30,** 472 (1971). — *Kouhenouri, D. B.,* Über die experimentelle Komplement-Inaktivierung *in vivo* und ihren Einfluß auf die Arthus-Reaktion. Dissertation (Freiburg 1963). — *Lauenstein, K.,* Experimental inhibition of complement. In: Current Problems in Immunology. p. 25. Eds.: O. *Westphal, H. E. Bock* and *E. Grundmann* (Berlin-Heidelberg-New York 1969). — *Maillard, J. L.* and *R. M. Zarko,* Decomplementation by a cobra venom factor. Influence on some immune reactions of guinea-pig and rat. Ann. Inst. Pasteur **114,** 756 (1968). — *Manski, W., M. Vogel* and *A. Zylberberg,* Complement inactivation *in vivo* and *in vitro.* Bull. Acad. Polonaise Sc. Ser. Sc. Biol. **5,** 287 (1957). — *McKee, A. P.* and *W. S. Jeter,* Effect of an antibody against complement on resistance and immunity. J. Immunol. **88,** 702 (1962). — *Mercola, K. E.* and *J. E. Hagadorn,* Complement dependent pulmonary lesions in an experimental model resembling Goodpasture's syndrome. (abstr.). Fed. Proc. **30,** 453 (1971). — *Nelson, R. A.,* A new concept of immuno-suppression in the hypersensitivity reactions and in transplantation immunity. Surv. Ophthal. **11,** 498 (1966).— *Pabst, H., N. D. Day, H. Gewurz* and *R. Good,* Prevention of experimental allergic encephalomyelitis with cobra venom factor. Proc. Soc. exp. Biol. Med. **136,** 555 (1971). — *Rhyne, M. B.* and *F. G. Germuth,* The relationship between serum complement activity and the development of allergic lesions in rabbits. J. exp. Med. **114,** 633 (1961). — *Rosenfeld, U.,* Tierexperimentelle Untersuchungen zur Inaktivierung der dritten Komplementkomponente bei Kaninchen. Dissertation, Freiburg (1961). — *Rother, U.,* Unveröffentlicht. (1960). — *Rother, U.* und *K. Rother,* Unveröffentlicht. (1965). — *Seidenstücker, H.,* Über Komplement- und Prothrombinwirkung in ihrer Abhängigkeit von Heparin und Vitamin K. Z. Immunitätsforsch. **106,** 492 (1949). — *Timoney, J.,* The effect of decomplementation on *Erysipelothrix rhusiopathiae* infection in the mouse. Immunology **19,** 561 (1970). — *Ward, P. A.* and *C. G. Cochrane,* Bound complement and immunologic injury of blood vessels. J. exp. Med. **121,** 215 (1965). — *Weitzel, H.* and *K. Rother,* Studies on the role of serum complement in allograft rejection and in immunosuppression by antithymocyte serum (ATS). Europ. Surg. Res. **2,** 310 (1970).

Sachverzeichnis

Abkürzungen, gebräuchliche 5
Abwehr von Infektionen 122
N-Acetyl-muramidase 200
N-Acetyl-L-Tyrosin-Äthyl-Ester (ATE) 53, 214
Acid adhesion 108
Adhärenz, verantwortlicher Faktor 107
—, Reaktion von Spirochäten 105
Agammaglobulinämie
—, Schweizer Typ 212
—, Zusammenhang mit C1q 24
Agglutination, gemischte 108
aggregiertes γ-Globulin, Wirkung von 149
aktive C142-Stelle an der Zelloberfläche 104
Aktivierung des C-Systems 33, 137
—, an der Oberfläche von Allotransplantatzellen 266
Aktivierung von
C 111, 113, 159, 246, 257
—, C1 34
—, C4 102
—, C3 104, 259
—, C5, C6 und C7 138
Aktivierungsphase 79
Aktivitätsmessung von C 89
Albumin 64
Allotransplantate
—, Abstoßung 271 ff.
—, Besetzung mit C-bindenden Antikörpern 266
—, C-Beteiligung bei Abstoßung von 272
Allotransplantation, C-Verbrauch bei 263, 265 ff.
α2D 25
α2-Neuraminoglycoprotein 84
alternate pathway 71
Aminosäurezusammensetzung von C3a 148
Ammoniak 21
anaphylaktischer Schock 143, 171
—, Mediator des 143
anaphylaktische Symptomatik 171
Anaphlatoxin (AT) 80, 143 ff., 165 ff.
—, -Abspaltung 177
—, -ähnliche Aktivität, C3-Spaltprodukt 143, 148
—, -aktive Bruchstücke 149, 154
—, -aktives C5a 168
—, biologische Bedeutung des 171 ff.
—, C5- 143, 168

Anaphlatoxin (AT), -Funktionen 172
—, -Inaktivator 148, 154
—, -inaktivierender Faktor 147
—, klassisches 149
—, -Produktion 170
Anaphylatoxin-Aktivität 52, 170, 175, 177
—, des C3 154
—, durch Trypsinspaltung des C5 169
Anaphylaxie 165
—, typische Symptome der 166
angioneurotisches Ödem 213
Angriffsphase 79
Anlagerung von C3 107, 138
Antigen-Antikörper (Ag-Ak)-Komplexe 78, 153, 244
—, intravasale 110, 112
—, zirkulierende 142
Antigen-Antikörper (Ag-Ak)-Reaktion 132
Antigene (Ag) der Bakterienoberfläche 192
antigene Determinanten 25, 133
— im C3-Molekül 133
Antihistaminika 143, 166
Antikörper (Ak) 201
— Bildung 230
—, C-bindende 246
— der Frühphase 98
— durch Aktivierung des Serum-C 263
—, Fixierung der heterologen 256
— gegen Histokompatibilitäts-Antigene 266
—, natürliche 263, 265
—, opsonisierende Wirkung 120
— vermittelte C-Reaktion 208
—, Zusammenspiel mit C 207
Antikörper-Antwort 110
—, Stimulierung 110
Antikörper-Klassen 34
—, IgA 242
antiopsonischer Effekt 129
Antiserum
—, gegen C2 44
—, gegen C3 51
—, gegen C5 58
—, gegen C5a 175
—, gegen C8 62
Arthus-Läsion 245
Arthus-Reaktion 112, 229, 244 ff.
—, passive 244
Arthus-Reaktivität 248
Ausschaltung der C-Aktivität 274
Auto-Antikörper (Auto-Ak) 101, 122, 133

Sachverzeichnis

Autoimmunreaktionen, lokale 123
Autophagozytose 123
Autoradiographie 10
—, C4-Synthesenachweis 10
—, C3-Synthesenachweis 10
autosomal rezessiver Erbgang 227, 228, 234, 236

B10D2/new line 234
B10D2/old line 234
bakterielle Proteasen 73
Bakterien
—, C-resistente 119
—, immunkonglutinierte 135
Bakterien, gramnegative 105, 202, 204
—, Glattformen 204
—, Rauformen 204
Bakterien, grampositive 203
Bakterienadhärenz 108
Bakterienarten 202
Bakterienwandung, Dreischichtung der 202
Bakteriolyse 199
bakterizide C-Reaktion 193
bakterizide Funktion 192, 193
bakterizide Potenz, limitierte 220
Bakterizidie 191, 202, 224, 239
—, intrazelluläre 119
—, als Testsystem für C 192
—, -unabhängiger Schutz 241
Basalmembran 256
—, -Fragmente im Urin 260
basophile Leukozyten 139
—, sensibilisierte 139
B-Determinante des C3 79
Bestimmung von C-Komponenten, immunchemische
—, C1q 89
—, C4 89
—, C2 89
—, C3 89
—, C5 89
—, C6 89
—, C7 89
β1A 25
β1E-Globulin 20
β2-Glykoprotein II 73
β-D-Galactosidase 201
Bindung
—, von C1 37
—, von C4 40
—, von C4 an EAC1 44
—, von C2 an EAC1 44
—, von C3 an die Zellmembran 51
—, von C3b 48
Bindungsfähigkeit 110

Bindungsfähigkeit, von C2 42
—, von Immunglobulin mit C 34
Bindungsstelle, für C1q 38
—, für C8 63
Bindungsvalenz des C1q 17
Bindungsvorgang 109
—, Natur des 128
biologische Aktivitäten 104
biologische Funktionen
—, Mehrfach-Absicherung 226
Blockierung der C3-Intermediärstufe 136
Blutkoagel
—, Retraktion und Lyse von 137
Blutplättchen
—, Anlagerung von γM, C3, C4 und Fibrinogen 137
—, Rezeptoren an 111
Blutplättchenprobe 106
Boyden-Kammer 151, 183
Bradykinin 145, 166

C (Komplement)
—, abhängige Membranzerstörung, Lipid 65
—, Aktivierung 69, 111, 113, 159, 246, 257
—, —, durch Transplantations-Antikörper 209
—, —, Fc-Fragment 247
—, —, Molekülbezirke 70
—, Aktivität
—, —, Ausschaltung der 274
—, —, Verbrauch von 210
—, Aktivitätsmessung 89
—, Angriff auf die cytoplasmatische Membran 202
—, Angriffsphase 79
—, Anomalien, Häufigkeit von 218
—, Ausschaltung, therapeutische 276
—, Beteiligung
—, —, bei Abstoßung von Allotransplantaten 272
—, —, bei Nephritis 272
—, defekte
—, —, Kaninchen 235
—, —, Mäuse 164
—, —, Meerschweinchen 225
—, defekter
—, —, Kaninchenstamm 225
—, —, Mäuse-Inzuchtstamm 225
—, Defektseren 193
—, empfindliche Escherichia coli Stämme 203
—, Faktoren 153, 173, 189
—, Inaktivierung 69
—, Komponenten-Bestimmung, Elektrophorese in antikörper-haltigem Agarosegel 89

C, Komponenten-Messung 88
—, —, immunologische Bestimmung 89
—, —, Proteinmessung 89
—, —, radiale Immundiffusion 89
—, Korrelation von Aktivität und Protein 91
—, -Korrekturfaktor 91
—, Leistungsreaktion 79
—, Messung
—, —, CH50-Wert 90
—, —, „Ein-Treffer-Theorie" 90
—, —, —, C1 bis C9 90
—, —, "one-hit-theory" 90
—, —, Poisson-Verteilungsfunktion 90
—, —, Treffer-Theorien 90
—, Proteine, Umsatzraten der 269
—, Rezeptoren 118
—, —, hypothetische 192
—, —, Lyse verantwortlich, Endotoxinnatur 198
—, resistente Bakterien-Stämme 203
—, Resistenz 203
—, —, beeinflussender Faktor der 204
—, —, Umwandlung in C-Empfindlichkeit 203
—, System
—, —, Aktivierung 33
—, —, —, durch C1 33
—, —, —, durch 19S-Kälteagglutinine 137
—, —, chemotaktische Funktion 182, 258
—, —, Inaktivierung 84
—, —, Inhibitoren 84
—, —, Intermediärreaktionen 161
—, —, Reaktivität 203
—, —, Syntheseart 8
—, Titer, Absinken des 269, 271
—, Titration bei Mäuseseren 231
—, unabhängig 115
—, Verbrauch 266
—, verursachte „Punktion" 191
—, Wirkung
—, —, gegenüber Membranen 196
—, —, Ineinandergreifen mit der Lysozymwirkung 202
C1 (erste Komplement-Komponente)
—, Aktivierung
—, —, durch Antigen-Antikörper-Komplexe 33
—, —, antikörperunabhängige 79
—, —, C-Bindungsfähigkeit von Immunglobulinen 34
—, —, Fc-Stück des γ-Globulins 33
—, —, Forssman-Determinanten 35
—, —, Hammel-Erythrozyt 35
—, —, Immunlyse 80

C1, Aktivierung, Lyse nicht sensibiliserter Erythrozyten 80
—, —, spontane 79
—, —, verschiedene Immunglobulinklassen 34
—, Aktivator 84
—, als Proenzym 37
—, Bindung, Ca^{++}-Ionen 37
—, Charakterisierung 14
—, EDTA-Behandlung 16
—, Esterase (C1s) 18, 95, 103, 213, 214
—, —, Inaktivator 97, 213, 214
—, esterolytische Einwirkung auf C4 102
—, Inaktivator
—, —, aktivierter Hageman-Faktor 84
—, —, alpha 2-Neuraminoglycoprotein 84
—, —, C1r 84
—, —, Leberparenchym-Zellen 84
—, —, Molekulargewicht 84
—, —, Permeabilitäts-Faktoren (Pf/Dil) 84
—, —, Plasma-Kallikrein 84
—, —, Plasma-Thromboplastin-Vorläufer 84
—, —, Plasmin 84
—, —, Regulationsfunktionen 84
—, —, Sedimentationskonstante 84
—, —, Serumkonzentration 84
—, makromolekulare Reaktion des 37
—, Proesterase 18, 80
—, —, Kallikrein 80
—, —, Plasmin 80
—, —, Trypsin 80
—, Synthese 8
—, —, hämolytischer Plaque 8
—, Transfer 37
C1q, Untereinheit von 16, 38, 211
—, Ag-Ak-Komplex 38
—, Aminosäuren 16
—, bei Agammaglobulinämien 211
—, Bestimmung 89
—, Bindungsstellen 38
—, Bindungsvalenz 17
—, elektronenoptische Aufnahme 17
—, Fc-Stück 38
—, Komplexbildung mit γ-Globulin 38
—, -Produktion und Immunglobulin-synthesestörung 212
—, Untereinheiten 17
—, 11S-Protein 16
C1r, Untereinheit 18
—, Enzym 80
—, Enzymnatur 18
—, Mangel 212
C1s, Untereinheit 18, 80, 84
—, Esterase-Aktivität 39
—, intramolekulare Aktivierung 38

C1s, Konzentration, erniedrigt 212
—, Mangel 212
C142-Aktivität
—, an der Oberfläche sensibilisierter Lymphozyten 209
—, an der Zelloberfläche 104
C1423-Wirkung 169
C4 (vierte Komplement-Komponente)
—, Aktivierung 102
—, Aktivität 218
—- Aminosäurezusammensetzung 41
—, Ammoniak 21
—, Bestimmung 89
—, beta 1E-Globulin 20
—, Bindung 40
—, —, an EAC1 44
—, C4a 41
—, C4b 41
—, Charakterisierung 20
—, defekte Meerschweinchen 229, 230
—, Fehlen von 228
—, funktionelle Hertogenität 44
—, Hydrazin 21
—, Inaktivator 85
—, Molekulargewicht 20
—, Molekül 101
—, natives 101
—, nicht placentagängig 11
—, Phänotypen 22
—, Polymorphismus 22
—, Rezeptorfunktionen für C2 40
—, Spaltprodukt
—, —, C4a 40
—, —, C4b 40
—, Spaltung 40
—, Synthese 9
—, Verbrauchsmangel 218
—, Virusneutralisation 97
—, Wanderungsgeschwindigkeit 85
C42-Verband 85
C4-, C2- und C3-Aktivität bei Mäusen 231
C2 (zweite Komplement-Komponente)
—, abhängige Mediatoren 96
—, Adsorption 43
—, Antiserum gegen 44
—, Behandlung mit Jod 23
—, Bestimmung 89
—, Bindung an EAC1 44
—, Bindungsfähigkeit 42
—, C2a 42, 103
—, C2b 42, 103
—, Charakterisierung 23
—, Defektseren 220
—, Diffusionskonstante (D) 23
—, Esterasewirkung des C1 42

C2, Fehlen 219
—, Mangel 96
—, —, hereditärer 103
—, —, Patienten 220
—, Minderproduktion 219
—, Molekulargewicht 23
—, oxydiertes 55
—, Serumkonzentration 23
—, SH-Gruppen 23
—, Spaltprodukt 103
—, Spaltung 42
—, Subtratkonkurrenz 42
—, Synthese 9
—, p-Tosyl-1-argininmethylester (TAMe) 42
—, Zerfallsrate 55
—, Zerfallsbeschleuniger 85
—, —, Erythrozyten (E) — Stromata 85
—, —, isoliertes C2 86
—, Molekulargewicht 86
—, —, Sedimentskonstanten 85
C2a^d 44
—, Zerfall, decay 44
C3 (dritte Komplement-Komponente) 155, 156
—, Aktivierung 71 ff., 104, 259
—, —, bakterielle Protease 73
—, —, C56-Komplex 75
—, —, direkte 71
—, —, durch Enzyme 72
—, —, Gewebsproteasen 72
—, —, Lyse nichtsensibilisierter Erythrozyten 74
—, —, im Nebenschluß 229
—, —, Properdin 74
—, —, Properdinsystem 74
—, —, reaktive Lyse 75
—, —, Synovialflüssigkeit 73
—, —, Trypsin 72
—, —, Zymosan 74
—, Aktivierungsphase 79
—, Aktivator
—, —, EDTA 74
—, Aktivatorsystem 73
—, —, C3a 73
—, —, C3b 73
—, —, C4-defekter Meerschweinschenstamm 78
—, —, Cobratoxin 73
—, —, Cofaktoren 75
—, —, *gamma*-1-Ig vom Meerschweinchen 73, 77
—, —, *gamma*-2-Ig des Meerschweinchens 77
—, —, Endotoxin 75
—, —, F(ab)-Stück 77
—, —, Fc-Stück 77

C3, Aktivatorsystem, Immunglobulin E 78
—, —, —, Histaminfreisetzung aus Mastzellen 78
—, —, Inulin 73
—, —, Polysaccharide 75
—, —, Zymosan 73
—, *alpha*-2D 25
—, anaphylatoxinähnliche Aktivität 143 ff.
—, Anlagerung 107, 138, 242
—, Antigen-Antikörper-Komplexe 78
—, antigene Determinanten 25
—, Antiserum gegen 51
—, B-Determinanten 79
—, Bestimmung 89
—, *beta* 1A 25
—, Charakterisierung 25
—, Chemotaxis 151 ff.
—, conglutinogen-activating-factor (KAF) 86
—, Enzymreaktion 46
—, Fixierung 109, 133
—, Genetik der Produktion 223
—, Glomerulonephritis 78
—, Hydrazin 27
—, Hydrolyse von Glycyl-L-Tyrosin durch EAC1423 51
—, Hypokomplementämie 78
—, Immunglobulin G_3 79
—, Immunkomplex-Nephritiden 78
—, Inaktivator 86
—, —, C3b 86
—, —, C3c 86
—, —, C3d 86
—, —, Immunadhärenz 86
—, —, Sedimentskonstante 86
—, —, Transferrin 86
—, Isotopen-Markierung 109
—, Katabolismus 26
—, kompetitiv gehemmt 51
—, Konversionsprodukt 25
—, Konvertase 40, 43, 154
—, —, C2 43
—, —, C42-Komplex 43
—, —, „cluster" 44
—, —, Intermediärprodukt EAC142 44
—, —, ^{oxy}C2 43
—, —, Rezeptorfunktion des C4b
—, Konzentration 104
—, —, C IA_{50} 107
—, —, in Humanserum 26
—, Mangel
—, —, biologische Konsequenzen 224
—, Mediatoren von Entzündungsreaktionen 157
—, *Michaelis-Menten*-Kinetik 46

C3, Nebenschlußmechanismus 149, 171
—, nephritic factor 78, 79
—, —, Mg^{++}-Ionenabhängig 79
—, —, Properdin 79
—, nicht placentagängig 11
—, Opsonisierung 113 ff.
—, pathologisch vermehrte Inaktivierung 221
—, Peptidase-Aktivität 51 ff.
—, Phänotypen 27
—, Polymorphismus 26
—, Proaktivator 73, 149
—, —, -Aktivatorsystem 149
—, —, *beta*2-Glykoprotein II 73
—, —, glycinreiche γ-, β- und $α_3$-Glykoproteine 73
—, —, Immunglobulin A 78
—, —, Kobrafaktor 74
—, —, Kobrafaktor-Komplex 146
—, —, Kobragift 73
—, —, Lipopolysaccharide 75
—, —, Mg^{++}-Ionen 74
—, —, Molekulargewicht 74
—, —, Sedimentationskonstante 74
—, —, Venomfaktor 74
—, quantitative Bestimmung 24
—, Rezeptor 110, 118, 190
—, verminderte Serumkonzentration 223
—, Spaltprodukt, leukozytenmobilisierender Faktor (LMF) 159 ff., 161
—, Spaltung 46 ff.
—, Steigerung der opsonischen Reaktivität 116
—, Synthese 11
—, vermittelte Histamin- und Serotoninfreisetzung 140
C3a 46, 143, 144, 146, 148, 154
—, Aminosäurezusammensetzung 148
—, Bruchstücke von C3 46
—, Carboxyl-terminal 47
—, Fragment 47
—, Freisetzung 173
—, —, enzymatische 172
—, Funktionen 172
—, Inaktivator 145
—, N-terminale Aminosäure 47
C3a^{C42} 147
C3a^{Trypsin} 147
C3b
—, Bindung 48
—, —, an Zellmembran 51
—, Bruchstück von C3 46
—, Ferritin-markierte Antikörper 50
—, Kälteagglutinine 51
—, Lokalisation an Erythrozytenoberfläche 50
—, Plasmin 48
—, Rezeptoren 50

Sachverzeichnis

C3b, Thrombin 48
—, Trypsin 48
C3c 48
C3d 18, 147
C5 (fünfte Komplement-Komponente)
—, N-acetyl-L-tyrosyl-ethylester 53
—, Anaphylatoxin 165 ff.
—, Antiserum 58
—, Bestimmung 89
—, Bindung 53
—, Charakterisierung 28
—, Chemotaxis 175 ff.
—, defekte Mäuse 11, 164, 185, 231
—, EAC1—5 Intermediärkomplex 53
—, -abhängige Funktionen 240
—, Halbwertzeit 53
—, Ionenstärke 53
—, Konzentration 29
—, Molekulargewicht 28
—, opsonische Insuffizienz 225
—, Opsonisierung 162 ff.
—, oxydiertes C2 55
—, Polypeptidketten 29
—, radioaktiv markiert (^{125}J) 54
—, Sedimentationskonstante 28
—, Spaltung 52, 143
—, Sulfhydrylgruppen 29
—, Synthese 11
—, Verfall der Reaktivität 55
—, Zerfallsrate C2 55
C5a 52, 168, 175
—, Anaphylatoxin-Aktivität 52, 168 ff.
—, Chemotaxis 175 ff.
—, Hauptträger chemotaktischer Aktivität 248
—, Molekulargewicht 53
—, Polypeptid 175, 177
—, Sedimentationskonstante 53
C5b 52, 168
—, Sedimentationskonstante 53
C5b-Komplexe 58, 75
C567-Komplex 58, 182, 183, 186, 235
—, Bindungsstelle für ein C8-Molekül 63
C56789-Aggregat 63
C6 (sechste Komplement-Komponente) 182
—, Aktivität in Kaninchenserum 236
—, Bestimmung 89
—, Bindung 57
—, Charakterisierung 29
—, abhängige Chemotaxis 239
—, defektes Kaninchenserum 183, 209
—, Halbwertzeit EAC1 57
—, Inaktivator 86
—, Molekulargewicht 29
—, Sedimentationskonstante 29

C6, Serumkonzentration 29
—, Synthese 12
—, Titration 237
C7 (siebente Komplement-Komponente)
—, Bestimmung 89
—, Bindung 57
—, Charakterisierung 29
—, Halbwertzeit EAC1—7 57
—, Molekulargewicht 29
—, Reaktivität 57, 60
—, —, EC567-Zellen 57
—, —, reversible Komplexbildung 57
—, Sedimentationskonstante 29
C8 (achte Komplement-Komponente)
—, ähnlicher Faktor 190
—, Charakterisierung 30
—, Molekulargewicht 30
—, Sedimentationskonstante 30
—, Synthese 12
C8i, plasminogenaktivierende Wirkung 191
(C8—C9)-Komplexe 61
—, kinetische Analyse lytischer Vorgänge 61
C9 (neunte Komplement-Komponente)
—, Aktivität, biologische Bedeutung 191
—, Charakterisierung 31
—, Fe^{++}-Chelatbildner 63
—, Molekulargewicht 31
—, Reaktion 64
—, —, Antiserum 64
—, —, Bindung an der Zelle 64
—, —, EDTA 64
—, —, Hemmwirkung von Cu-Chlorophyllin 64
—, —, für Vitamin A beschriebene Hemmwirkung 64
—, Sedimentationskonstante 31
—, Serumkonzentration 31
—, Synthese 12
—, Syntheseort 12
—, Wirkung, 1,10-Phenanthrolin 63
Ca^{++}-Ionen 37
Carboxypeptidase B 145, 154
CH50-Wert 90
chemotaktisch aktives Bruchstück 156, 177
chemotaktische
—, Aktivität 144, 148, 151, 153, 175, 177, 178, 182, 183, 248
—, Eigenschaften von C3 154
—, —, von C3a und C5a 173
—, Funktionen des C-Systems 151, 224, 258
—, Mechanismen 189
chemotaktischer Reiz 185
—, Erkennung des 187
Chemotaxis 151 ff., 157, 168, 175 ff., 182 ff., 185, 261

Chemotaxis, C3-abhängig 153 ff.
—, C5-abhängig 175 ff.
—, C567-abhängig 182 ff.
Chymotrypsin 214
C-IA$_{50}$, zur C3-Konzentrationsbestimmung 107
Clearance (Bakterien) 120
—, -Rate 120, 122
—, Abhängigkeit vom C-System 122
—, Cofaktoren 75
„conglutinogen activating factor"; KAF 127
Cu-Chlorophyllin 64
cutane Anaphylaxie 229
cytoplasmatische Membran, Perforation der 196

Decay 44
Definition des C-Systems 4
Determinanten, Antigen der Niere 256
Dextran 170
Di-isopropylfluorphosphat 145
Diphtherietoxoid, Antigen als 244
DNP (Dinitrophenyl)-Gruppe 244
drittes Stück, Fehlen des 226
Dünndarmschleimhaut, pathologische Veränderungen bei C1q-Mangel 212

E (Erythrozyt) 63
EAC1423 177
EAC1423-Aktivität 175
EAC1423-zerstörende Aktivität, Lymphozyten 189
EAC143-Zellen 108
EAC1—7-Zellen 190
EC567-Zellen 57
EDTA 64, 179
—, -Behandlung von C1 16, 179
—, empfindlich 209
Effektorzellen 274
Ein-Treffer-Theorie 90
elektronenoptische Aufnahme von C1q 17
elektronenoptische Befunde der C-Wirkung an der Erythrozytenmembran 66
Elektrophorese, zur Bestimmung von C-Komponenten 89
Endotoxin 75, 170, 171, 178
—, antikomplementäre Wirkung des 198
Endotoxinnatur der für die Lyse verantwortlichen C-Rezeptoren 198
Entzündungsreaktion 104, 179
—, gewebliche 173
—, unspezifische exsudative 229
enzymatische Spaltung des C3-Moleküls, Freisetzung biologischer Aktivitäten 104
ε-Aminocapronsäure 179

equimolare Bindung von C5, C6 und C7 59
Erbgang, autosomalrezessiver 227, 228, 234, 236
Erkennung des chemotaktischen Reizes 187
Erythrozytenmembran 198
Escherichia coli 177
—, Tötung AK-besetzter 195
Esteraseaktivität, C1 42, 95, 102, 213
—, C1s 39
Esterase-Inhibitor 140, 214

F(ab)-Stück 77
Farbstoff-Ausschluß-Methode 208
„faule" Leukozyten 187
Fc-Fragment (Fc-Stück) 33, 38, 77, 245
Fe^{++}-Chelatbildner 63
Ferritin-markierte Antikörper 50
Forssman-Determinanten 35
„*Freiburg*-Stamm" 235
Freßzellen 113
—, Rezeptoren der 117
„functional unit hypothesis" von C5, C6 und C7 57
Funktionelle Einheit von C5, C6 und C7 53
Funktionelle Heterogenität innerhalb der C14b-Reaktivitäten 44
funktioneller Defekt, C4 218

γ-, β- und α$_2$-Glykoproteine 73
γ1—Ig vom Meerschweinchen 73, 77
γ2—Ig vom Meerschweinchen 77
gefäßpermeabilitätssteigernde Wirkung, C2 103
geklapptkernige Granulozyten 118, 153, 182
Genetik der C3-Produktion 223
Gerinnungsstörungen 276
Gesamtaktivität von C, erniedrigt 210
gewebliche Herkunft des C 8
Gewebsinfektion, bakterielle 157, 177
Gewebsläsionen 112, 182
Gewebsproteasen 72, 105, 156
Gewebszerstörungen, immunologische 159, 274
Gliederung des C-Systems, funktionelle 79
Glomerulonephritis 78, 212, 250 ff.
—, Histologie der 251
—, Neutrophilen-abhängige 260
—, —, -unabhängig 261
Granulozyten 140, 249
—, chemotaktische Attraktion von 123
—, pathogene Rolle der 159

Hageman-Faktor 84
Halbwertzeit
—, C5 53

Halbwertzeit, EAC1—6 57
—, EAC1—7 57
Hammel-Erythrozyten 35
Hämagglutinine 108
Hämagglutination 106
Hämagglutinationsverfahren 107
Hämolyse 202
hämolytischer Plaque 8
Häufigkeit von C-Anomalien 218
Heparin, Freisetzung von 167
Hereditärer C2-Mangel 103
hereditäres angioneurotisches Ödem 97, 213
Heterostimulierung 133
Histamin 165 ff.
—, -freisetzender Faktor 171
Histaminfreisetzung 97, 140, 167
—, Anaphylatoxin-unabhängiger Mechanismus 166
—, aus Mastzellen 78, 168
Histokompatibilitäts-Antigen 208
Hydrazin 21
Hydrolyse von Glyzyl-L-Tyrosin durch EAC1423
Hydroxylamin 148
Hypocomplementämie 78

IgA 78
IgE 78
IgG$_3$ 79
Immunadhärenz (IA) 100, 105 ff., 221, 242
—, biologische Bedeutung 110
—, C4-abhängige 100, 109
—, C3-vermittelte 105, 140, 265
—, Hemmung der 109
—, Mechanismus 110
—, -Test 219
—, und Phagozytose 110
Immunadhärenz-Rezeptoren 110 ff.
—, trypsinempfindlichkeit von 110
Immunadhärenz-Titer von Defektseren 221
Immunantwort gegenüber DNP-BGG 230
Immunbakterizidie 192 ff., 235
—, biologische Bedeutung der 240 ff.
Immunclearance 120 ff., 220
—, bei Defekttieren 230
immunchemische Bestimmung zur Messung von C-Komponenten 89
Immun-Zytolyse 240
Immunglobuline als „recognition factors" 122
Immunglobulinsynthese und C1q-Produktion 212
Immunhämolyse 193
Immunkomplexe 101, 132

Immunkomplex-Nephritiden 78
Immunkonglutination 101 ff., 132 ff.
—, biologische Bedeutung der 134
Immunkonglutinin (IK) 101, 126
—, Autostimulierung 133
—, C4-reaktives 101
—, C3-reaktives 101
—, Erkrankung 133
—, im Gefolge immunologischer Abwehrreaktionen 136
—, Infektabwehr 134
—, Produktion 133, 134
—, stimulierende Erstinfektion 136
Immunlyse 80
immunologische Gefäßläsionen, Pathogenese 139
immunologische Gewebszerstörung 244
—, Kausalfaktoren 274
immunologische in vivo-Reaktionen, Steuerprinzip 136
Immunopsonisierung 113 ff., 235, 242
—, Infektionsschutz
—, Vorstufe zur Phagozytose 242
Immun-Präzipitation, intravasale 244
Immunsuppression durch C-Ausschaltung 274 ff.
Immunvasculitis 211
Inaktivator
—, von C1 84 ff., 213
—, von C4 85
—, von C3 86
—, von C3a 145
—, von C6 86
Inaktivator-Defekt, CI 214
Indikator-Systeme 107
Indikator-Zellen 100
Ineinandergreifen von C- und Lysozymwirkung 202
Infektabwehr 104, 227, 239
—, gewebliche 172
Infektgefährdung und C3-Mangel 223
Infektion mit Pneumokokken 241
Infektionen, Abwehr lokaler 243
Infektionsresistenz 220
Infektionsschutz, C5-Opsonisierung 163, 240
Infiltration, granulozytäre 177
Influenzaviren 207
Inkompatibilitäten, Spezies-bedingte 87
Intermediärkomplex, EAC1—5 53
Intermediärprodukt EAC142 44
intramolekulare Aktivierung von CIs 38
Inulin
—, -Wirkung 149
Ionenstärke 15

Isotopenmarkierung C3 109
Isotransplantation 263

KAF (conglutinogen activating factor) 127, 128
Kälteagglutinine, Bindung von C 51
19S-Kälteagglutinine, Anlagerung an Thrombozytenoberflächen 137
Kallikrein 80
Kaninchen, C-defekt 225, 235
Kapsel(K)-Antigene 204
Katabolismus von C3 26
Kathepsin E 260
kininähnliche Aktivität 97, 103
—, Polypeptide 103
Kobrafaktor 74, 148, 149, 177
Kobragift 73, 137, 169, 270, 274
Kobratoxin, siehe Kobragift
Kohlenhydratanteil von C1q 16
Komplement (C), siehe unter C
Komplexbildung zwischen C1q und γ-Globulin 38
Komplexe von C567 182, 183, 186
Konglutination 108, 126 ff.
Konglutinin 101, 126
—, -reaktive Gruppe 127
—, -Rezeptoren 129
Konglutinogen 127
—, -Aktivierung 128
Konvertase -„cluster" 44
Konzentration im Humanserum
—, C2 23, 104
—, C3 26, 104
—, C5 29
—, C6 29
—, C9 31

Läsionen
—, Arthus 248
—, punktuell 199
„Lazy-leucocyte syndrome" 187
Leberparenchymzellen 84
Leistungsreaktionen 79
Leukozyten 148, 258
—, -Beteiligung 248, 258
—, -Proteasen 179
leukozytenmobilisierender Faktor 159 ff., 161, 248
Leukozytose 160
Lipidmembran 65
Lipopolysaccharide, bakterielle 75, 149, 170
—, Wirkung 178
Lipoprotein-Lipopolysaccharidschichten, C-Wirkung auf 202, 203

Liposomen 65
Literaturübersichten, C-System 6
LMF (leukozytenmobilisierender Faktor) 159 ff.
„Löcher"
—, elektronenoptische Befunde 66
—, -Hypothese 198
Lupus erythematodes disseminatus 211, 212
Lymphozyten 189, 208
—, ^{51}Cr-markierte 208
Lyse
—, C8-abhängige 190
—, C-Rezeptoren 198
—, Mechanismus 189
—, nicht sensibilisierter Erythrozyten 74, 80
lytische C-Reaktion 141
lysosomale Enzyme 179
—, Aktivierung 259
Lysosomen 178
—, aus segmentkernigen Granulozyten 179
—, destruierende Fermente aus 260
Lysozym 199, 201
—, -Reaktion 202

Makrophagen 135, 189
—, gewebsständige 120
—, -Oberfläche 190
Mäuse
—, C4-, C2- und C3-Aktivität 231
—, C5-defekte 11, 231
—, C-defekte Inzuchtsstämme 225
Mancini, Methode von 211
Mastzellen 166
—, Degranulierung 144, 166
Masugi-Nephritis 211, 250
Masugi-Seren, Ak-Spezifität 250
Mediatoren 139, 165
—, C2-abhängig 96
—, der Entzündungsreaktion 157
—, unspezifischer Entzündungen 151
Meerschweinchen
—, C-defekte 225
—, C4-defekte 229, 230
Meerschweinchendarm, Kontraktibilität des 143
Membrandefekte, Leukozyten mit 187
Membranperforation, hämolytische 191
Membranschädigung 61
—, durch C8 61
—, durch C9 61
—, Mechanismus 62
membranständige ATPase 64
Mg^{++}-Ionen 74, 79
Mikroläsionen 198
Mikroperforation 64

Minderproduktion von C2 219
Mixed aggregation 108
Mizellenbildung in der Lipidschicht 66
Molekulargewicht
—, C1 14
—, C1q 16
—, Cr 18
—, C1s 18
—, C4 20
—, C2 23
—, C3 25
—, C5 28
—, C6 29
—, C7 29
Monozyten 189
—, Rezeptoren der 118
Mukopeptidnatur des Immunadhärenz-Rezeptors 110
Murein 200
—, Lysozymwirkung auf 200
Myeloperoxidase 119

Nebenschlußaktivierung von C3 71 ff., 104, 146, 149, 171, 229
Nephritic factor 78
Nephritiden 112, 210
—, durch Ag-Ak-Komplexe 255, 257
Nephritis 250 ff.
—, C-Abhängigkeit 257
—, C5-defekte Mäuse 260
—, Entstehung 258
—, experimentelle 250
—, Prognose 211
nephritische Veränderungen glomerulärer Kapillarmembranen 260
nephritogene Wirkung heterologer Nierenantikörper 255
Neutralisation von Viren 97 ff.
Nieren-AK 255
Nierenverpflanzung 269
Nomenklatur, C-System 4

one-hit-theory 90
opsonisierende Funktion von C3 an Bakterien 117
Opsonisierung 110, 113 ff., 162 ff.
—, C3-vermittelte 115 ff., 242
—, C5-vermittelte 162 ff.
—, der inneren Kapillarwandung 254
—, Mechanismus der 115
—, und Peptidaseaktivität 117
—, und Phagozytose 118 ff.
—, von Immunkomplexen 162
Opsonisierungsgrad 120
Opsonisierungsschwäche, familiäre 164

osmotische Kontrolle 198, 202
^{oxy}C2 43

Paracolobactrum ballerup 202
Pathogenese
—, *Arthus* Reaktion 246 ff.
—, Gewebszerstörung 274
—, Glomerulonephritis 250 ff., 261
Pathomechanismen der experimentellen Glomerulonephritis 261
Peptidaseaktivität, assoziiert mit Opsonisierung 117
Peptidase-Wirkung von C3 109
Perforationen der cytoplasmatischen Membran 196
Permeabilitätsfaktoren 84
Permeabilitätssteigerung 173
—, durch Anaphylatoxin 167
Peroxidbildung 118
PF/Dil 214
Phänotypen 22
—, von C4 22
—, von C3 27
Phagenopsonisierung 119
Phagozyt 118
Phagozytose 110, 116 ff., 124, 135, 179, 243
—, Biochemie 118
—, und Zellstoffwechsel 118
Phagozytosedefekt 164
Phagozytosefähigkeit, Hemmung der 118
1,10-Phenanthrolin 63
Placentagängigkeit 11
—, C4 11
—, C3 11
Plättchenaggregation 112, 138
Plasma-Kallikrein 84, 214
—, Inaktivator 213
Plasma-Thromboplastin-Vorläufer 84
Plasmin 48, 80, 84, 148
—, Wirkung 177, 214
Plasmineinwirkung auf C3 155
Plasminogen 138
—, Aktivierung 138
—, -aktivierende Wirkung des C8 191
Poisson-Verteilungsfunktion 90
Polymorphismus
—, C4 22
—, C3 26
Polypeptidketten 29
Polysaccharide 75
—, Agar 75
—, bakterielle 244
—, Dextran 75
—, Inulin 75
Proaktivator von C3 149

Proaktivator-Aktivatorsystem 149
Proenzym, C1 37
Pronase 108
Properdin 74, 79
Properdinsystem 74, 170
11S-Protein, C1q 16
Proteinkomplex von C5, C6 und C7 53
Protein-Messung 89
protektiver Effekt hypotoner Lösungen 198
proteolytische Zerlegung des C3-Moleküls 146
„Punktion", verursacht durch C 191

quantitative Bestimmung des C3 211
Quantitierungsmethode, Immunadhärenz 107
Quincke 213

Radiale Immundiffusion 89
Rattenserum, Verdünnung mit aqua dest. 170
Reaktionskette- C-System 5
Reaktionsschema C4a/C4b 41
reaktive Gruppe des Konglutinogens
—, Chemische Natur der 127
reaktive Lyse 75
Recognition factors 124
Reinheitskriterien, C-Komponente 13
Reinigungsverfahren, C-Komponente 13
Reinigungsverfahren, C-Komponente 13
RES 136
Resistenzschwäche, C-defekter Tiere 240
Rezeptor(en)
—, bei Immunkonglutination 101, 133
—, für C-Reaktionen 192
—, für C3 110, 118
—, für C3 auf Makrophagen 190
—, für C3a 144
—, für C3b 50
—, für klassisches Anaphylatoxin 144
—, für letzte C-Komponente 203
—, für Lysozym
—, —, für Freilegung durch C 202
—, für zellgebundenes 7S-IgG 110
—, für zellgebundenes 11S-IgM 110
Rezeptoren bei Immunadhärenz
—, chemische Natur 110
Rezeptoren der Indikatorzellen 110
Rezeptorfunktion
—, des C4b 43
—, für C2 40
Rickettsien 205
Rieckenbergsches Beladungsphänomen 106
Rinder-γ-Globulin, DNP-gekuppelt 244
Rinder-Serumalbumin, Hautreaktion mit DNP-gekuppelten 244

Ringfiguren bei der Reaktion von C5 198
Röteln- und Influenza-Viren 207

Sanarelli-Schwartzman-Phänomen, Pathogenese des 11
„Schultz-Dalesches-Phänomen" 166
Schutzfunktion des C-Systems 240
Schwund der zirkulierenden C-Menge 211
Sedimentationskonstante
—, C1 14
—, C1r 18
—, C1s 18
—, C4 20
—, C2 23
—, C3 25
—, C5 28
—, C6 29
—, C7 29
—, C8 30
—, C9 31
sensibilisierte Lymphozyten 209
Sequenzformel, C-System 4
Serinesterasen 150, 185, 186
Serotonin 166
—, -Enstehung 102
—, -Freisetzung 102
Serotoxin 166
Serumkonzentration
—, C2 23
—, C3 26, 223
—, C5 29
—, C6 29, 236
—, C9 31
Serumkrankheit 112, 211
Serumopsonine 119
Sojabohnen-Trysin-Inhibitor 179
Spaltprodukte
—, von C4 40
—, von C2 42, 103
—, von C3 46 ff.
—, von C5 52, 143
Spaltprodukte von C3 in Abhängigkeit von dem spaltenden Enzym 155
Spaltprodukt von C3 mit LMF-Aktivität 161
Speziesspezifität des C1-Inaktivators 214
Sphäroplast 200
SRS-A 166
Staphylococcus albus 177
Steuerung C-verbrauchender Immunreaktionen 101
Steuerung der C-Reaktion 60
strukturelle Desintegration, Virolyse 207
Sulfhydryl-Gruppen im C5-Molekül 29

Synovialflüssigkeit 73
Synthese von C-Faktoren 8 ff.
Syntheseorte, C-Faktoren 8 ff.
Synthesestörung des IgG, C1q-Serumkonzentrationen 212

T2-Phagen 98
Tachyphylaxie 143, 167, 168
„terminal intrinsic transformation 194
therapeutische C-Ausschaltung 276
Tiere mit C-Defekt 225 ff.
Titration von C6 237
p-Tosyl-1-argininmethylester (TAMe) 42
Transfer von C1 37
Transplantations-Antikörper (Ak) 208
—, C-Aktivierung 209
—, C-Reaktivität 266
—, pathogene Bedeutung 270
Transplantationsabstoßungs-Zellen („graft rejection cells") 265
Transplantatabwehr
—, Mitwirkung des Serum-C-Systems 239
Treffer-Theorien 90
Thrombasthenia *Glanzmann* 138
Thrombin 48, 137
—, -Aktivierung 141
Thrombozyten 106
Thrombozyten-Aggregate 111
—, Kontraktion der 138
Thrombozytenoberfläche 112
Thrombozytobarine 106
trimolekularer Komplex von C5, C6 und C7 59, 63, 183
Trypanblau 208
Trypanosomen, Antikörper gegen 106
Trypanosomeninfektion 134
Trypsin 48, 72, 80, 103, 146, 155, 175
Trypsinbehandlung 128
Trypsininhibitor 145, 156
Tuberkulin-Reaktionen 239
Tumorzellen, Anlagerung von C3 242

Umsatzraten der C-Proteine 269
Umwandlung C-Resistenz in C-Empfindlichkeit 203
Untereinheiten von C1 14 ff.

vasoaktive Amine 139, 142
—, Freisetzung 139
Venomfaktor der Kobra 74
Verbrauchsmangel von C4 218
Viren 105
Virolyse 191, 207
Virulenz der Erreger 134
Virus-Antikörperkomplexe 98
Virusneutralisation 97 ff., 207
Virusneutralisierende Wirkung
—, C3 99
—, Fab-Fragment 99
Virus-Sensibilisierung 99
Vitamin A 64

Wandsubstanzen, selektive Ablösung von 203
Western equine encephalomyelitis-Viren 207

Xenotransplantat 263
—, Abstoßung 263
—, Zerstörung des 265
Xenotransplantation 263

Zellbindung von C9 63
Zellmobilität, Biochemie der 187
zelloberflächenfixiertes C3 127
Zellperforation, Blockierbarkeit in der Endphase der 209
Zelltod bei der C-Bakterizidie 198
zelluläre Immunität, Verbindung mit dem C-System 191
Zerstörung von Membranstrukturen 196
Zusammensetzung des C1 211
Zusammenwirkung von C5, C6 mit C7 183
Zusammenwirken von C8 und C9 62
Zymosan 73, 74, 140, 149, 170, 274
zytolytische Immun-Reaktionen, C-abhängige 208
Zytotaxigene, lysosomale 179
zytotoxische Reaktion 191
—, Zielzellen der 207
Zytotoxizität 208, 209
—, menschliche Lymphozyten 191
—, PHA-stimulierte 191
—, unspezifisch induzierte 190

IMMUNOLOGY REPORTS AND REVIEWS

FORTSCHRITTE DER IMMUNITÄTSFORSCHUNG

Founded by Hans Schmidt
Edited by K. O. Vorlaender (Berlin)

Vol. 1.   H. SCHMIDT
Die Konglutination — Das Komplement
xx + 124 pages, 8 figs., 2 schemes, 12 tables
Paperback DM 20,—

Vol. 2.   H. SCHMIDT
Das Properdin
xii + 150 pages, 15 figs., 19 tables
Paperback DM 28,—

Vol. 3.   F. SCHEIFFARTH / W. FRENGER
Immunohämatologie
xv + 176 pages, 34 figs., 4 schemes, 13 tables
Paperback DM 36,—

Vol. 4.   K. O. VORLAENDER
Das Serumeiweissbild der entzündlichen Nierenerkrankungen
und seine Beziehungen zu Pathogenese, Pathophysiologie und Klinik
xii + 87 pages, 18 figs., 2 schemes
Paperback DM 20,—

Vol. 5.   G. SCHWARZ
Das C-reaktive Protein
xii + 68 pages, 16 figs., 1 table
Paperback DM 18,—

Vol. 6.   H. W. DELANK
Das Eiweissbild des Liquor cerebrospinalis
und seine klinische Bedeutung
xii + 97 pages, 16 figs., 12 tables
Paperback DM 27,—

The next volumes of this series in preparation will be published primarily in English language.

DR. DIETRICH STEINKOPFF VERLAG · DARMSTADT

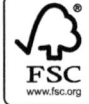

MIX
Papier aus verantwortungsvollen Quellen
Paper from responsible sources
FSC® C105338

If you have any concerns about our products,
you can contact us on
ProductSafety@springernature.com

In case Publisher is established outside the EU,
the EU authorized representative is:
**Springer Nature Customer Service Center GmbH
Europaplatz 3, 69115 Heidelberg, Germany**

Printed by Libri Plureos GmbH
in Hamburg, Germany